临床医师诊疗丛书

名誉总主编 夏穗生 黄光英
总 主 编 陈安民 徐永健

呼吸疾病诊疗指南
（第3版）

主 编 赵建平

科学出版社

北 京

内 容 简 介

本书内容包括呼吸内科常见病、多发病、急重病和部分少见病、综合征的诊断、鉴别诊断和治疗,并尽可能对诊断方法和治疗措施作出评价,以供读者选用时参考。对呼吸系统疾病的病史采集和常见症状的诊断和鉴别诊断及处理亦进行了详细介绍。对与呼吸系统疾病有关的特殊检查和治疗方法分别从原理、操作方法、注意事项等作了阐述。附录收入常用临床检验正常参考值、名词英文缩写及符号、常用计算公式等。本书可供呼吸内科医师参考阅读。

图书在版编目(CIP)数据

呼吸疾病诊疗指南/赵建平主编.—3版.—北京:科学出版社,2013.6
(临床医师诊疗丛书/陈安民,徐永健总主编)
ISBN 978-7-03-037723-4

Ⅰ.呼… Ⅱ.赵… Ⅲ.呼吸系统疾病–诊疗–指南 Ⅳ.R56-62

中国版本图书馆 CIP 数据核字(2013)第 120611 号

责任编辑:向小峰 戚东桂/责任校对:刘亚琦
责任印制:赵 博/封面设计:范璧合

科学出版社 出版
北京东黄城根北街 16 号
邮政编码:100717
http://www.sciencep.com
中煤(北京)印务有限公司印刷
科学出版社发行 各地新华书店经销

*

1999 年 6 月第 一 版 开本:787×960 1/32
2013 年 6 月第 三 版 印张:20 1/2
2024 年 9 月第十五次印刷 字数:547 000

定价:59.80 元

(如有印装质量问题,我社负责调换)

《临床医师诊疗丛书》
编委会

《呼吸疾病诊疗指南》(第3版)

编写人员

主　编　赵建平

副主编　刘辉国　刘先胜

编　者　(按姓氏笔画排序)

马　静	王坚苗	王正云
方慧娟	左　鹏	朱小华
刘　瑾	刘　尵	刘先胜
刘春艳	刘辉国	许淑云
李开艳	张　坤	张珍祥
张希彤	张惠兰	陈仕新
杨丹蕾	周　敏	赵建平
饶晓玲	倪　望	徐永健
黄　宏	曹　勇	谢俊刚
甄国华	熊盛道	熊维宁
魏　双		

《临床医师诊疗丛书》第3版前言

　　《临床医师诊疗丛书》于1999年第一次出版,共32个分册;2005年经过修订增至35个分册。本丛书出版至今,大部分分册累积印数均上万册,获得各方好评,深入人心。

　　随着近年来医学科学飞速发展,临床上新理论、新技术和新方法不断出现,第2版中的内容已显陈旧,难以全面反映学科发展水平和当前临床现状。因此,根据客观形势的变化对本书加以修订,既是时代迅猛发展的迫切要求,也是学科逐步完善的必经步骤。

　　此次修订保持了前两版的编写风格,仍是在反映学科最新进展的基础上,侧重疾病的诊断与治疗,坚持"使用方便"的原则。我们对35个分册进行了全面的修改,重点突出临床实践部分以及近几年来疾病诊断与治疗的一些新理论、新技术和新方法(特别是国内外新的诊断与治疗标准的介绍和医学名词的更新)。另外,本次改版新增《重症医学临床诊疗指南》、《医院感染预防与控制指南》、《过敏性疾病诊疗指南》、《临床输血指南》、《临床营养指南》、《创伤外科临床诊疗指南》6个分册,根据学科发展将原《胸心外科疾病诊疗指南》细分为《心血管外科疾病诊疗指南》和《胸外科疾病诊疗指南》,共计42个分册。此次改版还增加了线条图、流程图、影像图和表格等,便于读者理解和记忆。

　　丛书十余年来一直受到医学界同仁的广泛支持

和帮助,我们再次深表感谢;同时也恳请大家继续关注和喜爱《临床医师诊疗丛书》第3版,并提出宝贵意见,以便我们持续改进。编委会对科学出版社的精心编辑表示衷心感谢。

陈安民   徐永健

华中科技大学同济医学院附属同济医院

2013 年 4 月

《临床医师诊疗丛书》第 2 版前言

　　临床医师诊疗丛书 1999 年出版了第 1 版,共 32 个分册,本次对 32 个分册进行了全面的修改,另外增加了《老年疾病诊疗指南》、《临床病理诊断指南》、《临床护理指南》3 个分册。第 2 版共 35 个分册,保持了第一版的编写风格,重在临床使用方便。本次修改过程中,突出了近几年来疾病诊断与治疗的一些新理论、新技术、新方法。

　　本书自出版以来,受到了广大读者的欢迎。各个分册都进行了重印,不少分册多次重印。我们感谢大家对本书的厚爱,同时也恳求广大读者再次提出宝贵意见,以便再版时修正。编委会对原总主编夏穗生、黄光英、张良华三位教授对本丛书第 1 版所做出的贡献,对科学出版社的精心编辑一并表示感谢。

陈安民　　徐永健

华中科技大学同济医学院附属同济医院

2005 年 5 月

《临床医师诊疗丛书》第1版前言

临床医学参考书籍可谓浩如烟海。从大型的学术专著到简明的临床应用手册,内容和形式层出不穷。然而对大多数工作在临床一线的中青年医师来说,尚缺一类便携式专科参考书。这类书在内容上应介乎前述两类参考书之间,既不像大型学术专著那样从基础到临床,庞杂繁复,查阅不便,又不至于像综合性的临床手册过于简单,不能满足临床诊断治疗细则的需要。有鉴于此,我们组织各临床专业科室的专家编撰了这套临床医师诊疗丛书。

同济医科大学建校已近百年,一直是国家卫生部直属重点高等医科院校。同济医院是同济医科大学的附属医院,为卫生部第一批评定的三级甲等医院,也是全国文明窗口十家示范医院之一。我们编撰这套《临床医师诊疗丛书》是以这所综合性大型教学医院多年来不断修订的临床诊疗常规为依据,博采各临床专业专家学者们的经验及心得,集临床医学精髓之大成,以现代性、实用性为特色,面向临床一线专业医师和技术人员。

全书由32个分册组成,包括26个临床医学二、三级专业学科和6个临床诊疗辅助专业分册。各分册结合综合性医院的诊疗常规,自临床的一般性问题到专科性疾病,从病因、病理至诊断、治疗,从常用的诊疗技术到高新专科手术及疗法,层次分明地予以阐述,重点在于实用性强的临床诊断、鉴别诊断及治疗方式、方法。

　　我们的目的及愿望是既为综合性大型医院提供一套全面系统的诊疗常规参考书,又能为临床主治医师、住院医师、研究生、实习医师奉献一套"新、全、实用"的"口袋"书。

　　全书编写历经一年,全体参编人员付出了艰辛的劳动,经过科学出版社编辑同志们的精心雕琢,全书各分册得以先后面世,我们谨对上述同仁的勤奋工作致以衷心的谢意。本书参编人员达数百人之多,故文笔文风殊难一致;限于编写者的水平,加之时间紧迫,疏误之处在所难免,祈望读者不吝赐教,以便再版时予以订正。

夏穗生　黄光英　张良华

同济医科大学附属同济医院

1998 年 9 月

目　录

第一章 呼吸系统疾病病史的采集

在临床工作中，认真询问病史和仔细进行体格检查是诊断疾病的重要基础，在此基础上适当运用某些实验室检查与现代化检查手段，才能获得客观正确的结论，减少漏诊和误诊的机会。为了完整地收集呼吸系统疾病的病史，临床医师不仅要熟悉相关的症状和体征，而且还要掌握各种症状的发生机制及相应疾病的特点，同时还要根据患者的文化水平、意识状态和合作态度，估测所收集病史的可靠性。

一、呼吸系统疾病症状

呼吸系统疾病的症状可分为两大类，即呼吸系统本身的症状和全身性症状。全身性症状有发热、盗汗、乏力和食欲下降等，呼吸系统症状有咳嗽、咳痰、咯血、胸痛和呼吸困难等。下面就询问呼吸系统疾病常见症状时应注意的问题做一阐述。

(一)咳嗽

咳嗽(cough)是呼吸系统疾病最常见的症状之一，是呼吸道黏膜受刺激引起的一种防御动作，具有防御异物吸入及清除呼吸道分泌物的作用。呼吸道分泌物或异物刺激、呼吸道受压或牵拉、呼吸道黏膜充血水肿或损伤、胸膜及其他内脏如心脏、食管、胃等刺激均可引起咳嗽。此外，大脑皮质也会影响咳嗽的发生，还可自主产生咳嗽动作。仔细询问有关病史和观察咳嗽的具体表现，有时可发现一定规律，对诊断有提示作用，下列各点可供参考。

1. 咳嗽的病程及起病情况：急性咳嗽病程短的只有几小

时或几天,长则几周,多见于急性呼吸系统感染性疾病,如急性支气管炎、肺炎等;还可见于胸膜疾病,如急性胸膜炎和肺淤血、肺水肿等。慢性咳嗽的病程多长达数月、数年或几十年,多见于一些慢性病,如慢性支气管炎、支气管扩张、肺结核等。

2. 咳嗽的性质:干咳或刺激性咳嗽多见于呼吸道黏膜充血水肿、气道异物或气管受压、支气管内肿瘤等,还见于胸膜受刺激时。部分支气管哮喘患者也可表现为以夜间为主的干咳或刺激性咳嗽。此外,上呼吸道炎症也可引起干咳。湿性咳嗽则多见于感染性疾病,如慢性支气管炎、支气管扩张、肺炎、空洞型肺结核等。

3. 咳嗽的节律:单声微咳多见于吸烟者及肺结核初期患者。阵发性咳嗽或痉挛性咳嗽多见于异物吸入、支气管肿瘤或气道炎性损伤等。连续性咳嗽则多见于慢性支气管炎、支气管扩张、肺脓肿及空洞型肺结核等。

4. 咳嗽发生的时间:晨起咳嗽多见于上呼吸道慢性炎症、慢性支气管炎、支气管扩张等,且多伴有咳痰。夜间咳嗽多见于肺结核、咳嗽变异型哮喘或左心功能衰竭患者。

5. 咳嗽的声音性质:短促轻咳、咳而不爽者多见于胸腹部活动受限或有胸痛者,如干性胸膜炎、气胸、肺炎、胸腹部创伤或手术后。犬吠样咳嗽多见于喉头、声带疾患,还见于气管异物或受压。嘶哑性咳嗽则见于声带炎症,如喉炎、喉癌或声带肿瘤等,以及由于喉返神经受压致声带麻痹。金属音调的咳嗽多由于气管受压所致,如纵隔肿瘤、主动脉瘤或支气管肺癌。

6. 咳嗽与体位的关系:当体位变动时出现有痰的咳嗽多见于支气管扩张或脓胸伴支气管胸膜瘘时。体位变动时出现干咳则多见于纵隔肿瘤或大量胸腔积液。左心功能不全引起的咳嗽多在平卧位时加重,在坐位时减轻。

7. 与咳嗽有关的职业与环境:长期接触有害粉尘而久咳不愈者,应考虑相应的尘肺。教师、大声说话较多的工作者、大量吸烟者的咳嗽多由慢性咽喉炎引起,也可能属习惯性清咽动作。初次去高原者发生难止的剧咳要警惕高原性肺水肿。吸入花粉、屋尘等引起的咳嗽应注意过敏性哮喘。

8. 咳嗽患者的年龄与性别：小儿不明原因的呛咳要注意异物吸入。无吸烟史的青壮年长期咳嗽要考虑肺结核和支气管扩张。40岁以上的男性吸烟者应注意慢性支气管炎和肺癌。青年女性长期难以控制的咳嗽应注意支气管内膜结核、支气管腺瘤等。

9. 咳嗽的伴随症状：咳嗽伴有发热者多见于呼吸道感染性疾病如肺炎、肺结核等；伴气急者多见于喘息性支气管炎、支气管哮喘、左心功能不全等；伴声嘶者多见于声带炎症或纵隔肿瘤；伴大咯血者应考虑支气管扩张、空洞型肺结核；痰中带血者注意肺癌；伴有胸痛者应注意胸膜疾病或肺部病变，如肺炎、肺癌侵及胸膜；伴大量粉红色泡沫样痰者，要立即想到急性肺水肿。

（二）咳痰

凭借支气管黏膜上皮细胞的纤毛摆动、支气管平滑肌的收缩及咳嗽时的气流冲动，将呼吸道内的分泌物从口腔排出的动作称为咳痰（expectoration）。正常人呼吸道一天可分泌黏液约100ml，用以润泽整个呼吸道黏膜并能黏着吸气时进入呼吸道的尘埃和微生物，这些分泌物一般由纤毛摆动送至喉部被咽下。在病理情况下，当咽、喉、气管、支气管或肺部发生炎症时，黏膜充血水肿，分泌物增多，毛细血管壁通透性增加，浆液渗出，渗出物与黏液、吸入的尘埃等混合而成痰液，借助于咳嗽动作经口腔排出体外。但有人习惯吐唾液，应加以区别。咳痰是机体的一种保护性生理功能。但有的人有咽痰的习惯，尤其是儿童及妇女，在询问时应注意。仔细观察痰的颜色、量、气味、性状等常可提示诊断线索，具体可参考下列各点：

1. 痰液的颜色：无色透明或白色黏痰见于正常人或支气管黏膜轻度炎症。黄色痰提示呼吸道化脓性感染。绿色痰可因含胆汁、变性血红蛋白或绿脓素所致，见于重度黄疸、吸收缓慢的大叶性肺炎和肺部铜绿假单胞菌感染。红色或红棕色痰表示痰内含有血液或血红蛋白，如肺梗死、肺癌、肺结核出血时。粉红色泡沫样痰应想到急性左心功能衰竭。铁锈色痰见于肺炎球菌性肺炎。巧克力色或红褐色痰见于阿米巴肝脓肿溃入肺内致肺阿米巴的患者。果酱样痰见于肺吸虫病。胶冻样痰或带有血液者多见于克雷伯杆菌肺炎。暗灰色或灰黑色痰则见于各种尘肺或慢性支气管炎。

2. 痰液的性状:浆液性痰或泡沫样痰常见于肺水肿时。黏液性痰见于支气管哮喘、慢性支气管炎时。黏液脓性痰是由于肺组织化脓性感染形成脓液,同时有大量黏性分泌物相混而成,见于慢性支气管炎急性发作期或肺结核伴感染时等。脓性痰常见于化脓性细菌引起的支气管肺泡炎症。此外,脓胸、肝脏、脊椎或纵隔脓肿溃穿入肺部造成支气管瘘时也可咳出大量脓液和痰液的混合物,类似脓性痰。血性痰则由于呼吸道黏膜受损、毛细血管破坏、血液渗入肺泡等而产生,见于结核、支气管扩张、肺脓肿、肺水肿、肺泡癌、脓胸或肝脓肿溃入肺部并发支气管瘘者。一般来说,痰量增多反映支气管或肺的化脓性炎症进展,痰量减少表示病情减轻,但也要注意有无支气管阻塞使痰液不能顺利排出,尤其在全身症状反而加重时。

3. 痰液的气味:一般的痰无臭味,如痰有恶臭味,多提示厌氧菌感染或变形杆菌感染。

4. 有无肉眼可见的异常物质:如肺石和硫黄颗粒。肺石是指表面不规则丘状突起的淡黄色或白色坚硬物质,多由肺结核干酪样物质失水后钙化而成,也可因异物侵入肺组织日久钙化所致。硫黄颗粒是指直径大小 1~2mm 的黄色颗粒,为放线菌菌丝聚集而成,见于肺放线菌病。

(三)咯血

咯血(hemoptysis)是指喉以下呼吸道及器官病变出血经口咳出。根据咯血量可分为痰中带血、少量咯血(<100ml/d)、中量咯血(100~500ml/d)和大量咯血(>500ml/d)。咯血常由于呼吸系统疾病所致,也见于循环系统或全身其他系统疾病,因此,在询问病史时不仅要考虑呼吸系统疾病,也要考虑其他系统疾病,以免漏诊。

1. 首先要确定是否咯血:临床上患者自述咯血时首先要除外口腔、鼻腔或咽喉部出血,必要时做局部检查以明确诊断。其次,要鉴别是咯血还是呕血。还要排除出血性血液病等。

2. **患者的年龄与性别**:青壮年咯血要考虑支气管扩张、肺结核。40岁以上男性吸烟者则需要警惕支气管肺癌。年轻女性反复咯血要考虑支气管内膜结核和支气管腺瘤。发生于幼年则可见于先天性心脏病。

3. **既往史**:幼年曾患麻疹、百日咳而后有反复咳嗽咳痰史者首先要考虑支气管扩张。有风湿性心脏病史者要注意二尖瓣狭窄和左心功能衰竭。

4. **咯血量**:一般来说,不能以咯血量多少来判断咯血的病因和病情轻重。痰中带血多由于毛细血管通透性增加所致,持续数周,经抗感染治疗无效者应警惕支气管肺癌,只有在排除其他原因后才可考虑慢性支气管炎是小量咯血的原因。反复大量咯血要考虑空洞型肺结核、支气管扩张、肺脓肿和风湿性心脏病二尖瓣狭窄。突发急性大咯血应注意肺梗死。估计咯血量时应注意盛器内唾液、痰及水的含量,以及患者吞咽和呼吸道内存留的血量。

5. **咯血的诱因**:有生食溪蟹或蝲蛄史者要考虑肺吸虫病。在流行季节到过疫区者要考虑钩端螺旋体病或流行性出血热。与月经期有一定关系的周期性咯血要考虑替代性月经。

6. **咯血的伴随症状**:咯血伴刺激性干咳,老年人多见于支气管肺癌,青少年多见于支气管内膜结核;伴乏力、盗汗、纳差等全身性中毒症状者则肺结核病可能性大;伴杵状指(趾)者多见于支气管扩张、支气管肺癌、慢性肺脓肿等;伴全身其他部位皮肤、黏膜出血者多见于血液系统疾病和传染性疾病;伴局限性喘鸣音者应考虑气道不完全性阻塞,见于支气管肺癌或异物;伴水肿、蛋白尿或血尿者应注意肺出血-肾炎综合征。

(四)呼吸困难

呼吸困难(dyspnea)是一种感到气短、呼吸气不够用须加强呼吸的主观症状,客观上表现为呼吸频率、深度和(或)节律的异常。临床上呼吸困难既是症状又是体征,有时诊断容易,有时非常困难,在询问有关病史时应注意以下几点:

1. **呼吸频率**:正常人呼吸频率为每分钟16～20次,与心搏次数之比约为1:4。呼吸每分钟超过24次称呼吸频率增快,多由于氧气供需矛盾所致,见于呼吸系统疾病、心血管系统疾病、贫血和发热等,呼吸每分钟少于12次称呼吸频率减慢,是呼吸中枢受抑制的表现,见于麻醉安眠药物中毒、颅内压升高(脑出血、脑水肿)、尿毒症和肝昏迷等。

2. **呼吸深度**:呼吸加深(Kussmaul 呼吸)常见于糖尿病酮症酸中毒及尿毒症酸中毒患者。呼吸变浅见于肺水肿、呼吸肌麻痹和镇静剂过量等。

3. **呼吸节律**:呼吸节律的改变多为中枢病变或其他部位病变引起呼吸中枢兴奋性降低所致,具体可表现为潮式呼吸(又称 Cheyne-Stokes 呼吸)或间停呼吸(又称 Biot 呼吸),多发生于中枢神经系统疾病及某些中毒如巴比妥中毒。此外,还见于脑部血液循环障碍性疾病,如脑动脉硬化、心力衰竭等。

4. **呼吸困难的时限**:吸气性呼吸困难多为近端气道异物或肿瘤阻塞狭窄所致,也见于肺顺应性降低的疾病,如肺间质纤维化、肺水肿等。呼气性呼吸困难多为远端气道阻塞所致,如支气管哮喘和慢性阻塞性肺疾病等。

5. **胸腹式呼吸情况**:正常男性和儿童以腹式呼吸为主,女性以胸式呼吸为主。在病理情况下,胸式呼吸减弱、腹式呼吸增强多见于肺、胸膜或胸壁疾病,如肺炎、胸膜炎和肋骨骨折等。反之,腹膜炎、大量腹水、妊娠晚期时,膈向下运动受限,则出现腹式呼吸减弱,胸式呼吸增强。如胸腹部呼吸不同步(矛盾)运动,多见于呼吸肌疲劳。

6. **起病情况**:呼吸困难起病较缓者多见于慢性心肺疾病,如慢性阻塞性肺疾病、肺源性心脏病、肺结核、心肌病、先天性心脏病等。起病较急者有肺水肿、肺不张、气胸、重症肺炎、迅速增长的大量胸腔积液等。突然发生的呼吸困难应考虑呼吸道异物、张力性气胸、大面积肺栓塞或急性呼吸窘迫综合征(acute respiratory distress syndrome,ARDS)等。

7. **患者体位**:端坐呼吸多见于左心功能衰竭患者。患侧卧位多见于胸腔积液,健侧卧位多见于气胸。慢性阻塞性肺疾病患者常缩唇呼气。

8. **年龄与性别**:儿童期呼吸困难应注意呼吸道异物、先天性心肺疾病和急性呼吸系统感染。青年则应多想到结核病、胸膜疾病和风湿性心脏病等。老年人应考虑慢性阻塞性肺疾病、肺癌、心力衰竭等。女性突发性呼吸困难还应想到癔症等。

9. **基础疾病**：心脏病患者出现呼吸困难应考虑心力衰竭。慢性阻塞性肺疾病患者突发呼吸困难应注意合并气胸。近期有胸腹手术史者要想到肺不张。长期卧床或广泛腹部盆腔手术后突发呼吸困难者考虑肺栓塞等。

10. **诱发因素**：与活动有关的呼吸困难多见于心脏疾病，但也见于慢性阻塞性肺疾病、尘肺、肺纤维化等。有过敏物质接触史者应考虑过敏性哮喘。初次去高原者应想到高原性肺水肿。饲鸽者、种蘑菇者应考虑外源性过敏性肺泡炎。

11. **伴随症状**：伴突发胸痛者应考虑气胸；伴哮鸣者应考虑支气管哮喘或慢性阻塞性肺疾病；伴咳粉红色泡沫样痰者多由心功能不全引起；伴有神志改变或偏瘫者要考虑神经系统病变或药物中毒等。

（五）胸痛

胸痛（chest pain）是临床上常见症状，一般由胸部（包括胸壁）疾病所引起，疼痛的程度不一定与病情轻重相一致。在询问病史时应注意下列几点。

1. **疼痛的部位**：带状疱疹的疼痛沿神经分布，不越过中线，多数有小水疱群。胸壁肌肉疼痛要考虑流行性肌痛（epidemic myalgia）。第 2～3 肋软骨疼痛伴局部隆起有压痛应考虑肋软骨炎。胸骨后疼痛要考虑食管疾病、膈疝、纵隔肿瘤、心绞痛和心肌梗死等。一侧胸部剧烈疼痛要考虑自发性气胸、急性胸膜炎、肺栓塞等。

2. **疼痛的起病情况**：逐渐加重的疼痛要注意肿瘤；反复发作者应考虑心绞痛；突发剧烈的胸痛应考虑自发性气胸、肺栓塞、心肌梗死、主动脉夹层。

3. **疼痛的性质**：阵发性灼痛或刺痛注意肋间神经痛；酸胀痛常见于肌源性疼痛；锥刺痛多为骨痛；尖锐刺痛要考虑急性胸膜炎；绞窄性疼痛伴窒息感注意心绞痛；隐痛则要考虑支气管肺癌或纵隔肿瘤；撕裂样剧痛应注意主动脉夹层。

4. 疼痛的影响因素:劳累或精神紧张时出现胸痛,而休息时缓解者应考虑心绞痛。胸痛于呼吸或咳嗽时加重而屏气时减轻者要考虑急性胸膜炎、自发性气胸、心包炎和肺炎球菌性肺炎。食管疾患的疼痛常在吞咽时加重。而心脏神经官能症的胸痛在活动时好转。

5. 疼痛的持续时间:休息或含服硝酸甘油 3~5 分钟内即可缓解者要考虑心绞痛,无效者注意心肌梗死。持续性隐痛多考虑骨源性或肿瘤所致。

6. 年龄与性别:青壮年多考虑胸膜炎、气胸、肋软骨炎和流行性肌痛;青年女性要注意心脏神经官能症;中老年则应注意心血管疾病和支气管肺癌等。

7. 疼痛的伴随症状:伴咳嗽者多为支气管、肺、胸膜疾患;伴咯血者应考虑肺结核、支气管肺癌和肺栓塞等;伴吞咽困难者多为食管疾病;伴呼吸困难者要考虑自发性气胸、急性胸膜炎、肺炎球菌性肺炎等。

二、既往史的特点

在询问既往史时要注意以下各点:

1. 职业史:特殊职业如接触石棉、矽尘、煤尘、铍以及有机粉尘等可诱发有关疾病。

2. 个人史:有时一些个人的特殊习惯、嗜好对疾病的诊断有提示作用,如饲养鹦鹉、鸽、猫、犬可能成为支气管哮喘或过敏性肺泡炎的致病因素。吸烟与慢性阻塞性肺疾病和支气管肺癌密切相关,应详细询问,包括吸烟的时间、量和种类(如香烟或雪茄)。是否有到地方病或寄生虫病流行区旅行的经历,如到肺吸虫病流行区旅行并有生食或醉食石蟹史,有助于肺吸虫病的诊断。长期吸毒、同性恋的患者要考虑获得性免疫缺陷综合征(AIDS)的可能,同时也是诊断卡氏肺囊虫病的线索。此外,许多药物可诱发肺部疾病,因此,对于发病前服用的药物应详细询问,如使用血管紧张素转化酶抑制剂类药物可诱发干咳。

3. 家族史:如 α_1 抗胰蛋白酶缺乏和肺泡微石症有家族聚集现象。

4. 过去疾病史:如过去有结缔组织病病史可出现肺部表现,在陈旧性结核病灶基础上可发生瘢痕癌。

三、呼吸系统体征

呼吸系统疾病的体检不应只局限在胸部,范围要扩大至全身。虽然随着科学技术发展检查措施越来越多,但详尽、准确的体格检查仍有其不可替代的作用。如持续的局限性哮鸣音提示局部气道阻塞,有时是诊断肺癌的唯一线索,但一些特殊检查可无异常发现。同样,局限性湿性啰音也可在 X 线片上无异常发现,却可成为诊断支气管扩张的重要依据。下面就有关方面作一阐述。

(一)一般状态

要重点注意体型、语调、面容、体位和皮肤等。

1. 体型:临床上成年人体型可分为正力型、无力型和超力型。自发性气胸、肺结核患者多为无力型。

2. 语调:如声音嘶哑则提示咽喉、声带水肿或喉返神经麻痹等。

3. 面容:肺炎球菌性肺炎多表现为急性面容,结核病多为慢性病容。

4. 体位:强迫侧卧位应考虑到一侧急性胸膜炎或大量胸腔积液。重度支气管哮喘发作时为便于胸廓辅助呼吸肌易于运动,患者可能会采取强迫坐位。

5. 皮肤:尤其注意发绀(cyanosis)情况,要仔细观察舌、唇、耳郭、面颊和肢端等皮肤,见于缺氧时。此外,要注意皮肤有无特殊病损或皮疹,有时对诊断有提示作用。

(二)头部

注意有无球结膜水肿、眼球下陷、上睑下垂、瞳孔缩小、鼻翼扇动、口唇发绀、口唇疱疹,注意观察口腔、牙齿、咽后壁及扁桃体等,如龋齿、齿槽溢脓可以是吸入性肺炎的诱因。

（三）颈部

重点应注意颈部血管、气管、淋巴结及皮下气肿等情况。

1. 颈静脉怒张：多提示有上腔静脉压升高，可见于右心衰竭、心包积液、缩窄性心包炎和上腔静脉阻塞综合征。如同时看到颈静脉搏动，则提示有三尖瓣关闭不全。

2. 气管移位：根据气管偏移的方向可以判断病变的位置，如大量胸腔积液、气胸气管移向健侧，而肺不张、肺纤维化和胸膜粘连可将气管拉向患侧。

3. 淋巴结：颈部淋巴结肿大，除非特异性淋巴结炎外，要注意淋巴结核、淋巴瘤和恶性肿瘤的淋巴结转移。尤其锁骨上淋巴结肿大且坚硬者，要特别注意支气管肺癌的可能。

4. 皮下气肿：常由于张力性气胸伴纵隔气肿所致。

（四）胸部

1. 胸壁及胸廓：重点注意有无皮下气肿、胸壁及胸骨压痛，注意观察胸壁静脉血流方向。

2. 肺部：呼吸系统疾病应重点检查。

3. 心脏：注意心尖搏动位置、剑突下搏动、震颤、心界大小、肺动脉瓣第二心音强度及三尖瓣听诊区情况。

（1）心尖搏动位置：心尖搏动向左上移位提示右室肥大。心尖搏动向健侧移位见于一侧胸腔积液或积气；向患侧移位提示一侧肺不张或胸膜粘连。心尖搏动减弱除见于心肌或心包病变外，要注意肺气肿或左侧胸腔大量积液或积气。

（2）剑突下搏动：见于肺气肿、慢性肺源性心脏病时，但要与腹主动脉瘤的搏动相鉴别。

（3）肺动脉区第二心音：增强常提示肺动脉压力增高。

（4）三尖瓣区收缩期杂音：为右室扩大引起三尖瓣相对性关闭不全所致。

（五）腹部

应注意腹式呼吸情况、肝脏和脾脏大小、肝颈静脉回流征等。

1. 腹式呼吸：正常男性与儿童的呼吸运动以腹式呼吸为

主,而成年女性以胸式呼吸为主。腹式呼吸减弱提示腹膜炎症、大量腹水、腹腔内巨大肿瘤或妊娠等;腹式呼吸消失则提示胃肠穿孔所致急性腹膜炎或膈麻痹的可能。

2. **肝脏触诊**:首先要注意有无肝脏下移,肝下移除见于内脏下垂外,要考虑肺气肿或右侧胸腔大量积液导致膈下降。当肝大同时伴颈静脉回流征阳性时,可提示右心衰竭,如慢性肺源性心脏病失代偿期。

（六）其他

重点注意有无杵状指和骨关节肥大。杵状指提示肺脓肿、支气管肺癌、肺内动静脉瘘等。另外,还应注意腹部有无压痛、反跳痛以排除外科情况。不要忘记会阴部、四肢、神经反射等全身性检查。

（刘 瑾 王坚苗）

第二章 肺科常见症状的诊断与鉴别诊断和处理

一、咯 血

咯血(hemoptysis)系指气管、支气管或肺实质病变引起的出血(上呼吸道出血不属于此)。

【病因】

在我国目前因肺结核病咯血者仍占多数,其次在呼吸系统感染和肺癌患者中亦较常见。现将咯血的各种病因分述如下(外科出血除外)。

1. 支气管、气管疾病:包括慢性支气管炎、支气管扩张(或继发于肺结核病的支气管扩张或畸形)、支气管内膜结核、支气管结石、支气管肺癌以及气管内肿瘤等。

2. 肺部疾病:肺结核病(包括非典型分枝杆菌感染、结核性假动脉瘤)、肺炎、肺脓肿、肺真菌病、肺梅毒(晚期为主)、肺寄生虫病(阿米巴、肺吸虫、肺包虫等)、肺肿瘤(如肺癌)或转移性肿瘤等。

3. 肺血管疾病:如肺部淤血、水肿(多见于心血管系统疾病,也可见于非心源性肺水肿,如急性呼吸窘迫综合征等)、肺栓塞、肺动脉高压(包括先天性心脏病)、肺动-静脉瘘、肺隔离症、肺动脉发育不全、肺动脉瘤或畸形等。

4. 其他肺部疾病:如肺囊肿、尘(矽或硅)肺、气管异物、自发性气胸、放射性肺炎以及含铁血黄素沉着症等。

5. 全身性疾病的肺部表现:如急性传染病(肺出血型钩端螺旋体病、出血热等)、各种血液病、白塞病、各种结缔组织病、肺出血-肾炎综合征(Goodpasture syndrome)、替代性月经(如子宫内膜异位症)、弥散性血管内凝血等。

6. 少见的咯血原因:包括肺囊性纤维化(我国少见)、艾滋病(继发 Kaposi 肉瘤时)、棘球蚴病、硬皮症(伴支气管黏膜毛细血管扩张)、冠心病、恶性纤维组织细胞瘤、主动脉硬化(溃破引起致命性咯血)、急性细菌性心内膜炎(伴动脉瘤)、家族性淀粉样疾病、家族性多器官动脉膨胀病、心室支气管瘘、体外碎石术后、大疱性类天疱疮病、遗传性鼻出血伴出血性毛细血管扩张症、肺肉芽肿病、上皮样血管内皮瘤(肺泡出血)、粥样硬化性主动脉瘤、异物食管穿孔、肺曲菌病、卡氏肺囊虫肺炎、尿毒症、间质性肺炎、潜水病、食管疾病、寄生虫性红色素灵杆菌症等。个别报告有"诈病"或"癔症"患者痰中"带血"者,也有红色药物被误为咯血者。

【诊断】

详尽的病史可能为分析咯血的原因提供线索,下肺部听到持续的湿啰音可能是支气管扩张所致。放射线胸片可发现老的和新的病灶、血管异常或肿瘤,血液在肺内滞留也可误认为病灶,一旦咯血停止,肺泡内血液常在 1 周内被吸收。必要时可辅以 CT 或磁共振检查,但多数患者不需做此昂贵的检查。有时大咯血找不到病灶时可用数字减影血管造影,有助于找到出血部位并可经动脉灌注药物行栓塞止血治疗。血液学检查以排除血液病等。痰的微生物学、细胞学、寄生虫学检查等更有助于诊断。每一位咯血的患者都应行纤维支气管镜检查以明确出血的部位和原因。一般认为于大咯血停止而痰内带血时进行检查可能最恰当。

【鉴别诊断】

应与呕血相区别。排除上呼吸道出血、心血管病及全身疾病的肺部表现(如血液病、出血热、钩端螺旋体病、肺出血-肾炎综合征、特发性肺含铁血黄素沉着症)等。

【治疗】

1. 原则:① 防止气道阻塞、窒息;② 维护生命指标(功能);③ 防止继续出血。

2. 一般处理:安慰患者,鼓励患者轻轻将血液咯出,如患者焦虑状态严重,可用一些弱的镇静剂(如地西泮 2.5~5mg 口服或 5~10mg 肌内注射)。禁用强镇静剂(如吗啡类),以防抑制咳嗽反射而致血液咯不出,甚至窒息。有经验的医师确认剧咳是引起咯血复发的原因时,可试用一临时剂量的可待因 15~30mg,观察有效时可连用数次(间隔 6~8h),如感到过量(呼吸受抑制)立即停药,必要时行人工通气,以防窒息。

3. 大咯血时应保持一条大口径静脉输液管道,给予适当的输液或输血。红细胞比容应保持在 0.3 以上,以防休克和缺氧。缺氧时给氧吸入,加强监护,做好抢救准备(如吸引器、导管、气管插管、人工通气机等)。必要时与外科医师取得联系,考虑随时行手术切除确知大出血的病灶。

4. 基础病严重或心、肺功能不良者有窒息可能时(即使咯出血量不大,气道内可以有大量积血),更应加强全面监护。早期窒息征象为突感胸闷难受,烦躁不安,咯血不畅而呼吸困难,张口瞠目,神色改变,缺氧加重。此时,应将患者置于平卧位,头低足高进行体位引流。撬开口腔,挖去口咽部的血块,然后牵舌吸引咽以下的血液,必要时紧急气管切开吸引,同时大量给氧吸入、高频人工通气等。窒息解除后还要纠正酸中毒、补充血容量,处理可能出现的脑水肿、呼吸道继发感染、肺不张以及肾功能受损等。

5. 大咯血经保守治疗无效,病情又不允许手术治疗者,可行支气管动脉造影,找到出血部位后行动脉栓塞术。绝大多数患者栓塞后可立即止血,但以后有复发可能。

6. 选择性病例可行支气管内激光治疗止血。

7. 其他:有报告在大口径气管镜下行局部用药(如稀释的肾上腺素等)或填塞(如 Foarty 气囊压迫止血)。肺结核患者伴咯血者,近来仍有用人工气腹术止血的报告。伴肺动脉高压或体动脉高压者应设法用药物降压。小量多次输入新鲜血液,除可补充血容量和凝血因子外,有可能刺激骨髓造血系统功能而利于止血。

8. 关于止血药物的应用:目前还没有经双盲试验证明对治疗咯血确切有效的药物,且大多数医师在咯血时仍沿用传统的"止血"药物,例如:① 脑垂体后叶素 5IU,加入 50% 葡萄糖液 40ml 中混匀,缓慢静脉注射,亦可用 10IU 加入 5% 葡萄糖液 500ml 中静脉滴注。但缩血管作用不良反应较大,伴心血管病、妊娠者禁用。② 氨甲苯酸 0.1~0.3g 用 25%~50% 葡萄糖 40ml 稀释后,缓缓静脉注射,以后继用静脉滴注维持。但可能引起胃肠道不适、皮疹、低血压、尿多、血尿以及血栓形成倾向,有心、胃病史者慎用。③ 作用于血管壁的药物如卡巴克络(2.5~5mg,每日 3 次,或 10mg 肌内注射,也可稀释后静脉滴注)、路丁(也称维生素 P,20mg,每日 3 次)、酚磺乙胺(0.25~0.5g 肌内注射或稀释后静脉注射)、维生素 C(0.1g,每日 3 次)。④ 其他如维生素 K、钙剂口服以及 0.25%~0.1% 普鲁卡因 20ml 静脉注射等。总之,应用止血药物没有严格的规定,可酌情交替应用,增强治疗效果。

【预后】

咯血的治疗主要是针对原发病因的治疗,咯血本身有自然停止的倾向,致命者 1%~2%,主要是因病重而窒息死亡。

二、咳 嗽

咳嗽(cough)是机体的一种基本的防御机制,当呼吸道受到刺激时即发生反射性咳嗽。

【病因】

1. 感染因素:包括上呼吸道、气管和支气管、肺和胸膜的感染性疾病,以及某些传染性疾病和寄生虫病等。感染是引起咳嗽的常见原因,均可因局部有炎性刺激而引起咳嗽。

2. 理化因素:任何阻塞、压迫或者牵拉呼吸道使管壁受刺激的病变都可以引起咳嗽,各种刺激性气体的吸入也可致咳嗽。

3. 过敏因素:对于过敏体质者,某些物质接触其呼吸道的迷走神经末梢可引起咳嗽。

4. 其他因素:纵隔、膈下、外耳道疾病,左心功能不全引起的肺淤血和肺水肿,尿毒症和结缔组织病等系统性疾病所致肺浸润,症状性胃食管反流,后鼻部分分泌物滴流等原因均可引起咳嗽。此外,还包括使用血管紧张素转换酶抑制剂类药物以及心理性因素等。

【病理机制】

咳嗽反射的解剖通路主要由分布于咽喉、支气管、肺、胸膜的受体受刺激后,通过舌咽、迷走神经传入通路,进入咳嗽中枢,然后发出冲动,作用于相应肌群(呼气肌、膈肌和气管平滑肌、腹肌等)而产生系列的收缩运动(此时已深吸气并关闭声门),使胸内产生一个 14~40kPa(105~300mmHg)的正压,当声门开放时骤然释放出来,气管气流线速率(cm/s)明显提高,将黏膜表面的分泌物或微粒驱逐出去,如无分泌物则为"干咳"。

【分类和常见疾病】

咳嗽可按时间分为三类:急性咳嗽<3 周,亚急性咳嗽 3~8 周,慢性咳嗽≥8 周。① 急性咳嗽:普通感冒是最常见的病因,其他包括急性支气管炎、急性鼻窦炎、过敏性鼻炎、慢性支气管炎急性发作、支气管哮喘等。② 亚急性咳嗽:最常见原因是感冒后咳嗽(又称感染后咳嗽)、细菌性鼻窦炎、支气管哮喘等。③ 慢性咳嗽:原因较多,通常可分为两类,一类为初查 X 线胸片有明确病变者,如肺炎、肺结核、肺癌等。另一类为 X 线胸片无明显异常,以咳嗽为主或唯一症状者,即不明原因慢性咳嗽。常见病因:咳嗽变异型哮喘(cough variant asthma,CVA)、上气道咳嗽综合征(upper airway cough syndrome,UACS,主要包括过去所谓的鼻后滴流综合征等)、嗜酸粒细胞性支气管炎(eosinophilic bronchitis,EB)、胃-食管反流性咳嗽(gastroesophageal reflux cough,GERC),这些原因占了呼吸内科门诊不明原因慢性咳嗽比例的 70%~95%,其他病因如慢性支气管炎、支气管扩张、支气管内膜结核、变应性咳嗽(atopic cough,AC)、心因性咳嗽等。

【检查和诊断】

急性和亚急性咳嗽一般根据以上病因进行分析不难做出诊断。慢性咳嗽时需做如下检查有助于明确诊断:① 询问病史、体检可能为寻找病因提供线索;② X 线胸片检查以及痰或诱导痰检查;③ 如不能确诊时可行 CT 检查;④ 肺功能测定(应包括支气管舒张或激发试验);⑤ 必要时行纤维支气管镜检查及心脏检查;⑥ 胃食管反流检查(如食管 24h pH 监测及胃镜等);⑦ 耳鼻喉科咽喉镜检查和鼻窦检查;⑧ 变应原皮试和血清特异性 IgE 测定;⑨ 咳嗽敏感性检查;⑩ 个别疑难病例者甚至应行肺活检。此外,试验性治疗有时也可帮助诊断,如胃-食管反流性咳嗽。

【并发症】

咳嗽严重时可能引起晕厥、肋骨骨折(甚至椎体压缩性骨折)、自发性气胸、呕吐等。

【治疗】

主要是病因的治疗。戒烟可能消除慢性支气管炎的咳嗽。变异性哮喘性咳嗽应按哮喘治疗。血管紧张素转换酶抑制剂引起的咳嗽应停药,并用色苷酸钠治疗。顽固的干咳可考虑用镇咳药,如可待因 15～30mg(有痰时不宜镇咳)。捶胸、拍背、体位引流可使痰易排出而减轻咳嗽,异丙托溴铵吸入对喘息性咳嗽较好,其他可用作对症治疗的止咳化痰药物(包括西药、中药及各种合剂)品种甚多,可酌情选用。

三、咳　痰

痰是喉以下呼吸道内病理的(生理的仅少许)分泌物,借助于支气管黏膜上皮纤毛运动和平滑肌收缩及咳嗽运动而将其排出,即咳痰(expectoration)。

【病因】

鼻、咽和口腔分泌物不包括在内,正常人呼吸道可有约100ml/d 的黏液分泌出来以保持呼吸道黏膜的湿润,少量送到咽部常被不自觉地吞下,故健康人不大咳痰。引起咳痰的常见疾病如下:

1. 支气管疾病:最常见者为急、慢性支气管炎,支气管扩张,支气管哮喘(可能以干咳为主要表现),支气管内膜结核,支气管内异物或肿瘤等。

2. 肺部疾病：肺部感染最常见(如细菌、病毒、支原体、真菌、寄生虫等)，其他如肿瘤(其中肺癌最常见)、肺脓肿、尘肺、肺水肿、肺梗死、结节病、弥漫性肺间质纤维化、外源性过敏性肺泡炎(包括农民肺、甘蔗肺、养鸟人肺、空调肺等)、嗜酸粒细胞增多性肺炎(包括肺曲菌病、Löffler 综合征、慢性嗜酸粒细胞增多性肺炎或浸润等)、肺泡蛋白沉积症、含铁血黄素沉着症等。

3. 肺外疾病：如肝脓肿穿孔、食管穿孔等邻近器官化脓后形成支气管瘘而咳脓痰。

4. 其他：结缔组织病、白血病、Hodgkin 病、Wegener 肉芽肿等引起的肺浸润等。

【病理机制】

气道或肺由微生物、化学物质、物理作用、过敏因素等引起疾病时，黏膜充血、水肿、黏液分泌增多，毛细血管通透性增加，浆液渗出等即可咳出痰。痰内可包括浆液、各种细胞、脓液、血液、细菌、微生物、各种吸入的灰尘、毒物等。有时还可咳出支气管管型、肿瘤碎片、异物、结石、硫黄颗粒、螺旋体样或晶体样物。

【检查与诊断】

1. 根据以上病因询问病史，对痰的性状、痰量、气味、颜色和肉眼观(见第一章)要详细记载，以供鉴别诊断。据此对原发病因做出初步判断并行相关的检查。

2. 显微镜下涂片观察和染色镜检(包括各种细胞学、细菌学、寄生虫学等)。

3. 痰培养和药物敏感试验：痰标本是否合适是决定痰培养质量的关键。咳出痰培养(即经过认真地洗口消毒等合格手续取标本)对感染病因诊断的可信性仅为 50% ~ 60%，因为口腔部有常住菌存在。如不按常规取材，有可能是唾液、鼻涕等物倒流，更不可靠。避免污染的方法有：① 经环甲膜气管穿刺，用导管吸取分泌物；② 经纤维支气管镜带塞双导管保护下刷检；③ 痰液清洗匀化定量培养等，有条件时可试用。一般医院可采取在医护人员的监督下,清晨用无菌水含漱3次以上,深咳取痰,连续送培养3次以上,若能取得2次以上同一细菌的纯培养或同一优势菌达3次以上则有较大参考价值。也有认为定量培养时菌量超过10^7cfu/ml也可判定为致病菌,必要时还有行支气管肺泡灌洗,经纤维支气管镜肺活检等方法取标本检查的报道。凡痰培养阳性者均应行药物敏感测定。

4. 免疫学方法有助于诊断:例如直接免疫荧光抗体试验,可在呼吸道标本中直接观察到军团菌,其敏感性为25%~70%,特异性很高,近年来开展单克隆抗体做直接免疫荧光抗体试验特异性更强。此外,还可用酶联免疫吸附试验或对流免疫电泳法、各种凝集试验等检查病毒、支原体、细菌等。基因探针检测各种病原体,特异性可达100%。血清中抗体检测对诊断虽有帮助,但不能做出早期诊断,特异性差,尚待研究。

【治疗】

在治疗原发病的基础上,对咳痰困难者可采取翻身、拍背及体位引流助痰咳出。一般反射性促支气管分泌剂或黏液分解剂可试用,但均未证明其确切效果。对饮食少、供水不足的患者应尽可能劝其多喝液体物质,保持人体充足的水分,使痰液稀释,利于排出。个别病例痰多而又黏稠,很难咳出者可在有条件时行支气管镜下吸引或冲洗痰液。若合并有支气管痉挛者可吸入支气管扩张剂。合并鼻、咽部炎症者也应同时处理。

四、呼 吸 困 难

呼吸困难(dyspnea)是指患者主观感觉吸入空气不足、呼吸费力;客观表现为呼吸运动用力。重者鼻翼扇动、张口耸肩,甚至发绀,呼吸辅助肌也参与活动,并可有呼吸频率、深度与节律异常。

【病因】

1. 呼吸系统疾病:① 上呼吸道疾病:如咽后壁脓肿、扁桃体肿大、喉内异物、喉水肿、喉癌、白喉等;② 支气管疾病:如支气管炎、哮喘、支气管肿瘤、广泛支气管扩张、异物、阻塞性肺气肿、支气管狭窄或受压(邻近的淋巴结或肿块等压迫);③肺部疾病:如各种炎症、肺气肿、广泛肺结核病、大块肺不张、巨大肺囊肿或肺大疱、肿瘤(特别是肺癌)、肺水肿(特别是ARDS)、尘肺、肺梗死、结节病、弥漫性肺纤维化、肺泡蛋白沉着症、多发性结节性肺动脉炎、肺泡微石症、肺淀粉样变等;④胸膜疾病:如大量胸腔积液、气胸、间皮瘤、广泛胸膜肥厚粘连等;⑤胸壁限制性疾病:如胸廓或脊柱畸形、脊柱炎、肋骨骨折、呼吸肌麻痹、膈肌疲劳或麻痹、膈疝、过度肥胖等;⑥纵隔疾病:如纵隔炎症、气肿、疝、淋巴瘤、主动脉瘤、甲状腺瘤、胸腺瘤、畸胎瘤等。

2. 循环系统疾病:见于各类心脏病患者发生左心或右心衰竭时。

3. 中毒性疾病:包括酸中毒、毒血症、尿毒症及糖尿病昏迷等。药物中毒可见于麻醉药、安眠药、农药、除草剂(如百草枯)、化学毒物或毒气的侵害等。

4. 血源性疾病:重度贫血、白血病、红细胞增多症以及输血反应、高铁血红蛋白血症、一氧化碳中毒、大出血休克等。

5. 神经精神性疾病:重症颅脑疾病时致呼吸中枢功能障碍者,如颅外伤、脑出血、肿瘤、脑及脑膜炎等,此外,还有睡眠呼吸暂停、脊髓灰质炎、急性感染性多神经炎(Guillian-Barré综合征)、重症肌无力、癔症以及神经官能症等。

6. 其他:大量腹水、气腹、腹内巨大肿瘤、妊娠后期、急性传染病高热者、肺出血型钩端螺旋体病、肺出血-肾炎综合征、中暑、高原病、结缔组织病、肉芽肿类疾病、移植肺等。

【病理机制】

呼吸系统疾病引起的呼吸困难是由于通气、换气功能障碍导致缺氧和(或)二氧化碳潴留,易于理解。循环系统则为左心和(或)右心衰竭。左心衰竭时呼吸困难较严重,其机制为:①肺淤血;②肺泡张力增高和弹性减退;③肺循环压力升高所致。右心衰竭则主要是体循环淤血所致。中毒性呼吸困难为呼吸中枢受刺激或药物抑制呼吸中枢。血源性疾病则为红细胞携带氧减少或大出血休克刺激呼吸中枢等。神经精神性疾病则常因颅内压增高和供血减少而刺激中枢或神经肌肉麻痹、心理因素等引起呼吸困难。其他各种疾病则分别由不同的病理变化所致。

【诊断】

根据上述病因详细询问病史(详见第一章)做出某个系统疾病的初步诊断。结合以下临床资料找出病因。

(一)临床表现

1. 呼吸系统疾病呼吸困难可分为三种类型:

(1) 吸气性呼吸困难:吸气时显著困难,重者呼吸肌极度用力,吸气时呈"三凹征",伴干咳及高调喉鸣,多见于上呼吸道有机械性障碍者,如肿瘤、异物、水肿、白喉、喉痉挛或周围肿块压迫气管时。

(2) 呼气性呼吸困难:呼气时费力,呼气时间延长,多伴哮鸣。常见于支气管哮喘、慢性阻塞性肺疾病等。

(3) 混合性呼吸困难:伴高热者常为肺部感染性疾病;伴胸痛者考虑肺癌、自发性气胸、肺炎、肺梗死、胸膜炎等;发作性呼吸困难有哮鸣时见于支气管哮喘或心源性哮喘;伴昏迷时多为肺性脑病(注意排除水、电解质失衡紊乱或低渗血症以及颅脑损害和中毒性疾病)。

2. 循环系统疾病:① 有重症心脏病;② 呼吸困难在卧位时加重;③ 肺底部有中小湿啰音;④ 胸片心影异常,肺门及其附近充血或肺水肿征;⑤ 静脉压可升高,臂-舌循环时间延长;⑥ 可能伴心脏器质性杂音或心律失常;⑦ 左心衰时可有血性泡沫痰咳出;⑧ 右心衰时大循环淤血征;⑨ 心包积液时可见心脏压塞征等。

3. 中毒性疾病:根据毒物接触史、药物过量史、急性感染病或代谢性酸中毒病史等不难做出诊断。

4. 血源性疾病:常有贫血或出血性临床表现。血液学检查易于发现,但应排除其他疾病引起的血液学变化。

5. 神经精神疾病:颅脑疾病严重时常损及呼吸中枢,呼吸变深而慢,可伴节律异常,如双吸气等。癔症患者常呼吸频数60~100次/分,伴口周、四肢麻木和手足搐搦,情绪变化及反复发作史,间歇期无任何器质性疾病。神经官能症患者自述呼吸困难,常在叹息之后自感轻快,肺功能检查正常。

6. 其他:全身性疾病引起呼吸困难者,根据不同疾病做相应的检查。

(二)辅助检查

除经初步做出判断的疾病进行相关的辅助检查外,呼吸困难时常规检查应包括X线胸片、血液学检查、心电图、超声学检查、血糖、尿素氮、血气分析、痰涂片及培养和细胞学等。肺功能可测出通气功能有无障碍,如有障碍,鉴别是限制性的,还是阻塞性的,对诊断很有价值。必要时还应行纤维支气管镜检查(以上各项检查请参阅本书各有关章节)。

【处理】

主要是原发病的治疗。对症治疗包括:保持气道通畅(清除痰液或应用支气管扩张剂及护理),给氧、人工机械通气、呼吸兴奋剂的应用等。慢性病缓解期可用氧疗、呼吸锻炼和体育疗法等。

五、胸　　痛

胸痛(chest pain)则主要是由胸部疾病所引起,少数由其他部位病变所致,因痛阈个体差异甚大,故胸痛的程度与原发疾病的病情轻重并不完全一致。

【病因】

1. **胸壁疾病**:如急性皮炎、皮下蜂窝织炎、带状疱疹、肋软骨炎、肌炎、流行性胸痛、肋间神经痛、肋骨骨折、多发性骨髓瘤、肩关节周围炎、脊椎炎以及类风湿关节炎。此外,还有癌症的骨转移、白血病对神经压迫或浸润所致的胸痛等。

2. **肺脏及纵隔疾病**:如胸膜炎、自发性气胸、各种肺炎、心包炎、肺肿瘤(主要是肺癌)、胸膜肿瘤、急性支气管炎、纵隔炎或气肿、食管炎或癌、裂孔疝等。

3. **心脏与大血管疾病**:如心绞痛、心肌梗死、心肌病、肺栓塞、二尖瓣或主动脉瓣疾病、胸主动脉瘤及其夹层瘤、主动脉窦动脉瘤、肺动脉高压、心脏神经官能症以及贫血性心绞痛等。

4. 其他:如腐蚀剂或毒物引起的气管、支气管炎症或胃酸反流性食管炎,膈下脓肿、脾梗死、贲门痉挛、肝炎、肝癌、肝脓肿、胆道疾病、上腹部疾病、异物吸入或吞入,颈肋及前斜角肌病变引起的胸廓入口综合征以及胸部外伤等。

【病理机制】

由于炎症、外伤、肿瘤或其他理化因素引起的组织损伤,刺激相应的神经系统即可引起疼痛。损伤时可释放 K^+、H^+、组胺、5-羟色胺、缓激肽、P 物质和前列腺素等作用于末梢神经痛觉受体,产生疼痛。此外内脏病除产生局部痛外,尚可产生牵涉痛、放射痛。这可能是患病内脏与放射体表的传入神经在脊髓后角终止于同一神经元上之故。

【检查与诊断】

(一)病史

病因各异,应根据病史特点找出诊断的线索,举例如下(参见第一章)。

1. 发病年龄:青壮年胸痛,应注意胸膜炎、自发性气胸、心肌病、风湿性心脏病等。老年人则应考虑心绞痛、心肌梗死、主动脉夹层等。

2. 疼痛的部位:胸壁的病变常见局部症状(如炎症时引起的红、肿、热、痛等);心绞痛时常在胸骨后或心前区,且放射到左肩和左上臂内侧;膈肌病变的胸痛常在肋缘及斜方肌处;胸膜炎引起的痛则在病侧胸廓下部或前部。

3. 疼痛的性质:如肺癌早期胸部呈隐痛或闷痛,后期则剧痛难忍;带状疱疹呈阵发性刀割样或灼痛;心绞痛伴压榨、紧缩及窒息感;心肌梗死则剧痛持久并向左肩、臂放射。

4. 胸痛的时间和诱因:胸膜炎的疼痛与深呼吸及咳嗽有关;心绞痛则常为劳累后或兴奋过度时发作,休息后持续数分钟而缓解;食管病变于吞食后加重;脊神经后根痛发生于体位转变时。

5. 伴随症状:如骨髓炎常伴有外伤或肿痛史;食管病常有食物反流;肺癌、肺梗死常可小量咯血;炎症时常伴发热;气管、支气管疾病常伴咳嗽、咳痰等。

(二)检查

胸壁炎症或外伤由视诊、触诊即可确定;胸内脏器疾病则应仔细进行体格检查。先天性或风湿性心脏病时体检(视、触、叩、听)往往对诊断有决定性作用;此外,X线胸片是不可缺少的检查。疑为支气管或食管病变时应行纤维支气管镜或胃镜检查;疑为心脏、血管病变时心电图、心血管造影、彩色多普勒血流图、超声心动图、电阻抗血流图、放射性核素扫描等可酌情选用;膈下病变超声检查简单易行。疑难病例时可行CT(对肺部病变较适用)或MRI(对心血管病较适用)检查有较好的辅助作用。以上检查可根据初步诊断选择应用。

(三)实验室检查

急性感染性病变常有白细胞增多、核左移;急性心肌梗死时可有白细胞升高、血沉增快、心肌酶谱及肌钙蛋白升高的表现。疑有肿瘤时,痰脱落细胞、特别是纤维支气管镜下刷取标本找癌细胞更为有用,如行病变活检标本做病理学检查常是确诊的依据;有胸膜腔或心包积液时穿刺液检查十分必要;痰培养及药敏试验对感染病原体鉴别很有价值。

【鉴别诊断】

根据不同病因进行鉴别可参考各病因章节进行。

【治疗】

主要针对病因进行治疗。剧痛时可考虑用止痛药,如非甾体类抗炎药物等短期应用,晚期癌性疼痛可给以麻醉剂。顽固性剧烈胸痛者需行肋间神经阻滞。胸壁痛时一般止痛药即可,必要时在病区局部注射麻醉药,外伤性痛时应用胶布局部黏着固定。

六、发　绀

发绀(cyanosis)亦称紫绀,是指血液中还原血红蛋白增多,使皮肤、黏膜呈青紫色的现象。少数情况下,如高铁血红蛋白、硫化血红蛋白亦可致皮肤、黏膜呈青紫现象,发绀在皮肤较薄、色素较少和毛细血管丰富的部位,如口唇、鼻尖、颊部与牙床等处较为明显,易于观察。

【病因与病理机制】

发绀的出现取决于血液内还原血红蛋白的绝对值,当毛细血管内还原血红蛋白超过 50g/L 时即出现发绀。但此症状的出现与患者血液血红蛋白总量关系很大。例如,患者吸入氧能满足 120g/L 血红蛋白氧合时,病理生理上并不缺氧。如患者的血红蛋白代偿性增多(如高原居民或慢性缺氧患者)达 180g/L 时,则 180g/L-120g/L=60g/L 为还原血红蛋白,即出现发绀。反之,明显贫血,例如血红蛋白低于 40~50g/L 时,即使严重缺氧,也难以出现发绀。故发绀出现的程度并不能确切反映动脉血氧的量。另外,某些化学物质可引起高铁血红蛋白血症或硫化血红蛋白血症而出现发绀。

【诊断】

(一)血液中还原血红蛋白增多

1. 中心性发绀:由肺疾患引起缺氧所致,发绀呈全身性,皮肤温暖。此型又可分为:①肺性发绀,可见于各种严重的呼吸系统疾病引起的呼吸功能不全,因肺氧合作用不足所致;②心性混血性发绀,多见于紫绀型先天性心脏病等。因患者心及大血管间存在异常通道,部分静脉血未能氧合,经异常通道直接进入体动脉循环所致。

2. 周围性发绀:此类发绀是由于周围循环血液障碍所致,发绀见于肢体末梢与下垂部位,局部皮肤发凉,行按摩或加温后,发绀消退。此型又可分为:①淤血性发绀,可见于右心功能不全、缩窄性心包炎、血栓性静脉炎、下肢静脉曲张等。因此时末梢循环血流缓慢,氧在组织中被过多摄取所致。②缺血性发绀,严重休克,周围组织血液灌注不足而缺氧所致。

3. 混合性缺氧:多见于心力衰竭,以上两种情况同时存在。

(二)血液中存在异常血红蛋白

1. 高铁血红蛋白血症:①先天性者自幼即有发绀,因 M 血红蛋白异常所致。呈家族性发绀为常染色体共显性遗传,罕见。②药物或化学物质所致者,多有药物或化学物质接触史,如伯氨喹啉、亚硝酸盐、次硝酸铋、磺胺类、苯丙砜、硝基苯、苯胺等(刺激性气体所引起的肺水肿以及麻醉药、有机溶剂等抑制呼吸中枢引起的发绀不属于此)。此型的特点是起病急、病情重、氧疗无效,严重时可昏迷、抽搐、呼吸循环衰竭。亚甲蓝1~2mg/kg 静脉注射可好转,亦可用维生素 C 300~500mg/d 静脉滴注。

2. 硫化血红蛋白血症:上述药物或化学物质亦可引起硫化血红蛋白血症,但须同时有便秘或服用含硫氨基酸等史,在肠内形成硫化氢为触媒而生成硫化血红蛋白,产生发绀。

(三) 诊断要点

1. 病史:如发绀自幼即有,常是先天性心脏病所致(应排除 M 血红蛋白异常)。如有药物或化学物质接触史,应考虑异常血红蛋白血症。

2. 中心型与周围型发绀的区别:①从心血管或呼吸系统的病理学检查及 X 线检查不难获得诊断依据;②按摩或温暖发绀部位可消除周围型发绀,中心型发绀则不能消除。

3. 异常血红蛋白血症:一般无明显呼吸困难。实验室检查可确诊。

4. 发绀伴杵状指(趾)或骨关节病者:先心病、肺部慢性感染性疾病或肺癌者可有杵状指(趾)发生。肺癌、间皮瘤、神经源性纵隔肿瘤和少数先心病患者还可伴有骨关节病和肢体长骨骨干的远端骨膜下新生骨形成。杵状指发生的机制可能是某种体液性物质引起指尖血管扩张的结果。

5. 实验室检查:动脉血气分析、血液学检查、血液异常血红蛋白的检查、超声学检查、右心导管或心血管造影检查以及鉴别诊断的其他检查等,有助于寻找发绀的病因。

【鉴别诊断】

①一氧化碳中毒时皮肤可呈"樱桃红"色,亦可呈"发绀"色,属非真正发绀;②局部循环障碍引起发绀的还有雷诺现象、血栓闭塞性脉管炎、肢体发绀症、冷球血红蛋白血症、结缔组织病、震动性职业病等亦可引起发绀,但皮肤必以有苍白出现;③健

康人受寒冷严重时亦可四肢发绀。

【治疗】

主要是病因治疗,在未确诊之前可先行给氧(百草枯中毒时应慎重)、保暖等对症处理。

七、发　热

发热(fever,pyrexia)是指体温升高到正常以上,即超过37.3℃。正常情况下,身体的核心体温(右心房中血液的温度)被严格调节,一日的变化限于一定范围内,通常不超过0.6℃,其平均值为37℃。

【病因】

本节讨论发热病因,举例时主要为涉及肺科疾病或在肺部有所表现者,其他病因仅简单提及。

1. 感染性发热:是最常见的发热病因(占50%~60%),各种病原体如细菌(各种细菌性肺炎、肺脓肿、支气管或肺部感染等)、病毒(病毒性肺炎、感冒、流感等)、支原体(肺炎支原体肺炎等)、衣原体(肺炎衣原体、鹦鹉热衣原体、婴儿沙眼衣原体皆可引起肺炎)、立克次体(立克次体肺炎)、真菌(如念珠菌、组织胞浆菌、曲菌、隐球菌、放线菌、奴卡菌、毛霉菌、球孢子菌等皆可引起肺感染)、螺旋体(钩端螺旋体病、回归热等)、寄生虫病(肺吸虫病、卡氏肺孢子虫肺炎、疟疾肺、弓形虫病、阿米巴脓肿病、肺血吸虫病、肺包虫病并发感染或过敏、肺丝虫病、肺螨病等)、结核病(肺结核、血行播散性结核、非结核性分枝杆菌病等)以及周围器官感染波及肺脏的疾病等。

2. 无菌性组织损伤的炎症:如理化、机械造成的大面积损伤、大血管栓塞(肺栓塞等)、手术后发热、血胸造成的无菌性胸膜炎、红细胞溶解时产生的内源热等。

3. 变态反应性疾病:如药物热、药物引起的溶血性贫血、输血反应(血型不合)、外源性过敏性肺泡炎(包括嗜热放线菌病,如农民肺、甘蔗肺、空调肺以及养鸟或家禽饲养者肺)等。此外,嗜酸性肉芽肿和嗜酸性综合征炎症也与变态性反应有关。

4. 风湿病:包括风湿热、各种结缔组织病,如红斑狼疮、Still 病、多动脉炎或动脉周围炎、过敏性血管炎、Wegener 肉芽肿、皮肌炎等均可波及肺。

5. 恶性肿瘤和白血病:常伴发热,包括肺部恶性肿瘤(如肺癌等)及转移肿瘤、网状内皮系统肿瘤(如霍奇金病或非霍奇金病、恶性组织细胞增多症、淋巴瘤等)以及各种白血病均可波及肺脏。

6. 其他疾病:许多全身性疾病可伴肺部症状和病变。其他各种发热的病因亦可能与肺部疾病同时存在,应加以鉴别。例如,慢性心力衰竭、广泛皮肤疾病、理化因素损伤、内分泌代谢性疾病、遗传性疾病、中枢性疾病、心因性疾病以及各种传染性疾病等,均应一一排除。尽管如此认真详细进行鉴别诊断,仍会有部分发热病因短期内甚至长期诊断不明,应密切随访。

【病理机制】

不同病因的发热均由致热原的作用导致产热大于散热而引起。

1. 外源性致热原:包括上述各种感染病原体、炎性渗出物、无菌性坏死组织、抗原-抗体复合物、激素(如孕酮)、药物、尿酸盐、多糖体成分及多核苷酸、淋巴细胞激活因子等。外源性致热原多为大分子物质,不易通过血-脑屏障直接作用于体温中枢。

2. 内源性致热原:外热原均能激活血液中的中性粒细胞、单核细胞、嗜酸粒细胞等使之释放内源性致热原,再作用于下丘脑而发热。白细胞致热原或称白细胞介素-1(IL-1)、肿瘤坏死因子(TNF)与干扰素等为内源性致热原的主要成分。最终由肝脏、肾脏灭活而排泄。发热是机体对感染或(与)炎症的一种保护性反应,但亦可产生有害的症状。应用退热剂虽可缓解症状,但也可干扰机体特异性免疫反应,影响康复,故只有高热或超高热时才用退热剂。

【诊断】

按发热的高低可分为低热(37.3~38℃)、中等度热
(38.1~39℃)、高热(39.1~41℃)和超高热(41℃以上)。超高
热是体温升高至体温调节中枢所能控制的固定点之上,多见于
颅内疾病、中暑等,而低热则常见于感染后或自主神经功能紊
乱或夏季热。前述大多数病因都会引起中、高热。所谓原因不
明的发热(FUO)常指:一种疾病持续3周以上,体温超过
38.3℃,经检查后仍未能做出诊断者(本节重点讨论FUO)。对
FUO患者首先是仔细询问病史和反复体检。从职业、旅游、社
会史、服药史以及生活史中可能发现一些线索(如近期有食生
蟹史者可能患肺吸虫病)。以往内外科病史、饮酒史、养宠物史
等亦有帮助。体检方面应注意皮肤、周身表浅淋巴结、黏膜及
腹部(硬块、压痛及肝脾大小)等。胸部的检查对肺科医师讲更
为重要(如下肺听诊固定性持续存在的湿啰音时可能为支气管
扩张)。FUO患者的伴随症状常有利于诊断或鉴别诊断。例
如,伴寒战多见于感染性疾病、药物热、溶血等;伴口唇疱疹常
见于大叶性肺炎、流感、间日疟等;伴淋巴结肿大见于传染性单
核细胞增多症、结核病、化脓性感染、血液病、淋巴瘤、转移性癌
等;伴皮肤、黏膜出血可见于急性传染病、血液病、败血症等;伴
肝脾大多见于传染病、结缔组织病、白血病等;伴关节肿痛时考
虑败血症、结缔组织病、风湿热、痛风等;伴皮疹出现常见于传
染病、结缔组织病、药物热、亚败血症(Wissler-Fanconi综合征)
等;伴昏迷,先发热后昏迷常见于传染病、中暑等,先昏迷后发
热常见于脑出血、巴比妥盐中毒等。实验室检查包括血常规、
血沉、尿常规、粪常规及潜血、肝功能、皮肤过敏试验等,应反复
进行。大多数活动性炎症患者有贫血存在,中性粒细胞增多提
示细菌感染,单核细胞增多可能为慢性炎症(如结核病等)。严
重淋巴细胞减少提示免疫缺陷或恶性肿瘤,血沉加快多提示有
感染病灶或风湿性疾病等。此外,还应检查免疫学项目,对结
缔组织病最有价值,根据临床资料还可选择性行血清学检查
等。血培养、尿培养、各种体液培养等有必要即应进行,有时还
需反复进行。有异常发现时需行皮肤、淋巴结或骨髓的活组织

检查,必要时经纤维支气管镜肺活检,甚至进行手术行深部可疑组织活检。影像学检查十分重要。X 线摄片可寻找有无鼻窦炎、肺部病灶、肺门淋巴结肿大或腹内肿块等,必要时辅以CT 或 MRI,超声学检查。肺科医师还应当反复考虑肺以外疾病引起的发热,特别是按肺部疾病治疗效果不佳时更要警惕。

【治疗】

在未确诊前就使用抗生素、肾上腺皮质激素或退热剂时,可能干扰甚至贻误对病情的诊断。有时试用抗生素也许正确,但 2 周为限。深部组织有脓肿时,尽管正确应用了抗生素,发热仍会持续存在。对恶性肿瘤患者,合理的治疗有赖于组织学诊断,其他非感染性炎性疾病等一般经认真检查后可以得出诊断而正确施治。还有一部分伪装发热者,常有心理性因素,甚至有吸毒物者,经换体温计目测(或用肛表测)后不难鉴别,对这类患者处理时应避免发生对抗而出现意外事故。FUO 的广泛检查常是昂贵的,因而反复检查时应当对其必要性进行评价。有时经反复询问病史和体格检查,列表分析,寻找线索,医师间广泛会诊、讨论等,也许能获得结论。当病情不太严重时,仅观察数天有时也使诊断变得明朗起来。另外,如发热自行消退,则无必要再行各种昂贵的试验。

(刘 瑾 王坚苗)

第三章　急性上呼吸道感染

急性上呼吸道感染(acute upper respiratory tract infection)简称上感,为外鼻孔至环状软骨下缘包括鼻腔、咽或喉部急性炎症的概称。主要病原体是病毒,少数是细菌。

【病因】

病毒占70%~80%,包括鼻病毒、冠状病毒、腺病毒、流感和副流感病毒,以及呼吸道合胞病毒、埃可病毒和柯萨奇病毒等。细菌主要是溶血性链球菌、流感嗜血杆菌、肺炎链球菌和葡萄球菌等。

【病理】

组织学上可无明显病理改变,亦可出现上皮细胞的破坏。可有炎症因子参与发病。继发细菌感染者可有中性粒细胞浸润及脓性分泌物。

【临床表现】

临床表现有以下类型:

1. 普通感冒(common cold):为病毒感染引起,俗称"伤风",又称急性鼻炎或上呼吸道卡他。起病急,咽干、咽痒或烧灼感,发病同时或数小时后,可有喷嚏、鼻塞、流清水样鼻涕,2~3天后变稠,俗称"感冒"或"伤风"。一般经5~7天痊愈,伴并发症者可致病程迁延。

2. 急性病毒性咽炎和喉炎:由鼻病毒、腺病毒、流感病毒等引起。临床表现为咽痒和灼热感,咽痛不明显。咳嗽少见。体检可见喉部充血、水肿,局部淋巴结轻度肿大和触痛,有时可闻及喉部的喘息声。

3. 急性疱疹性咽峡炎:多由柯萨奇病毒A引起,表现为明显咽痛、发热,病程约为1周。查体可见咽及扁桃体表面有灰白色疱疹及浅表溃疡,周围伴红晕。多发于夏季,多见于儿童,偶见于成人。

4. 急性咽结膜炎:主要由腺病毒、柯萨奇病毒等引起。表现为发热、咽痛、畏光、流泪、咽及结膜明显充血。病程4~6天,多发于夏季,由游泳传播,儿童多见。

5. 急性咽扁桃体炎:病原体多为溶血性链球菌,其次为流感嗜血杆菌、肺炎链球菌、葡萄球菌等。起病急,咽痛明显、伴发热、畏寒,体温可在39℃以上。查体可发现咽部明显充血,扁桃体黄色脓性分泌物。有时伴有颌下淋巴结肿大、压痛,而肺部查体无异常体征。

【实验室检查】

1. 血液检查:因多为病毒性感染,白细胞计数常正常或偏低,伴淋巴细胞比例升高。细菌感染者可有白细胞计数与中性粒细胞增多和核左移现象。

2. 病原学检查:因病毒类型繁多,且明确类型对治疗无明显帮助,一般无需明确病原学检查。需要时可用免疫荧光法、酶联免疫吸附法、血清学诊断或病毒分离鉴定等方法确定病毒的类型。细菌培养可判断细菌类型并做药物敏感试验以指导临床用药。

【诊断与鉴别诊断】

根据鼻咽部的症状和体征、血常规和阴性胸部X线检查可做出临床诊断。一般无需病因诊断,特殊情况下可进行细菌培养和病毒分离,或病毒血清学检查等确定病原体。但须与初期表现为感冒样症状的其他疾病鉴别。

1. 过敏性鼻炎:起病急骤、鼻腔发痒、喷嚏频繁,鼻涕呈清水样,每天晨间发作,经过数分钟至1~2小时痊愈。检查鼻腔黏膜苍白、水肿,鼻腔分泌物涂片见嗜酸粒细胞增多。

2. 流行性感冒(流感):常有明显的流行病学史。起病急,全身症状重,高热、全身酸痛、眼结膜症状明显,但鼻咽部症状较轻。鼻分泌物中上皮细胞荧光标志的流感病毒免疫血清染色,有助于早期诊断。

3. 急性气管-支气管炎:表现为咳嗽咳痰,鼻部症状较轻,血白细胞可升高,X线胸片常可见肺纹理增强。

4. 急性传染病前驱症状:很多病毒感染性疾病前期表现类似,如麻疹、脊髓灰质炎、脑炎、肝炎、心肌炎等病。患病初期可有鼻塞、头痛等类似症状,应予重视。如果在上呼吸道症状一周内,呼吸道症状减轻但出现新的症状,需进行必要的实验室检查,以免误诊。

【治疗】

1. 对症治疗:对有急性咳嗽、鼻后滴漏和咽干的患者应给予伪麻黄碱治疗以减轻鼻部充血,亦可局部滴鼻应用。必要时适当加用:①解热镇痛类药物;②第一代抗组胺药,如马来酸氯苯那敏(2~4mg/次,每天 3 次)等;③镇咳药物:咳嗽剧烈者必要时可使用中枢性或外周性镇咳药。临床上通常采用上述药物的复方制剂,首选第一代抗组胺药+伪麻黄碱治疗,可有效缓解打喷嚏、鼻塞等症状。

2. 抗菌药物治疗:目前已明确普通感冒无需使用抗菌药物。除非有白细胞升高、咽部脓苔、咯黄痰和流鼻涕等细菌感染证据,可根据当地流行病学史和经验用药,可选青霉素(penicilin),静脉滴注,每次 160 万~320 万 U,30min 至 1h 内滴完,每日 2~4 次;第一代头孢菌素;或口服新大环内酯类:罗红霉素每日 0.3g,分 2 次;或口服氟喹酮类药物,每日 0.4g,顿服。少数为革兰阴性细菌感染,可选用氨基糖苷类抗菌药,如阿米卡星 0.2g 肌内注射或静脉滴注,每日 2 次。

3. 抗病毒药物治疗:由于目前有滥用造成流感病毒耐药现象,所以如无发热,免疫功能正常,发病超过 2 天一般无需应用。对于免疫缺陷患者,可早期常规使用。利巴韦林每次 0.5g,稀释后静脉滴注,每日 2 次,或奥司他韦(oseltamivir)每次 75 毫克口服,每日 2 次,共 5 天。

4. 中药治疗:具有清热解毒和抗病毒作用的中药亦可选用。

【预防】

重在预防。避免受凉和过度劳累,有助于降低易感性。上呼吸道感染流行时应戴口罩,避免在人多的公共场合出入。

【疗效标准与预后】

一般 2~3 天可自行痊愈或经治疗后症状消失,预后良好,不留后遗症。溶血性链球菌感染治疗不当可并发心内膜炎、心肌炎或肾小球肾炎,预后较差。并发气管、支气管炎,经合理治疗亦可痊愈,少数发展成慢性,若并发鼻窦炎特别是慢性鼻窦炎,常成为慢性呼吸道炎症的病灶。

(张珍祥　周　敏)

第四章　急性气管-支气管炎

急性气管-支气管炎（acute tracheobronchitis）是由生物、物理、化学刺激或过敏等因素引起的急性气管-支气管黏膜炎症。常发生于寒冷季节或气候突变时，也可由急性上呼吸道感染迁延不愈所致。

【病因】

（一）微生物

病原体与上呼吸道感染类似。

（二）物理、化学因素

冷空气、粉尘、刺激性气体或烟雾。

（三）过敏反应

常见的吸入致敏原包括花粉、有机粉尘、真菌孢子、动物毛皮排泄物；或对细菌蛋白质的过敏，钩虫、蛔虫的幼虫在肺内的移行均可引起气管-支气管急性炎症反应。

【诊断】

（一）症状

咳嗽、咳痰，先为干咳或少量黏液性痰，随后转为黏液脓性，痰量增多，咳嗽加剧，偶有痰中带血。伴有支气管痉挛时可有气促、胸骨后发紧感。可有发热（38℃左右）与全身不适等症状，但有自限性，3~5 天后消退。

（二）体征

粗糙的干啰音，局限性或散在湿啰音，常于咳痰后发生变化。

（三）实验室检查

1. 血常规检查：一般白细胞计数正常，细菌性感染较重时白细胞总数升高或中性粒细胞增多。

2. 痰涂片或培养可发现致病菌。

3. X 线胸片检查大多正常或肺纹理增粗。

(四)鉴别诊断

1. 流行性感冒:流行性感冒可引起咳嗽,但全身症状重,发热、头痛和全身酸痛明显,血白细胞数量减少。根据流行病史、补体结合试验和病毒分离可鉴别。

2. 急性上呼吸道感染:鼻咽部症状明显,咳嗽轻微,一般无痰。肺部无异常体征。胸部 X 线正常。

3. 其他:如支气管肺炎、肺结核、肺癌、肺脓肿等可表现为类似的咳嗽咳痰的多种疾病表现,应详细检查,以资鉴别。

【治疗】

(一)对症治疗

干咳无痰者可选用咳必清(toclase),25mg,每日 3 次,或美沙芬(dextromethorphan),15~30mg,每日 3 次,或可待因(codeine),15~30mg,每日 3 次。或用含中枢性镇咳药的合剂,如联邦止咳露、止咳糖浆,10ml,每日 3 次。其他中成药如咳特灵、克咳胶囊等均可选用,痰多不易咳出者可选用祛痰药,如溴己新(bromhexine,必嗽平),16mg,每日 3 次,或用盐酸氨溴索(ambroxol,沐舒坦),30mg,每日 3 次,或桃金娘油提取物化痰,也可雾化帮助祛痰。有支气管痉挛或气道反应性高的患者可选用茶碱类药物,如氨茶碱,100mg,每日 3 次,或长效茶碱舒氟美 200mg,每日 2 次,或多索茶碱(Doxofylline)0.2g,每日 2 次或雾化吸入异丙托品(ipratropine),或口服特布他林(terbutaline),1.25~2.5mg,每日 3 次。头痛、发热时可加用解热镇痛药,如阿司匹林 0.3~0.6g,每 6~8h 1 次。

(二)有细菌感染时选用合适的抗生素

痰培养阳性,按致病菌及药敏试验选用抗菌药。在未得到病原菌阳性结果之前,可选用大环内酯类如罗红霉素(Roxithromycin)成人每日 2 次,每次 150mg,或 β-内酰胺类如头孢拉定(cefradine)成人 1~4g/d,分 4 次服,头孢克洛(cefaclor)成人 2~4g/d,分 4 次口服。

【疗效标准与预后】

症状体征消失,化验结果正常为痊愈。

(张珍祥 周 敏)

第五章 慢性支气管炎

慢性支气管炎(chronic bronchitis)是气管、支气管黏膜及其周组织的慢性非特异性气道炎症。临床上以咳嗽、咳痰为主要症状,每年发病持续3个月,连续2年或2年以上。排除具有咳嗽、咳痰、喘息症状的其他疾病(如肺结核、尘肺、肺脓肿、心脏病、心功能不全、支气管扩张、支气管哮喘、慢性鼻咽炎、食管反流综合征等疾患)。

【病因】

本病的病因尚不完全清楚,可能是多种因素长期相互作用的结果。

1. 有害气体和有害颗粒:如香烟、烟雾、粉尘、刺激性气体(二氧化硫、二氧化氮、氯气、臭氧等)。

2. 感染因素:病毒、支原体、细菌等。

3. 其他因素:免疫、年龄和气候等因素均与慢性支气管炎有关。

【病理】

支气管上皮细胞变性、坏死、脱落,后期出现鳞状上皮化生,纤毛变短、粘连、倒伏、脱失。黏膜和黏膜下充血水肿,杯状细胞和黏液腺肥大和增生、分泌旺盛,大量黏液潴留。浆细胞、淋巴细胞浸润及轻度纤维增生。病情继续发展,炎症由支气管壁向其周围组织扩散,黏膜下层平滑肌束可断裂萎缩,黏膜下和支气管周围纤维组织增生,肺泡弹性纤维断裂,进一步发展成阻塞性肺疾病。

【诊断】

依据咳嗽、咳痰,或伴有喘息,每年发病持续3个月,并连续2年或2年以上,且排除其他慢性气道疾病。

（一）症状

缓慢起病,病程长,反复急性发作而病情加重。主要症状为咳嗽、咳痰,或伴有喘息。急性加重系指咳嗽、咳痰、喘息等症状突然加重,急性加重的主要原因是呼吸道感染,病原体可以是病毒、细菌、支原体和衣原体等。

1. 咳嗽,一般晨间咳嗽为主,睡眠时有阵咳或排痰。

2. 咳痰,一般为白色黏液和浆液泡沫性,偶可带血。清晨排痰较多,起床后或体位变动可刺激排痰。

3. 喘息或气急,喘息明显者常称为喘息性支气管炎,部分可能合伴支气管哮喘。若伴肺气肿时可表现为劳动或活动后气急。

（二）体征

早期多无异常体征。急性发作期可在背部或双肺底听到干、湿啰音,咳嗽后可减少或消失。如合并哮喘可闻及广泛哮鸣音并伴呼气期延长。

（三）实验室检查

1. X线检查:早期可无异常。反复发作引起支气管壁增厚,细支气管或肺泡间质炎症细胞浸润或纤维化,表现为肺纹理增粗、紊乱,呈网状或条索状、斑点状阴影,以双下肺野明显。

2. 呼吸功能检查:早期无异常。如有小气道阻塞时,最大呼气流速-容量曲线在75%和50%肺容量时,流量明显降低。

血液检查:细菌感染时偶可出现白细胞总数和(或)中性粒细胞增高。

4. 痰液检查:可培养出致病菌。涂片可发现革兰阳性菌或革兰阴性菌,或大量破坏的白细胞和已破坏的杯状细胞。

【鉴别诊断】

1. 咳嗽变异型哮喘:以刺激性咳嗽为特征,灰尘、油烟、冷空气等容易诱发咳嗽,常有家庭或个人过敏疾病史。对抗生素治疗无效,支气管激发试验阳性可鉴别。

2. 嗜酸细胞性支气管炎:临床症状类似,X线检查无明显改变或肺纹理增加,支气管激发试验阴性,临床上容易误诊。

诱导痰检查嗜酸粒细胞比例增加(≥3%)可以诊断。

3. 肺结核:常有发热、乏力、盗汗及消瘦等症状。痰液找抗酸杆菌及胸部 X 线检查可以鉴别。

4. 支气管肺癌:多数有数年吸烟史,顽固性刺激性咳嗽或过去有咳嗽史,近期咳嗽性质发生改变,常有痰中带血。有时表现为反复同一部位的阻塞性肺炎,经抗菌药物治疗未能完全消退。痰脱落细胞学、胸部 CT 及纤维支气管镜等检查,可明确诊断。

5. 肺间质纤维化:临床经过缓慢,开始仅有咳嗽、咯痰,偶有气短感。仔细听诊在胸部下后侧可闻爆裂音(Velcro 啰音)。血气分析示动脉血氧分压降低,而二氧化碳分压可不升高。

6. 支气管扩张症:典型者表现为反复大量咯脓痰,或反复咯血。X 线胸部摄片常见肺野纹理粗乱或呈卷发状。高分辨螺旋 CT 检查有助诊断。

【治疗】

(一)急性加重期的治疗

1. 控制感染:抗菌药物治疗可选用喹诺酮类、大环内酯类、β-内酰胺类或磺胺类口服,病情严重时静脉给药。如左氧氟沙星 0.2g,每日 2 次;罗红霉素 0.15g,每天 2 次;阿莫西林(amoxicillin)2~4g/d,分 2~4 次口服;头孢呋辛 1.0g/d,分 2 次口服;复方磺胺甲基异噁唑(SMZ-co),每次 2 片,每日 2 次。如果能培养出致病菌,可按药敏试验选用抗菌药。

2. 镇咳祛痰:可试用复方甘草合剂 10ml,每日 3 次;或复方氯化铵合剂 10ml,每日 3 次;也可加用祛痰药溴己新 8~16mg,每日 3 次;盐酸氨溴索 30mg,每日 3 次;稀化黏素 0.3g,每天 2 次。干咳为主者可用镇咳药物,如右美沙芬、那可丁或其合剂等。

3. 平喘:有气喘者可加用解痉平喘药,如氨茶碱(aminophyllin)0.1g,每日 3 次,或用茶碱控释剂,或长效 β_2 受体激动剂加糖皮质激素吸入。

(二)缓解期治疗

1. 戒烟,避免有害气体和其他有害颗粒的吸入。

2. 增强体质,预防感冒,也是防治慢性支气管炎的主要内容之一。

3. 反复呼吸道感染者,可试用免疫调节剂或中医中药,如细菌溶解产物、卡介菌多糖核酸、胸腺肽等,部分患者可见效。

【预后】

部分患者可控制,不影响工作、学习;部分患者可发展成阻塞性肺疾病,甚至肺心病,预后不良。

(张珍祥 周 敏)

第六章　闭塞性细支气管炎伴机化性肺炎

闭塞性细支气管炎伴机化性肺炎(bronchiolitis obliterans with organizing pneumonia,BOOP)可以是特发的或是由于各种免疫过程、中毒和炎症引起。大部分为特发性BOOP，又称不明原因机化性肺炎(COP)，具有以下特点：①病初有流感样病症，且有短暂的进行性呼吸困难；②胸片和(或)肺部CT显示斑片状浸润影；③组织病理学证实肺泡管内有明显的机化；④糖皮质激素治疗特别有效。BOOP是一种侵犯肺实质的限制性通气功能障碍的疾病，因而本病可归入浸润性或间质性肺病。

【病因】

主要表现为闭塞性细支气管炎，机化性肺炎和间质性肺炎与纤维化，其中机化性肺炎所占比重较大，可区别于感染所引起的机化病变。间质性病变主要是肺泡壁炎，不出现蜂窝肺，故与特发性肺间质纤维化不同，Masson小体和S-100阳性蛋白有诊断价值。本病的发病机制尚不清楚，可能与免疫反应有关。

【诊断】

(一)症状

1. 起病缓慢，持续性干咳为最常见症状。
2. 咽痛、发热、乏力、全身不适等流感样症状。
3. 轻度呼吸困难和体重减轻，少数有哮喘。
4. 极少数可有咯血。

(二)体征

1. 约2/3患者肺部可闻及Velcro爆裂音，多位于双肺中下部,少数为一侧,哮鸣音罕见。

2. 晚期少数可有杵状指(趾)。约有 1/4 的患者可以无体征。

(三)实验室检查

1. 血常规可见白细胞轻度增多,分类可见嗜酸粒细胞升高。

2. 血沉增快。

3. C 反应蛋白阳性者占 80% 以上,有些患者可有抗核抗体和类风湿因子阳性。约 1/3 患者结核菌素试验阳性。

4. 胸部 X 线表现:胸部 X 线表现多种多样,没有特异性。典型的 X 线改变是双肺斑片状或磨砂玻璃样肺泡性浸润影。多数病例呈大叶分布,有半数以上病例侵入 1 个以上的肺叶。少数病例表现为线样或结节样阴影,也可以表现为外周孤立影。肺部浸润影可呈游走性,酷似肺嗜酸粒细胞增多症。少数病例可有空洞、胸腔积液或过度充气征。根据 X 线特征可分为三种类型:①多发性斑片状肺炎型,此型为 BOOP 典型的 X 线表现,常见游走性,周边区有时可见空气支气管征;②孤立性肺炎型,局灶肺泡浸润影带位于上肺,偶可有空洞;③弥漫性间质性肺炎型,似特发性肺间质纤维化表现。

5. 支气管肺泡灌洗液(BALF)细胞学检查有特异性诊断价值:特发性 BOOP 患者的 BALF 中淋巴细胞、中性粒细胞和嗜酸粒细胞常有两种或两种以上细胞增加,T 淋巴细胞亚群 $CD4^+/CD8^+$ 比率降低。

6. 肺功能检查:肺功能检查常显示限制性通气功能和弥散功能障碍及低氧血症,很少表现为阻塞性通气功能障碍。但有部分患者(19%)肺功能可正常。这与特发性肺间质纤维化并无差异。

7. BOOP 诊断有赖于病理,而对组织病理学所见的判断则需要病理科医师的经验。应用免疫组化技术,组织学上发现 Masson 小体和 S-100 阳性蛋白,有助于本病诊断。

【鉴别诊断】

1. 闭塞性细支气管炎(BO)是小气道疾病,临床表现为快速进行性呼吸困难,肺部可闻及高调的吸气中期干啰音;X线胸片表现肺过度充气,无浸润影。肺功能表现为阻塞性通气功能障碍,一氧化碳弥散功能正常。肺组织活检显示直径为1~6mm的小支气管和细支气管的瘢痕狭窄和闭塞,管腔内无肉芽组织息肉,而且肺泡管和肺泡正常。BO对激素治疗反应差,预后不良。

2. 特发性肺间质纤维化(IPF)(参见第二十九章)。

3. 慢性嗜酸粒细胞肺炎(CEP)(参见第二十五章)。

4. 过敏性肺泡炎(参见第二十五章)。

【治疗】

特发性BOOP一旦明确诊断,即应予以肾上腺皮质激素治疗。可用泼尼松(泼尼松)60mg/d或1mg/(kg·d),维持1~3个月。症状及病变改善后逐渐减量至20~40mg/d,最后可改为20~40mg,或10~20mg,隔日1次维持。疗程不少于1年,过早停药容易复发。免疫抑制剂基本无效。治疗过程中警惕继发感染的可能及皮质激素的其他副作用。

【预后】

本病预后好,2/3患者经治疗后临床和生理学异常完全恢复。由于病变进行性发展而死亡者少见。

(张珍祥　周　敏)

第七章　弥漫性泛细支气管炎

弥漫性泛细支气管炎(DPB)是以弥漫存在于两肺呼吸性细支气管区域的慢性炎症为特征的疾病,可导致严重的呼吸功能障碍。形态学上表现为以呼吸性细支气管为中心的细支气管炎及细支气管周围炎。

【病因】

DPB 的病因尚不清楚,但本病多有慢性鼻旁窦炎病史,HLA-Bw54 多阳性并有家族内多发的报道,提示本病与遗传因素有关。

【检查与诊断】

(一)临床表现

初期主要是咳嗽、咳痰,随着病情加重逐渐出现呼吸困难。痰在早期多为白色黏痰,并发呼吸道感染后转为黄脓痰,而且痰量增多,个别患者每日可超过 100ml,特别是在午前。急性感染时可有发热。部分患者痰中带血,但大咯血非常少见。听诊可闻及干湿啰音,典型者在全肺可闻及比肺间质纤维化的 Velcro 音略粗糙的湿性啰音。部分患者可有喘鸣(wheezing),喘鸣可随痰的排出明显改善,发作性喘息很少见。近 1/3 的病例有杵状指,早期即出现低氧血症,病情进一步加重可出现发绀并可发展为肺心病。80% 以上的患者合并有鼻旁窦炎或有鼻息肉。

(二)胸部 X 线、CT 检查

X 线最典型的影像是双侧弥漫性广泛分布的颗粒样结节状阴影和肺的过度膨胀。结节状影从粟粒大到米粒大不等,阴影边缘模糊,下肺野分布较多。肺的过度膨胀表现为肺的通透性增强、横膈膜低位扁平、胸廓前后径增大及心影缩小。随着病变的进展,在下肺野可出现网状阴影及囊性扩张的影像。高分辨率 CT(HRCT)显示弥漫性泛细支气管炎呈小叶中心性分布的颗粒样结节伴树芽征,结节大小一般为 2~5cm,无融合趋势,结节不与胸膜相连。树芽征多与弥漫性细粟粒样影伴行出现,分布范围相对弥漫,常累及双侧多个肺叶,多以双中下肺野为主,也有以上肺野分布为主者,但较少见。病变范围广泛是本病的一大特点,其他肺部感染性疾病即使出现树芽征,其范围也远不如本病广。HRCT 影像学特点有助于对 DPB 严重程度进行评估和分级。在第一阶段,支气管血管分支结构末端可见直径<5mm 的小结节;第二阶段,小叶中心结节以“Y”字形连接于支气管血管分支结构末端并形成“树芽征”,出现小结节的细支气管内充满分泌物;第三阶段出现以早期支气管扩张为表现的小结节囊样扩张;第四阶段以连接于膨胀近端支气管大的囊样扩张为特点。

(三)肺功能检查

多以阻塞性通气功能障碍为主并有轻度限制性通气功能障碍的混合性通气功能障碍。早期出现低氧血症,肺弥散功能和肺顺应性通常在正常范围。

(四)其他检查

白细胞稳定期多正常,急性加重期增高。DPB 是一种慢性炎症因而 γ-球蛋白增高,血沉增快、类风湿因子阳性,但无特异性。本病特征性检查是冷凝集试验(CHA)效价增高,多在 64 倍以上,IgA 升高,但与疾病的进展程度均无明显关联。末梢血 $CD4^+/CD8^+$ 比值升高表明免疫状态亢进,支气管肺泡灌洗液(BALF)中细胞数及中性粒细胞增加,淋巴细胞比率降低。与末梢血相反,BALF 中 $CD4^+/CD8^+$ 降低。HLA-Bw54 与健康人相比阳性率明显增高。一般认为 DPB 的呼吸道感染为继发感染,但需强调多数患者呼吸道感染长期存在。病原菌以流感嗜血杆菌、肺炎球菌和铜绿假单胞菌最多见。

(五)病理学所见

有利于本病的确诊。大体标本:肺表面弥漫分布多个细小灰白色结节,触之有细沙样、颗粒样不平感;切面可见广泛细支气管为中心的结节,有时可见支气管扩张。显微镜下组织病理学特点:①DPB定位于细支气管和呼吸性细支气管,而其他肺组织区域可以完全正常;②主要特点为细支气管全壁炎;③特征性改变为细支气管,呼吸性细支气管炎症使细支气管狭窄、阻塞,肺泡间隔和间质可见泡沫样细胞改变。而细支气管,呼吸性细支气管炎症则表现为管壁增厚,淋巴细胞、浆细胞和组织细胞浸润。需要说明的是,典型病例经X线和HRCT即可诊断;临床和影像学改变不典型者,须取肺组织活检。肺活检以开胸或经胸腔镜为好。

(六)诊断标准

目前我国尚无自己的诊断标准,主要参考日本厚生省1998年第二次修订的临床诊断标准。诊断项目包括必须项目和参考项目。必须项目:①持续咳嗽、咳痰及活动时呼吸困难;②合并有慢性副鼻窦炎或有既往史;③胸部X线见两肺弥漫性散在分布的颗粒样结节状阴影或胸CT见两肺弥漫性小叶中心性颗粒样结节状阴影。参考项目:①胸部听诊断续性湿啰音;②一秒钟用力呼气容积占预计值百分比(FEV_1占预计值百分比)低下(70%以下)以及低氧血症($PaO_2 < 80mmHg$);③血清冷凝集试验(CHA)效价增高(1:64以上)。确诊:符合必须项目①、②、③,加上参考项目中的2项以上。一般诊断:符合必须项目①、②、③。可疑诊断:符合必须项目①、②。

(七)鉴别诊断

1. 临床表现上需与慢性支气管炎、支气管扩张、支气管哮喘、COPD等相鉴别。DPB主要症状为咳嗽、咳痰及活动时气急,少数患者无明显自觉症状。疾病早期起病隐袭,咳嗽、咳痰,随着病情的发展,出现进行性活动性呼吸困难。早期咳痰无色或白痰,量不多,并发感染时痰呈黄色或绿色,痰量增多,夜间咳嗽不止,影响睡眠,可伴有喘息。早期出现低氧血症为其特点。患者大多有鼻旁窦炎病史,鼻部症状常早于肺部症状数年甚至数十年。肺部听诊在吸气相和呼气相可闻及干湿性啰音,以两下肺为甚,可有发绀和杵状指。

2. 影像学上主要是胸部 X 线平片与 CT 需与支气管扩张、COPD、粟粒性肺结核、弥漫性细支气管肺泡癌等相鉴别。HRCT 更有诊断价值,其特征性表现为:①小叶中央性结节弥散分布于双肺,结节间无融合趋势;②结节的周围,"Y"字形或线状高密度影与其相连;③结节与胸壁之间有少许间隔;④小支气管扩张呈柱状或环状,伴有管壁增厚;⑤病情进展时,结节间的气体贮留明显;⑥如治疗有效,HRCT 所示的小叶中央性结节可缩小,数量可减少;⑦结节影、线状影、高密度黏液栓影均为可逆性,而小支气管扩张为不可逆病变。

3. 病理学上需与特发性肺纤维化、囊性纤维化、慢性外源性过敏性肺泡炎等相鉴别。

【治疗】

(一)大环内酯类抗生素应用

不论痰中的细菌情况,均首选红霉素。

1. 我国的一线方案具体为:红霉素 250mg,每日 2 次。在用药后 1~3 个月内,随访临床症状、肺功能及影像学等,确定是否有效。如有效,可继续使用红霉素,用药至少 6 个月。服药 6 个月后如果仍有临床症状应继续服用红霉素 2 年。如服用红霉索 1~3 个月无效者,可选择使用二线方案。如 3 个月以上仍无效者应考虑是否为 DPB 患者。应谨慎排除其他疾病的可能。用药期间应注意复查肝功能等。

2. 二线方案多用于出现红霉素的副作用或药物相互拮抗或使用红霉素治疗无效者。我国具体方案为:克拉霉素 250~500mg/d,每日口服 1~2 次;或服用罗红霉素 150~300mg/d,每日 1~2 次。用药期间应注意复查肝功能等。

3. 停药时间:早期 DPB 患者经 6 个月治疗后病情恢复正常者可考虑停药。进展期 DPB 患者经两年治疗后病情稳定者可以停药。停药后复发者再用药仍有效。伴有严重肺功能障碍的 DPB 患者需长期给药。

4. DPB 急性发作期治疗 DPB 患者如果出现发热、黄脓痰、痰量增加等急性加重时,多为绿脓杆菌等导致支气管扩张合并感染,此时应加用其他抗生素,可根据痰培养结果选用抗生素。

（二）皮质激素

糖皮质激素的应用,疗效不肯定,但应用普遍。通常为 1~2mg/（kg·d）。症状缓解后,渐渐减量。疗程至少 6 个月,可于整个疗程中与大环内酯类药物配合使用。

（三）抗胆碱能药

部分 DPB 病例大环内酯类抗生素治疗后疗效不明显,吸入长效抗胆碱能药 tiotropium 能改善此类患者的症状,尤其使其痰液量明显减少。但尚缺乏大规模、多中心临床试验的证据。

（四）其他措施

其他措施包括抗生素、祛痰剂、扩张支气管药物、鼻旁窦炎的治疗等。

（刘辉国　刘　旭）

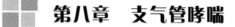

第八章　支气管哮喘

支气管哮喘(bronchial asthma,简称哮喘)是由多种细胞(如嗜酸粒细胞、肥大细胞、T淋巴细胞、中性粒细胞、气道上皮细胞等)和细胞组分参与的气道慢性炎症性疾病。这种慢性炎症与气道高反应性相关,通常出现广泛多变的可逆性气流受限,并引起反复发作性的喘息、气急、胸闷或咳嗽等症状,常在夜间和(或)清晨发作、加剧,多数患者可自行缓解或经治疗缓解。支气管哮喘如诊治不及时,随病程的延长可产生气道不可逆性缩窄和气道重塑。而当哮喘得到控制后,多数患者很少出现哮喘发作,严重哮喘发作则更少见。哮喘合理的防治至关重要。世界各国的哮喘防治专家共同起草、更新全球哮喘防治倡议(Global Initiative for Asthma,GINA)。GINA目前已成为防治哮喘的重要指南。

【病因】

哮喘的病因还不十分清楚,患者个体过敏体质及外界环境的影响是发病的危险因素。哮喘与多基因遗传有关,同时受遗传因素和环境因素的双重影响。哮喘患者亲属患病率高于群体患病率,并且亲缘关系越近,患病率越高。目前,哮喘的相关基因尚未完全明确。

环境因素中主要包括某些激发因素,如尘螨、花粉、真菌等各种特异和非特异性吸入物。感染,如细菌、病毒、原虫、寄生虫等;食物,如鱼、虾等;药物,如普萘洛尔(心得安)、阿司匹林等;气候变化、运动、妊娠等都可能是哮喘的激发因素。

【病理】

气道可见黏液栓和渗出物及细胞阻塞,气道表现上皮损伤脱落,有时可见鳞状上皮化生。上皮基底膜增厚,网状层增厚尤为明显,可有透明变性,小血管可扩张、充血和水肿。支气管壁细胞浸润,以嗜酸粒细胞和淋巴细胞为主。平滑肌细胞肥大,肌纤维增多,黏液腺和黏液分泌细胞体积增大,杯状细胞增多,支气管壁增厚,支气管内腔变窄。

【诊断】

(一)诊断标准

1. 反复发作喘息、气急、胸闷或咳嗽,多与接触变应原、冷空气、物理和化学性刺激、病毒性上呼吸道感染、运动等有关。

2. 发作时在双肺可闻及散在或弥漫性、以呼气相为主的哮鸣音,呼气相延长。

3. 上述症状可经治疗缓解或自行缓解。

4. 除外其他疾病所引起的喘息、气急、胸闷和咳嗽。

5. 临床表现不典型者(如无明显喘息或体征)应有下列三项中至少一项阳性:①支气管激发试验或运动试验阳性;②支气管舒张试验阳性;③昼夜 PEF 变异率≥20%。

符合 1~4 条或 4、5 条者,可以诊断为支气管哮喘。

(二)支气管哮喘的分期及病期严重程度分级

支气管哮喘可分为急性发作期、非急性发作期。

1. 急性发作期:是指气促、咳嗽、胸闷等症状突然发生或症状加重,常有呼吸困难,以呼气流量降低为其特征,常因接触变应原等刺激物或治疗不当所致。程度轻重不一,病情加重可在数小时或数天内出现,偶尔可在数分钟内即危及生命,故应对病情做出正确评估。急性发作时严重程度可分为轻度、中度、重度和危重 4 级,见表 8-1。

表 8-1 哮喘急性发作的病情严重度的分级

临床特点	轻度	中度	重度	危重
气短	步行、上楼时	稍事活动	休息时	
体位	可平卧	喜坐位	端坐呼吸	
讲话方式	连续成句	常有中断	单字	不能讲话
精神状态	可有焦虑,尚安静	时有焦虑或烦躁	常有焦虑、烦躁	嗜睡意识模糊

临床特点	轻度	中度	重度	危重
出汗	无	有	大汗淋漓	
呼吸频率	轻度增加	增加	常>30 次/分钟	
辅助呼吸肌活动及三凹征	常无	可有	常有	胸腹矛盾运动
哮鸣音	散在,呼吸末期	响亮、弥漫	响亮、弥漫	减弱、乃至无
脉率(次/分)	<100	100~120	>120	脉率变慢或不规则
奇脉	无,<10mmHg	可有,10~25mmHg	常有,>25mmHg	无
使用 β_2 受体激动剂后 PEF 预计值或个人最佳值%	>80%	60%~80%	<60% 或<100升/分钟或作用时间<2 小时	
PaO_2(吸空气,mmHg)	正常	≥60	<60	
$PaCO_2$(mmHg)	<45mmHg	≤45	>45	
SaO_2(吸空气,%)	>95%	91~95	≤90	
pH				降低

2. 非急性发作期(亦称慢性持续期):许多哮喘患者即使没有急性发作,但在相当长的时间内仍有不同频度和(或)不同程度地出现症状(喘息、咳嗽、胸闷等),肺通气功能下降。目前认为长期评估哮喘的控制水平是更为可靠和有用的严重性评

估方法,对哮喘的评估和治疗的指导意义更大。哮喘控制水平分为控制、部分控制和未控制 3 个等级,每个等级的具体指标见表 8-2。

表 8-2　非急性发作期哮喘控制水平的分级

临床特征	控制(满足以下所有情况)	部分控制(任何一周出现以下 1 种表现)	未控制
日间症状	无(或 ≤ 2 次/周)	>2 次/周	
活动受限	无	任何 1 次	
夜间症状/憋醒	无	任何 1 次	
对缓解药物治疗/急救治疗的需求	无(或 ≤ 2 次/周)	>2 次/周	
肺功能(PEF 或 FEV$_1$)***	正常	<80% 预计值或个人最佳值	
急性发作	无	≥1 次/年*	任何 1 周出现 1 次**

*患者出现急性发作后都必须对维持治疗方案进行分析回顾,以确保治疗方案的合理性。

**依照定义,任何 1 周出现 1 次哮喘急性发作,表明这周的哮喘没有得到控制。

***肺功能结果对 5 岁以下的儿童的可靠性差。

【鉴别诊断】

(一)左心衰竭引起的喘息样呼吸困难

为避免混淆,目前已不再使用"心源性哮喘"一词。患者多有高血压、冠状动脉粥样硬化性心脏病、风湿性心脏病和二尖瓣狭窄等病史和体征。阵发性咳嗽,常咳出粉红色泡沫痰,两肺可闻及广泛的湿啰音和哮鸣音,左心界扩大,心率增快,心尖部可闻及奔马律。病情许可作胸部 X 线检查时,可见心脏增大,肺淤血征,有助于鉴别。若一时难以鉴别,可雾化吸入 β_2 肾上腺素受体激动剂或静脉注射氨茶碱缓解症状后,进一步检查,忌用肾上腺素或吗啡,以免造成危险。

（二）慢性阻塞性肺疾病（COPD）

多见于中老年人,有慢性咳嗽史,喘息长年存在,有加重期。患者多有长期吸烟或接触有害气体的病史。有肺气肿体征,两肺或可闻及湿啰音。但临床上严格将 COPD 和哮喘区分有时十分困难,用支气管舒张剂和口服或吸入激素做治疗性试验可能有所帮助。COPD 也可与哮喘合并同时存在。

（三）上气道阻塞

本病可见于中央型支气管肺癌、气管支气管结核、复发性多软骨炎等气道疾病或异物气管吸入,导致支气管狭窄或伴发感染时,可出现喘鸣或类似哮喘样呼吸困难、肺部可闻及哮鸣音。但根据临床病史,特别是出现吸气性呼吸困难,以及痰液细胞学或细菌学检查,胸部 X 线摄片、CT 或 MRI 检查或支气管镜检查等,常可明确诊断。

（四）变态反应性肺浸润

本病见于热带性嗜酸粒细胞增多症、肺嗜酸粒细胞增多性浸润、多源性变态反应性肺泡炎等。致病原为寄生虫、原虫、花粉、化学药品、职业粉尘等,多有接触史,症状较轻,患者常有发热,胸部 X 线检查可见多发性、此起彼伏的淡薄斑片浸润阴影,可自行消失或再发。肺组织活检也有助于鉴别。

【并发症】

发作时可并发气胸、纵隔气肿、肺不张;长期反复发作和感染或并发慢支、肺气肿、支气管扩张、间质性肺炎、肺纤维化和肺源性心脏病。

【治疗】

目前尚无特效的治疗方法,但长期规范化治疗可使哮喘症状得到控制,减少复发乃至不发作。长期使用最少量或不用药物能使患者活动不受限制,并能与正常人一样生活、工作和学习。

（一）脱离变应原

部分患者能找到引起哮喘发作的变应原或其他非特异刺激因素，立即使患者脱离变应原的接触是防治哮喘最有效的方法。

（二）药物治疗

治疗哮喘药物主要分为两类。

1. 缓解哮喘发作：此类药物主要作用为舒张支气管，故也称支气管舒张药。

（1）β_2 肾上腺素受体激动剂（简称 β_2 受体激动剂）：β_2 受体激动剂是控制哮喘急性发作的首选药物。常用的短效 β_2 受体激动剂有沙丁胺醇（salbutamol）、特布他林（terbutaline）和非诺特罗（fenoterol），作用时间为 4~6 小时。长效 β_2 受体激动剂有福莫特罗（formoterol）、沙美特罗（salmaterol）及丙卡特罗（procaterol），作用时间为 10~12 小时。不主张长效 β_2 受体激动剂单独使用，须与吸入激素联合应用。但福莫特罗可作为应急缓解气道痉挛的药物。肾上腺素、麻黄素和异丙肾上腺素，因其心血管副作用多而已被高选择性的 β_2 受体激动剂所代替。

用药方法可采用吸入，包括定量气雾剂（MDI）吸入、干粉吸入、持续雾化吸入等，也可采用口服或静脉注射。首选吸入法。常用剂量为沙丁胺醇或特布他林 MDI，每喷 $100\mu g$，每天 3~4 次，每次 1~2 喷。通常 5~10 分钟即可见效，可维持 4~6 小时。长效 β_2 受体激动剂如福莫特罗 $4.5\mu g$，每天 2 次，每次一喷，可维持 12 小时。持续雾化吸入多用于重症和儿童患者，使用方法简单易于配合，如沙丁胺醇 5mg 稀释在 5~20ml 溶液中雾化吸入。沙丁胺醇或特布他林一般口服用法为 2.4~2.5mg，每日 3 次，15~30 分钟起效，但心悸、骨骼肌震颤等不良反应较多。β_2 受体激动剂的缓释型及控制型制剂疗效维持时间较长，用于防治反复发作性哮喘和夜间哮喘。注射用药，用于严重哮喘。一般每次用量为沙丁胺醇 0.5mg，滴速 2~4μg/min，易引起心悸，只在其他疗法无效时使用。

（2）抗胆碱药：吸入抗胆碱药与 β_2 受体激动剂联合吸入有协同作用，尤其适用于夜间哮喘及多痰的患者。可用 MDI，每日 3 次,每次 $25 \sim 75\mu g$ 或用 $100 \sim 150\mu g/ml$ 的溶液持续雾化吸入。约 10 分钟起效,维持 $4 \sim 6$ 小时。不良反应少,少数患者有口苦或口干感。近年发展的选择性 M_1、M_3 受体拮抗剂如泰乌托品(噻托溴铵 tiotropium bromide)作用更强,持续时间更久(可达 24 小时)、不良反应更少。

(3)茶碱类:茶碱类是目前治疗哮喘的有效药物。茶碱与糖皮质激素合用具有协同作用。口服给药:包括氨茶碱和控(缓)释茶碱,静脉注射氨茶碱首次剂量为 $4 \sim 6mg/kg$,注射速度不宜超过 $0.25mg/(kg \cdot min)$,静脉滴注维持量为 $0.6 \sim 0.8mg/(kg \cdot h)$。日注射量一般不超过 $1.0g$。静脉给药主要应用于重、危症哮喘。

最好在用药中监测血浆氨茶碱浓度,其安全有效浓度为 $6 \sim 15\mu g/ml$。发热、妊娠、小儿或老年,患有肝、心、肾功能障碍及甲状腺功能亢进者尤需慎用。合用西咪替丁(甲氰咪胍)、喹诺酮类、大环内酯类药物等应减少用药量。

2. 控制或预防哮喘发作:此类药物主要治疗哮喘的气道炎症,亦称抗炎药。

(1)糖皮质激素:由于哮喘的病理基础是慢性非特异性炎症,糖皮质激素是当前控制哮喘发作最有效的药物。可分为吸入、口服和静脉用药。

吸入治疗是目前推荐长期抗炎治疗哮喘的最常用方法。常用吸入药物有倍氯米松(beclomethasone, BDP)、布地奈德(budesonide)、氟替卡松(fluticasone)、莫米松(momethasone)等,后两者生物活性更强,作用更持久。通常需规律吸入一周以上方能生效。根据哮喘病情,吸入剂量(BDP 或等效量其他皮质激素)在轻度持续者一般 $200 \sim 500\mu g/d$,中度持续者一般 $500 \sim 1000\mu g/d$,重度持续者一般 $> 1000\mu g/d$(不宜超过 $2000\mu g/d$)(氟替卡松剂量减半)。吸入治疗药物全身性不良反应少,少数患者可引起口咽念珠菌感染、声音嘶哑或呼吸道不适,吸药后用清水漱口可减轻局部反应和胃肠吸收。长期使用较大剂量($>1000\mu g/d$)者应注意预防全身性不良反应,如肾上腺皮质功能抑制、骨质疏松等。

口服剂:有泼尼松(泼尼松)、泼尼松龙(泼尼松龙)。用于吸入糖皮质激素无效或需要短期加强的患者。起始 30~60mg/d,症状缓解后逐渐减量至≤10mg/d。然后停用,或改用吸入剂。

静脉用药:重度或严重哮喘发作时应及早应用琥珀酸氢化可的松,注射后 4~6 小时起作用,常用量 100~400mg/d,或甲泼尼龙(80~160mg/d)起效时间更短(2~4 小时)。地塞米松因在体内半衰期较长、不良反应较多,宜慎用,一般 10~30mg/d。症状缓解后逐渐减量,然后改口服和吸入制剂维持。

(2)LT 调节剂:通过调节 LT 的生物活性而发挥抗炎作用,同时可舒张支气管平滑肌。可以作为轻度哮喘的一种控制药物的选择。常用半胱氨酰 LT 受体拮抗剂,如孟鲁司特(montelukast)10mg,每天 1 次。或扎鲁司特(zafirlukast)20mg,每日 2 次,不良反应通常较轻微,停药后可恢复正常。

(3)其他药物:酮替酚(ketotifen)和新一代组胺 H_1 受体拮抗剂阿司咪唑、曲尼斯特、氯雷他定在轻症哮喘和季节性哮喘有一定效果,也可与 β_2 受体激动剂联合用药。

(三)急性发作期的治疗

急性发作的治疗目的是尽快缓解气道阻塞,纠正低氧血症,恢复肺功能,预防进一步恶化或再次发作,防止并发症。一般根据病情的分度进行综合性治疗。

(1)轻度:每日定时吸入糖皮质激素(200~500μg BDP);出现症状时吸入短效 β_2 受体激动剂,可间断吸入。效果不佳时可加用口服 β_2 受体激动剂控释片或小量茶碱控释片(200mg/d),或加用抗胆碱药如异丙托溴胺气雾剂吸入。

(2)中度:吸入剂量一般为每日 500~1000μg BDP;规则吸入 β_2 激动剂或联合抗胆碱药吸入或口服长效 β_2 受体激动剂。亦可加用口服 LT 拮抗剂,若不能缓解,可持续雾化吸入 β_2 受体激动剂(或联合用抗胆碱药吸入),或口服糖皮质激素(<60mg/d)。必要时可用氨茶碱静脉注射。

(3)重度至危重度:持续雾化吸入 β_2 受体激动剂,或合并抗胆碱药;或静脉滴注氨茶碱或沙丁胺醇。加用口服 LT 拮抗剂。静脉滴注糖皮质激素如琥珀酸氢化可的松或甲泼尼龙或地塞米松(剂量见前)。待病情得到控制和缓解后(一般3~5天),改为口服给药。注意维持水、电解质平衡,纠正酸碱失衡,当pH<7.20,且合并代谢性酸中毒时,应适当补碱;可给予氧疗,如病情恶化缺氧不能纠正时,进行无创通气或插管机械通气。若并发气胸,在胸腔引流气体下仍可机械通气。此外应预防下呼吸道感染等。

(四)哮喘非急性发作期的治疗

根据哮喘的控制水平选择合适的治疗方案(表8-3)。

表8-3 哮喘的治疗方案

第1级	第2级	第3级	第4级	第5级
		哮喘教育		
		环境控制		
按需使用速效 β_2 受体激动剂		按需使用速效 β_2 受体激动剂		
控制哮喘的可选药物	选择1种	选择1种	增加1种以上	增加1种或2种
	低剂量吸入 ICS*	低剂量 ICS 加长效 β_2 受体激动剂	中等剂量或高剂量 ICS 加长效 β_2 受体激动剂	口服糖皮质激素(最低剂量)
	白三烯调节剂**	中等剂量 ICS 或高剂量 ICS	白三烯调节剂	抗 IgE 治疗
		低剂量 ICS 加白三烯调节剂	缓释茶碱	
		低剂量 ICS 加缓释茶碱		

* ICS=吸入型糖皮质激素;** 白三烯受体拮抗剂或合成抑制剂。

对于大多数未经治疗的持续性哮喘患者,初始治疗应从第2级治疗方案开始,如果初始评估提示哮喘处于严重未控制,治疗应从第3级方案开始。从第2级到第5级的治疗方案中都有不同的哮喘控制药物可供选择。而在每一步中缓解药物都应该按需使用,以迅速缓解哮喘症状。

其他可供选择的缓解用药包括:吸入型抗胆碱能药物、短效或长效口服 β_2 受体激动剂、短效茶碱等。除非规律地联合使用吸入型糖皮质激素,否则不建议规律使用短效和长效 β 受体激动剂。

由于哮喘的复发性以及多变性,需不断评估哮喘的控制水平,治疗方法则依据控制水平进行调整。如果目前的治疗方案不能够使哮喘得到控制,治疗方案应该升级直至达到哮喘控制为止。当哮喘控制维持至少3个月后,治疗方案可以降级。通常情况下,患者在初诊后1~3个月回访,以后每3个月随访一次。如出现哮喘发作时,应在2周至1个月内进行回访。对大多数控制剂来说,最大的治疗效果可能要在3~4个月后才能显现,只有在这种治疗策略维持3~4个月后,仍未达到哮喘控制,才考虑增加剂量。对所有达到控制的患者,必须通过常规跟踪及阶段性地减少剂量来寻求最小控制剂量。大多数患者可以达到并维持哮喘控制,但一部分难治性哮喘患者可能无法达成同样水平的控制。

以上方案为基本原则,但必须个体化,联合应用,以最小量、最简单的联合,副作用最少,达到最佳控制症状为原则。

(五)免疫疗法

分为特异性和非特异性两种,前者又称脱敏疗法(或称减敏疗法)。由于有60%的哮喘发病与特异性变应原有关,采用特异性变应原作定期反复皮下注射,以产生免疫耐受性,使患者脱(减)敏。脱敏治疗需要在有抢救措施的医院进行。

非特异性疗法,如注射卡介苗、转移因子、疫苗等生物品抑制变应原反应的过程,有一定辅助的疗效。目前采用基因工程制备的人工重组抗 IgE 单克隆抗体治疗中、重度变应性哮喘,已取得较好效果。

【哮喘的教育与管理】

哮喘患者的教育与管理是提高疗效,减少复发,提高患者生活质量的重要措施。在医师指导下患者要学会自我管理、学会控制病情。应使患者了解或掌握以下内容:①相信通过长期、适当、充分的治疗,完全可以有效地控制哮喘发作;②了解哮喘的激发因素,结合每个人具体情况,找出各自的促激发因素,以及避免诱因的方法;③简单了解哮喘的本质和发病机制;④熟悉哮喘发作先兆表现及相应处理办法;⑤学会在家中自行监测病情变化,并进行评定,重点掌握峰流速仪的使用方法,有条件的应记录哮喘日记;⑥学会哮喘发作时进行简单的紧急自我处理方法;⑦了解常用平喘药物的作用、正确用量、用法、不良反应;⑧掌握正确的吸入技术(MDI 或 Spacer 用法);⑨知道什么情况下应去医院就诊;⑩与医师共同制定出防止复发,保持长期稳定的方案。

【预后】

哮喘的转归和预后因人而异,与正确的治疗方案关系密切。

(张珍祥　周　敏)

第九章 支气管扩张

支气管扩张(bronchiectasis)是一种常见的慢性支气管化脓性疾病,因为支气管及其周围的炎症使支气管壁破坏,导致支气管的扩张、变形。临床表现为慢性咳嗽、大量脓痰和(或)反复咯血,多有童年麻疹、百日咳或支气管肺炎等病史。近年来随着人民生活的改善、疫苗的接种、抗生素的应用等,发病率已明显下降。

【病因】

1. 支气管-肺组织的感染和支气管的阻塞是支气管扩张的主要因素。

2. 先天性发育障碍,如巨大气管-支气管症(trachobron-chornegaly)、Kartagener 综合征、先天性软骨缺失症(congenital-caltilage deftciency)等可发生支气管扩张,但较罕见。

3. 遗传因素有关疾病,如肺囊性纤维化、先天性丙种球蛋白缺乏症和低球蛋白血症的患者的免疫功能低下,反复发生支气管炎症,可造成支气管扩张,但也较罕见。

4. 全身性疾病,如类风湿关节病、克罗恩病、溃疡性结肠炎、系统性红斑狼疮、人体免疫缺陷病毒(HIV)感染等疾病均可同时伴有支气管扩张。心肺移植术后的移植物排斥亦可发生支气管扩张。

【病理】

1. 发生部位:50% 在一个肺段,也可发生在双侧多个肺段。左下叶最常见,其次为左下叶与上叶舌支同时扩张,结核性支气管扩张多见于上叶后段。

2. 形态:分为囊状、柱状或两者混合存在。

3. 显微镜下见支气管黏膜表面慢性溃疡,纤毛柱状上皮细胞鳞状化生或萎缩,管壁由纤维组织代替,管腔变形、扩张,支气管动脉和肺动脉的终末支可有扩张,甚至形成血管瘤而破裂出血。

【诊断】

(一)临床表现

1. 病史

(1)幼年时可能有患麻疹、百日咳后的支气管肺炎史。

(2)有反复的咳嗽、咳痰及屡发的呼吸道感染史。

(3)呼吸道感染急性发作时,脓性痰明显增多,1日可分泌数百毫升,痰放置瓶内分离为3层,有臭味。

(4)有反复发生的咯血,50%~70%患者出现程度不等的咯血,咯血量与病情严重程度不一致,咯血后一般健康恢复较快。

2. 体征:早期或轻微支气管扩张无明显体征,病情严重或继发感染时病侧背下部可闻及持续存在的湿啰音。咳大量脓性痰者可有杵状指(趾)。常可见合并有慢性鼻窦炎、齿龈炎、扁桃体炎等。

(二)特殊检查

1. 胸部X线检查:包括后前位和侧位片,必要时做断层片。平片可见一侧或两侧下肺纹理增多或增粗,典型的柱状扩张可见因增厚的支气管壁形成的轨道征;囊性扩张可见沿支气管的卷发状阴影及不规则的环状透亮阴影,感染时阴影内可有液平。断层片可见不张肺内支气管扩张和变形的支气管充气征。

2. 纤维支气管镜检查:可见支气管黏膜充血,分泌物多,甚至阻塞管腔,管口呈喇叭样变形。

3. 胸部薄层CT:可见管壁增厚的柱状扩张,或成串成簇的囊样改变。高分辨CT(HRCT)较常规CT具有更高空间和密度分辨率,能够显示次级肺小叶为基本单位的肺内微小结构,已基本替代支气管造影。

4. 支气管碘油造影:支气管造影是确诊支气管扩张的主要依据。可确定支气管扩张的部位、性质和范围及病变的程度,为外科决定手术切除范围提供依据。因造影不良反应多见,如不欲手术治疗,一般不必行碘油造影。造影应在急性炎症控制2~3周后进行,有大咯血者需停止咯血2周以上进行。造影剂充盈支气管可显示扩张的柱状、囊状和囊柱状阴影。

(三)鉴别诊断

1. 慢性支气管炎:多发生在中年以上的患者,症状和体征与支气管扩张相仿,一般咳脓痰者较少,亦无反复咯血史。

2. 肺脓肿:有典型的急性发作病史及其临床过程,胸片上病变部位局限于一个肺区域,有炎症变化及空腔液平。

3. 肺结核:有低热、盗汗、乏力等全身结核中毒症状。咳嗽、咯血症状与干性支气管扩张相仿,肺部啰音多位于肺上部。胸片上病变部位多在两肺上叶,尤以上叶尖后支为甚,痰结核菌检查可能阳性。

4. 先天性肺囊肿:X线检查可见多个边界纤细的圆形或椭圆形阴影,壁薄,周围组织无浸润。CT检查也有辅助诊断价值。

5. 弥漫性泛细支气管炎:有慢性咳嗽、咳痰、进行性呼吸困难及慢性鼻窦炎史,胸部平片及CT可见双肺弥漫性边界不清楚的小结节影,类风湿因子、抗核抗体、冷凝集试验可阳性。确诊需病理学证实。用大环内酯类抗生素持续治疗2个月以上有效。

【治疗】

(一)体位引流

可以排除积痰,减少继发感染,减轻全身中毒症状。对痰液多而引流不畅者,其作用甚至强于抗生素治疗。引流时应采取使病变支气管在高位的姿势,每日2~4次,每次15分钟左右。痰液黏稠时可配合祛痰剂使用,如溴己新8~16mg或盐酸氨溴索(沐舒坦)30mg,一日3次,亦可用盐酸氨溴索60~90mg加生理盐水250ml静脉滴注,或用生理盐水超声雾化吸入使痰液稀释,以提高体位引流的效果。

(二)控制感染

支气管扩张急性感染时,病原体常为混合感染。抗生素多选择联合用药,轻症常用口服阿莫西林(amoxicillin)0.5g,每日4次,或一、二代头孢菌素、喹诺酮类药物、磺胺类抗生素。严重感染时需联合抗革兰阳性菌、革兰阴性菌及厌氧菌的抗生素静脉滴注。若考虑有假单胞菌感染时可选用头孢他啶、头孢哌酮/舒巴坦、哌拉西林/他佐巴坦、亚胺培南等静脉滴注。有条件时可参考痰菌药物敏感试验选择抗生素。抗生素持续应用至体温降至正常、痰量明显减少后1周左右可考虑停药。缓解期一般不需抗生素治疗。

(三)手术治疗

反复呼吸道感染或(和)大咯血患者,其病变范围不超过两叶肺,尤其是局限性病变反复大咯血,经药物治疗不能控制,年龄40岁以下,全身情况良好,可根据病变范围做肺段或肺叶切除术。

(四)积极治疗合并症

如鼻窦炎、齿龈炎、扁桃体炎等,伴有支气管痉挛者,适当应用支气管扩张剂。

(五)咯血的处理

1. 患者绝对卧床安静休息。

2. 消除紧张情绪,必要时给予地西泮等镇静剂。

3. 如咯血经上述处理仍不止者可给予脑垂体后叶素注射,通常用5IU加入50%葡萄糖溶液40ml缓慢静脉注射,亦可将10IU加入5%葡萄糖溶液500ml静脉滴注(老年人、心血管疾病者禁用)。

4. 咯血过多或反复不止可输少量新鲜血,每次200~400ml。

5. 对大量咯血不止者,可经纤维支气管镜确定出血部位后,用浸有稀释的肾上腺素液的明胶海绵压迫或堵塞于出血部位,或用Fogarty导管气囊压迫止血。

6. 对不能耐受纤维支气管镜的大咯血患者,可行支气管动脉造影,发现病变后用可吸收的明胶海绵注入行栓塞治疗。

7. 应用上述方法仍无效者,可考虑做肺叶、肺段切除术。

8. 若有窒息征象,应立即取头低脚高体位,尽快挖出或吸出口、咽、喉、鼻部血块,必要时行气管插管或气管切开。

【预后】

1. 内科治疗难以使扩张的支气管复原。

2. 外科手术切除治疗是根治的方法。近期疗效(5 年以内)为 90% 左右(包括症状消失和明显改善),远期疗效(5 年以上)为 80% 。

(熊盛道 马 静)

第十章 支气管结石症

支气管结石(broncholithiasis)是指支气管内存在钙化物质。本病症较少见。

【病因】

1. 支气管旁淋巴结钙化,陷入支气管或支气管腔,在国内多系淋巴结结核所致。

2. 吸入的异物或支气管分泌物周围钙化。

3. 支气管软骨坏死钙化及肺内钙化穿破支气管壁。

4. 成骨瘤细胞转移。

【病理】

支气管内含有钙盐的黏液栓凝固。其成分大多数为磷酸钙,少数为碳酸钙。

【诊断】

(一)临床表现

好发于40岁以上,有反复不易控制的咯血及不规则慢性剧咳史,而肺部病灶又无法解释此症状,如有咳出一块或两块结石的病史者,可确诊。其体征常不明显。

(二)特殊检查

1. 胸部 X 线片(后前位):必要时行断层检查可见到结石。支气管结石以右肺多见,50% 结石位于中叶支气管根部。

2. 支气管镜检查:有时可见结石或仅见支气管黏膜肿胀。

3. 胸部 CT:可见支气管壁内的偏心性、限局性不规则钙化或继发阻塞性肺气肿、肺炎、肺不张、远端支气管内黏液潴留。

(三)鉴别诊断

1. 支气管扩张(见第九章)。

2. 肺结核(见第十五章)。

【治疗】

1. 症状不明显者可不必治疗。

2. 症状时有时无,有症状者对症处理,症状不严重者随访观察。

3. 支气管镜取出结石。

4. 如有结石阻塞症状、反复感染、咯血,或有肺不张形成,可行手术切除。

(熊盛道 马 静)

第十一章 肺　炎

肺炎(pneumonia)是指终末气道、肺泡和肺间质的炎症,是严重危害人民健康的呼吸系统常见病,在我国发病率及病死率高,尤其是老年人或免疫功能低下者,在各种致死病因中已居第5位。近年来尽管已经应用强力抗生素和有效疫苗,总的病死率仍未降低,甚至有所上升。肺炎可由多种病原体引起,如细菌、支原体、衣原体、病毒、真菌、立克次体、弓形虫、原虫、寄生虫等,其他如放射线、化学物质、过敏因素亦能引起肺炎。

肺炎可按解剖、病因或患病环境分类。临床上以后两种分类多见。采用病因分类,可通过各种实验方法明确感染的病原体,有助于针对性治疗,但由于细菌学检查阳性率低,培养结果滞后,临床应用较为困难,按患病环境分类更有利于指导经验性治疗。

【分类】

(一)按病因分类

共分为五种,分别为:

1. 细菌性肺炎:①需氧革兰染色阳性球菌,如肺炎球菌、金黄色葡萄球菌、甲型溶血性链球菌等;②需氧革兰染色阴性菌,如肺炎克雷伯杆菌、流感嗜血杆菌、埃希大肠杆菌、铜绿假单胞菌等;③厌氧杆菌,如棒状杆菌、梭形杆菌等。

2. 病毒性肺炎:如腺病毒、呼吸道合胞病毒、流感病毒等。

3. 支原体肺炎:由肺炎支原体引起。

4. 真菌性肺炎:如白色念珠菌、曲菌等。

5. 其他病原体所致肺炎:如立克次体、衣原体、弓形虫、原虫及寄生虫等。机体免疫力低下者(如艾滋病患者)易伴发肺卡氏肺包子虫、军团菌等感染。

（二）按患病环境分类

分为两大类：社区获得性肺炎（community acquired pneumonia，CAP）和医院获得性肺炎（hospital acquired pneumonia. HAP）。

1. 社区获得性肺炎：是指在医院外患的肺炎，包括具有明确潜伏期的病原体感染而在入院后平均潜伏期内发病的肺炎。

【诊断】

（1）诊断依据

1）新近出现的咳嗽、咳痰或原有呼吸道疾病症状加重，出现脓性痰，伴或不伴胸痛。

2）发热。

3）肺实变体征和（或）湿性啰音。

4）WBC$>10\times10^9$/L 或$<4\times10^9$/L，伴或不伴核左移。

5）胸部 X 线显示片状、斑片状浸润性阴影或间质性改变，伴或不伴胸腔积液。

以上 1～4 项中任何一项加第 5 项，并除外肺结核、肺部肿瘤、非感染性肺间质疾病、肺水肿、肺不张、肺栓塞、肺嗜酸粒细胞浸润症、肺血管炎等可建立诊断。常见病原菌为肺炎链球菌、流感嗜血杆菌、卡他莫拉菌和非典型病原体。

（2）出现下列征象中一项或以上者多为重症肺炎的表现，需密切观察，积极救治。

1）意识障碍。

2）呼吸频率>30 次/分。

3）$PaO_2<60mmHg$、$PaO_2/FiO_2<300$，需行机械通气治疗。

4）血压$<90/60mmHg$。

5）胸片显示双侧或多肺叶受累，或入院 48h 内病变扩大$\geq50\%$。

6）少尿：尿量$<20ml/h$，或$<80ml/4h$，或急性肾功能衰竭需要透析治疗。

（3）满足下列标准之一尤其是两种或两种以上条件并存时，建议住院治疗。

1）年龄>65 岁。

2)存在基础疾病或相关因素:①慢性阻塞性肺疾病;②糖尿病;③慢性心、肾功能不全;④吸入或易致吸入因素;⑤近1年内因CAP住院史;⑥精神状态改变;⑦脾切除术后;⑧慢性酗酒或营养不良。

3)体征异常:①呼吸频率>30次/分;②脉搏≥120次/分;③血压<90/60mmHg(1mmHg=0.133kPa);④体温≥40℃或<35℃;⑤意识障碍;⑥存在肺外感染病灶如败血症、脑膜炎。

4)实验室和影像学异常:①WBC >20×10^9/L,或<4×10^9/L,或中性粒细胞计数<1×10^9/L;②呼吸空气时PaO$_2$<60mmHg、PaO$_2$/FiO$_2$<300,或PaCO$_2$>50mmHg;③血肌酐(Scr)>106μmol/L或血尿素氮(BUN)>7.1mmol/L;④Hb<90g/L或红细胞压积(HCT)<30%;⑤血浆白蛋白<2.5g/L;⑥败血症或弥漫性血管内凝血(DIC)的证据,如血培养阳性、代谢性酸中毒、凝血酶原时间(PT)和部分凝血活酶时间(PTT)延长、血小板减少;⑦X线胸片显示病变累及一个肺叶以上、出现空洞、病灶迅速扩散或出现胸腔积液。

(4)收入ICU标准:患者满足下列标准中的两条或两条以上:①收缩压≤90mmHg;②多叶肺炎;③PaO$_2$/FiO$_2$<250;或下列标准中的一条或一条以上者:①需要进行机械通气;②脓毒性休克。建议收住ICU治疗。

【治疗】

(1)CAP感染特定病原体的危险因素与初始经验性抗感染治疗建议:

1)易感染某些特定病原体的危险因素:患者在合并一些危险因素(表11-1)或存在某些合并症(表11-2)时,感染某种特定病原体的可能性增加。

表11-1 增加特定细菌感染风险的危险因素

特定细菌	危险因素
耐药的肺炎链球菌	年龄大于65岁
	近3个月内应用过β-内酰胺类抗生素治疗

续表

特定细菌	危险因素
军团菌属	酗酒
	多种临床合并症
	免疫抑制性疾病(包括应用皮质激素治疗)
	接触日托中心的儿童
	吸烟
	细胞免疫缺陷:如移植患者
	肾或肝衰竭
	糖尿病
	恶性肿瘤
革兰阴性肠杆菌	居住在护理单元
	心、肺血管基础病
	多种临床合并症
	最近应用过抗生素治疗
铜绿假单胞菌	结构性肺疾病(如支气管扩张)
	皮质激素应用(泼尼松>10mg/d)
	过去1个月中广谱抗生素应用>7天
	营养不良
	机械通气

表 11-2 易感染某种特定病原体的患者状态及合并症

状态或合并症	易感染的特定病原体
酗酒	肺炎链球菌(包括耐药的肺炎链球菌)、厌氧菌、革兰阴性杆菌、军团菌属
COPD/吸烟者	肺炎链球菌、流感嗜血杆菌、卡他莫拉菌、军团菌属
居住在护理单元	肺炎链球菌、革兰阴性杆菌、流感嗜血杆菌、金黄色葡萄球菌、厌氧菌、肺炎衣原体、结核杆菌

状态或合并症	易感染的特定病原体
患流感	金黄色葡萄球菌、肺炎链球菌、流感嗜血杆菌
接触鸟类	鹦鹉热衣原体、新型隐球菌
疑有吸入因素	厌氧菌、化学性肺炎、阻塞性肺炎
结构性肺病(支气管扩张、囊性肺纤维化等)	铜绿假单胞菌、洋葱假单胞菌、金黄色葡萄球菌
近期应用抗生素	耐药的肺炎链球菌、革兰阴性杆菌、铜绿假单胞菌

2)CAP 的初始经验性抗感染治疗的建议:表 11-3 中的治疗建议仅是原则性的,须结合患者具体情况进行选择。

表 11-3　不同人群 CAP 的初始经验性抗感染治疗的建议

	常见病原体	初始经验性治疗的抗菌药物选择
青壮年、无基础疾病患者	肺炎支原体、肺炎链球菌、流感嗜血杆菌、肺炎衣原体等	①青霉素类(青霉素、阿莫西林等);②多西环素(强力霉素);③大环内酯类;④第一代或第二代头孢菌素;⑤呼吸喹诺酮类(如左氧氟沙星、莫西沙星等)
老年人或有基础疾病患者	肺炎链球菌、流感嗜血杆菌、需氧革兰阴性杆菌、金黄色葡萄球菌、卡他莫拉菌等	①第二代头孢菌素(头孢呋辛、头孢丙烯、头孢克罗等)单用或联合大环内酯类;②β-内酰胺类/β-内酰胺酶抑制剂(如阿莫西林/克拉维酸、氨苄西林/舒巴坦)单用或联合大环内酯类;③呼吸喹诺酮类;④如果患者近期(3个月内)接受过抗菌药物治疗,或居住在肺炎链球菌对青霉素耐药率较高的地区,可优先选择呼吸喹诺酮类药物,也可以选择对肺炎链球菌具有较强抗菌活性的口服第三代头孢菌素(如头孢泊肟酯、头孢地尼、头孢妥仑匹酯等)单用或与大环内酯类联用

	常见病原体	初始经验性治疗的抗菌药物选择
需入院治疗、但不必收住ICU的患者	肺炎链球菌、流感嗜血杆菌、复合菌(包括厌氧菌)、需氧革兰阴性杆菌、金黄色葡萄球菌、肺炎衣原体、呼吸道病毒等	①静脉注射第二代头孢菌素单用或联合静脉注射大环内酯类;②静脉注射呼吸喹诺酮类;③静脉注射 β-内酰胺类/β-内酰胺酶抑制剂(如阿莫西林/克拉维酸、氨苄西林/舒巴坦)单用或联合静脉注射大环内酯类;④头孢噻肟、头孢曲松单用或联合静脉注射大环内酯类
需入住ICU的重症患者		
A组:无铜绿假单胞菌感染危险因素	肺炎链球菌、需氧革兰阴性杆菌、嗜肺军团菌、肺炎支原体、流感嗜血杆菌、金黄色葡萄球菌等	①头孢噻肟或头孢曲松联合静脉注射大环内酯类;②静脉注射呼吸喹诺酮类单用或联合氨基糖苷类;③静脉注射无抗假单胞菌活性的 β-内酰胺类/β-内酰胺酶抑制剂(如阿莫西林/克拉维酸、氨苄西林/舒巴坦)联合静脉注射大环内酯类;④厄他培南联合静脉注射大环内酯类
B组:有铜绿假单胞菌感染危险因素	A组常见病原体+铜绿假单胞菌	①具有抗假单胞菌活性的 β-内酰胺类抗生素(如头孢他啶、头孢吡肟、哌拉西林/他唑巴坦、头孢哌酮/舒巴坦、亚胺培南、美罗培南等)联合静脉注射大环内酯类,必要时还可同时联用氨基糖苷类;②具有抗假单胞菌活性的 β-内酰胺类抗生素联合静脉注射喹诺酮类;③静脉注射环丙沙星或左氧氟沙星联合氨基糖苷类

说明:①既往健康的轻症感染患者尽量推荐口服抗感染药

物治疗。②青霉素中介水平(MIC 0.1~1.0μg/ml)耐药肺炎链球菌肺炎仍可选择青霉素,但需提高剂量,如青霉素 G 240 万 U 静脉滴注 q4~6h。高水平耐药或存在耐药高危险因素时应选择头孢曲松、头孢噻肟、厄他培南、新喹诺酮类,或万古霉素。③在怀疑为肺炎链球菌所致 CAP 时不宜单独应用大环内酯类。但大环内酯类对非典型致病原仍有良好疗效。④支气管扩张症并发肺炎,铜绿假单胞菌是常见病原体,除上述推荐药物外,有人提倡联合喹诺酮类或大环内酯类。⑤疑有吸入因素时应优先选择氨苄西林/舒巴坦钠、阿莫西林/克拉维酸等有抗厌氧菌作用的药物,或联合应用甲硝唑、克林霉素等,也可选用莫西沙星等对厌氧菌有效的呼吸喹诺酮类药物。⑥对怀疑感染流感病毒的患者一般并不推荐联合应用经验性抗病毒治疗,只有对于有典型流感症状、发病小于 2 天的高危患者及处于流感流行期时,才考虑联合应用抗病毒治疗。⑦抗生素治疗要尽早开始,首剂抗生素治疗建议在诊断 CAP 后 4h 内使用。⑧抗菌药物疗程一般可于热退和主要呼吸道症状明显改善后 3~5 天停药。对于普通细菌性感染,如肺炎链球菌,用药至患者热退后 72 小时即可,对于可能导致肺组织坏死的致病菌所致感染(如金黄色葡萄球菌、铜绿假单胞菌、克雷伯菌属或厌氧菌),疗程建议≥2 周。对于非典型病原体,疗程应略长,如肺炎支原体、肺炎衣原体的建议疗程为 10~14 天,军团菌属的疗程建议为 10~21 天。⑨对于重症肺炎,支持治疗亦十分重要。

(2)CAP 初始治疗后评价、处理与住院患者出院时机的掌握:

1)初始治疗后 48~72h 应对病情和诊断进行评价。有效治疗反应首先表现为体温下降,呼吸道症状亦可以有改善。白细胞恢复和 X 线病灶吸收一般出现较迟。凡症状改善,不一定考虑痰病原学检查结果如何,仍维持原有治疗。如果症状改善显著,胃肠外给药可改用同类、或抗菌谱相近、或对致病原敏感的制剂口服给药,执行序贯治疗。

2)初始治疗 72h 后症状无改善或一度改善复又恶化,视为治疗无效,常见原因如下:

A. 药物未能覆盖致病菌或细菌耐药,调整抗感染药物,并重复病原学检查。

B. 特殊病原体感染如结核分枝杆菌、真菌、伊氏肺孢子菌、病毒或地方性感染性疾病,应重新分析并进行进一步检测,必要时采用侵袭性检查技术,明确病原学诊断。

C. 出现并发症(脓胸、迁徙性病灶)或存在影响疗效的宿主因素(如免疫损害)。应进一步检查和确认,进行相应处理。

D. 重新核实 CAP 的诊断,是否为非感染性疾病的误诊。

3)出院标准

a. 体温≤37.8℃超过 24 小时。

b. 平静时心率≤100 次/分。

c. 平静时呼吸≤24 次/分。

d. 收缩压≥90mmHg。

e. 不吸氧情况下,氧饱和度≥90%(原有影响氧合的基础疾病者除外)。

f. 可以接受口服药物治疗,无精神障碍等情况。

2. 医院获得性肺炎(hospital acquired pneumonia,HAP):又称为医院内肺炎(nosoeomial pneumonia,NP),是指入院 48h 后在医院或老年护理院、养老院、康复院内发生的肺炎。其临床诊断依据与 CAP 相同,但临床表现、实验室和影像学所见对其诊断特异性低,需与肺不张、心力衰竭、肺水肿、肺栓塞和急性呼吸窘迫综合征等鉴别。无感染高危因素患者的常见病原体依次为肺炎链球菌、流感嗜血杆菌、金黄色葡萄球菌、大肠杆菌、肺炎克雷伯杆菌等;有感染高危因素患者的常见病原体依次为金黄色葡萄球菌、铜绿假单胞菌、肠杆菌属、肺炎克雷伯杆菌等。

对肺炎患者进行病情程度的评估可以决定治疗措施和判断预后。判断的基本因素包括局部炎症程度、肺部炎症的播散和全身炎症反应程度,入住 ICU 的重症肺炎病死率可达 40%。我国制定的重症肺炎标准是:①意识障碍;②呼吸频率>30 次/分;③$PaO_2 < 8.0kPa(60mmHg)$,$PaO_2/PiO_2 < 300$,需行机械通气治疗;④血压<$12.0/8.0kPa(90/60mmHg)$;⑤胸片显示双侧或

多肺叶受累,或入院 48h 病变扩大≥50% ;⑥少尿,尿量<20ml/h,或<80ml/4h,或急性肾功能衰竭需透析治疗。

不同病原体感染的肺炎特点如下所述:

一、肺炎球菌肺炎

肺炎球菌肺炎(pneumococcal pneumonia)是由肺炎球菌或称肺炎链球菌(streptococcus pneumoniae)引起的肺叶或肺段肺实质的炎症,是 CAP 最常见的致病原,通常占 30% ~ 70%。该菌所致的肺炎即传统上称的大叶性肺炎。但由于近年来抗生素及时和广泛应用,典型的整叶、整段肺实变已较少见。本病尚有一定传染性。

【病因】

1. 本菌属革兰阳性菌,α 溶血,菌体呈矛头状或双排列,外有荚膜包绕。至今已确认的有 84 种荚膜型亚型。引起成人致病的大多数为 1~9 型和 12 型,其中 3 型毒力最强。不产生毒素,不引起原发组织坏死和形成空洞,易累及胸膜,引起渗出性胸膜炎。

2. 本菌可寄居于人的上呼吸道。

3. 本菌是引起大叶性肺炎的主要致病菌,亦可引起中耳炎、乳突炎、脑膜炎及败血症等。

【病理】

1. 典型的病理变化分四期,即充血期、红肝变期、灰肝变期和消散期。

2. 病变消散后肺组织结构无损坏,不留纤维瘢痕。极少病例由于机体反应性差,纤维蛋白不能完全吸收,成为机化性肺炎。

【诊断】

(一)临床表现

1. 发病前常有受凉、劳累、醉酒、生活在拥挤环境中的病史。多有先驱的上呼吸道感染症状。

2. 起病急骤,有寒战、高热、咳嗽、血痰或铁锈色痰。半数患者有胸痛、气促;重症伴休克。

3. 体检常见口唇"热性疱疹",患侧胸部呼吸运动减弱,语颤增强,叩诊浊音,听诊有典型实变者(现已少见)可闻病理性支气管呼吸音,但亦可仅听到呼吸音减弱、局部湿啰音或捻发音。重症可见发绀,血压可降至 10.5/6.5kPa(80/50mmHg)以下。

4. 病变累及胸膜时,可有胸膜摩擦音或胸膜腔积液体征。

(二)实验室检查

1. 血白细胞总数明显增高,并有分类核左移。

2. 痰涂片可见革兰阳性菌,痰培养可见肺炎球菌,但阳性率不高。

3. 发病初期,血培养可阳性,阳性率达 20%~30%。

4. 痰、血、尿等标本对流免疫或凝集试验可检出肺炎球菌荚膜多糖抗原,此抗原特异性高,可作为肺炎球菌感染的依据。聚合酶链反应(PCR)及荧光标志抗体检测可提高病原学诊断率。

(三)X线胸片

X线胸片可见肺叶或肺段密度均匀的阴影。

【鉴别诊断】

1. 干酪性肺炎:急性结核性肺炎临床表现与肺炎球菌肺炎相似,X线片上亦有肺实变,但结核病常有低热、乏力,痰中易找到结核菌,X线片显示病灶多在肺尖、锁骨上下或下叶背段,密度不均匀,用抗生素治疗后病灶仍不消散,甚至出现空洞和肺内播散灶。

2. 肺脓肿:早期临床表现与肺炎球菌肺炎相似。但随病程的发展,患者可咳大量脓臭痰,为肺脓肿的特征。致病菌有金黄色葡萄球菌、克雷伯杆菌、革兰阴性杆菌和厌氧菌。X线片可见脓腔和液平。

3. 肺癌:少数周围性肺癌酷似肺炎,但一般不发热或仅偶有低热,白细胞不高。当伴发阻塞性肺炎时,经抗生素治疗后炎症消退,肿瘤阴影更趋明显,或者伴发肺门淋巴结肿大、肺不张。对于有效抗生素治疗炎症不吸收的,尤其是年龄大的患者更应考虑,必要时可借助胸部 CT、纤维支气管镜检查帮助诊断。

4. 肺栓塞:多有静脉血栓的危险因素,如血栓性静脉炎、心肺疾病、创伤、手术和肿瘤等病史,可发生咯血、胸痛、胸闷、呼吸困难。X 线胸片示区域性肺纹理减少、尖端指向肺门的楔形阴影,肺动脉高压征及右心扩大征。动脉血气示低氧血症和低碳酸血症。血浆 D-二聚体增高。心电图有 S I Q Ⅲ T Ⅲ 征、完全或不完全性右束支传导阻滞、电轴右偏或顺钟向转位等。超声心动图、肺动脉造影、放射性核素肺通气/灌注扫描等可协助诊断。

【治疗】

(一)抗菌药物治疗

一旦诊断即应给予抗生素治疗。首选药物为苄星青霉素,所用剂量视病情严重程度及有无并发症而定。轻症患者,每次80 万 U,每日肌内注射 3 次;稍重者每次用 240 万~480 万 U 静脉滴注,每 6 小时 1 次;重症患者,用 1000 万~3000 万 U,分 4 次静脉滴注。对青霉素过敏者,可改用红霉素 2g/d,分 4 次口服,或 1~2g/d 静脉滴注。耐药菌株可选用头孢菌素类抗生素,如头孢噻肟或头孢曲松 2~4g/d 静脉滴注,亦可选用喹诺酮类药物,如左氧氟沙星、加替沙星、莫西沙星 0.2~0.4g/d 静脉滴注,多重耐药菌株感染者可用万古霉素。抗生素治疗疗程通常为 14 天,或在退热后 3 天停用静脉用药改为口服用药,维持数天。

(二)支持治疗及对症治疗

1. 卧床休息,进食富有营养及维生素的流质或半流质饮食。

2. 失水时供给充分的水分及盐类,可静脉滴注生理盐水或葡萄糖盐水。

3. 有剧烈胸痛时可用小量可待因,不宜用阿司匹林或其他退热剂,以免引起大汗而导致脱水。

4. 有低氧血症或发绀时应吸入氧气,若呼吸衰竭进行性加重,应给予呼吸机辅助通气。

5. 腹胀、鼓肠时可用腹部热敷和肛管排气,有明显麻痹性肠梗阻或胃扩张应禁食,给予胃肠减压,直到肠蠕动恢复。

6. 烦躁不安、谵妄者可用地西泮(安定)5mg 肌内注射或水合氯醛 1~1.5g 灌肠,禁用抑制呼吸的镇静剂。

(三)并发症的治疗

1. 感染性休克的治疗:

(1)补充血容量:静脉滴注生理盐水和低分子右旋糖酐,维持收缩压在 12.0~13.3kPa(90~l00mmHg),中心静脉压不超过 0.98kPa(10cmH$_2$O),尿量大于 30ml/h。

(2)血管活性物质的应用:输液中加入适量血管活性物质,如多巴胺、异丙肾上腺素、间羟胺,使收缩压维持在 12.0~13.3kPa(90~100mmHg)。

(3)控制感染:应选择 2~3 种广谱抗生素联合使用。

(4)糖皮质激素的应用:经上述治疗仍不能控制时,可静脉滴注氢化可的松 100~200mg 或地塞米松 5~10mg/d。

(5)纠正水、电解质和酸碱紊乱。

(6)氧疗:维持动脉血氧分压在 8kPa(60mmHg)以上。

2. 脓胸应积极排脓并局部加用青霉素,必要时需行胸膜腔闭式引流术。

3. 化脓性脑膜炎、心包炎、关节炎的治疗。

【预后】

1. 大部分病例经过治疗甚至不经治疗均可痊愈。

2. 部分患者肺泡内渗出物不能完全溶解吸收而导致局部肺纤维化,对肺功能无明显影响。

3. 病变累及胸膜者,一般情况下随肺部病变吸收而吸收,少数病例可继发肥厚、粘连;急性期可发生脓胸。

4. 发生中毒性休克者,死亡率较高,但经过积极治疗,大多数仍可治愈。

5. 合并菌血症的死亡率为 30%~76%。极少数发生 ARDS 者,死亡率较高。

二、葡萄球菌肺炎

葡萄球菌肺炎(staphylococcal pneumonia)是葡萄球菌引起的急性化脓性肺部炎症,是 CAP 的重要病原体,其中金黄色葡萄球菌(简称为金葡菌)是重症 CAP 的致病性病原体。在非流行性感冒时期,金葡菌感染的发生率占细菌性肺炎的 1% ~ 5%,而在流行性感冒时期,金葡菌感染的发生率可高达 25%。在 HAP 中金葡菌感染占 11% ~ 25%。

葡萄球菌肺炎多见于儿童,尤其是农村的青少年。年老体弱者、有基础疾病者如糖尿病、血液病、艾滋病等或应用激素、抗癌药物及其他免疫抑制剂治疗者也易感染。常有皮肤疖、痈、呼吸道感染等葡萄球菌感染史。病情严重,若未予恰当治疗,病死率较高,尤其是耐药金黄色葡萄球菌引起的肺炎。

【病因】

1. 葡萄球菌属细球菌科(Micrococcaceae),为需氧和兼性厌氧的革兰阳性球菌,其中金黄色葡萄球菌致病性最强。

2. 致病性葡萄球菌可产生各种毒素,具有溶血、坏死、杀灭白细胞、痉挛血管的作用,并可产生多种酶,如溶菌酶、β 内酰胺酶、凝固酶等。在厌氧条件下还可分解甘露醇,产酸。其中凝固酶的产生及甘露醇的发酵与细菌致病性有关。随医院内感染的增加,由凝固酶阴性葡萄球菌引起的肺炎也不断增加。

3. 耐甲氧西林金葡菌(MRSA)感染的肺炎治疗更困难,病死率高。随着院内感染的增加,由凝固酶阴性葡萄球菌引起肺炎亦增加。

【病理】

主要特点为化脓性改变。原发性吸入性金葡菌肺炎常呈大叶分布,也可呈一侧或双侧多发性肺段性分布,组织学显示肺泡内浆液性脓性渗出,肺泡壁化脓性破坏,形成大小不等的脓腔。血源性金葡菌肺炎常继发于金葡菌菌血症或脓毒血症,败血性细菌栓子引起多发性肺小动脉栓塞,致双肺呈散在性多发性化脓性炎症,或发展成多发性肺脓肿。

【诊断】

(一)临床表现

1. 可有先驱的上呼吸道感染史,并有典型的流感症状。

2. 起病急骤,有寒战、高热、胸痛、进行性呼吸困难、咳嗽,初为黄色黏稠痰,后转为脓痰或脓性血痰,并有全身中毒症状。院内感染者往往起病较隐袭,体温逐渐上升。严重患者早期即有周围循环衰竭或 ARDS 样症状。若为血源性所致,中毒症状更严重,并有皮肤、软组织感染史或外伤、烧伤、静脉导管感染史。

3. 体检呈急性重病容,气急,发绀。重症患者可有血压下降或休克。

4. 早期肺部多无明显体征,与全身中毒症状和呼吸道症状不相称,部分患者可闻及湿啰音。

5. 病变累及胸膜时,有胸腔积液或液气胸体征。

6. 可有肺外(如骨关节、心包等)牵涉病灶,与血源性金黄色葡萄球菌肺脓肿难以区别。

(二)实验室检查

1. 白细胞总数增高及分类核左移:白细胞总数可高达 $15×10^9 \sim 20×10^9/L$,有时可达 $50×10^9/L$。

2. 病原学检查:血、痰、胸液涂片及培养(最宜在使用抗生素以前采取标本)。痰涂片革兰染色可见大量成堆的葡萄球菌和脓细胞,白细胞内可见革兰阳性球菌。血培养对吸入性金葡菌肺炎阳性率不高,对血源性感染者阳性率较高。

3. 用对流免疫法测定胞壁酸抗体阳性(血清抗体滴度超过 1:4)。

(三)X 线检查

胸片呈多发性肺段性浸润或大叶性肺炎的改变,其主要特征为多形性和速变性。肺浸润、肺脓肿、肺气囊、脓胸或脓气胸是金葡菌肺炎的四大 X 线征象。

(四)鉴别诊断

应与其他细菌性肺炎或肺脓肿鉴别。

【治疗】

1. 抗菌药物的治疗:早期选用敏感抗生素是治疗的关键。首选仍是耐 β 内酰胺酶的半合成新型青霉素,如苯甲异噁唑青霉素(oxacillin)1.5g 加生理盐水静脉注射,每 4 小时 1 次;邻氯青霉素(cloxacillin),每日 4~8g,分 3~4 次静脉滴注;或选用头孢唑啉、头孢噻吩、优立新(氨苄西林+舒巴坦),若联合应用阿米卡星可增加疗效。对 MRSA 感染者选用万古霉素,每日 1~2g 静脉滴注或替考拉宁 0.4g/d 静脉滴注,首次加倍(0.8g/d)。总疗程取决于感染途径,吸入性感染者持续 14~20 天,或更长。如为血源性感染,静脉用药需 4~6 周以上。

2. 对症及支持治疗(见本章之"一、肺炎球菌肺炎")。

【预后】

本病预后凶险,且与治疗是否及时有关,有报道 10 天内得到治疗者病死率为 3.4%,11~20 天内治疗者病死率为 10.6%,超过 20 天者病死率高达 32%。对需入住 ICU 的 CAP 重症患者,死亡率为 64%,需机械通气者死亡率可达 90%,且 90% 以上的患者死亡发生在最初 48 小时内。

三、肺炎克雷伯杆菌肺炎

肺炎克雷伯杆菌肺炎(Klebsiellar pneumonia)是由肺炎克雷伯杆菌引起的肺部炎症。在 CAP 中仅占 1%~5%,多发生于医院内,占医院内革兰阴性杆菌肺炎的 30%。多见于中老年人、慢性支气管-肺部疾病、糖尿病及全身衰竭的患者,临床表现与一般肺炎相似,但病死率高。

【病原学分类】

1. 肺炎克雷伯杆菌(又名 Friedlander bacilli)属革兰阴性杆菌,无芽孢,有菌毛。常寄生在人体的上呼吸道和肠道,是一种常见的条件致病菌。突变后可产超广谱 β-内酰胺酶(ESBL),导致对多种抗生素耐药。

2. 克雷伯杆菌有菌体 O 抗原和膜 K 抗原,共有 77 个血清型,肺炎克雷伯杆菌属于 3、12 型。

3. 肺炎克雷伯杆菌肺炎的发生主要是内源性吸入、免疫功能受损和外源性吸入所致。

【病理】

1. 克雷伯杆菌最常侵蚀的部位是上叶后段和下叶,更多见于右下叶。

2. 镜下为急性肺泡壁毛细血管充血,肺泡腔内充满有大量中性粒细胞、红细胞、纤维蛋白及病原菌的渗出液。随后发生肺泡壁的坏死、液化并形成脓肿。

【诊断】

(一)临床表现

1. 多发生在有酗酒生活史的 40 岁以上男性,或年老体弱及因其他疾病住院的患者。起病急骤,有寒战、高热、咳嗽,红棕色黏稠胶冻样痰及胸痛。重症患者较快出现呼吸衰竭和休克。

2. 体检呈重病容,可有气急、发绀。早期可出现休克。

(二)实验室检查

1. 白细胞升高约占 80% ,白细胞减少提示预后不良。

2. 病原学检查血培养阳性占 25% 。痰涂片可见革兰阴性粗短杆菌有荚膜。

(三)X 线检查

胸片呈多样性,包括肺叶实变、小叶浸润及脓肿形成,右肺上叶、双肺下叶尤为好发,由于炎性水肿浸润重,叶间隙常呈弧形向下膨出。

(四)鉴别诊断

与其他细菌性肺炎和肺脓肿鉴别(详见第十一章)。

【治疗】

1. 抗菌药物的治疗:选用敏感有效的抗生素是治愈的关键。原则上首选第二、第三代头孢菌素联合氨基糖苷类静脉滴注,亦可选择哌拉西林与氨基糖苷类联用,部分病例使用氟喹诺酮类如氧氟沙星、加替沙星、莫西沙星等均有效。

2. 对症及支持治疗。

【预后】

本病预后凶险,因其多为院内感染,且对多种抗生素耐药,治疗困难。有效抗生素治疗前病死率为50%~97%,抗菌药物适当治疗后仍有20%~50%死亡。血源性感染者病死率可高达80%。

四、铜绿假单胞菌肺炎

铜绿假单胞菌肺炎(pyocyanic pneumonia)是由铜绿假单胞菌(*Pseudomonas aeruginosa*)又称为绿脓杆菌(*P. aeruginosa*)所引起的肺部炎症,是一种严重而又常见的医院内感染,治疗困难,病死率高。

【病原学】

1. 铜绿假单胞菌属假单胞菌属,革兰染色阴性。无夹膜或芽孢,为专性需氧菌,生长要求不高。铜绿假单胞菌是人类致病的主要致病菌。

2. 铜绿假单胞菌可产生水溶性色素绿色素和荧光素,典型患者的痰为翠绿色。

3. 铜绿假单胞菌广泛分布于自然界。正常人皮肤、肠道及口腔,可带菌或寄生,为条件致病菌,是 HAP 常见的致病菌。

【病理】

由气道吸入的铜绿假单胞菌性肺炎的病理特征是典型的支气管肺炎。镜下为支气管周围的斑片状出血灶和小脓肿形成,并有炎症细胞的浸润。少有血管壁的侵蚀或胸膜渗出,脓胸形成史少。

血源性感染者病灶主要分布在下肺叶及上肺叶下部。有两种不同的病理类型:一种为界限不太清楚的出血灶,常见于胸膜下。镜下见肺泡出血、水肿,其间含有多量细菌,但缺少炎性细胞反应,严重部位可见肺泡坏死。另一种类型肉眼可见分散在肺实质的棕黄色脐形结节,多见于中小肺动脉周围,在镜下呈中心型凝固坏死,有多量细菌,但炎性细胞不多。在这些区域中小型肺动静脉的外膜和中层可见明显的细菌侵蚀,并有血管壁的透明样变性及肌细胞和内皮细胞的胞核收缩。

【诊断】

(一)临床表现

1. 本病多见于老年、有免疫功能障碍或 AT 气道的住院患者。多发生在有严重基础疾病的患者。

2. 起病急慢不一,血源性感染者可突发寒战、高热、咳嗽,咳翠绿色或黄色痰,重度中毒症状如烦躁不安等,重症患者较快出现呼吸衰竭和休克。

3. 体检呈重病容,可有气急、发绀。重症患者可有血压下降或休克。

4. 肺部体征与一般肺炎相同。啰音多为散在性,部分出现肺部实变体征。

(二)实验室检查

1. 白细胞总数正常或稍有增高及分类核左移:白细胞总数可高达 $10\times10^9 \sim 20\times10^9$/L。

2. 病原学检查:取血、痰、加用保护套管的纤维支气管镜或经环甲膜气管穿刺吸取的下呼吸道分泌物培养(最宜在使用抗生素以前采取标本)。血培养对血源性感染者可为阳性。多次痰培养为铜绿假单胞菌,其菌落数>10^7 cfu/ml,并经涂片染色做形态鉴定及生化试验可证实。

3. 血清中铜绿假单胞菌外毒素 A 抗体阳性及特异性脂多糖滴度增高。

(三)X 线检查

胸片呈双侧多发散在斑片或结节影,其间可见小透亮区。小结节影可迅速融合为较大的片状实变影,有的可见空腔,有时有少量胸液渗出。

(四)鉴别诊断

与其他细菌性肺炎和肺脓肿鉴别。

【治疗】

1. 抗菌药物的治疗:选用敏感有效的抗生素是治疗的中心环节。目前对铜绿假单胞菌有效的药物有 β-内酰胺类,如头孢他啶、头孢哌酮/舒巴坦、哌拉西林/他索巴坦、氧哌嗪青霉素、亚胺培南、氨曲南等和氨基糖苷类,如丁胺卡那、妥布霉素等,以及氟喹诺酮类,如左氧氟沙星、加替沙星、莫西沙星。

2. 积极治疗基础疾病。

3. 对症及支持治疗。

【预后】

本病预后凶险,因其多为院内感染,且对多种抗生素耐药,治疗困难。病死率约为50%,血源性感染者可高达80%。

五、大肠杆菌性肺炎

大肠杆菌性肺炎(colibacillary pneumonia)是由大肠杆菌(*E. coli*)引起的革兰阴性菌肺炎,是HAP中较为常见的一种,常发生于全身衰竭或免疫功能低下的住院患者,临床表现与一般急性细菌性肺炎相似,病死率高。

【病原学】

1. 大肠杆菌为革兰阴性菌,其代表菌为大肠埃希菌(*B. coli*),无芽孢,有鞭毛,是人类肠道的正常菌群,也是引起多种感染的条件致病菌。突变后可产生超广谱β内酰胺酶(ESBL)致对多种抗生素耐药。

2. 大肠杆菌的抗原结构主要有菌体O抗原、膜K抗原、鞭毛H抗原和鞭毛F抗原四种。

3. 大肠杆菌性肺炎的感染途径主要有血源性播散、内源性吸入和外源性吸入三种方式。

【病理】

1. 大肠杆菌最常侵袭的部位是下叶,以双侧病变较多见。

2. 镜下为出血性肺炎。间质单核细胞增多、肺泡毛细血管充血、肺泡腔内蛋白质渗出。

【诊断】

(一)临床表现

1. 有原发泌尿道或胃肠道感染,或有造成吸入感染的诱因,特别是全身衰竭的住院患者。

2. 突然出现寒战、高热、咳嗽、咳黄脓痰。

3. 体检呈重病容,可有气急、发绀。重症患者可有血压下降、黄疸、意识障碍。

4. 肺部体征是肺底部湿啰音,缺乏典型的肺部实变体征。40%的患者可有脓胸,多在病变严重的一侧有胸腔积液的体征。

(二)实验室检查

1. 白细胞总数可增加高达 20.0×10^9/L,伴轻度核左移。

2. 血培养阳性可确诊。

3. 痰涂片革兰染色见多形核白细胞及革兰阴性杆菌,确诊需在培养基上出现占优势或纯生长的大肠杆菌。

(三)X线检查

胸片见单侧或双侧下肺小片状浸润阴影,边缘模糊,有时可融合。

【鉴别诊断】

与其他细菌性肺炎鉴别(详见本章)。

【治疗】

1. 抗菌药物的治疗:敏感有效抗生素有氨基糖苷类、第三代头孢菌素及氟喹诺酮类(如环丙沙星、左氧氟沙星、加替沙星、莫西沙星)。一般可选用一种敏感的 β 内酰胺类抗生素加氨基糖苷类抗生素,或单独使用氟喹诺酮类抗生素。重症感染者可单独使用第三代头孢菌素,或联合应用氨基糖苷类抗生素。抗生素治疗应持续 2 周以上(详见附录)。

2. 一般治疗:应给予静脉滴注,氧疗。

3. 对症及支持治疗。

4. 原发病的治疗。

【预后】

本病预后不良,病死率可达 30% ~40% 。

六、厌氧菌肺炎

厌氧菌肺炎(anaerobe pneumonia)属吸入性肺炎中的一种,

是由吸入含厌氧菌的口腔或上呼吸道分泌物所致。临床表现为坏死性肺炎或肺脓肿,有时合并脓胸。在 HAP 中占35%。

【病原学】

1. 厌氧菌分为专性厌氧菌、兼性厌氧菌和微厌氧菌,它们与需氧菌一起共同组成人体的正常菌群。当体内菌群失调时可危及人体健康,与肺部感染有关的是消化链球菌、黑色素类杆菌、脆弱类杆菌以及核梭杆菌和坏死梭杆菌。

2. 厌氧菌广泛分布于自然界和人体中,与需氧菌一起组成人体的正常菌丛,并在一些部位占绝对优势。一旦其代谢产物的种类和数量发生变化,则导致菌群失调而发病。

【病理】

厌氧菌肺炎最常发生的部位是下叶,显微镜下表现为坏死性肺炎或肺脓肿。

【诊断】

(一)临床表现

1. 有口腔卫生不良或意识和吞咽障碍等易发生误吸。

2. 初起与一般细菌性肺炎相似,表现为发热、咳嗽、乏力或胸痛、贫血和杵状指。随局部炎症发展,1~2 周后痰量增多,每日可达数百毫升。痰液呈黄色黏稠,恶臭。

3. 肺部体征不明显。当脓肿形成时,可出现肺部实变体征及湿啰音。累及胸膜时,有胸腔积液体征(此时也可称为肺脓肿、脓胸)。若为慢性肺脓肿,可有杵状指(趾)。

(二)实验室检查

白细胞总数及中性粒细胞增高。病原体培养阳性可确诊。但因厌氧菌培养技术要求高,临床并不强求病原学诊断。

(三)特殊检查

1. X 线胸片:早期见片状浸润阴影,边缘模糊,多发生在右上叶后段以及右下叶背段和基底段。当发生组织坏死时,在实变影内出现空洞,并出现液平。慢性肺脓肿时,主要表现为厚壁空洞,病灶可跨节段或跨叶,脓腔大小不一,小者直径仅 1~1.5cm,大者可达 13~15cm,少数呈团状致密影。血行感染表现为双侧病灶。

2. 气相与离子色谱检查法可快速诊断厌氧菌。与其培养的符合率达 90% 以上。

3. DNA 探针检测及特异性荧光抗体检查均为临床快速检测的方法。

【鉴别诊断】

需与其他细菌性肺炎、支气管肺癌、肺结核空洞相区别。

【治疗】

1. 抗菌药物的治疗：敏感有效抗生素为青霉素，其用量需大，每日至少用 600 万~1000 万 U，分 4 次静脉滴注。但脆弱类杆菌则多耐药，可选用林可霉素、甲硝唑、β-内酰胺类抗生素、亚胺硫霉素及多种与 β-内酰胺酶抑制剂的复合物。抗生素治疗应持续 6~12 周以上。

2. 对脓肿已形成者，应保持引流通畅，包括体位引流及稀释痰液。

3. 对症及支持治疗。

4. 原发病的治疗。

【预后】

一般社区获得性厌氧菌肺炎的预后是良好的，院内获得性厌氧菌肺炎患者因多有基础病，且常继发革兰阴性菌感染，故预后不良，病死率可达 5%~12%。

七、军团菌肺炎

军团菌肺炎(legionnaires disease, legionella pneumonia)是由革兰阴性嗜肺军团菌引起的一种以肺炎为主的全身感染性疾病。在 CAP 中居第 2~4 位，占 2%~6%，在入住 ICU 的 CAP 患者中，亦占诊断困难不典型肺炎的 4%~11%。

【病原学】

军团菌为革兰阴性菌，其中嗜肺军团菌是引起肺炎的重要菌种。生存在水和土壤中，可在阿米巴及原虫体内繁殖，常经供水系统、空调和雾化吸入而吸入，引起呼吸道感染。人体细胞介导的免疫功能是其主要防御功能,体液免疫在感染后期参与。中老年以及有慢性心、肺、肾疾病和糖尿病、血液病、恶性肿瘤、艾滋病或接受免疫抑制剂者易患本病。

【病理】

肺部病变主要为急性化脓性、浆液化脓性或纤维素性化脓性肺炎和支气管炎。胸膜炎症多为浆液性、浆液纤维素性或化脓性纤维素性胸膜炎,最后形成纤维性肥厚。胸外病变有化脓性心包炎、败血性脾梁炎等。

【诊断】

(一)临床表现

1. 可流行或散在发病。可有 2~10 天的潜伏期。

2. 表现为发热、寒战、咳嗽、肌痛、乏力或胸痛、恶心、呕吐、腹泻、神经精神症状,严重者可有肾功能衰竭。

3. 呼吸困难,相对缓脉,可出现肺部实变体征及湿啰音,累及胸膜时有胸腔积液体征。

(二)实验室检查

1. 白细胞总数及中性粒细胞增高,并有中性粒细胞核左移。

2. 血培养阳性可确诊。培养阳性率约44%,培养需时 1 周,故难以及时得到诊断。

3. 50% 患者可有低钠血症。

(三)X 线检查

胸片示单叶或多叶肺叶变性片状浸润阴影,边缘模糊,可伴有空洞形成或胸腔积液征象。

(四)特殊检查

1. 直接荧光抗体(DFA):2h 内可获结果,特异性达 94%,可早期诊断。

2. 间接荧光抗体(IFA):在起病时及 3~8 周后各检测一次,后一次血清抗体滴度较前次超过 4 倍,并达 1:128 以上为阳性,如 1 次达 1:256 或以上也为阳性,有诊断意义。

3. 特异性基因探针(DNA 探针)检测为临床快速检测的方

法,但技术要求高。

4. 酶联免疫吸附试验、凝集试验(TAT)。

5. 尿液抗原检测也在试用之中,主要是用于嗜肺军团菌血清型 1 型。

【鉴别诊断】

与其他细菌性肺炎相区别。

【治疗】

1. 对症及支持治疗:如休克、呼吸衰竭的抢救,胸腔积液的抽液或开放引流。一般不应使用肾上腺皮质激素。

2. 抗菌药物的治疗:敏感有效抗生素为红霉素等大环内酯类(克拉霉素)、多西环素、利福平、磺胺甲基异噁唑与甲基苄胺嘧啶等,其中以红霉素为首选。治疗应持续 3 周以上。

3. 原发病的治疗。

【预后】

军团菌肺炎若未经治疗,可在第 1 周恶化,肺炎扩散导致呼吸衰竭。少数轻症患者不经治疗可在 6~8 天恢复。未经治疗的军团菌肺炎总病死率可达 15% ~ 20% ,免疫抑制者病死率达 80% 。治疗后,少数患者可产生持久的肺内瘢痕导致限制性通气障碍。

八、病毒性肺炎

病毒性肺炎(virus pneumonia)是由多种不同种类的病毒侵犯肺实质而引起的肺部炎症,通常由上呼吸道病毒感染向下蔓延所致。多发生于冬春季节,可散发流行,也可爆发,需住院的 CAP 中约 8% 为病毒性肺炎。婴幼儿、老年人、免疫力差者易发病。

【病因】

病因包括流感病毒、腺病毒、呼吸道合胞病毒、冠状病毒、麻疹病毒、水痘、带状疱疹病毒、鼻病毒和巨细胞病毒。患者可同时受一种以上病毒感染,并常继发细菌、真菌和原虫感染。呼吸道病毒可通过飞沫与直接接触传播,且传播快、传播面广。

【病理】

因病原体不同,病理改变也有一定差异,但其大致的病理改变为细支气管及其周围炎和间质性肺炎。在细支气管可见上皮破坏、黏膜下层水肿、管壁和管周有以淋巴细胞为主的炎性细胞浸润;在肺泡壁和肺泡间隔的结缔组织中,有各种单核细胞浸润;肺泡水肿,被覆含蛋白和纤维蛋白的透明膜。严重时有坏死,在坏死组织中可找到包涵体。

【诊断】

1. 临床表现:不同病毒临床表现有所不同,如水痘病毒可引起皮肤疱疹,麻疹病毒可引起皮疹等,绝大部分患者开始都有咽干、咽痛、鼻塞、流涕、发热、头痛及全身酸痛等上呼吸道感染等症状。累及肺部时表现咳嗽,多为阵发性干咳、胸痛、气喘、持续高热,体征多不明显,有时偶可在下肺闻及湿啰音。幼儿及老年人易发生重症病毒性肺炎,表现呼吸困难、发绀、精神萎靡,甚至休克、心力衰竭和呼吸衰竭等并发症。在病毒性肺炎的基础上可并发细菌、真菌或原虫(如卡氏肺孢子虫)感染,并伴有相应症状。

2. 实验室检查:白细胞计数一般正常,也可增高或降低。痰涂片所见的白细胞以单核细胞为主,痰培养无细菌生长。病毒分离是一种特异性强的病原学诊断方法,但因时间太长,对急性期诊断帮助不大。

3. X线检查:胸片示两肺网状阴影,肺纹理增粗、模糊。严重者两肺中、下可见弥漫性结节性浸润,大叶实变少见。X线表现一般在2周后逐渐消退,有时可遗留散在的结节状钙化影。

4. 特殊检查:特异性快速病原学诊断方法有电子显微镜技术、免疫荧光技术、酶联免疫吸附试验(ELISA)、补体结合试验及酶标组化法。特别是患病初期和恢复期的双份血清查抗体4倍以上增长,尤其有诊断价值。

5. 鉴别诊断:需与细菌性肺炎相鉴别。

【治疗】

1. 一般治疗及对症治疗:注意保暖,保持呼吸道通畅,及时纠正水、电解质和酸碱失衡。缺氧时给予吸氧,严重时应用机械通气。

2. 抗病毒药物治疗:目前已证实较有效的抗病毒药物有①利巴韦林(三氮唑核苷、病毒唑)具有广谱抗病毒功能,包括呼吸道合胞病毒、流感病毒、副流感病毒、腺病毒。利巴韦林通常剂量为 10mg/(kg·d)口服,或 40~60mg/d,分 2 次雾化吸入。②阿昔洛韦(无环鸟苷)是一种化学合成的抗病毒药。具有强效、作用快的特点。临床多用于疱疹病毒、水痘病毒感染,另外对免疫缺陷或应用免疫抑制剂者应尽早应用。③更昔洛韦为无环鸟苷类似药,可抑制 DNA 合成,主要用于巨细胞病毒感染。④奥司他韦为精氨酸酶抑制剂,对流感病毒有效,耐药率低。⑤阿糖腺苷为嘌呤核苷类化合物,具有广谱抗病毒功能,多用于免疫缺陷患者疱疹病毒和水痘病毒的治疗。⑥金刚烷胺为人工合成胺类药物,有阻止某些病毒进入人体细胞及退热作用,常用于治疗流感病毒感染,一般用量是 0.2g/d,分 2 次口服。另外,还可同时选用中草药和生物制剂治疗。

3. 继发细菌感染时应给予相应敏感的抗生素。

【预防】

注意病源的隔离,流行期间婴幼儿可试用高价免疫球蛋白或接种不同病毒的疫苗。

【预后】

大部分预后良好,但仍有一定的死亡率。

【附】

(一)传染性非典型肺炎

传染性非典型肺炎是由冠状病毒引起的一种具有明显传染性、可累及多个脏器系统的肺炎。世界卫生组织(WHO)将其命名为严重急性呼吸窘迫综合征(severe acute respiratory syndrome,SARS)。其主要临床特征为起病急骤、发热、干咳、呼吸困难、白细胞不高或降低、肺部阴影变化快、抗菌药物治疗无效。依据 2003 年所报告病例计算其平均病死率达 9.3%。人群普遍易感,呈家庭和医院聚集性发病,多见于青壮年,儿童感染率低。

【病因】

主要为 SARS 冠状病毒。WHO 把从 SARS 患者体内分离出来的冠状病毒命名为 SARS 冠状病毒(SARS-associated coron-avirus,SARS-CoV),简称 SARS 病毒(SARA virus)。经基因序列分析数据显示其与目前已知冠状病毒不同,可被归为第四群冠状病毒。其在室温 24℃ 下稳定性强于已知冠状病毒,如在尿液中可存活 10 天,痰液和粪便中可存活 5 天,血液中可存活 15 天。当病毒暴露在常用消毒剂和固定剂中,56℃ 以上 90min 可被杀灭。可通过短距离飞沫、气溶胶或接触污染的物品传播。

【病理】

病理改变主要为弥漫性肺泡损伤和炎症细胞浸润。早期特征为肺水肿、纤维素渗出、透明膜形成、脱屑性肺炎及灶性肺出血等病变;机化期可见肺泡内含细胞性纤维黏液样机化物渗出及肺泡间隔的成纤维增生,仅部分病例出现明显纤维增生,导致肺纤维化甚至硬化。

【诊断】

1. 临床表现:潜伏期通常限于 2 周之内,一般约 2~10 天。急性起病,自发病之日起,2~3 周内病程都可处于进展状态。主要有三类症状:发热、咳嗽、腹泻(恶心、呕吐)。发热常为首发和主要症状,体温一般高于 38℃,常呈持续性高热,可伴有畏寒、肌肉酸痛、关节酸痛、头痛、乏力,在早期使用退热药可有效;进入进展期,通常难以用退热药控制高热。使用糖皮质激素可对热型造成干扰。咳嗽亦为常见症状,多为干咳,少痰,偶有血丝痰,少部分患者出现咽痛,但常无上呼吸道卡他症状。可伴有胸闷,严重者渐出现呼吸加速、气促,甚至呼吸窘迫。呼吸困难和低氧血症多见于发病 6~12 天。部分患者出现腹泻、恶心、呕吐等消化道症状。

SARS 患者的肺部体征常不明显,部分患者可闻少许湿啰音,或有肺实变体征。偶有局部叩诊浊音、呼吸音减低等少量胸腔积液的体征。

2. 实验室检查:白细胞计数一般正常或降低;常有淋巴细

胞计数减少(若淋巴细胞计数<90/L,对诊断的提示意义较大;若淋巴细胞计数介于 90~120/L,对诊断的提示仅为可疑);部分患者血小板减少。

3. X 线检查:肺部阴影在发病第 2 天即可出现,平均在 4 天时出现,95% 以上的患者在病程 7 天内出现阳性改变。病变初期肺部出现不同程度的片状、斑片状磨玻璃密度影,少数为肺实变影。阴影常为多发或(和)双侧改变,并于发病过程中呈进展趋势,部分病例进展迅速,短期内融合成大片状阴影。

4. 特殊检查:可行 SARS-CoV 血清特异性抗体检测。发病 10 天后采用 IFA,在患者血清内可以检测到 SARS-CoV 的特异性抗体(若采用 ELISA,则在发病 21 天后)从进展期至恢复期抗体阳转或抗体滴度呈 4 倍及以上升高,具有病原学诊断意义。首份血清标本需尽早采集。

总之,对于有 SARS 流行病学依据,有症状,有肺部 X 线影像改变,并能排除其他疾病诊断者,可以做出 SARS 的临床诊断;在临床诊断的基础上,若分泌物 SARS-CoV RNA 检测阳性或血清 SARS-CoV 抗体阳转或抗体滴度 4 倍及以上增高,则可做出确定诊断;对于缺乏明确流行病学依据,但具备其他 SARS 支持证据者,可以作为疑似病例,需进一步进行流行病学追访。并安排病原学检查以求印证。对于近 2 周内有与 SARS 患者或疑似 SARS 患者接触史,但无临床表现者,应自与前者脱离接触之日计,进行医学隔离观察 2 周。

5. 重短 SARS 的诊断标准:呼吸自难,成人休息状态下呼吸频率≥30 次/分,且伴有下列情况之一:①胸片显示多叶病变病灶总面积在正位胸片上占双肺总面积的 1/3 以上;②病情进展,48h 内病灶面积增大超过 50% 且在正位胸片上占双肺面积的 1/4 以上。

6. 鉴别诊断:需与其他病毒性肺炎尤其是流感肺炎及细菌性肺炎相鉴别。

【治疗】

1. 一般治疗及对症治疗:参阅病毒性肺炎(见第十章"八、病毒性肺炎")。对出现低氧血症者,应持续使用无创机械通气,直至病情缓解,如效果不佳或出现 ARDS 应及时使用有创机械通气,防止多器官衰竭。

2. 抗病毒药物治疗:参阅病毒性肺炎(见第十章"八、病毒性肺炎")。

3. 病情严重者可酌情使用糖皮质激素,具体剂量根据病情而定。

【预防】

注意病源的隔离,接种病毒疫苗。

【预后】

年龄超过 50 岁,存在心脏、肾脏、肝脏和呼吸系统的严重基础疾病,或患有恶性肿瘤、糖尿病、严重营养不良、脑血管疾病等其他严重疾病者病死率高。

(二)甲型 H1N1 流感

甲型 H1N1 流感是一种新型呼吸道传染病,其病原为新甲型 H1N1 流感病毒株,病毒基因中包含有猪流感、禽流感和人流感三种流感病毒的基因片段。

【病原学】

甲型 H1N1 流感病毒属于正黏病毒科(Orthomyxoviridae),甲型流感病毒属(influenza virus A)。病毒对乙醇、碘伏、碘酊等常用消毒剂敏感;对热敏感,56℃条件下 30 分钟可灭活。

【流行病学】

1. 传染源:人为主要传染源,无症状感染者也具有传染性。目前尚无动物传染人类的证据。

2. 传播途径:主要通过飞沫经呼吸道传播,也可通过口腔、鼻腔、眼睛等处黏膜直接或间接接触传播。

3. 易感人群:人群普遍易感。

【临床表现与辅助检查】

1. 临床表现:潜伏期一般为 1~7 天,多为 1~3 天。通常表现为流感样症状,包括发热、咽痛、流涕、鼻塞、咳嗽、咯痰、头痛、全身酸痛、乏力。部分病例出现呕吐和(或)腹泻。少数病例仅有轻微的上呼吸道症状,无发热。体征主要包括咽部充血和扁桃体肿大。可发生肺炎等并发症。少数病例病情进展迅速,出现呼吸衰竭、多脏器功能不全或衰竭。

2. 实验室检查:血常规检查:白细胞总数一般不高或降低。血生化检查:部分病例出现低钾血症,少数病例肌酸激酶、天门冬氨酸氨基转移酶、丙氨酸氨基转移酶、乳酸脱氢酶升高。

3. 病原学检查:

(1)病毒核酸检测:以 RT-PCR 法检测呼吸道标本(咽拭子、鼻拭子、鼻咽或气管抽取物、痰)中的甲型 H1N1 流感病毒核酸,结果可呈阳性。

(2)病毒分离:呼吸道标本中可分离出甲型 H1N1 流感病毒。

(3)血清抗体检查:动态检测双份血清甲型 H1N1 流感病毒特异性抗体水平呈 4 倍或 4 倍以上升高。

4. 胸部影像学检查:合并肺炎时肺内可见片状阴影。

【诊断】

诊断主要结合流行病学史、临床表现和病原学检查,早发现、早诊断是防控与有效治疗的关键。

1. 疑似病例:符合下列情况之一即可诊断为疑似病例:

(1)发病前 7 天内与传染期甲型 H1N1 流感确诊病例有密切接触,并出现流感样临床表现。

(2)发病前 7 天内曾到过甲型 H1N1 流感流行(出现病毒的持续人间传播和基于社区水平的流行和爆发)的地区,出现流感样临床表现。

(3)出现流感样临床表现,甲型流感病毒检测阳性,尚未进一步检测病毒亚型。

2. 临床诊断病例:仅限于以下情况做出临床诊断:同一起甲型 H1N1 流感爆发疫情中,未经实验室确诊的流感样症状病例,在排除其他致流感样症状疾病时,可诊断为临床诊断病例。

3. 确诊病例:出现流感样临床表现,同时有病原学检查阳性结果。

【治疗】

1. 一般治疗:休息,多饮水;对高热病例可给予退热治疗。

2. 抗病毒治疗:该甲型 H1N1 流感病毒目前对神经氨酸酶抑制剂奥司他韦(oseltamivir)、扎那米韦(zanamivir)敏感,对金刚烷胺和金刚乙胺耐药。

对于临床症状较轻且无合并症、病情趋于自限的甲型 H1N1 流感病例,无需积极应用神经氨酸酶抑制剂。

对于病情严重或病情呈动态恶化的病例,感染甲型 H1N1 流感的高危人群应及时给予神经氨酸酶抑制剂进行抗病毒治疗。开始给药时间应尽可能在发病 48 小时以内(以 36 小时内为最佳)。对于高危人群,一旦出现流感样症状,可不用等待病原学检测结果,即可开始抗病毒治疗。孕妇在出现流感样症状之后,宜尽早给予神经氨酸酶抑制剂治疗。

奥司他韦:成人用量为 75mg Bid,疗程为 5 天。对于危重或重症病例,奥司他韦剂量可酌情加至 150mg Bid。对于病情迁延病例,可适当延长用药时间。1 岁及以上年龄的儿童患者应根据体重给药:体重不足 15kg 者,予 30mg Bid;体重 15～23kg 者,予 45mg Bid;体重 23～40kg 者,予 60mg Bid;体重大于 40kg 者,予 75mg Bid。

扎那米韦:用于成人及 7 岁以上儿童。成人用量为 10mg 吸入 Bid,疗程为 5 天。

3. 其他治疗

(1)如出现低氧血症或呼吸衰竭,可给予氧疗或机械通气等。

(2)合并休克时给予相应抗休克治疗。

(3)出现其他脏器功能损害时,给予相应支持治疗。

(4)合并细菌和(或)真菌感染时,给予相应抗菌和(或)抗真菌药物治疗。

(5)对于重症和危重病例,也可以考虑使用甲型 H1N1 流感近期康复者恢复期血浆或疫苗接种者免疫血浆进行治疗。

(三)高致病性人禽流感病毒性肺炎

人感染高致病性禽流感 A(H5N1)(简称"人禽流感")是人类在接触该病毒感染的病/死禽或暴露在被 A(H5N1)污染的环境后发生的感染。

【病原学】

高致病性禽流感 A(H5N1)病毒结构与人甲型流感病毒相同,目前对我国已经分离的人禽流感病毒 H5N1 的研究表明,其烷胺类药物的耐药比例很低,并且没有发现神经氨酸酶抑制剂类药物耐药毒株。

【流行病学】

1. 传染源:最主要的传染源仍为被 A(H5N1)感染的禽类动物,尤其是散养家禽,人禽流感患者也可能具有一定传染性。

2. 传播途径:A(H5N1)感染人体的途径,主要是吸入具有传染性的飞沫或飞沫核、直接接触或通过污染物的间接接触,将病毒接种到病人的上呼吸道或结膜的黏膜上。

3. 易感人群:人感染 A(H5N1)亚型禽流感病例多数为年轻人和儿童,这点与季节性流感大不相同。

【病理】

A(H5N1)发病后引起以呼吸系统为主的多系统损伤,除表现为弥漫性肺损伤外,同时伴有不同程度的心脏、肝脏和肾脏等多器官组织损伤。

A(H5N1)患者肺脏肉眼上可有不同程度的充血和实变。光学显微镜下,最初病变主要为急性肺间质浆液、单个核细胞渗出和肺泡腔内的少量浆液渗出,很快病变呈现弥漫性肺泡损伤(diffuse alveolar damage,DAD)改变。DAD 根据病程进展可分为急性渗出期、增生期和纤维化期。

【临床表现】

1. 临床症状:常见的症状为高热、咳嗽、咳痰、呼吸困难等,其中呼吸困难呈进行性加重,可在短时间内出现急性呼吸衰竭的表现;部分患者表现为流感样症状(肌痛、咽痛、流涕等)和消化系统症状(呕吐、腹痛、腹泻)等。个别患者在病程中出现精神神经症状,如烦躁、谵妄。但由于绝大部分确诊病例均来自重症"不明原因肺炎"。

2. 体征:受累肺叶段区域出现实变体征,包括叩浊、语颤和语音传导增强、吸气末细湿啰音及支气管呼吸音等。在病程初期常见于一侧肺的局部,但随病情进一步恶化,可扩展至双肺的多个部位,肺内可闻细湿啰音。合并心力衰竭时,部分患者心尖部可闻舒张期奔马律。

3. 实验室检查:大部分患者在病程中存在外周血白细胞、淋巴细胞和血小板不同程度减少;可见多种酶学异常,如谷丙转氨酶、谷草转氨酶、磷酸肌酸激酶、乳酸脱氢酶等;近40%患者出现蛋白尿(+~++++)。

4. 胸部影像学:X线胸片和肺CT检查可见肺内片状高密度影。早期(发病3天左右)肺内出现局限性片状影像,为肺实变或磨玻璃密度,多为一个肺段或肺叶内的病灶。疾病进展后(发病3~7天)肺部影像为大片状或融合的斑片状影,片状影内可见"空气支气管"征。病变为多发,可累及多个肺叶或肺段。重症患者的肺内病变在两肺弥漫分布。少数患者可合并单侧或双侧胸腔积液。病变最为严重时(多为发病7~10天),患者常合并急性呼吸窘迫综合征,出现两肺弥漫实变影像。

人禽流感肺炎的肺部影像动态变化较快。重症病例1~2天内病变形态和范围即可发生变化。在恢复过程肺内片状影像逐渐消失。病灶吸收从2周左右开始。有些病例在疾病后期出现肺间质增生。X线胸片显示条索状影及局部肺体积缩小。CT检查显示支气管血管束增粗、小叶间隔增厚、出现条索和网状影像。肺内残留影像可持续数月以上。

5. 并发症:包括呼吸衰竭、气胸、纵隔气肿、心肌炎、心力衰竭和肾衰竭等。重症肺炎恢复者可见原有病变部位肺纤维化。

【诊断】

1. A(H5N1)人禽流感诊断:在流行发生季节,根据流行病学接触史、临床表现及实验室检查结果,常可做出A(H5N1)人禽流感的诊断。但对散发病例而言,在临床上诊断较为困难。临床上早发现、早诊断是治疗的关键,其诊断流程见图11-1。

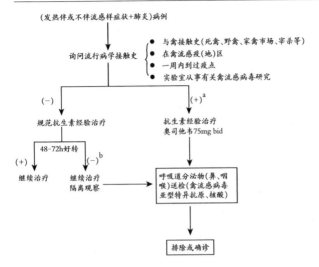

图 11-1 A(H5N1)人禽流感诊断流程图

a. 对发热伴或不伴流感样症状的患者合并肺炎时,如临床发现有相关流行病学史,必须及时向有关部门报告,启动程序并采取相应措施;b. 对上述患者如未发现流行病学史,在正规治疗 48~72h 后临床仍未见好转,应隔离观察治疗,并及时向有关部门报告,启动程序并采取相应措施

2. 人禽流感的诊断标准

(1)医学观察病例:有流行病学接触史,1 周内出现流感样临床表现者。对于被诊断为医学观察病例者,医疗机构应当及时报告当地疾病预防控制机构,并对其进行 7 天医学观察。

(2)疑似病例:具备流行病学史中任何一项,且无其他明确诊断的肺炎病例。

(3)临床诊断病例有两种情形:①诊断为人禽流感疑似病例,但无法进一步取得临床检验标本或实验室检查证据,而与其有共同接触史的人被诊断为确诊病例,并且没有其他疾病确定诊断依据者。②具备流行病学史中任何一项,伴有关临床表现,实验室病原检测患者恢复期血清红细胞凝集抑制(hemagglutination inhibition,HI)试验或微量中和试验(microneutralization,MN)A(H5N1)抗体阳性(HI 抗体或中和抗体效价≥40)。

(4)确诊病例:有流行病学接触史和临床表现,从患者呼吸道分泌物标本或相关组织标本中分离出特定病毒,或采用其他方法,禽流感病毒亚型特异抗原或核酸检查阳性,或发病初期和恢复期双份血清禽流感病毒亚型毒株抗体滴度升高 4 倍或以上者。

另外,在流行病学史不详的情况下,根据临床表现、辅助检查和实验室检查结果,特别是从患者呼吸道分泌物或相关组织标本中分离出特定病毒,或采用其他方法,禽流感病毒亚型特异抗原或核酸检查阳性,或发病初期和恢复期双份血清禽流感病毒亚型毒株抗体滴度升高 4 倍或以上者,也可以确定诊断。

3. 重症人禽流感的诊断标准:具备以下三项之中的任何一项,即可诊断为重症人禽流感。

(1)呼吸困难,成人休息状态下呼吸频率≥30 次/分,且伴有下列情况之一:①胸片显示多叶病变或在正位胸片上病灶总面积占双肺总面积的 1/3 以上;②病情进展,24~48 小时内病灶面积增大超过 50%,且在正位胸片上占双肺总面积的 1/4 以上。

(2)出现明显低氧血症,氧合指数低于 300mmHg(1mmHg=0.133 kPa)。

(3)出现休克或多器官功能障碍综合征(MODS)。

【鉴别诊断】

注意与 SARS 等其他病毒性和非典型病原(如军团杆菌、肺炎支原体、肺炎衣原体)等所致的肺炎进行鉴别。

【治疗】

1. 对症支持:卧床休息,早期给予鼻导管吸氧,维持稳定的脉氧饱和度>93%。对发热、咳嗽等临床症状给予对症治疗,维持水、电解质平衡,加强营养支持。注意保护消化道黏膜,避免消化道出血。预防下肢深静脉血栓形成,必要时给予适当抗凝治疗。

2. 药物治疗

（1）抗病毒治疗

1）奥司他韦（oseltamivir）：奥司他韦仅有口服制剂，仍然是对 A（H5N1）感染主要的抗病毒治疗药物。成人的标准治疗方案为 75mg，2 次/日，疗程 5 天。儿童患者可根据体重给予治疗，体重不足 15kg 时，给予 30mg Bid；体重 15～23kg 时，45mg Bid；体重 23～40kg 时，60mg Bid；体重大于 40kg 时，75mg Bid。因未治疗的患者病毒仍在复制，故对于诊断较晚的患者仍应给予抗病毒治疗。

有些患者常规应用奥司他韦抗病毒治疗，但临床情况仍不断恶化，WHO 建议方案为给予大剂量个体化治疗，成人可加量至 150mg，2 次/日，疗程延长至 10 天。但对青少年应慎用，因其神经心理副作用仍不清楚。

2）其他抗病毒药物：①神经氨酸酶抑制剂，扎那米韦（Zanamivir）尚未获准上市，但已在体外和动物模型中证实对 A（H5N1）有效，包括对奥司他韦耐药 A（H5N1）株。其给药方法为经鼻吸入 10mg，2 次/日，疗程 5 天；预防剂量为经鼻吸入 10mg，1 次/日，疗程 7～10 天。②金刚烷胺和金刚乙胺，对金刚烷胺和金刚乙胺敏感的 A（H5N1）病毒株可给予相应治疗。1～9 岁的患者，可给予 5mg/（kg·d）（最大 150mg），分两次口服，疗程 5 天；10～65 岁的患者，100mg，2 次/日口服，疗程 5 天；65 岁以上的患者，≤100mg，2 次/日口服，疗程 5 天。预防性治疗方案为在前述同等条件下，治疗 7～10 天。

一般来说，除非疫区分离的 A（H5N1）病毒株对金刚烷胺类药物敏感，否则，不主张抗病毒药物联合治疗。

（2）免疫调节治疗

1）糖皮质激素：应用糖皮质激素的目的在于抑制肺组织局部的炎性损伤，减轻全身的炎症反应状态，防止肺纤维化等，但目前尚未证实应用糖皮质激素对人禽流感患者预后有任何有益的效果，尤其是大剂量激素还可诱发感染，故一般不推荐使用。但人禽流感患者如出现下列指征之一时，可考虑短期内给予适量糖皮质激素治疗，如氢化可的松 200mg/d 或甲基泼尼松龙 0.5~1mg/(kg·d),在临床状况控制好转后,及时减量停用。糖皮质激素应用指征:①短期内肺病变进展迅速,出现氧合指数<300mmHg,并有迅速下降趋势;②合并脓毒血症伴肾上腺皮质功能不全。

2)其他免疫调节治疗不推荐常规使用,如胸腺肽、干扰素、静脉用丙种球蛋白(IVIG)等。

(3)抗菌药物:已高度怀疑或已确诊为 A(H5N1)感染,一般不提倡抗菌治疗,但如果合并细菌感染,可根据当地和所在医院的情况选择抗菌药物治疗。

(4)其他

1)血浆治疗:对发病 2 周内的重症人禽流感患者,及时给予人禽流感恢复期患者血浆,有可能提高救治的成功率,但尚需进一步证实其疗效。

2)噬血细胞增多症:个别重症患者可合并反应性噬血细胞增多症。此类患者在治疗上,可给予 IVIG、糖皮质激素和足叶乙甙等给予相应经验性治疗。

3)氧疗和呼吸支持:对重症人禽流感患者出现呼吸衰竭时应及时给予呼吸支持治疗,维持和保证恰当有效的氧合是治疗最重要的环节。

九、肺炎支原体肺炎

肺炎支原体肺炎(mycoplasmal pneumonia)是由肺炎支原体(mycoplasma pneumoniae)引起的肺部炎症。在 CAP 中占 15%,而在老年 CAP 中占 2%~30%,可散发或流行。

【病因】

支原体是已知能在无细菌培养基上独立生长的最小微生物。寄生于人体的支原体有 10 种,仅肺炎支原体能引起呼吸道感染。

【病理】

主要病理改变为急性支气管炎、间质性肺炎和支气管肺炎。支气管周围有单核细胞、淋巴细胞及浆细胞浸润。上皮细胞核肿胀,胞质内有空泡形成,细胞脱落,管腔内充有单核细胞、中性粒细胞、脱落上皮细胞及黏液,肺泡壁也有水肿及同样细胞浸润,并波及间质。重病者可有弥漫性肺泡坏死,透明膜性变。慢性者可有间质纤维化。死亡病例肺内很少见到支原体,故可能与感染后引起的超敏有关。

【诊断】

1. 临床表现:潜伏期一般为 2~3 周,约 1/3 的病例无症状。绝大部分患者开始都有咽干、咽痛、畏寒、发热、头痛及全身酸痛等上呼吸道感染症状。刺激性干咳是突出症状,偶有痰中带血丝,咳嗽剧烈时常有胸痛,一般不伴有气喘和呼吸困难。体检时可见咽部和耳鼓膜充血,颈部淋巴结肿大及多形性皮疹。肺部体征多不明显,也可闻及干啰音或湿啰音,10%~15% 的病例发生少量胸腔积液,也有在整个病程中无任何阳性体征。少数患者可患有胃肠炎、溶血性贫血、关节痛、心包炎、心肌炎、肝炎等,个别还可伴有中枢神经症状,病程 1~4 周或更长。

2. 实验室检查:白细胞计数一般正常,也可增高。病原学检查可采集患者咽部分泌物、痰、支气管肺泡灌洗液等进行培养和分离支原体,抗体出现后,培养仍可阳性。

3. X 线检查:胸片表现多样化,无特异性。肺部浸润多呈斑片状或均匀的模糊阴影,近肺门较深,中、下肺野多见。有时呈网状、云雾状、粟粒状或间质浸润。严重者两肺中、下可见弥漫性结节性浸润,大叶实变少见。有时可遗留散在的结节状钙化影。儿童可见肺门淋巴结肿大。少数病例可有少量胸腔积液。X 线表现一般在两周后逐渐消退,少有延长至 4~6 周者。

4. 特殊检查:血清学检查是确诊肺炎支原体感染最常用的检测手段,如补体结合试验、间接血球凝集试验、酶联免疫吸附试验(ELISA)及间接荧光抗体试验等均具有特异性诊断价值。另外,抗原检测是一种早期快速诊断方法,如单克隆抗体、基因探针及聚合酶链反应(PCR)检测肺炎支原体抗原及 DNA 等。

【鉴别诊断】

需与病毒性肺炎、衣原体肺炎、军团菌肺炎和结核病相鉴别。

【治疗】

1. 一般治疗及对症治疗:注意保暖,保持呼吸道通畅,及时纠正水、电解质和酸碱失衡。严重呛咳者可给予镇咳药。

2. 抗生素药物治疗:早期使用适当抗生素治疗可减轻症状、缩短病程。红霉素、罗红霉素和阿奇霉素是治疗肺炎支原体的首选药物。一般用量:红霉素 1.5g/d,分 3 次口服,罗红霉素 0.3 g/d,分 2 次口服,阿奇霉素 0.5g/d,每日 1 次口服,10～14 天为一疗程。严重病例可静脉滴注,并延长疗程至 21 天。另外,氟喹诺酮类药物亦可选用,如莫西沙星 0.4g/d,每日 1 次口服。

3. 并发症的治疗:肺炎支原体感染可引起肺外并发症,如中枢神经系统症状、溶血性贫血、心包或心肌炎、皮疹、肌肉或关节疼痛等,此时抗菌药物治疗无效,严重者可加用激素治疗。

【预后】

一般尚好。病后免疫不持久,数年后可有第二次发病。

十、肺炎衣原体肺炎

肺炎衣原体肺炎(chlamydia pneumonia)是由肺炎衣原体(chlamydia pneumoniae)引起的肺部炎症。在 CAP 中占 5%～15%,占 CAP 中常见病因的第三或第四位。常在聚居场所的人群中流行,但 3 岁以下儿童患病较少。除此之外,肺炎衣原体感染参与了重症慢性阻塞性肺疾病(COPD)的发病,COPD 患者肺炎衣原体感染占 71%,中等程度 COPD 患者肺炎衣原体感染占 46%。

【病因】

衣原体是专性细胞内细菌样寄生物。肺炎衣原体是一种人类致病原,可通过呼吸道飞沫及污染物传染。

【病理】

主要病理改变为急性支气管炎、间质性肺炎和支气管肺炎。支气管周围有单核细胞、淋巴细胞及浆细胞浸润。上皮细胞核肿胀,胞质内有空泡形成,细胞脱落,管腔内充有单核细胞、中性粒细胞、脱落上皮细胞及黏液,肺泡壁也有水肿及同样细胞浸润,并波及间质。重症者可有弥漫性肺泡坏死,透明膜性变。慢性者可有间质纤维化。死亡病例肺内很少见到支原体,故可能与感染后引起的超敏有关。

【诊断】

1. 临床表现:潜伏期一般为 1~3 周,约 1/3 的病例无症状。绝大部分患者开始都有咽干、咽痛、声嘶、寒战、发热、头痛及全身酸痛等上呼吸道感染症状。刺激性干咳是突出症状,偶有痰中带血丝,咳嗽剧烈时常有胸痛,一般不伴有气喘和呼吸困难。可伴有肺外表现,如中耳炎、关节炎、甲状腺炎、脑炎等。体检时可见咽部和耳鼓膜充血,颈部淋巴结肿大及多形性皮疹。肺部体征多不明显,也可闻及湿啰音,10%~15% 的病例发生少量胸腔积液,也有在整个病程中无任何阳性体征。

2. 实验室检查:白细胞计数一般正常,也可增高,血沉增快。可从咽试子、咽部分泌物、痰、支气管肺泡灌洗液中直接分离到肺炎衣原体,咽试子分离出肺炎衣原体是诊断金标准。

3. X 线检查:胸片表现为单侧、下叶肺泡渗出为主,可有少到中量的胸腔积液。也有呈双侧改变,有时呈网状、云雾状、粟粒状或间质浸润。原发感染者多为肺泡渗出改变,再感染者多表现为肺泡渗出和间质混合型。

4. 特殊检查:用 PCR 法对呼吸道标本 DNA 扩增。原发感染者早期可检测到血清 IgM。急性期血标本如 IgM 抗体≥1:16 或急性期与恢复期双份血清 IgM 或 IgG 抗体 4 倍以上升高。再感染者 IgG 抗体滴度≥1:512 或 4 倍增高,或恢复期 IgM 有较大升高。PCR 或 IgM 检测是确定感染的快速、敏感性和特异性较高的方法。

【鉴别诊断】

需与病毒性肺炎、支原体肺炎、军团菌肺炎和结核病相鉴别。

【治疗】

1. 一般治疗及对症治疗:注意保暖,保持呼吸道通畅,及时纠正水、电解质和酸碱失衡。对发热、头痛、干咳者给予对症治疗。

2. 抗生素药物治疗:红霉素为首选药物,剂量为 2.0g/d,分 4 次口服,亦可选用多西环素 0.2g/d,分两次口服,首日加倍。或克拉霉素 1.0g/d,分两次口服。疗程均为 14~21 天。另外,还可选用阿奇霉素 0.5g/d,连续应用 5 天,或喹诺酮类如左氧氟沙星、加替沙星及莫西沙星,0.4g/d。

3. 并发症的治疗:肺炎衣原体感染可引起肺外并发症,如脑炎、吉兰-巴雷综合征、结节性红斑、关节炎等,此时抗菌药物治疗无效,严重者可加用激素治疗。

【预后】

一般尚好。重症未经治疗者病死率可达 20%~40%。经抗生素治疗后病死率降至 1%。

十一、立克次体肺炎

立克次体是一种寄生于细胞内、介于细菌和病毒之间的原核细胞型微生物。立克次体病(rickettsiosis)是各种不同立克次体所致的一组急性传染病。Q 热立克次体是唯一通过呼吸道传播的立克次体病。另外,斑疹伤寒立克次体(即普氏立克次体)也可经皮肤侵入人体造成包括肺在内的各个器官病变,但很少见。

【病因】

Q 热立克次体主要特点是个体小,有过滤性,多在细胞质的空泡内繁殖,对理化因素抵抗力强,故对人感染力强。被感染的人或动物均能产生凝集抗体和补体结合抗体,但对普通变形杆菌 X 株不产生凝集素。小哺乳动物等为主要传染源,鸟类、野生啮齿动物体内也有此病原体。

【病理】

Q热立克次体侵入人体后,主要累及肺、心血管系统、肝脏和肾脏等脏器。肺内病变多为弥漫性大叶性分布,有不同程度的肺实变。肺泡内有中性粒细胞浸润,也可有浆细胞、淋巴细胞、巨噬细胞及纤维蛋白渗出,在巨噬细胞内可发现Q热立克次体。细支气管黏膜常有炎性坏死,肺间质水肿,肺泡间隔增厚,并有坏死灶。

【诊断】

1. 临床表现:潜伏期一般为2~5周。起病急,有寒战、高热(常为弛张热)、头痛及全身乏力,尚可引起消化道症状,无皮疹,热程一般为1~3周。个别病例呈慢性过程,发热数月甚至1年以上。于发热第2周出现干咳,少数有黏痰,偶有痰中带血丝,可有胸痛以及肌痛、水肿、大汗、衰竭等。肺部体征多不明显,可有呼吸音减低及细小湿啰音,数日后即可消失。还可有相对缓脉、肝脾大等。Q热立克次体尚可引起肝炎、心内膜炎、心肌炎、心包炎、脑炎、肾炎等,可单独或联合发病。

2. 实验室检查:白细胞计数多正常,也可增高或降低。血沉轻度增快,发热期有轻度蛋白尿,可有血清GPT增高。

3. X线检查:胸片表现为大小不等的斑片状模糊影或肺叶实变,常局限于一侧或两侧肺下叶,吸收期可呈圆形阴影,消散较慢,常于3~4周内吸收,甚至可延至10周以上方能完全吸收。

4. 特殊检查:血清免疫学检查和病原体分离是确诊立克次体肺炎的检测手段,如补体结合试验、凝集试验、酶联免疫吸附试验(ELISA)及间接荧光抗体试验等均具有特异性诊断价值。DNA探针技术和PCR技术正在临床试用中。

5. 鉴别诊断:需与病毒性肺炎、支原体肺炎、军团菌肺炎和结核病以及感冒相鉴别。若接触病畜或居住于流行区可提示本病。

【治疗】

1. 一般治疗:注意保暖,及时纠正水、电解质和酸碱失衡。

2. 抗生素药物治疗:四环素族及氯霉素对本病有特效。急性期患者第1天2g,分4次口服,继而每天1~1.5g,服药后48h

退热,后继服 7 天。复发时,继续治疗仍有效。也可用多西环素或红霉素。慢性期患者应联合用药,可用四环素(每日 2g)联合林可霉素(每日 2~3g)或磺胺甲基异噁唑(SMZ-TMP),每日 2 次,每次 2 片。对 Q 热心内膜炎患者,疗程 4 周或长达数月。

【预后】

一般预后良好,病程自限,死亡罕见,不经治疗者病死率小于 1%。合并心内膜炎或肝炎时预后差。

【预防】

主要措施为家畜隔离和感染区的消毒,以期达到切断传播途径,对于接触密切者行疫苗接种或口服四环素。

十二、放射性肺炎

放射性肺炎(radiation pneumonitis)系由于肺癌、乳腺癌、食管癌、恶性淋巴瘤或胸部其他恶性肿瘤经大剂量、大面积放射治疗后,在放射野内的正常肺组织受到损伤而引起的非化脓性炎症反应,是治疗原有疾病时难以避免的并发症。

【病因】

1. 放射量、放射面积及放射速度与放射性肺炎的发生密切相关。

2. 个体对放射线的耐受性,即对放射治疗的反应程度因人而异,体瘦者反应较大。

3. 某些化疗药物可能加重肺部的放射治疗反应。

【病理】

急性期的病理变化发生在放射治疗后 1~2 个月,也可发生在放射治疗结束后半年。表现为肺血管特别是毛细血管损伤,产生充血、水肿和细胞浸润,细支气管上皮脱落,肺泡Ⅱ型细胞再生低下,淋巴管扩张,肺泡腔内浆液性纤维素性渗出和透明膜形成。急性变化有可能自行消散,但常引起肺结缔组织增生,纤维化和玻璃样变。慢性期出现广泛肺泡纤维化,肺萎缩,毛细血管内膜增厚、硬化。

【诊断】

1. 临床表现:轻者无症状。多于放射治疗后 2~3 周出现刺激性干咳,伴气急、心悸和胸痛。不发热或低热,偶有高热。可伴有疲乏、食欲减退、头晕、失眠和脱发等。随肺纤维化加重出现进行性加重的呼吸困难。约有 10% 的病例放疗后出现肋骨坏死性骨折,患者出现剧烈胸痛,吸气时加重。体检见放射部位皮肤萎缩、变硬,肺部可闻及干、湿啰音和摩擦音。肺部广泛、严重纤维化,最后可导致肺源性心脏病,并出现相应征象。

2. X 线检查:急性期胸片改变一般在 3~6 个月出现,最早可于 2~4 周内出现。表现为放射肺野内出现弥漫性片状模糊阴影,其间可见网状影。慢性期见条索状阴影、团状收缩或局限性肺不张,肺体积缩小,胸膜增厚。也可出现局限性肺气肿、支气管扩张或继发感染的征象。

3. 特殊检查:肺功能检查显示限制性通气障碍,肺顺应性降低,弥散功能降低。

【鉴别诊断】

需与肺部肿瘤恶化和转移性肿瘤相鉴别。

【治疗】

主要为对症治疗,一般对抗生素治疗无效。当肺部继发感染时方可给予抗生素。早期应用糖皮质激素有效。一般用泼尼松 40mg/d,分 4 次口服,以后逐渐减量,3~6 周为 1 疗程。给予氧气吸入可以改善低氧血症。

【预防】

严格掌握放射治疗的总剂量和分次剂量。有资料表明,剂量在 6 周内小于 20Gy,极少发生放射性肺炎。

【预后】

一般不良。对无症状的轻者,炎症可自行吸收,重者导致呼吸衰竭。

(熊盛道 马 静)

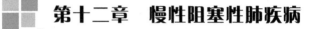

第十二章　慢性阻塞性肺疾病

慢性阻塞性肺疾病(chronic obstructive pulmonary disease, COPD)是一种常见的可以预防和治疗的疾病,其特征是持续存在的气流受限。气流受限呈进行性发展,伴有气道和肺对有害颗粒或气体所致慢性炎症反应的增加。急性加重和合并症影响患者整体疾病的严重程度。

【病因与发病机制】

确切的病因不清楚。但认为与肺部对香烟烟雾等有害气体或有害颗粒的异常炎症反应有关。这些反应存在个体易感因素和环境因素的互相作用。

1. 吸烟:为重要的发病因素。烟草中化学物质可损伤气道上皮细胞和纤毛运动,促使支气管黏液腺和杯状细胞增生肥大,黏液分泌增多,诱发肺气肿形成。

2. 职业粉尘和化学物质:接触职业粉尘及化学物质,浓度过高或时间过长时,均可能产生与吸烟类似的 COPD。

3. 空气污染:大气中的有害气体可损伤气道黏膜上皮,为细菌感染增加条件。

4. 感染因素:感染亦是 COPD 发生发展的重要因素之一。

5. 蛋白酶-抗蛋白酶失衡:蛋白酶增多或抗蛋白酶不足均可导致组织结构破坏产生肺气肿。先天性 α_1-抗胰蛋白酶缺乏,多见于北欧血统的个体,我国尚未见正式报道。

6. 氧化应激:氧化物可直接作用并破坏许多生化大分子,导致细胞功能障碍或细胞死亡,还可以破坏细胞外基质;引起蛋白酶-抗蛋白酶失衡;促进炎症反应等。

7. 炎症机制:气道、肺实质及肺血管的慢性炎症是 COPD 的特征性改变。

8. 其他:如自主神经功能失调、营养不良、气温变化等都有可能参与 COPD 的发生发展。

【病理生理】

在早期,一般反映大气道功能的检查如第一秒用力呼气容积(FEV₁)、最大通气量、最大呼气中期流速多为正常,但有些患者小气道功能(直径小于 2mm 的气道)已发生异常。随疾病发展,气道阻力增加、气流受限成为不可逆性。

【病理】

COPD 的病理改变主要表现为慢性支气管炎及肺气肿的病理变化。炎症导致气管壁的损伤-修复过程反复发生,进而引起气管结构重塑、胶原含量增加及瘢痕形成,这些病理改变是 COPD 气流受限的主要病理基础之一。肺气肿的病理改变可见肺过度膨胀,弹性减退。

1. 小叶中央型肺气肿:由于终末细支气管或一级呼吸性细支气管炎症导致管腔狭窄,其远端的二级呼吸性细支气管呈囊状扩张,病变限于呼吸性细支气管,肺泡管、肺泡囊和肺泡结构无破坏。

2. 全小叶型肺气肿是呼吸性细支气管狭窄,引起所属终末肺组织,即肺泡管、肺泡囊及肺泡的扩张,累及全肺各小叶的呼吸细支气管、肺泡管、肺泡囊及肺泡,表现为气腔扩大,并有不同程度组织结构的破坏。

【临床表现】

(一)症状

1. 慢性咳嗽:常晨间咳嗽明显,夜间有阵咳或排痰。

2. 咳痰:一般为白色黏液或浆液性泡沫性痰,偶可带血丝,清晨排痰较多。急性发作期痰量增多,可有脓性痰。

3. 气短或呼吸困难:早期为劳力性呼吸困难,后逐渐加重,以致在日常活动甚至休息时也感到气短,是 COPD 的标志性症状。

4. 喘息和胸闷:部分患者特别是重度患者或急性加重时出现喘息。

5. 其他:晚期患者有体重下降,食欲减退等。

（二）体征

早期体征可无异常,随疾病进展出现典型的肺部体征为桶状胸,呼吸运动减弱;语音震颤减弱,叩诊呈过清音,心浊音界缩小或消失,肝浊音界下移;听诊呼吸音减弱,呼气延长,用力呼气时可听到干啰音。

【实验室检查】

（一）肺功能检查

1. 第一秒用力呼气容积占用力肺活量（FEV_1/FVC）百分比是评价气流受限的指标。

第一秒用力呼气容积占预计值百分比（FEV_1% 预计值）,是评估 COPD 严重程度的良好指标。

吸入支气管舒张药后 FEV_1/FVC<70% 及 FEV_1<80% 预计值者,可确定为不完全可逆的气流受限。

2. 肺总量（TLC）、功能残气量（FRC）和残气量（RV）增高,肺活量（VC）减低,表明肺过度充气。由于 TLC 增加不及 RV 增高程度明显,故 RV/TLC 增高。

3. 一氧化碳弥散量（DLco）及 DLco 与肺泡通气量（VA）比值（DLco/VA）下降。

（二）胸部 X 线检查

COPD 早期胸片可无变化,以后可出现肺纹理增粗、紊乱等非特异性改变,也可出现肺气肿改变（肺容积扩大,肋骨平行,肋间隙增宽,肺透亮度增加,横膈下移）。X 线胸片改变主要作为确定肺部并发症及与其他肺疾病鉴别之用。

（三）血气检查

有助于确定发生低氧血症、高碳酸血症、酸碱平衡失调以及判断呼吸衰竭的类型。

（四）胸部 CT 检查

CT 检查不作为 COPD 的常规检查,但对预计肺大疱切除或外科减容手术等的效果有一定价值。

【诊断与严重程度分级】

（一）诊断

主要根据吸烟等高危因素史、临床症状、体征及肺功能检查等综合分析确定。不完全可逆的气流受限是 COPD 诊断的必备条件。吸入支气管舒张药后 $FEV_1/FVC<70\%$ 及 $FEV_1<80\%$ 预计值可确定为不完全可逆性气流受限。

有少数患者并无咳嗽、咳痰症状，仅在肺功能检查时 $FEV_1/FVC<70\%$，而 $FEV_1 \geq 80\%$ 预计值，在除外其他疾病后，亦可诊断为 COPD。

（二）严重程度分级

1. 目前我国的《慢性阻塞性肺疾病诊治指南（2007 年修订版）》根据 FEV_1/FVC、$FEV_1\%$ 预计值和症状可对 COPD 的严重程度做出分级（表 12-1）。

表 12-1　慢性阻塞性肺疾病的严重程度分级

（吸入支气管舒张剂后）

分　级	分　级　标　准
Ⅰ级:轻度	$FEV_1/FVC<70\%$
	$FEV_1 \geq 80\%$ 预计值
	有或无慢性咳嗽、咳痰症状
Ⅱ级:中度	$FEV_1/FVC<70\%$
	$50\% \leq FEV_1<80\%$ 预计值
	有或无慢性咳嗽、咳痰症状
Ⅲ级:重度	$FEV_1/FVC<70\%$
	$30\% \leq FEV_1<50\%$ 预计值
	有或无慢性咳嗽、咳痰症状
Ⅳ级:极重度	$FEV_1/FVC<70\%$
	$FEV_1<30\%$ 预计值
	或 $FEV_1<50\%$ 预计值,伴慢性呼吸衰竭

COPD 病程分期:急性加重期（慢性阻塞性肺疾病急性加重）指在疾病过程中,短期内咳嗽、咳痰、气短和（或）喘息加重,痰量增多,呈脓性或黏液脓性,可伴发热等症状;稳定期则指患者咳嗽、咳痰、气短等症状稳定或症状较轻。

2. 最新的《慢性阻塞性肺疾病全球倡议（GOLD）2011 年修

订版》对 COPD 的严重程度分级做出了重要修订,即弃用旧版本 GOLD 单纯基于 FEV_1 对 COPD 的严重程度分期的方法,采用综合评估,其包括四个方面:

(1)症状评估:采用 COPD 评估测试(CAT)或改良英国医学研究会(MRC)呼吸困难指数评估。

(2)肺功能评价气流受限程度:仍采用肺功能严重度分级,即 FEV_1 占预计值百分比分别以 80%、50% 和 30% 为分界点。

(3)急性加重风险评估:采用急性加重病史和肺功能评估,发病前 1 年发生 >2 次急性加重或 FEV_1 占预计值% <50% 提示有高风险。

(4)合并症评估:正确评估合并症并给予恰当的治疗,最常见的合并症是心血管疾病、抑郁症和骨质疏松。

综合评估的目的是决定疾病的严重程度,包括气流受限的严重程度,患者的健康状况和未来的风险程度,最终目的是指导治疗。

2011 年版 GOLD 综合评估以上指标,按照轻重程度将患者分为 4 个组(A~D 组)(表 12-2)。

表 12-2　2011 年 GOLD 颁布的 COPD 新评估方法

分级	特征	肺功能分级	每年急性加重次数	CAT
A	低风险,症状少	GOLD1~2	≤1	<10
B	低风险,症状多	GOLD1~2	≤1	≥10
C	高风险,症状少	GOLD3~4	2+	<10
D	高风险,症状多	GOLD3~4	2+	≥10

【鉴别诊断】

见表 12-3。

表 12-3　慢性阻塞性肺疾病的鉴别诊断

诊断	鉴别诊断要点
慢性阻塞性肺疾病	中年发病;症状缓慢进展;长期吸烟史;活动后气促;大部分为不可逆性气流受限

续表

诊断	鉴别诊断要点
支气管哮喘	早年发病(通常在儿童期);每日症状变化快;夜间和清晨症状明显;也可有过敏性鼻炎和(或)湿疹史;哮喘家族史;气流受限大多可逆
充血性心力衰竭	听诊肺基底部可闻细湿啰音;胸部X线片示心脏扩大、肺水肿;肺功能测定示限制性通气障碍(而非气流受限)
支气管扩张症	大量脓痰;常伴有细菌感染;粗湿啰音、杵状指;X线胸片或CT示支气管扩张、管壁增厚
结核病	所有年龄均可发病;X线胸片示肺浸润性病灶或结节状空洞样改变;细菌学检查可确诊
闭塞性细支气管炎	发病年龄较轻,且不吸烟;可能有类风湿关节炎病史或烟雾接触史、CT片示在呼气相显示低密度影
弥漫性泛细支气管炎	大多数为男性非吸烟者;几乎所有患者均有慢性鼻窦炎;X线胸片和高分辨率CT显示

【并发症】

1. 慢性呼吸衰竭:常在COPD急性加重时发生,可具有缺氧和二氧化碳潴留的临床表现。

2. 自发性气胸:如有突然加重的呼吸困难,并伴有明显的发绀,患侧肺部叩诊为鼓音,听诊呼吸音减弱或消失,应考虑并发自发性气胸,通过X线检查可以确诊。

3. 慢性肺源性心脏病:由于COPD肺病变引起肺血管床减少及缺氧致肺动脉痉挛、血管重塑,导致肺动脉高压、右心室肥厚扩大,最终发生右心功能不全。

【治疗】

(一)稳定期治疗

1. 戒烟;脱离污染环境。

2. 支气管舒张药:包括短期按需应用以暂时缓解症状,及长期规则应用以减轻症状。

(1) β_2 肾上腺素受体激动剂:主要有沙丁胺醇(salbutamol)气雾剂,每次 100~200μg(1~2 喷),疗效持续 4~5 小时,每 24 小时不超过 8~12 喷。特布他林(terbutaline)气雾剂亦有同样作用。可缓解症状的药物尚有沙美特罗(salmeterol)、福莫特罗(formoterol)等长效 β_2 肾上腺素受体激动剂,每日仅需吸入两次。

(2)抗胆碱能药:主要品种为异丙托溴铵(ipratropium)气雾剂,定量吸入,起效较沙丁胺醇慢,持续 6~8 小时,每次 40~80μg,每天 3~4 次。长效抗胆碱药有噻托溴铵(tioropium)选择性作用于 M_1、M_3 受体,每次吸入 18μg,每天 1 次。

(3)茶碱类:茶碱缓释或控释片,0.2g,每 12 小时 1 次;氨茶碱(aminophylline),0.1g,每日 3 次。

3. 祛痰药:对痰不易咳出者可应用。常用药物有盐酸氨溴索(ambroxol),30mg,每日 3 次,N-乙酰半胱氨酸(N-acetyl-cysteine)0.2g,每日 3 次,或羧甲司坦(carbocisteine)0.5g,每日 3 次。稀化黏素 0.3g,每日 2 次。

4. 糖皮质激素:对重度和极重度患者(Ⅲ级和Ⅳ级),反复加重的患者,有研究显示长期吸入糖皮质激素与长效 β_2 肾上腺素受体激动剂联合制剂,可增加运动耐量、减少急性加重发作频率、提高生活质量,甚至有些患者的肺功能得到改善。目前常用剂型有沙美特罗加氟替卡松、福莫特罗加布地奈德。

5. 长期家庭氧疗(LTOT):对 COPD 慢性呼吸衰竭者可提高生活质量和生存率。LTOT 指征:①$PaO_2 \leqslant 55mmHg$ 或 $SaO_2 \leqslant 88\%$,有或没有高碳酸血症。②PaO_2 55~60mmHg,或 $SaO_2 < 89\%$,并有肺动脉高压、心力衰竭水肿或红细胞增多症(血细胞比容>0.55)。一般用鼻导管吸氧,氧流量为 1.0~2.0L/min,吸氧时间 10~15h/d。目的是使患者在静息状态下,达到 $PaO_2 \geqslant 60mmHg$ 和(或)使 SaO_2 升至 90%。

(二)急性加重期治疗

1. 最多见的急性加重原因是细菌或病毒感染。根据常见病原菌类型选用抗生素治疗,如 β-内酰胺类/β-内酰胺酶抑制剂;第二代头孢菌素、大环内酯类或喹诺酮类。如门诊可用阿莫西林/克拉维酸、头孢唑肟 0.25g 每日 3 次、头孢呋辛 0.5g 每日 2 次、左氧氟沙星 0.2g 每日 2 次、莫西沙星或加替沙星 0.4g 每日一次;较重者可应用第三代头孢菌素如头孢曲松钠 2.0g 加于生理盐水中静脉滴注,每天 1 次。住院患者应当根据疾病严重程度和预计的病原菌更积极的给予抗生素,对于耐药菌可给予碳青霉烯类、糖肽类抗生素。如果找到确切的病原菌,根据药敏结果选用抗生素。

2. 支气管舒张药:药物同稳定期。

有严重喘息症状者可给予较大剂量雾化吸入治疗,如应用沙丁胺醇 500μg 或异丙托溴铵 500μg,或沙丁胺醇 1000μg 加异丙托溴铵 250~500μg 通过小型雾化器给患者吸入治疗以缓解症状。

3. 低流量吸氧:发生低氧血症者可鼻导管吸氧,或通过文丘里(Venturi)面罩吸氧。鼻导管给氧时,吸入的氧浓度与给氧流量有关,估算公式为吸入氧浓度(%) = 21 + 4 × 氧流量(L/min)。一般吸入氧浓度为 28% ~ 30%,应避免吸入氧浓度过高引起二氧化碳潴留。

4. 糖皮质激素:对需住院治疗的急性加重期患者可考虑口服泼尼松龙 30~40mg/d,也可静脉给予甲泼尼龙 40~80mg 每日一次。连续 5~7 天。

5. 祛痰剂溴已新 8~16mg,每日 3 次;盐酸氨溴索 30mg,每日 3 次,酌情选用。

如患者有呼吸衰竭、肺源性心脏病、心力衰竭,具体治疗方法可参阅有关章节治疗内容。

(三)2011 年版 GOLD 推荐治疗方案

1. 稳定期的处理

(1)非药物治疗:见表 12-4。

表 12-4　非药物治疗

患者分级	必要	推荐	根据当地指南决定
A	戒烟(包括药物治疗)	体力活动	流感疫苗 肺炎疫苗
B~D	戒烟(包括药物治疗) 肺康复	体力活动	流感疫苗 肺炎疫苗

（2）药物治疗：见表 12-5。

表 12-5　药物治疗

患者分级	首选	第一备选	其他备选
A	SABA 或 SAMA 必要时	SABA 和 SAMA LABA 或 LAMA	茶碱
B	LABA 或 LAMA	LABA 和 LAMA	茶碱 SABA 和 SAMA SABA 或 SAMA
C	ICS/LABA 或 LAMA	LABA 和 LAMA	茶碱 SABA 和(或)SAMA 考虑 PDE4 抑制剂 LAMA 和 ICS
D	ICS/LABA 和 LAMA	ICS/LABA 或 LA-MA ICS/LABA 或 PDE4 抑制剂 LAMA 和 PDE4 抑制剂	茶碱 SABA 和(或)SAMA LAMA 和 ICS 羧甲司坦

　　SABA：短效 β_2 激动剂；SAMA：短效抗胆碱能药物；LABA：长效 β_2 受体激动剂；LAMA：长效抗胆碱能药物；ICS：吸入糖皮质激素；PDE4 抑制剂：磷酸二酯酶抑制剂。

　　2. 急性加重的处理

　　AECOPD 的治疗目标：减轻当前急性加重的临床表现和预防以后急性加重的发生。

　　药物治疗：支气管扩张剂、糖皮质激素、抗生素。

呼吸支持:氧疗:急性加重的重要治疗,根据患者血氧情况调整并维持患者氧饱和度88%～92%。或无创/有创通气:可改善呼吸性酸中毒,降低呼吸频率和呼吸困难程度。

其他治疗:维持液体平衡,特别注意利尿剂的使用、抗凝、治疗合并症、改善营养状况。

【预防】

COPD的预防主要是避免发病的高危因素、急性加重的诱发因素以及增强机体免疫力。

(熊盛道 马 静)

第十三章 肺 不 张

肺不张(atelectasis)是指肺脏一侧或其某一叶、段局部无气体,以致引起肺泡萎陷。如肺泡内尚有部分气体填充,肺组织未完全塌陷,则称之为肺膨胀不全。肺不张可分为先天性(如支气管狭窄、发育畸形或先天性迷走血管压迫等)和后天获得性两类。本节主要阐述后天获得性肺不张。

【病因】

1. 气道腔内阻塞:气管或支气管腔内阻塞为肺不张最常见的直接原因。阻塞的远端肺组织气体被吸收,肺泡萎陷。阻塞物多为支气管癌或良性肿瘤、误吸的异物、痰栓、血块、肉芽肿或结石以及感染等。

2. 压缩性肺不张:肺门、纵隔肿大的淋巴结,肺组织邻近的良性或恶性肿瘤、血管瘤、大量胸腔积液、心包积液以及左房扩大等均可引起肺不张。

3. 肺组织弹性降低:肺组织非特异性炎症,引起支气管或肺结构破坏,支气管收缩狭窄,肺泡无气,失去弹性,体积缩小,呈长期肺不张,如右肺中叶综合征、纤维增生性肺结核所致肺不张等。

4. 胸壁病变引起的肺不张:外伤引起多发性肋骨骨折,或因神经、呼吸肌麻痹无力引起呼吸障碍可致肺不张,继发呼吸道感染是其促发因素。一般为局限性,多发生在肺下叶,或呈盘状肺不张。

5. 肺组织代谢紊乱引起的肺不张:使肺表面活性物质降低的各种因素均可导致肺不张,如成人呼吸窘迫综合征、急性放射性肺炎、病毒性肺炎等。

【诊断】

1. 临床表现:其表现轻重不一,主要取决于不同的病因、肺不张的部位或范围及有无并发症。除原发疾病的表现外,急性大面积的肺不张可出现突发咳嗽、喘鸣、咯血、脓痰、发热、发绀。

体征:视诊见急性者呼吸困难,慢性者肋间隙狭小、胸壁内陷;触诊气管可向病侧移位;叩诊病变区浊音;听诊呼吸音减低,可听到干性或湿性啰音,上叶不张时可听到支气管肺泡呼吸音。缓慢发生的肺不张,在无继发感染时,可无临床症状和体征。

2. 实验室检查:主要用于原发病的诊断。血常规中性粒细胞、嗜酸粒细胞计数升高、血沉加快等对哮喘和肺曲菌病所致肺不张有诊断意义。血清中 5-羟色胺增高有助于支气管类癌的诊断。痰的细胞培养及涂片有助于鉴别细菌、真菌或结核菌所致的肺不张。

3. X 线检查:胸片可出现肺不张的直接或间接征象。直接征象:①病灶呈密度增高影;②容积缩小;③呈三角形或带形、圆形等;④不张肺叶内的肺纹理和支气管呈聚拢现象。间接征象:①叶间裂向不张的肺侧移位;②肺门影缩小和消失(肺门移位);③纵隔、心脏、气管向患侧移位,有时出现纵隔疝;④同侧横膈上升;⑤其他肺叶代偿性过度膨胀,表现为透亮度增加,肺纹理分布稀疏分散。此外还有盘状肺不张(常见于膈上局部肺呼吸障碍,呈横行线状)、球形肺不张(多位于胸膜下,常与局限性胸膜炎有关)、透明性肺不张等少见类型。

4. 特殊检查:纤维支气管镜检查可在直视下行活检,取得组织学诊断,明确病变性质。纵隔镜检查可发现纵隔肿块、肿大的淋巴结压迫支气管所致的肺不张。

5. 鉴别诊断:需与肺炎性实变、包裹性积液以及原发疾病鉴别。

【治疗】

主要是病因治疗。痰栓所致的肺不张给予呼吸道湿化,在化痰的同时配合体位引流,如 24 小时仍无效,可行纤维支气管镜吸引。异物引起的肺不张,可经内镜取出异物,若异物在肺内存留时间过长,必要时可行手术治疗。肿瘤所致肺不张,视其类型给予手术、化疗或放疗。结核病引起的肺不张应视是否有活动性病变而决定是否给予正规抗结核治疗。

【预后】

如原发病不能治愈,或病变处已形成瘢痕,则难以复张。

【随诊】

如原发病诊断不清时应定期随访。

(熊盛道　马　静)

第十四章　肺　脓　肿

肺脓肿(lung abscess)是由于多种病原菌引起的肺部化脓性感染,早期为肺组织的感染性炎症,继而坏死、液化,外周有少量组织包围而形成脓肿。多发生于壮年男性患者及体弱有基础疾病的老年人。

【病因】

1. 吸入性肺脓肿:病原体经口、鼻咽腔吸入是最主要原因,特别是有上呼吸道感染者,部分患者在神志不清时吸入,也有少数患者未发现明显诱因,或在深睡时吸入口腔污染的分泌物而发病。吸入性肺脓肿,由于解剖部位的关系,多发生在右侧、上叶后段、下叶背段及下叶后基底段。院外感染的吸入性脓肿中,厌氧菌感染占85%~93%,院内获得性感染肺脓肿中,厌氧菌占25%左右。

2. 继发性肺脓肿:原有细菌性肺炎、支气管扩张、支气管囊肿、支气管肺癌、肺结核空洞等继发感染可致继发性肺脓肿;肺部邻近器官化脓性病变,如膈下脓肿、肾周围脓肿、食管穿孔等穿破致肺可形成肺脓肿。

3. 血源性肺脓肿:因皮肤外伤感染、疖、痈、骨髓炎、产后盆腔感染、亚急性心内膜炎等所致的败血症,脓毒菌栓经血道播散到肺,引起小血管栓塞、炎症、坏死而形成肺脓肿。常见于金黄色葡萄球菌、革兰阴性杆菌及脆弱类杆菌和厌氧性球菌感染。病变往往为多发性,常在两肺的边缘部。

4. 阿米巴肺脓肿:多继发于阿米巴肝脓肿,穿破膈肌至右下叶形成阿米巴肺脓肿。

【病理】

1. 细支气管受感染物阻塞,小血管炎性栓塞,肺组织化脓性炎症、坏死,形成肺脓肿。

2. 坏死组织液化破溃到支气管,脓液部分排出,形成有液平的脓腔。

3. 镜检示急性肺脓肿有大量中性粒细胞浸润,伴不等量的大单核细胞,有向周围扩展的倾向,延及邻接的肺段。

【诊断】

1. 临床表现:急性肺脓肿表现为急性发病、高热、畏寒、咳嗽、胸痛、咳大量脓性痰或脓臭痰。初始肺部可无阳性体征,或于患侧出现湿啰音,随后出现实变体征,可闻及支气管呼吸音。病变累及胸膜可闻及摩擦音。慢性肺脓肿可有杵状指(趾)。

2. X线检查:胸片早期可见大片浓密炎性浸润影,脓肿形成后可见空洞及液平。血源性金黄色葡萄球菌肺脓肿有多个脓肿,周围可见气囊样变,具有特征性。

3. 实验室检查:白细胞总数增高,中性粒细胞可达 0.90 以上。痰的细菌培养及涂片有助于病原学的诊断。

4. 特殊检查:支气管镜检查有助于发现病因和及时治疗。可取分泌物培养并在直视下行活检,取得组织学诊断,明确病变性质。也可局部注入抗生素并吸引脓液。

5. 鉴别诊断:需与肺炎、空洞性结核、支气管肺癌、肺囊肿等继发感染相区别。

【治疗】

1. 抗菌药物治疗:厌氧菌所致者首选苄星青霉素,用量 240 万 U/d,肌内注射或静脉滴注,严重病例可加量至 1000 万 U/d,静脉滴注。咳脓臭痰可加用甲硝唑(灭滴灵)1.2~2.4g/d,分 3 次口服(或用替硝唑),严重感染者用量 1~1.5g/d,分 2~3次静脉滴注。对青霉素过敏或耐药时,可改用克林霉素、氯霉素,第一、二代头孢霉素,氨基糖苷类及喹诺酮类抗生素,但均必须掌握适应证。若为金黄色葡萄球菌,特别是耐甲氧西林金黄色葡萄球菌(MRSA),宜选用万古霉素。

2. 体位引流:有利于排痰,促进愈合,但对大量脓痰,且体质虚弱的患者应做监护,防止大量脓痰涌出时因无力咳出而致窒息。

3. 纤维支气管镜吸引痰液：如体位引流痰液仍不能排出，可经纤维支气管镜吸痰，必要时在支气管黏膜滴以 1：1000 肾上腺素，消除水肿，减轻阻塞，利于痰液排出，也可局部滴入抗生素。

4. 肺脓肿伴发脓胸：除全身应用抗菌药物外，尚应做局部胸腔抽脓或切开引流排脓，脓腔内可注入抗生素，厚稠脓液不易排出时，可做肋间引流排脓。

5. 外科手术切除：经内科积极治疗在 3~6 个月以上无明显吸收，表现为厚壁空洞的慢性纤维组织增生，可行手术治疗。但值得注意的是，强效抗生素的使用，3~6 个月的界限并非绝对，少部分患者仍可经内科保守治疗治愈。故对该部分患者仍应坚持长期的内科治疗。若慢性肺脓肿，或有致命性大咯血可能产生窒息，或不能排除肿瘤或异物堵塞气道所致感染引起的肺脓肿，或癌性空洞，均应列入手术治疗的适应证。

【预后】

目前由于抗生素的广泛使用，肺脓肿的内科治疗成功率已大为提高，需做肺切除者低于 10%。

(熊盛道 马 静)

第十五章 肺结核、结核性脑膜炎和非结核性分枝杆菌肺病

一、肺结核病

肺结核(pulmonary tuberculosis)是结核分枝杆菌(*Mycobacterium tuberculosis*,简称结菌)侵入人体引发的肺部慢性感染性疾病,其中痰内排结核分枝杆菌者为传染性结核病。当人体抵抗力强,侵入结核分枝杆菌量少时,大多数情况下仅在局部形成轻微病灶,不引起临床发病,但机体也产生获得性免疫,同时引起特异的变态反应,称为感染。本病在我国目前仍是常见病。按规定肺结核患者皆应转入结核病防治机构管理,但由于各种原因,患者常滞留在综合医院诊治,那就应当按照结核病学会制定的"肺结核诊断和治疗指南"的原则进行。本文即依据此精神简述如下:

【病因】

人类结核病的主要致病菌为人型结核杆菌,牛型少见。结核菌生长缓慢,培养需4~8周才能报告。结核分枝杆菌涂片染色具有抗酸性,故俗称抗酸杆菌。结核分枝杆菌在阴湿处可生长5个月以上;5%~12%甲酚皂溶液(来苏儿)中2~12小时、烈日曝晒下2小时、70%乙醇溶液中2分钟、煮沸1分钟均可杀灭。

【病理】

结核病的基本病理变化主要有三种:

1. 渗出为主的病变:充血、水肿和白细胞浸润为主。可见大单核细胞内有吞噬的结核分枝杆菌。此病变出现于疾病早期,病情好转时可吸收。

2. 增生为主的病变:形成典型的结核结节。此时人体特异性免疫力相对较强。

3. 变质为主的病变:当人体免疫力较低,或结核分枝杆菌量较多、毒力较大而变态反应强烈时,前两种病变同原有的组织结构一起呈现组织凝固性坏死。状似干酪,称干酪样坏死。干酪物质咳出后形成空洞。

上述三种病变常混合存在,而以某种病变为主。当好转时渗出病变可吸收,仅留有轻微的纤维瘢痕。也可整个病灶被包裹,部分或全部纤维化。干酪灶可由失水、干燥、钙盐沉着而发生钙化灶。

【诊断】

(一)临床表现

起病缓渐,轻者可无明显自觉症状。全身毒性症状可有低热(可伴盗汗)、乏力、食欲缺乏,妇女月经不调,胸痛较轻,也可有咳嗽痰少,咯血,甚至大咯血。结核变态反应引起过敏时可出现结节性红斑、泡性结膜炎、结核性风湿病(Poncet's disease),甚至偶见口-眼-生殖器三联征(Behçet syndrome)等。病变广泛、严重者可出现呼吸困难、呼吸衰竭,并发肺源性心脏病、右心衰竭。轻症时一般无明显体征。病灶广泛,特别伴有空洞性病变时可见病侧呼吸运动减弱,叩诊浊音,听诊可闻呼吸音减低,或闻支气管肺泡呼吸音。病变广泛纤维化或胸膜明显增厚粘连时,患侧胸廓可塌陷,肋间变窄,气管向病侧移位。对侧可呈代偿性肺气肿。

(二)实验室检查

痰中找到结核分枝杆菌是确诊肺结核的主要依据,可采取痰液、超声雾化导痰、下呼吸道采痰、支气管镜采样、支气管冲洗液、支气管肺泡灌洗液(bronchoalveolar lavage fluid,BALF)、肺及支气管活检标本等,检查结核分枝杆菌。留标本时要保证质量。结核分枝杆菌分离培养对诊断更精确,且可鉴定菌型、做药物敏感试验。结核分枝杆菌聚合酶链反应(polymerasechain reaction,PCR)、核酸探针等,有条件时可试用,仅供参考。

血清抗结核抗体检查尚待进一步研究。其他如血沉可增快,重症可见贫血、白细胞减少,类白血病反应(偶见),肝功能异常,电解质紊乱等,但不特异。由于抗结核药物可引起肝脏损害,故用药前,用药期间都要反复查肝功能。

结核菌素纯蛋白衍化物(purified protein derivative,PPD-C 5TU)皮肤试验呈现强阳性时可作为诊断结核病的参考指征(结核感染后,或曾接种卡介苗者,PPD 也可呈一般阳性,不代表有病)。

X线胸片检查是发现和诊断肺结核的重要手段之一,将在结核病分类中简介。当胸片上病灶疑为肺结核时,在排除其他疾病后,应判断病灶的活动性。最好能有过去的胸片对比观察,对鉴别诊断和判断病灶的活动性很有帮助。

(三)结核病分类(1999年标准)

1. 原发型肺结核:人体初次感染结核分枝杆菌后可能仅引起轻微病灶(即前述的结核感染),当抵抗力下降时也可发病。初次感染的原发病灶多在胸膜下通气良好的肺区。由于此时免疫力尚未形成,结核分枝杆菌沿所属淋巴管侵入肺门淋巴结。原发病灶+淋巴管炎+肺门或纵隔淋巴结炎症,三者联合称原发综合征。在胸片上呈典型的"哑铃"样病变。如原发病灶和淋巴管炎吸收后仅见淋巴结肿大,称为胸内淋巴结结核。此类结核病绝大多数可自行吸收或钙化,也可有少量结核分枝杆菌播散到其他器官潜伏下来,成为日后肺外结核病的来源。此类型患者多无明显临床症状。不过一旦发现仍需治疗,防止继发型肺结核发生。极少数患儿可仅有前述结核毒性症状,或变态反应表现,胸片上看不到病灶。

2. 血行播散型肺结核:包括急性血行播散型肺结核(急性粟粒型肺结核)及亚急性、慢性血行播散型肺结核。多为原发型肺结核发展而来,少数继发于其他部位潜在的病灶。急性者是大量结核分枝杆菌进入血道引起全身播散,肺是受侵器官之一(也可仅表现在肺内),常可伴发结核性脑膜炎。全身毒性症状严重。胸片上可见双肺均匀、密布、等大的粟粒状阴影。少量、多次结核菌经血道进入肺部时,胸片上呈大小不一、分布不

太均匀、新旧不相等的播散病灶,多分布在双上肺野,毒性症状
较轻,称亚急性或慢性血行播散型肺结核。

3. 继发型肺结核:这是肺结核中的一个主要的、最常见的
类型,包括浸润型、纤维空洞型及干酪型肺结核等。胸片上呈多
种多样。多发生在肺上叶尖后段、肺下叶背段、后基底段,也可
侵犯多肺段。影像呈多形态表现(即同时呈渗出、增殖、纤维和
干酪性病变),也可伴有钙化。易合并空洞,可伴支气管播散。
病灶呈球型者即结核球,直径多在 3cm 以内,周围常有卫星灶,
内侧端可有引流支气管征。本型病变吸收(或进展)较慢(一
个月内变化较小)。如病变不典型,需要鉴别诊断时,可考虑胸
部 CT 扫描。

4. 结核性胸膜炎:详见第三十七章。

5. 其他肺外结核:按部位及脏器命名,如骨关节结核、结核
性脑膜炎、肾结核、肠结核等。

在诊断肺结核时,可按上述分类名称书写诊断,并注明病
灶分布范围(左侧、右侧、双侧)、痰菌和初、复治情况。

(四)肺结核的诊断要点

一般不难。痰中找到结核分枝杆菌是确诊的依据。未找
到结核分枝杆菌的菌阴肺结核的定义为三次痰涂片及一次培
养阴性的肺结核,其诊断标准是:

1. 典型肺结核临床症状和肺部 X 线表现。

2. 抗结核治疗有效。

3. 临床可排除其他非结核性肺部疾病。

4. PPD(5TU)强阳性,血清抗结核抗体阳性。

5. 痰结核菌 PCR+探针检测呈阳性。

6. 肺外组织病理证实结核病变。

7. BALF 检出抗酸分枝杆菌。

8. 支气管或肺部组织病理证实结核病变。

具备 1~6 中 3 项或 7~8 条中任何 1 项可确诊。

为了及时查出肺结核患者,凡患者有呼吸道症状,1~2 周
以上不愈,即应常规行痰液检查、X 线胸片检查。

(五)肺结核的活动性和转归

根据临床表现、肺部病变、空洞及痰菌等情况尽可能做出下述判断以供治疗的参考。

进展期:新发现活动性病变;病变较前增多、恶化、新出现空洞或增大;痰菌由阴性转阳性等。

好转期:病灶吸收好转;空洞缩小或闭合;痰菌减少或转阴等。

稳定期:病变无活动性,空洞关闭,痰菌每月查 1 次,连续 6 个月以上阴性(若空洞存在长期不闭合,则痰菌需连续 12 个月以上阴性)。

(六)肺结核的特殊类型

1. 无反应性结核病:全身多个脏器呈严重干酪性坏死,其中有大量成簇的结核菌,但缺乏类上皮细胞和巨细胞反应。胸片上可无异常或呈不典型表现,极易误诊。主要见于免疫系统严重受损者,如老年人、艾滋病患者等。临床变化多种多样,急性爆发时有高热,出现受侵器官相应症状、体征和实验室改变。浅表淋巴结肿大。消化、神经症状也多见。可有关节痛,出现皮疹。PPD 试验阴性。高分辨 CT 可见粟粒样改变。痰涂片结核菌可阴性。纤维支气管镜灌洗或活检可能见到结核分枝杆菌。临床需排除红斑狼疮、败血症、伤寒、白血病等。预后险恶。化疗需 4~5 种药物联用。也可试用免疫疗法或干扰素类药物辅助治疗。

2. 支气管结核:由于纤维支气管镜的广泛应用,发现不少支气管结核病患者,而他们的胸片上未发现活动性肺结核证据。临床上可有刺激性咳嗽,甚至咯血、呼吸困难,也可有继发感染或出现局限哮鸣音。痰查结核分枝杆菌可阳性。纤维支气管镜下可见黏膜下浸润、溃疡、肉芽增生,甚至干酪样病变,刷检可找到结核分枝杆菌。还可见到继发支气管狭窄、肺不张、阻塞性肺炎等。治疗同肺结核,疗程延长 1 倍为宜。

3. 结核性风湿症:如前述之结核病的变态反应表现,为多发性关节痛或炎症样改变,多见于大关节。皮肤上可见结节性或环状红斑,好发于伸侧面或踝关节周围。可反复发作,多见于青少年女性。酷似风湿病,但用水杨酸制剂无效。

(七)特殊人群的不典型肺结核

1. 免疫损害者(指原发免疫缺陷性疾病及接受放、化疗和免疫抑制药物治疗患者),由于免疫力低下或药物的干扰、掩盖,肺结核的症状隐匿或轻微,可缺乏呼吸道症状。但也可突发高热。病变可呈暴发性经过。以血行播散型肺结核多见,常合并胸膜炎或肺外结核病。胸片上以均质性片絮状为多,可在结核病非好发部位发生。极度免疫功能低下时,可发生无反应性结核病(如前述)。

2. 艾滋病合并肺结核时可表现类原发型肺结核,易合并胸膜炎与肺外结核,但 PPD 试验阴性等。

3. 糖尿病合并肺结核时病变以渗出干酪为主,可呈大片状、巨块状,易形成空洞,病变进展快,应与急性肺炎、肺化脓症、肺癌鉴别。

【鉴别诊断】

(一)原发型肺结核

1. 原发综合征:应与慢性支气管炎、支气管扩张以及儿童的百日咳相区别。

2. 胸内淋巴结结核:儿童患者应排除胸腺肿大或胸腺瘤。本病还应与胸内甲状腺肿、淋巴瘤、胸内结节病、中心性肺癌、神经元肿瘤、畸胎样瘤、纵隔淋巴结转移癌以及肺门旁区血管异常相鉴别。

(二)血行播散型肺结核

1. 急性血行播散型肺结核:应与"粟粒型"肺癌、肺部血吸虫病(在流行区生活史、大量感染、发热、嗜酸粒细胞增多等)、伤寒(胸片阴性、血肥达反应阳性)、卡氏肺孢子虫病、弥漫性泛细小支气管炎(阿奇霉素治疗有效)等相区别。

2. 亚急性或慢性血行播散型肺结核:应与早期尘肺、肺真菌病、细支气管肺泡癌(多结节性)、肺-肾综合征、肺泡微石症、肺含铁血黄素沉着症、弥漫性间质性肺炎、类风湿性肺病等鉴别。

（三）继发型肺结核

1. **浸润性肺结核**：应与各种细菌、真菌、寄生虫等引起的肺炎相区分，还应排除过敏性肺炎、局限浸润型肺癌、肺内转移癌等。

2. **结核球(瘤)**：应与肺癌、良性肿瘤、球性肺炎、肺内转移癌相区分，还应排除肺包虫病、肺动-静脉瘘等。

3. **结核性空洞**：应与空洞型肿瘤、肺脓肿、肺囊肿、肺大疱和支气管扩张等相鉴别。

具体鉴别方法，请参考本书相关章节。

【并发症】

最常见的是咯血(注意：肺结核愈合后由于瘢痕组织引起的继发性支气管改变，也可因感染而致咯血，应排除)，此外还可并发自发性气胸、结核性脓胸、代偿性肺气肿以及继发细菌感染、呼吸衰竭、肺源性心脏病等。肺结核疗程长，长期用抗菌药物，可能引起不良反应，特别年老体弱或加用糖皮质激素者，易继发真菌感染。也可在空洞、囊腔中有曲菌球寄生。肺结核还可与肺癌、尘肺、糖尿病并存。治疗请参考相关章节。

【治疗】

（一）肺结核的抗结核化学药物治疗

目前肺结核的抗结核化学药物治疗(简称化疗)是最主要的治疗方法。化疗的原则是早期、规律、全程、适量、联合五项原则。正确应用化疗可以达到：①杀灭结核菌，控制病情，提高治愈率，短期内痰中结核菌阴转，防止传染。②联合用药可防止耐药性产生。③防止复发。化疗对完全休眠的结核菌不起作用(故对不活动的结核病一般不需用药)，有赖机体免疫力加以清除。由于多数患者不需住院治疗，为了保证患者得到合理、规范的化疗，应当由专业机构医务人员直接面视下督导短程化疗(directly observed treatment short-course，DOTS)。如治疗不像预计的顺利，用药因故(如对某药过敏)不能应用利福平(R)或异烟肼(H)等主要药物，无条件进行DOTS，则不能用间歇疗法，并适当延长用药疗程。

由于患者对药物耐受性不一样,年龄不一,肝肾功能各异和存在耐多药情况,化疗的方案也应注意个体化。

1. 化疗药物简介(表 15-1)

表 15-1   抗结核药物简介

药名(代号)	剂量用量(g/d)	间歇(2次/周,g/次)	主要作用	主要不良反应	备注
异烟肼 isoniazid (H、INH)	0.3	0.5~0.6	抑制结核分枝杆菌 DNA 合成,杀灭细胞内、外结核分枝杆菌	肝功能损害,周围神经炎,诱发癫痫、精神症状等	
利福平 rifampicin (R、RFP)	0.45~0.6	0.6	干扰结核分枝杆菌 DNA 和蛋白质的合成	肝功能损害、黄疸、过敏、药物热、胃肠不适等,罕见严重溶血	
利福喷丁 rifapentin (L、RFT)		0.5~0.6	同上	同上	
链霉素 streptomycin (S、SM)	0.75	0.75	干扰结核分枝杆菌蛋白质合成	第Ⅷ对脑神经(听力障碍、眩晕)、肾功能损害,偶可过敏	老人、孕妇、儿童慎用
吡嗪酰胺 pyrazinamide (Z、PZA)	1.5	2.0	破坏菌体酶活动性和需氧电子运输系统,杀灭细胞内静止的结核分枝杆菌	肝脏、胃反应,高尿酸血症等	痛风者慎用
乙胺丁醇 ethambutol (E、EMB)	0.75~1.0	1.0~2.0	抑制 RNA 的合成,联用药时可防止耐药	视神经炎,过敏反应	儿童、孕妇慎用

药名(代号)	剂量用量(g/d)	间歇(2次/周,g/次)	主要作用	主要不良反应	备注
对氨基水杨酸钠 para-aminosalicylicylate(P、PAS)	8.0	10~12	阻碍叶酸合成,与其他药物合用可延缓耐药性产生	胃肠反应、肝损害、过敏、甲状腺功能减退	不宜与RFP联用
氨硫脲 thioacetazone(T、Tb1)	0.075~0.1		不明,可能引起菌体变化,防止耐药	胃肠反应,抑制造血系统,增加SM毒性,引起黄疸、蛋白尿	
丙硫异烟胺 protionamide(1321th、TH、PTH)	0.75~1.0		结构与INH类似,对INH、SM、PAS耐药菌有效	胃肠道反应,肝损害,精神、神经症状,男性乳房增大	
丁胺卡那霉素 amikacin(AMK)	0.4	0.4	类似SM	类似SM	同SM
卷曲霉素 capreomycin(CPM)	0.75	0.75	类似SM,对常用药耐药菌可试用	同SM而较重,低血钾、低血钙	同SM
氧氟沙星 ofloxacin(O、OFLX)		0.4~0.6	可能是抑制菌体蛋白	肝肾毒性,胃肠反应、头痛、癫痫、过敏	儿童、孕妇慎用
左氧氟沙星 levofloxacin(V、LVFX)	0.3		同上	同上	同上

续表

药名（代号）	剂量用量(g/d)	间歇(2次/周,g/次)	主要作用	主要不良反应	备注
异烟肼对氨基水杨酸盐 pasiniazide（PSNZ、帕星肼）	0.6~0.9		比单用混用H、PAS更有效,毒性低,延迟耐药性	同H、P	

注:表中H、R、Z、E、S传统上属于一线药物,其他属于二线药物。其中有些药物量大或有胃肠反应,可分三次服用。

以下新开发的药物临床上应用尚不成熟,可以称为"三线"药物。例如,氯苯吩嗪(clofazimine);新利福霉素类长效衍化物如利福布丁(rifabutine);β内酰胺酶抑制剂如阿莫西林(amoxicillin)+克拉维酸(clavulanate)的制剂等。有条件时对耐多药患者可试用。另外,卫非特每粒含R 120mg、H 80mg、Z 250mg;卫非宁每粒含R 150mg、H 100mg。

2. 初治肺结核的治疗

定义:有下列情况之一者为初治。①尚未开始抗结核治疗的患者。②正进行标准化疗的而未满疗程者。③不规则化疗未满1个月者。

初治方案:强化期2个月/巩固期4个月。药名前数字表示用药月数,药名右下方数字表示每周(间歇)用药次数。常用方案:2S(E)HRZ/4HR;2S(E)HRZ/4H$_3$R$_3$;2S$_3$(E$_3$)H$_3$R$_3$Z$_3$/4H$_3$R$_3$;2S(E)HRZ/4HRE;2RIFATER(卫非特)/4RIFINAH(卫非宁)。

初治强化期2个月末痰涂片仍阳性,强化期可延长1个月(总疗程仍为6个月)。若第5个月痰涂片仍阳性,第6个月阴性,巩固期延长3个月(总疗程8个月)。粟粒性肺结核强化期3个月,巩固期6~9个月,总疗程9~12个月,不采取每周3次的间歇疗法。菌阴肺结核者采取上述方案时,强化期不用S或E。

3. 复治肺结核的治疗

定义:有下列情况之一者为复治。①初治失败。②规则用药满疗程后痰菌又复阳。③不规则用药超过 1 个月者。④慢性排菌患者。

复治方案:强化期 3 个月/巩固期 5 个月。常用方案:2SHRZE/1HRZE/5HRE;2SHRZE/1HRZE/5H$_3$R$_3$E$_3$;2S$_3$H$_3$R$_3$Z$_3$E$_3$/1H$_3$R$_3$Z$_3$E$_3$/5H$_3$R$_3$E$_3$。

复治患者应做药敏试验,上述方案无效者可参考药敏试验及耐多药肺结核化疗方案治疗。慢性排菌者如具备手术条件者可行手术治疗。久治不愈的排菌者要警惕非结核分枝杆菌感染的可能。

4. 耐多药肺结核的治疗:对包括 IHN 和 RFP 两种或两种以上药物产生耐药者称耐多药肺结核。可根据药敏结果选择包括二线药物在内的 4~5 种药物。保证敏感药物在 3 种以上。如未获得药敏试验结果,临床上考虑耐多药者,强化期至少 3 个月、用 AMK 或(CPM)+TH+PZA+OFLX 联合,巩固期至少 18 个月、TH+OFLX 联合。以上仅为举例参考,具体要按个体不同情况个体处理。

5. 治疗矛盾现象:系指初治肺结核强化治疗中出现胸片上一过性阴影增多、淋巴结增大、胸膜炎发作,临床上可有头痛、低热、纳差、关节痛等。其机制可能是药物短期杀死大量结核分枝杆菌,死菌及其成分作为抗原使处于高变态反应者发生反应。应与真正恶化相区别(痰菌、症状、X 线表现之间有无平行关系)。此时一般不需处理,3 个月内可自行消退。反应过重者可短期试用糖皮质激素。

6. 疗效判断:主要看痰菌是否被消灭,故每月至少查痰菌涂片和培养 1 次,并结合临床症状、胸片等综合判断。

(二)症状治疗

毒性症状经合理化疗 1~2 周后可自行消退,重者在合理化疗下可试用糖皮质激素。咯血者处理见第二章。

(三)外科手术治疗

合理化疗可使大部分患者免于手术治疗。下属情况可考虑手术治疗:①经合理化疗而痰菌不能阴转。②并发肺不张、支气管扩张引起反复化脓性感染或大咯血。③肺内有多个厚壁空洞伴中毒症状。④支气管胸膜瘘经内科治疗无效。⑤结核球不能排除肺癌时。外科治疗时病灶必须集中在一叶或一侧,健康情况可以耐受。

(四)肾上腺糖皮质激素的应用

肺结核一般不需应用激素,滥用可降低患者的免疫力。结核性胸膜炎、心包炎如诊断无误(能排除其他病因)可用泼尼松,疗程6~8周。

(五)免疫疗法

目前国内主要试用由草分枝杆菌(*M. phlei*)提取的 U-TILIN,有一定辅助治疗作用。

【预防】

传染期患者要隔离,分泌物要消毒(经治疗痰菌阴转者可不住院)。婴幼儿应接种卡介苗。及早发现患者,进行合理化疗,治愈患者是控制人群结核病疫情的最重要手段。

【预后】

早期合理化疗,理论上皆可治愈,晚期患者仍有死亡者。

二、结核性脑膜炎

结核性脑膜炎(tuberculous meningitis,简称结脑)是结核杆菌引起的脑膜非化脓性炎症,是神经系统结核病最常见的类型。目前其死亡率仍达10%左右。

【病因】

结核菌多经血行播散,也可能为脑内或其附近结核蔓延至脑膜引起。

【病理】

结核菌侵入蛛网膜下腔,引起变态反应,在软脑膜、蛛网膜形成结核结节,周围有炎性渗出,后者多集中在脑底部,可引起脑神经损害。重者可致脑膜脑炎,甚至可引起脑脊液通路阻塞及脑积水等。

【诊断】

(一)临床表现

早期:起病缓慢,发热、头痛、全身不适,极易误诊为"感冒"

而延误治疗。以后渐有精神萎靡、食欲减退、恶心呕吐。此时脑脊液已可有(或无)变化。

中期:症状加重,嗜睡、谵妄,可有惊厥,脑膜刺激征。脑脊液改变明显。

晚期:昏迷,反复惊厥,甚至角弓反张,大小便失禁,持续高热,呼吸不规则,还可有四肢瘫痪、脑神经症状及脑疝危象。此时脑脊液葡萄糖、氯化物降低,蛋白增高,如见蛋白-细胞分离现象,预后不良。

(二)实验室检查

1. 脑脊液检查:这是诊断的主要依据之一。压力增高,外观微混或清亮;细胞数 $100×10^6 ~ 500×10^6/L$,淋巴细胞为主(早期也可中性为主);蛋白质增高,$500 ~ 800mg/L$,或更高,若椎管内蛛网膜粘连,蛋白质可升至 $10g/L$ 以上,与细胞分离;糖低于 $400mg/L$;氯化物低于 $700mg/L$;沉渣做培养和涂片抗酸染色可能找到结核菌。相关免疫学检查尚处于研究试用阶段。

2. 血象:多正常,儿童结脑时白细胞可增多,中性粒细胞升高;血沉增快。

3. 放射学检查:胸片可能有肺结核。头颅 CT 在早期可见到脑底脑膜改变,也可发现脑实质病灶、脑积水、脑梗死、颅压增高等,有助于结核性脑膜炎的病情、预后判断和治疗的选择。

4. 其他:PPD 试验因免疫力差,可能呈阴性。眼底镜检可能看到结核结节。

(三)鉴别诊断

根据以上表现,一般诊断不难,但需排除以下疾病:

1. 病毒性脑膜炎:起病较急,脑脊液中糖和氯化物不降低,蛋白质多在 $1000mg/L$ 以下,2~3 周可康复。

2. 化脓性脑膜炎:急性起病,脑脊液混浊,甚至如米汤样,其中细胞数每立方毫米可达数千至数万,白细胞和中性粒细胞明显增高,糖则明显下降,而氯化物降低不明显。离心后的脑脊液可能找到化脓性细菌。常伴有其他器官化脓性病变。

3. 隐球菌脑膜炎:起病隐袭且症状较轻,易延误诊断。主要在脑脊液墨汁染色或培养中找到隐球菌。

4. 流行性乙型脑炎：夏秋发病多，有流行趋势。脑脊液蛋白质低于 1000mg/L，糖和氯化物不低。

5. 恶性肿瘤或转移癌性脑膜炎：CT 对脑内肿瘤诊断有帮助，但难以发现颅内无肿瘤的转移癌性脑膜炎。后者病情进展迅速，脑脊液细胞数多正常，可发现癌细胞。在颅外可找到原发肿瘤。

【治疗】

抗结核治疗参考肺结核一节。异烟肼最好，易进入脑脊液中，用量$(0.6\sim0.9)$g/d，大量时易发生不良反应，可加用维生素 B_6 少量，以减轻其毒性（大量维生素 B_6 时可降低异烟肼的杀菌作用）。此外应联用利福平（大量异烟肼再加大量利福平时易致肝脏损害，应注意）、链霉素、吡嗪酰胺、乙胺丁醇（或在初期患者不能口服药物时用 PAS 静脉滴注）等。强化期五联用 $3\sim4$ 个月；巩固期减为三联，总疗程不低于 1 年。如治疗较晚，病情重，恢复慢者，还需延长疗程。另外，还要注意加强患者的营养，重病的护理。有继发感染时应用抗菌药物。肾上腺糖皮质激素的应用虽有争论，但在合理化疗下应用激素有利于减轻症状，争取时间发挥抗结核药物的作用。以泼尼松为例，40mg/d，症状好转后渐减，全程 $6\sim12$ 周。鞘内注射一般不用，个别有椎管阻塞者可试用 INH 50mg 加上地塞米松 $0.5\sim2.0$mg 或琥珀酸钠可的松 $34\sim68$mg 鞘内注射，隔日 1 次或每周 $1\sim2$ 次。症状好转后停用。对症治疗包括降低颅内压力、脱水、脑侧室引流，重症患者甚至需外科分流术。

【预后】

治疗不及时死亡率高。婴儿和老年人预后差。治疗不足 1 年复发率高达 25%。

三、非结核性分枝杆菌肺病

非结核分枝杆菌肺病(non-tuberculous mycobacteria disease of lung)是由一组非结核分枝杆菌（简称 NTM）引起的全身疾病，主要侵犯肺部。在我国虽无全面调查，但多个省市报告，在分枝杆菌中检出率已达 4.3%，多见于老年男性。NTM 还可引起院内感染，不容忽视。

【病因】

非结核分枝杆菌是一组环境分枝杆菌，多来源于污水、土壤、气溶胶。目前已发现 100 多种，其中有 37 种已见致病的报道。主要通过环境感染人类。肺部常见的 NTM 感染菌为鸟-胞内分枝杆菌复合体、脓肿分枝杆菌、堪萨斯分枝杆菌、蟾蜍分枝杆菌等。

【病理】

类似结核病而较轻，可见类上皮细胞结节，干酪灶少，空洞较多见。病理改变不特异，但见大量抗酸杆菌。

【诊断】

(一)临床表现

酷似肺结核病，咳嗽、咳痰、血痰、发热、消瘦、乏力等，症状也可不明显。多数有肺部原发病，如肺炎、支气管炎、支气管扩张、尘肺、肺癌、胸膜炎、胸部手术史以及糖尿病、肝病或长期应用皮质激素史等。此时难以与 NTM 感染相区分，应特别小心。体征无特异性，病变广泛时可闻呼吸音减低和湿啰音等。

(二)诊断规定

凡具备下列条件之一的患者应进行 NTM 检查：①痰标本培养阳性，菌落状态及生长情况与人型结核分枝杆菌不同。②初治患者分离出的抗酸杆菌而对一线、二线部分抗结核药物耐菌者。③已诊断为"肺结核"，应用各种抗结核药物治疗无效，痰菌仍阳性者。④新发现"肺结核"患者具有新鲜空洞、病变广泛，而症状轻微，或经正规化疗 3~6 个月仍反复排菌者；无空洞的浸润病灶经正规化疗 6 个月以上仍排菌者。⑤肺病患者有免疫缺陷，如尘肺、糖尿病、长期应用免疫抑制剂，已排除肺结核者。⑥痰中发现抗酸杆菌，而临床表现与肺结核不相符者。

(三)诊断标准

1. 胸片有异常阴影，临床表现如前述，又能排除肺结核者。

2. 细菌学检出 NTM 为准。新发现病例,1 个月内 3 次痰培养中 2 次有同一致病性 NTM;每月 1 次痰培养,2 次以上有同一致病性 NTM;慢性肺部病变患者 6 个月内每月痰培养 1 次,3 次以上有同一致病性 NTM 者;经穿刺物、活组织检查、手术标本、尸检等,病变中发现 NTM 而无其他致病菌者(诊断为肺内 TNM 感染时,痰培养菌落至少在 100 个以上)。

(四)鉴别诊断

主要与肺结核鉴别;球型或结节型者还需与肺癌相区分。

【治疗】

TNM 肺病尚无特异高效药物,而多数传统抗结核药物对 TNM 很少有或根本无活性,所以本病治疗困难,预后不佳。NTM 细胞表面的高疏水性及细胞壁通透性屏障是其广谱耐药的生理基础,是有效化疗的障碍。目前认为利福布丁(rifabutine,RFB)属疏水衍化物;EMB 可破坏细胞壁,可与 SM、RFP 及氧氟沙星类药物等联用;也可将抗结核药物加入脂质体等,如复合利福平(rifampinco,Rco);还有利福喷丁(RFT),新大环内酯类(阿奇霉素等)、头孢霉素类(头孢西丁 cefoxitin,CXT;头孢美唑 cefmefazole,CMZ);亚胺培南西司他丁(美平、泰能);也可试用磺胺类、阿米卡星等。根据药物敏感试验选择抗结核药物 3~4 种,或加上前述新药,联合用 18~24 个月。用药 1 年以上仍排菌者,有条件时可行手术治疗,手术死亡率也可达 7%。

(甄国华　刘春艳)

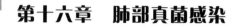

第十六章　肺部真菌感染

肺部真菌感染即肺真菌病(pneumonomycosis)是由真菌引起的最常见内脏真菌病。由于近年来广谱抗生素、皮质激素、免疫抑制剂的应用,真菌感染率及病死率增高,其中肺部真菌感染占首位。真菌广泛存在于自然界,与人类关系密切,致病菌以念珠菌、曲霉菌最多见,而组织胞浆菌、新型隐球菌、球孢子菌、放线菌、奴卡菌和毛霉菌较少见,健康人体对真菌具有较强的抵抗力,但在一定条件下仍可发生肺部真菌感染,严重者可经血循环至全身。常见的致病条件如长期大量使用广谱抗生素、皮质激素或免疫抑制剂、放疗、化疗,或患者存在各种基础病,或使用导管、插管、静脉营养等。

一、肺念珠菌病

肺念珠菌病(pulmonary candidiasis)是念珠菌引起急性或慢性呼吸道感染,为常见的肺真菌病。

【病因】

致病菌主要为白色念珠菌,它广泛存在于自然界,亦寄殖于人体口咽、皮肤、阴道、肠道等部位,10%～20%的健康人痰中可查见。感染途径可经呼吸道或皮肤、黏膜入侵。当患者长期大量应用广谱抗生素、皮质激素、免疫抑制剂、放疗、化疗等致机体防御系统破坏及功能失调,或患者原有支气管-肺疾病等各种基础疾病,念球菌即可侵入呼吸系统引起继发性感染。

【病理】

早期病变以急性化脓性炎症或多发性小脓肿形成为主,周围有菌丝及巨噬细胞浸润。慢性感染则呈纤维性组织增生及肉芽肿病变,其内可找到菌丝和孢子。

【诊断】

(一)临床表现

依病情发展可表现为两种类型:

1. 支气管炎型:患者全身情况良好,有咳嗽、咳白色黏痰或胶冻样小块状物,内有菌丝,多无发热,似慢性支气管炎。体检可见口咽黏膜被覆散在点状白膜如"鹅口疮",X线表现为两中、下肺野纹理增多。本型多见。

2. 肺炎型:大多见于免疫抑制或全身情况衰弱患者,病情较重,呈急性肺炎表现,出现畏寒、发热、剧咳、咳带血脓痰或胶冻样痰,呈酵母臭味。X线表现两中、下肺野弥漫性斑点或片状阴影,甚至波及整个肺叶,短期内发展迅速。慢性病常有广泛纤维组织增生及肺气肿表现。重者可经血行播散至全身多个器官。预后不良。

以上两型可混合存在。

(二)诊断要点

1. 患者有各种易感染因素,如长期使用广谱抗生素、激素或免疫抑制剂等。

2. 原有肺部感染,在抗生素治疗下病情恶化,要警惕真菌感染可能。

3. 具有上述临床表现及X线征象,但无特异性。

4. 多次痰涂片或痰培养见念珠菌菌丝或培养出同一菌种有参考价值,标本要新鲜,久置会自然产生菌丝体。

5. 经环甲膜穿刺或用纤维支气管镜防污染毛刷采取下呼吸道分泌物以及血、尿等涂片及培养阳性即可确诊。

6. 皮肤敏感试验意义不大。血清学检查仅有参考价值。

7. 组织活检可以确诊。

总之,念珠菌肺部感染临床表现轻重不一,缺乏特异性,早期诊断较难,确诊依据病原菌的发现,因此,老弱患者及免疫缺陷、抵抗力降低患者,发现肺部感染应考虑真菌感染可能。

(三)鉴别诊断

需与支气管炎、肺结核、肺炎、肺癌、肺脓肿及其他真菌病相鉴别。

【治疗】

1. 消除诱因,治疗原发病及基础病,提高机体抗病能力,较轻者可自然好转或痊愈,严重感染需积极治疗。

2. 抗真菌药物治疗

(1)氟康唑(fluconazole):口服或静脉滴注 200mg/d,首剂加倍,病重者可用 400mg/d,或者用至 6~12mg/(kg·d)。轻者用 5~7 天,重者应延长至痊愈。不良反应小,偶有恶心、腹泻,故常首选。

(2)伊曲康唑(itraconazole):口服 200mg/d,不良反应偶有肝、肾功能损害,胃肠道不适。

(3)两性霉素 B(amphotericin B)脂质复合体:多用于重症病例,将两性霉素 B 由 0.1mg/(kg·d)开始渐增至 0.7mg/(kg·d),避光静脉滴注,总剂量 1~3g。

(4)5-氟胞嘧啶(5-fluorcytosin):口服 50mg/(kg·d),重者疗程 1~3 个月。不良反应有胃肠道不适,药物热,骨髓抑制及肝功能损害。本品也可气雾吸入。

(5)大蒜制剂:90~150mg/d 静脉滴注,或口服 40mg,每日 3 次,可试用。

3. 辅助及支持疗法:应用免疫球蛋白、输血、增加营养、加强支持疗法。

【预防】

避免滥用广谱抗生素、皮质激素等。重症患者行口腔护理。

二、肺曲菌病

肺曲菌病(pulmonary aspergillosis)是由曲霉菌所致的肺部慢性疾病,曲霉菌可侵犯全身多个器官。

【病因】

病原体为曲霉属中多种曲霉菌,主要是烟曲菌,可发生在有基础肺病的患者或有免疫功能低下者,长期应用皮质激素或免疫抑制剂可助长曲菌病发生。曲霉菌分布广泛,如发酵食品、饲养鸟禽、发霉谷物等。常因大量吸入曲霉菌孢子而致病。

【病理】

主要改变为急性坏死性出血性炎症反应,伴多发脓肿形成。慢性时为非特异性肉芽肿。亦可引起呼吸道Ⅰ型、Ⅲ型变态反应,或在空腔内聚集形成团块而成为曲菌球。

【检查与诊断】

(一)临床表现

临床表现可有三种类型。

1. 侵袭性曲菌病(invasive aspergillosis):本型最常见。常继发于全身或局部抵抗力降低的患者,而引起支气管肺炎。病情严重,发热、咳嗽、咯血、咳棕黄色痰、呼吸困难。体检肺部可闻及干、湿啰音。X线片示以胸膜为基底的多发的楔形阴影或空洞。CT示早期为晕轮征(halo sign),即肺结节影(水肿或出血)周围环绕低密度影(缺血),后期为新月体征(crescent sign)。

2. 曲霉肿(aspergilloma):又称曲菌球,多发生在支气管囊状扩张、肺结核空洞、慢性肺脓肿等腔内,由繁殖的曲菌与纤维蛋白、黏膜细胞凝聚形成。临床可无症状,或有反复咯血。痰少,常找不到曲菌。典型X线示在原有的慢性空洞内有一团球影,随体位改变而在空腔内移动。

3. 变应性支气管肺曲菌病(allergic bronchopulmonary aspergillosis,ABPA):一般发生在特异性体质患者,大量吸入孢子后表现为"支气管哮喘"或"过敏性肺泡炎"症状,数小时内出现喘鸣、低热、咳嗽,痰黏稠呈棕黄色,有时带血。体检两肺满布哮鸣音,浸润部位有湿啰音。血液中IgE或IgG增高,嗜酸粒细胞增多。X线显示短暂游走性肺部浸润或肺段、叶不张,但无叶间裂移位。以上表现如患者脱separation接触可自行消退,应用皮质激素则短期内消失。再次接触可反复发作。晚期则出现肺纤维化及肺气肿。

(二)诊断要点

1. 常有饲养鸟禽、接触农业发霉稻谷或从事酿造等职业史、基础病史和抵抗力低下。

2. 支气管深部吸出分泌物,或中段尿培养阳性,结合临床有一定意义。

3. 典型曲菌病 X 线征象有助于诊断。

4. 皮试及血清学检查仅供参考。

5. 活体组织检查及组织培养有确诊价值。

6. 发作性哮喘、血嗜酸粒细胞增多、IgE 增多、X 线示肺部游走性浸润灶,经纤维支气管镜吸出物发现菌丝,反复培养有曲菌生长等可诊断为过敏性曲菌病。

(三)鉴别诊断

同上述念珠菌病。肺曲菌球尚应与肺结核球、癌性空洞、肺包虫囊肿鉴别。

【治疗】

1. 抗真菌药物:曲菌病是抗真菌药物最难治疗的真菌病之一。首选两性霉素 B 脂质复合体,5mg/(kg·d)。也可选用 5-氟胞嘧啶 50~100mg/(kg·d),分 3 次口服,连续 1~3 个月;伊曲康唑,第 1、2 天每次 200mg,每 12 小时 1 次,约 1 小时静脉滴注完毕,以后 200mg,每日 1 次;其他对曲霉有效的还有伏立康唑(voriconazole)和卡泊芬净(caspofungin)等。

2. 过敏反应者应脱离接触,同时用支气管扩张药及皮质激素治疗哮喘发作。也可雾化吸入抗真菌药。

3. 肺曲菌球若有症状,如反复咯血、合并感染者可手术切除。支气管内和脓腔内注入抗真菌药或口服伊曲康唑可能有效。

三、肺放线菌病

肺放线菌病(pulmonary actinomycosis)是由放线菌属(Actinomyces)引起的肺部慢性化脓性肉芽肿病变。

【病因】

大多数由以色列放线菌引起,它的菌丝集结成直径 1~2mm 大小黄白色所谓"硫黄颗粒",具有细菌特征,革兰染色阳性,寄生于口腔黏膜、龋齿周围引起继发感染。肺部感染是吸入口腔的污染物所致。

【病理】

以多发性脓肿、瘘管形成、分泌物含"硫黄颗粒"为特征,破坏与增生同时进行。

【诊断】

1. 临床表现:类似慢性肺炎,缓慢起病,低热、咳嗽、咳痰、咳含"硫黄颗粒"血痰。波及胸膜形成瘘管可排出"硫黄颗粒",瘘管周围组织有色素沉着,引起剧烈胸痛,瘘管口愈合后在其附近又有出现瘘管现象。X 线片示双中、下肺不规则斑片状阴影,其中有透光区。

2. 诊断要点:肺放线菌无特征改变,临床诊断困难,主要依据真菌检查、脓液或痰中发现"硫黄颗粒"、革兰染色阳性而抗酸染色阴性等,厌氧菌培养分离出放线菌可明确诊断。

3. 鉴别诊断:需鉴别肺结核病、肺脓肿、肺癌、阿米巴病及其他真菌病等。

【治疗】

首选青霉素,剂量要大,1000 万~3000 万 U/d,分 4 次静脉滴注,4~6 周后改为青霉素 V 钾每日 300 万 U 口服,持续 4 个月。青霉素过敏者可根据药敏试验选用四环素类、磺胺类、红霉素、林可霉素类、利福平或头孢唑啉等。慢性病灶或脓胸需手术治疗。

四、肺奴卡菌病

肺奴卡菌病(pulmonary nocardiosis)是由奴卡菌属(*Nocardia*)引起的肺部慢性化脓性疾病,也可侵入其他器官。

【病因】

常见病原菌是星形奴卡菌(N-asteroides),存在于土壤或家畜。约 70% 的患者可累及肺部,并可经血液散布全身。一般发生于免疫力低下者或器官移植者。巴西奴卡菌(N-brasiliensis)毒性大,可为原发感染。

【病理】

肺部病变为急性坏死性肺炎、肺脓肿,以下叶为主,也可形成胸膜瘘管、胸膜炎。

【诊断】

1. 临床表现:类似结核病,发热、咳脓性痰,有时带血,伴纳差、体重减轻、贫血等全身症状。X 线表现为肺叶或肺段浸润,结节影,也可有厚壁空洞,肺门淋巴结可肿大,部分可累及全身各脏器。

2. 诊断依据:临床表现无特异性,关键在于真菌检查,痰涂片可见菌丝,革兰染色阳性而抗酸染色部分阳性,需氧菌培养放线菌阳性可明确诊断。支气管肺泡灌洗或局部针吸有助诊断。

3. 鉴别诊断:主要需与结核病及放线菌病区别。

【治疗】

磺胺类药物治疗有特效,但剂量大,疗程长,常用 SMZ 4.8g/d 和 TMP 0.96g/d,或磺胺嘧啶 4~8g/d,分次口服,一般疗程需半年。治疗 1 个月后如病情好转可酌情减量。磺胺类与氨苄青霉素有协同作用。服药期应多饮水,且服碳酸氢钠,以防肾损害。二甲胺四环素、亚胺培南或第三代头孢菌素与氨基糖苷类联用可作为二线药物。红霉素、强力霉素等可试用。慢性脓肿需手术治疗。

五、肺毛霉菌病

【病因】

毛霉菌病(pulmonary mucormycosis)由毛霉菌目引起的急性化脓性疾病,毛霉菌主要侵犯肺部,根霉菌主要侵犯鼻窦、眼眶、中枢及消化道。呼吸道是主要感染途径,常发生于机体抵抗力低下及有基础疾病等易感患者。

【病理】

以出血性坏死为主,可能与菌丝引起血管、淋巴管血栓形成有关。偶有呈毛霉菌球表现。

【临床表现】

肺部感染可原发或继发鼻窦感染,引起肺实变及肺脓肿。表现为高热中毒症状,胸痛、血痰、气急、呼吸困难,甚至有大咯血。体检可闻及两肺广泛湿啰音及胸膜摩擦音。胸片检查示迅速发展的大片肺实变阴影,可有空洞形成及梗死阴影,一般呈进展性,预后差。可侵犯其他器官,引起眼球突出、头痛、腹痛等相应症状。

【诊断】

对于糖尿病、粒细胞缺乏症等免疫低下患者,有以上临床表现要考虑其可能性。临床诊断较难,生前往往不易诊断。痰涂片、培养或组织切片发现毛霉菌菌丝可确诊。

【鉴别诊断】

需与细菌性肺炎、病毒性肺炎、肺结核、肺部肿瘤及其他真菌感染相鉴别。

【治疗】

本病病情严重,死亡率高达 50%,早期诊断及时治疗尤为重要。

1. 抗真菌药物治疗:首选两性霉素 B,成人首剂 1mg/d,以后每日增加 2~5mg,至 30~50mg/d,疗程 1~2 个月或更长。其他抗真菌药疗效差。

2. 治疗原发疾病。

3. 切除及引流病灶。

六、肺隐球菌病

【病因】

肺隐球菌病(pulmonary cryptococcosis)是由新型隐球菌(*Cryptococcus neoformans*)引起,主要经呼吸道吸入而致病,局限在肺内,常自愈。当抵抗力下降时可经血行播散至全身,多侵犯中枢神经系统。

【病理】

隐球菌感染少有炎症反应,肺部病灶的中性粒细胞减少,有少数淋巴细胞浸润,晚期有小肉芽肿病变。

【诊断】

1. 临床表现:多数患者无症状,少数有低热、微咳或呈急性肺炎表现。X线表现为两中、下肺野结节状病灶,亦可呈片状阴影,侵犯中枢可出现脑膜脑炎表现。本病起病隐袭,极易误诊。

2. 诊断要点:痰或脑脊液涂片、培养及肺组织活检找到隐球菌可确诊,间接免疫荧光法对无症状者有诊断价值。

【治疗】

对于两肺弥漫性病变且有肺外播散者应积极治疗。因常在抵抗力低下时发病,故消除诱因很重要。同时用抗真菌药物治疗。两性霉素 B 的总用量需 1~1.5g,可与 5-氟胞嘧啶联用。氟康唑治疗亦有效,200~400mg/d,静脉滴注,症状稳定后,改为口服,视病情可连用 2~6 个月。大蒜素也有一定疗效,可与其他抗真菌药联用。

七、肺组织胞浆菌病

【病因】

肺组织胞浆菌病(pulmonary histoplasmosis)由组织胞浆菌(*Histoplasma capsulatum*)引起,在美国部分地区为地方性流行病,我国已有发现。它在土壤中以菌丝型存在,美洲型组织胞浆菌可经吸入到达肺泡,发育释放酵母型寄生巨噬细胞并繁殖。鸟、鸽等动物可带菌而污染环境。多数感染者无临床症状,有症状者亦以肺部表现为主,仅少数免疫力低下或缺陷者可有严重全身播散,侵犯至肝、脾及淋巴结等处。

【病理】

病理特征与结核病相似,形成上皮样肉芽肿及结核样结节、干酪样坏死及钙化,部分变为空洞,但少化脓。组织细胞或巨噬细胞内可见孢子。

【诊断】

(一)临床表现

常见临床类型有以下几种:

1. 慢性型:此型最多,与肺结核相似。肺结核患者中感染率高,故抗结核治疗效果差时可考虑同时合并组织胞浆菌病,此型易进行性发展导致肺纤维化。

2. 单个或多个钙化灶:症状较轻,仅血清学检查阳性。

3. 进行性肺部感染:表现为肺部弥漫性结节性损害。有发热、呼吸困难、咳黏液脓痰,愈合较慢,但不留痕迹,少数可合并进行性肺外组织胞浆菌病,出现肝、脾、淋巴结肿大,皮肤溃疡,死亡率较高。

4. 肺炎型:炎症渗出性及急性肺炎,多是良性经过。临床类似肺结核病。

5. 纵隔型:仅表现在肺门纵隔淋巴结肿大,可缓慢痊愈。

6. Loeffler 综合征:少见,表现为肺炎伴明显嗜酸粒细胞增多,无需特殊处理。

7. 粟粒型:或称游走性肺炎,极少见。

(二)实验室检查

1. 组织胞浆菌素皮试:阳性表明有感染。

2. 血清学检查:阳性仅能提示诊断。

3. 病原菌培养:阳性是可靠依据,但费时,阳性率低,诊断价值有限。

4. 组织病理学检查:与结核病相似,目的是发现酵母型真菌以确诊。

5. 纤维支气管镜检查:目的是获取组织,以利培养和病检。

6. X 线检查:胸片可见肺门增宽,肺内斑点片状影。愈后呈散在钙化点。

(三)诊断要点

1. 流行病资料、职业史、家畜接触史。

2. 有类似肺结核症状,要考虑其可能。

3. 根据组织病检,培养发现病原菌可确诊。

【治疗】

大多数能自愈,对慢性活动性病情重、全身播散者应积极治疗。

1. 抗真菌药物治疗:对急性肺部感染可用两性霉素 B,

1mg/(kg·d),缓慢静脉滴注,在2~3周内总剂量用至500mg,重症者用至1.5~2g,然后口服伊曲康唑巩固疗效。对慢性肺部感染口服伊曲康唑400mg/d,疗程6~12个月。

2. 手术治疗:局限病灶或反复咯血者可慎重考虑,但手术前后仍需药物治疗。

3. 对症支持疗法。

八、肺孢子虫肺炎

【病因】

肺孢子虫肺炎(pneumocystosis carinii)也叫卡氏肺囊虫肺炎(pneumocystis carinii pneumonia, PCP),是由卡氏肺囊虫(*Pneumocystis carinii*,PC)引起的间质性浆细胞性肺炎,是免疫功能低下患者最常见、最严重的机会感染性疾病之一。近年来由于免疫抑制剂、皮质激素、器官移植等的广泛应用以及艾滋病(AIDS)的出现和流行,其发病率急剧增加。PC属于原虫,但分裂方式更接近于真菌,广泛寄生于人与多种哺乳动物体内。患者与隐性感染者可能是本病的传染源。传播途径主要是空气和飞沫,少数可经胎盘先天性感染,在人肺泡内完成生活史。PC有3种结构形态,即滋养体、包囊和子孢子(囊内体)。

【病理】

本病绝大多数侵犯肺脏,孢子虫黏附寄生于肺泡上皮细胞表面。肺泡上皮增生,肺间质有炎症细胞浸润,以浆细胞、淋巴细胞为主,并伴渗出、水肿、纤维化。造成病理生理方面的改变是低氧血症,肺顺应性降低及肺活量、肺总量降低。

【诊断】

(一)临床表现

潜伏期一般为2周,而发生于AIDS患者时潜伏期为4周左右。PCP患者往往症状严重而体征缺如,临床表现差异很大,可分为:

1. 流行型(经典型):发生于早产儿、营养不良儿。表现为低热、腹泻、干咳、呼吸困难、发绀,严重者呼吸衰竭,病死率可高达 50% 。

2. 散发型(现代型):多发生于免疫力低下患者。表现为腹泻、低热、纳差、干咳、呼吸困难、发绀,短期内病情可进行性加剧,呼吸急促,严重者出现呼吸衰竭,如不及早治疗,病死率达 100% 。

(二)实验室检查

1. 血常规:白细胞总数正常或增高,分类正常或核左移,嗜酸粒细胞略高,淋巴细胞绝对值减少。

2. 病原学检查:肺组织或呼吸道分泌物内找到卡氏孢子虫可确诊。但患者常不咳痰,此时可用诱导痰标本检查。可经纤维支气管镜刷检、经纤维支气管镜肺活检(TBLB)、支气管肺泡灌洗(BAL)液检查有重要价值。必要时可经皮穿刺肺活检或开胸肺活检。

3. 免疫学检查:因患者处于免疫抑制状态价值不大。

4. 分子生物学检查:可使用基因扩增技术,其敏感性及特异性均较高。

(三)X 线检查

早期肺门周围呈网条状间质性炎症阴影,逐渐发展呈蝴蝶状实变阴影,其中常有局限性肺气肿和亚段肺不张,肺尖及肺底很少受累。10% ~25% 患者 X 线正常。90% 患者枸橼酸镓(^{67}Ga)、二乙烯三胺乙酰酸锝(^{99m}Tc-DTPA)和多克隆免疫球蛋白铟(^{111}In)肺显像显示异常,但特异性较差。

(四)肺功能及血气检查

肺功能障碍明显,潮气量、肺总量和一氧化碳弥散量降低。血气分析示低氧血症严重,$PaCO_2$ 正常或降低。

(五)诊断要点

1. 免疫功能低下患者出现发热、干咳、进行性呼吸困难,X 线片示间质性肺炎。

2. 确诊有赖于病原学检查。

(六)鉴别诊断

需与肺结核、真菌及细菌性肺炎鉴别。

【治疗】

该病病死率高,特效治疗可迅速恢复,早期治疗效果好,故怀疑本病立即行试验性治疗。

1. 病原学治疗

(1)复方新诺明:100mg/(kg·d),分 4 次服用,疗程 14～21 天。

(2)羟乙基磺酸戊烷脒(pentamidine isethionate):0.4mg/(kg·d)深部肌内注射,疗程 2 周;或以 0.6g/d 雾化吸入,不良反应小,但复发率高。不良反应多严重,如肝、肾及造血功能障碍、一过性氮质血症、低血压、呕吐等。

(3)克林霉素(clindamycin,氯林可霉素)、伯氨喹(primaquine)联合用药:前者剂量 600mg,静脉注射 8h,后者 13.2mg/d,3 周为 1 个疗程。

(4)氨苯砜、三甲曲沙(trimetrexate)等也可选用。

2. 支持及对症处理:加强营养,吸氧,必要时人工辅助呼吸。

3. 治疗基础病。

(方慧娟　李开艳)

第十七章 肺寄生虫病

一、肺并殖吸虫病

肺并殖吸虫病又称肺吸虫病(pulmonary distomiasis),为并殖吸虫寄生于人体引起的以肺组织病变为主的全身性急性或慢性疾病。

【病因】

并殖吸虫分布很广,能寄生于人体并致病的约有9种,以卫氏及斯氏(四川)并殖吸虫为主。在我国江浙一带以卫氏肺吸虫分布为主,而四川、湖北、湖南、云南、江西、陕西等地分布有斯氏并殖吸虫。以卫氏并殖吸虫为例,人和哺乳动物在流行区域生食蟹或蝲蛄而感染囊蚴,少数饮用生溪水致病。囊蚴在人体肠道形成尾蚴,大多数尾蚴通过膈肌侵入肺脏发育为成虫引起肺部病变,并可产卵,人体是其终末宿主。并殖吸虫在体内窜行产卵引起损害。虫体代谢产物可引起变态反应。斯氏并殖吸虫侵入人体内停留在幼虫状态,游窜于全身引起以皮下结节为主的临床表现,也常引起内脏幼虫移行症状。

【病理】

病变主要表现为组织缺血性坏死,小脓肿,呈多房性,囊肿样,有纤维壁,内含果酱样赭色黏稠物,其中有虫卵、Charcot-Leyden(夏科-雷登)结晶及嗜酸粒细胞,脓肿之间有隧道互相沟通。脓肿内容物可吸收或排出,腔闭合,纤维组织增生,钙质沉着,形成瘢痕。斯氏并殖吸虫侵入体内,游窜于全身引起皮下结节或包块性嗜酸性肉芽肿,也常引起内脏幼虫移行病变。

【诊断】

(一)临床表现

临床表现多变、复杂,起病缓慢,潜伏期不易确定,一般为3~6个月,迟者可达7~8年。患者可有低热、盗汗、乏力、纳差,重者毒血症状加重,十余日即可出现呼吸道症状。肺是卫氏肺吸虫最常寄生部位,咳嗽、咯血、胸痛等症状最常见。典型痰呈铁锈色,伴肺组织坏死则呈果酱样血痰,黏稠,带腥味。咯血可为痰中带血直至大咯血,反复咯血者占90%。虫体移行进入胸腔可引起胸痛、气急,但胸腔积液少见。此外,可有荨麻疹、哮喘发作。虫体移行至腹部可引起腹型表现,如腹痛、腹泻、肝大、棕色黏液脓血便,少有腹部包块。青少年患者虫体侵犯脑部、脊髓时可有头痛、呕吐、癫痫、截瘫等症状(脑型)。20%患者有皮下或肌肉结节,多见于下腹部至大腿之间,略有痛与痒感,可找到成虫及虫卵(皮肤型)。斯氏肺吸虫不喜侵犯肺,故咳嗽、血痰少见,但常可引起胸痛和胸腔积液,胸腔积液可见于单侧或双侧,或左右交替出现;也可表现为皮下或肌肉结节,50%~80%发生在腹部、胸部、大腿内侧、眼眶等处,黄豆或鸭蛋大小,单个或多个成串,为嗜酸性肉芽肿,内有夏科-雷登结晶,可找到虫体而无虫卵。

(二)胸部X线表现

早期出现边缘模糊圆形或椭圆形浸润阴影,多分布在中、下肺野,孤立或融合病灶,直径1~2cm,以后渐形成本病特征性表现,即在阴影中出现透亮、蜂窝状囊肿,为肺吸虫移行成“隧道”所致。其新老病变不一,新病变较大,边缘模糊,囊壁厚;老病变较小,边缘清晰而壁薄。某些病变周围可见长短不一的放射状索条影,亦可引起纤维增生性病变,呈现结节样病灶阴影,病灶愈合形成硬结钙化灶。部分患者可见胸腔积液阴影。斯氏肺吸虫病肺实质浸润少见且轻微,囊肿阴影少见,而胸腔积液多见。

(三)诊断要点

1. 患者曾在肺吸虫病流行病区居住,或有生食石蟹或蝲蛄史。

2. 咯血或果酱样痰,其中可找到虫卵,并有大量夏科-雷登结晶及嗜酸粒细胞,小儿胃液及粪便内可找到虫卵。

3. 血及胸腔积液嗜酸粒细胞计数增多,尤以斯氏肺吸虫病多见,重者白细胞增多,呈类白血病反应。

4. 肺吸虫抗原皮内试验(少用)、血清肺吸虫酶联免疫吸附或补体结合试验等阳性。假阳性少见。

5. 有典型多房样、囊样阴影的 X 线表现,其他阴影无特征性。

6. 皮下及肌肉结节组织活检有特异性病理变化。

(四)鉴别诊断

肺吸虫病呼吸道症状主要应与肺结核区别,两者病情有许多非特异性临床表现相似,需详细询问病史。肺吸虫病患者有生食蝲蛄史,典型果酱样痰,并能找到大量虫卵。斯氏肺吸虫患者可出现胸腔积液,胸腔积液中出现大量嗜酸粒细胞,可与结核性胸膜炎鉴别。合并哮喘患者需与支气管哮喘及肺嗜酸粒细胞增多症鉴别。

【治疗】

早期治疗效果好,但如有复发则需复治。

1. 药物治疗

(1)吡喹酮(praziquantel):具有疗效高、疗程短、不良反应轻等优点,故为首选。每次 25mg/kg,3 次/天,连服 2 天为 1 个疗程,总剂量 150mg/kg。必要时可隔 1 周后再服一个疗程。治疗后查痰虫卵阴转,临床症状消失,半年后 X 线表现明显好转或胸腔积液吸收。

(2)硫双二氯酚(bithionol,别丁):3g/(kg·d),分 3 次口服。隔日投药,20 天为 1 个疗程。偶有过敏性皮疹、精神失常等不良反应,常有胃肠道反应、中毒性肝炎。Herxheimer 反应(赫氏反应)少见。心、肝、肾功能不良、孕妇忌用。现少用。

2. 手术治疗:某些病变,如皮下结节,脑及脊髓侵犯受压迫出现症状,必要时可手术治疗。

【预防】

主要在于卫生宣教,劝诫勿生食蟹及蝲蛄,不饮生溪水。积极治疗肺吸虫病患者,防止痰、粪便污染水源。多养鱼、鸭,可吃掉螺、蟹、蝲蛄等中间宿主。

二、肺血吸虫病

肺血吸虫病(pulmonary schistosomiasis)多见于急性血吸虫病患者,是最主要的异位血吸虫病。50%~70%血吸虫病患者有肺部受损症状。

【病因】

在我国流行的血吸虫病是日本血吸虫引起的。

【病理】

肺血吸虫病主要是幼虫对肺的机械性损伤及虫卵引起的免疫学损害。幼虫移行肺组织引起广泛炎症细胞浸润,肺间质可见灶性血管炎和血管周围炎,还可形成嗜酸性肉芽肿,形成"假结核"结节,最后吸收,重者可导致纤维化。

【诊断】

1. 临床表现:大多较轻微,仅有轻度咳嗽,痰少,体征不明显。急性大量感染后 1~2 周可出现畏寒、发热、咳嗽、胸痛、喘鸣、荨麻疹等。重者可出现呼吸困难,发绀。体征少见,可有少许干湿啰音。

2. 实验室检查:血嗜酸粒细胞增高,少数患者痰中找到虫卵或幼虫。粪便孵化可发现血吸虫毛蚴。尾蚴膜实验、环卵试验阳性有早期诊断价值,后者少有交叉反应。必要时可进行直肠黏膜活组织检查。

3. X线检查:约 90% 患者两肺中、下野内带肺纹理增粗呈网状,散在性点状或粟粒性结节阴影,边缘模糊,偶见空洞,胸膜变化也常见于 3~6 个月逐渐吸收消散。

4. 纤维支气管镜检查:镜下可见黏膜充血水肿及粟粒状结节,其内可找到虫卵。

5. 鉴别诊断:常需与急慢性支气管炎、血行播散型肺结核鉴别(详见第四、五、十五章)。

【治疗】

1. 药物治疗

(1)吡喹酮:首选药物。慢性患者每日 30mg/kg,分 3 次口服,连服 2 天;急性患者 10mg/kg,每日 3 次,连服 4 天。不良反应较轻,如头晕、乏力,偶有心律失常或类赫氏反应。

(2)硝硫氰胺(nithiocyanamine):锑剂的一种,总量 7mg/kg,分 3 次口服,每日 1 次,不良反应较上药多见。其余锑剂如酒石酸锑钾(或钠)、锑 273 中速片和缓解片等因副作用较多目前已极少用。

(3)硝基呋喃类衍生物如呋喃丙胺、呋喃双胺以及有机磷酸酯类如敌百虫等皆因副作用较重目前已极少用。

2. 对症处理,并加强支持疗法,必要时可加用激素。

三、包 虫 病

【病因】

肺包虫病(pulmonary hydatidosis)亦称肺棘球蚴病,是由细粒棘球绦虫幼虫(棘球蚴)在肺部寄生引起的肺部疾病,在我国畜牧地区分布广泛,以新疆、云南、青海、西藏、甘肃、内蒙古为多,人畜共患,成虫寄生于犬等动物体内,人吞食虫卵后,六钩蚴脱壳而出,侵入肝、肺等脏器(肺部寄生占 10%～15%),发育成棘球蚴或包虫囊肿,其内有原头蚴及育囊。

【病理】

基本病变是炎症,有大量巨噬细胞及嗜酸粒细胞浸润。囊肿大小不一,甚至有巨大囊肿占一侧肺野。外囊为人体组织形成纤维化膜,内囊为虫体,能产生育囊、原头蚴及囊液。约 2/3 病变位于右肺,且以下叶居多。

【诊断】

(一)临床表现

一般患者在儿童期感染,潜伏期为数年至十年,青壮年期出现症状,因囊肿的部位、大小而不同。早期常无明显症状,包虫囊肿逐渐增大可出现干咳、胸闷、胸痛,囊肿破裂后有呛咳、咳出大量水样囊液及粉皮状角膜片,伴皮肤潮红、喘息、荨麻疹等过敏性反应。囊液破入胸腔则发生严重液气胸,可有休克,或因囊液大量溢出堵塞支气管造成窒息,合并感染则出现类似肺炎、肺脓肿表现。多数无明显体征,囊肿较大可出现气管、纵隔移位。肺尖囊肿压迫静脉导致颈静脉怒张、上臂水肿。大部分患者肝脏可同时受累,可有肝大、黄疸等表现。

(二)X线

胸片是重要诊断手段之一,早期囊肿小,仅见密度低、边缘不清的浸润阴影,囊肿直径>2cm时轮廓清楚。典型影像学表现为单发或多发、边缘清晰、密度均匀的类圆形或分叶状阴影,有时可出现新月征(空气进入内、外囊之间)、双弓征(空气进入内囊)、水上浮莲征(囊膜漂于液面)等特征性改变。

(三)诊断要点

1. 流行病学资料,有畜牧区与狗等动物密切接触史。

2. 上述可疑症状及体征。

3. 典型 X 线表现。

4. 血嗜酸粒细胞增高,尤以囊肿破裂或术后为甚。痰、胃液、胸腔积液中可找到囊肿碎片、子囊、原头蚴。

5. Casoni 皮试及血清免疫学检查对诊断有帮助。

(四)鉴别诊断

本病需与支气管囊肿、肺癌、肺转移癌、肺脓肿、肺结核、包裹性胸腔积液、纵隔肿瘤等鉴别。

【治疗】

1. 手术治疗:90% 患者根治的首选方法是手术切除,争取在出现压迫症状及并发症前早期手术。原则是摘除内囊,避免囊液外溢,尽可能保留健康肺组织。

2. 药物治疗:多发性囊肿或肺功能不全不能耐受手术或术后复发者可药物治疗。

(1)甲苯咪唑(mebendazole):600mg/次,每日 3 次,疗程 3~6 个月,不良反应为皮疹、血嗜酸粒细胞增多而中性粒细胞减少。

（2）丙硫咪唑（albendazole）：400mg/次，每日 3 次，疗程 1 个月，停 1~2 周后可重复 3~5 个疗程，不良反应有偏头痛、恶心等。

（3）氟甲苯咪唑（fluoramebendazole）：成人口服每日 2g，疗程 6~12 个月，可杀死虫体。

【预防】

流行区域加强管制，定期投药驱棘球绦虫。严格肉食卫生制度。病畜焚烧或深埋处理。加强卫生宣教。

四、肺、胸膜阿米巴病

肺、胸膜阿米巴病（pneuropulmonary amebiasis）是由肠道、肝脏溶组织阿米巴原虫侵入肺和胸膜所引起的疾病的总称，是阿米巴原虫感染的呼吸系统表现，发病率仅次于肠道和肝脏。肝源性者多见，原发孤立的肺、胸膜阿米巴病少见。

【病因】

主要致病的是溶组织阿米巴原虫，无症状的包囊携带者是传染源。一般经口传染，包囊经食管至肠道发育成滋养体，再经门静脉至肝脏，穿破膈肌或经肝静脉至胸膜和肺，其溶酶体释放活性物质而致病。

【病理】

肝源性者右下肺多见，血源性者可两肺多发，引起脓胸、肺脓肿、支气管胸膜瘘，脓液内可找到阿米巴滋养体。

【诊断】

1. 临床表现：临床上可分为三型，即肺阿米巴病、胸膜阿米巴病及心包阿米巴病。急性起病者可表现为高热，伴或不伴寒战、咳嗽、气急、盗汗，穿破胸膜腔时有呼吸困难，剧烈胸痛。胸膜支气管瘘患者常咳大量红棕色脓痰或咯血。体征因病型而异，肺炎型可无明显体征，肺脓肿或胸腔积液可有肺实变及胸腔积液体征，心包炎可有心包积液体征。慢性患者可有贫血、消瘦、营养不良等表现。

2. 实验室检查:血常规白细胞增多,以中性粒细胞为主,而嗜酸粒细胞多正常。血沉加快,痰和胸腔积液中找到阿米巴原虫可确诊,检出率约20%。用水洗沉淀、甲醛醚沉淀或硫酸锌漂浮浓集包囊可提高检出率至70%。间接血凝试验、间接荧光抗体试验、ELISA等血清学检查亦有助于临床诊断。

3. X线检查:表现有肺纹理增强,肺脓肿,胸腔积液征象。继发于经肝穿破患者膈肌常有右膈局限性隆起,与肺间有一垂直相连阴影,部分可呈团块状,可有厚壁空洞及液平。继发于血源患者两肺中、上肺野呈斑片状阴影,可有小液平。上述所有改变经抗阿米巴治疗后均可迅速消失。

4. 超声波检查:可明确胸腔积液部位和液体量。

5. 诊断要点

(1)约50%以上有痢疾病史。

(2)有发热、咳嗽、胸痛、呼吸困难、咳大量红棕色脓痰等临床表现为特征。

(3)结合实验室检查、X线检查及超声波检查,抽出典型红棕色脓液。

(4)痰及胸腔积液中找到阿米巴原虫可确诊。

6. 鉴别诊断:需与肺结核、结核性胸膜炎、肺脓肿、脓胸相鉴别。

【治疗】

1. 药物治疗

(1)甲硝唑(metronidazole,灭滴灵)0.4~0.6g,每日3次,7~10天为1疗程,必要时可重复。不良反应有恶心、呕吐、头痛等。

(2)甲硝乙基磺酰咪唑(tinidazole,替硝唑)2g,每晚1次,3天为1疗程,不良反应轻而且少。

(3)吐根碱(emetine)、二氯散糠酸酯、氯喹、氯碘喹、卡巴胂(carbarsone)等也可选用,目前以联合应用甲硝唑或替硝唑加氯喹效果为佳。

2. 积极排脓引流。

3. 慢性病变久治不愈者可手术治疗。

五、肺弓形虫病

【病因】

肺弓形虫病(pulmonary toxoplasmosis)是由弓形虫引起的呼吸道感染,包括肺炎、支气管炎及胸膜炎,是全身性弓形虫感染累及肺部的表现。临床除呼吸系统症状外,可伴发热、肌痛、皮疹、淋巴结及肝脾大,脉络膜视网膜炎,脑膜炎等其他系统受累表现。弓形虫是一种原虫,广泛寄生于自然界各种动物中,人类因密切接触家畜而受到感染,但成人以隐性感染为主,免疫缺陷患者感染率较高。家畜粪中囊殖体及囊合子为传染源,传播途径以消化道为主,胎儿可经胎盘而传染本病。

【病理】

肺部炎症不多见,由滋养体引起间质性肺炎改变最多见,肺泡壁细胞增生、脱落,肺间质有巨噬细胞、浆细胞、淋巴细胞浸润,肺泡充满胶冻状物,其中可见原虫。

【诊断】

1. 临床表现:成人多为隐性感染,症状轻,预后好。免疫力低下者病情可严重,以脑膜炎、肺炎、心肌炎为突出表现,累及肺脏时出现发热、咳嗽、胸痛、发绀等症状。肺部体检可闻及干、湿啰音及胸膜摩擦音。根据弓形虫侵犯肺脏后不同时期的表现分为亚临床型、支气管炎型、间质性肺炎型、坏死性肺炎型、大叶性肺炎型、肉芽肿性肺炎型及弓形虫胸膜炎型。先天性感染可较严重,可致早产、流产、死胎。婴儿出生后逐渐出现神经系统异常症状,如脑积水、瘫痪、眼疾等,死亡率高。

2. 实验室检查

(1)外周血白细胞检查正常或略增加,淋巴细胞及嗜酸粒细胞稍增多,可有异常淋巴细胞。血沉常增快。

(2)病原学检查为确诊依据,如显微镜检、动物接种及培养,但检出率不高。

(3)血清免疫学检查是较重要的方法,尤以染色试验是其独特试验方法。

3. X线检查示两中、下肺野不规则斑片状阴影,脑部X线检查示点状钙化灶。

4. 诊断要点:根据患者有接触史,典型临床表现,某些神经系统表现,可提示本病,确诊有赖于实验室检查病原体的发现。

5. 鉴别诊断:需与传染性单核细胞增多症、巨细胞病毒感染、支原体肺炎相鉴别。

【治疗】

病原治疗,大多对滋养体有效,对包囊无效。

1. 乙胺嘧啶(pyrimethamine)与磺胺嘧啶(SD)、磺胺甲基嘧啶(SM1)、磺胺二甲基嘧啶(SM2)有协同作用。其中乙胺嘧啶50mg/d(首剂加倍),SD 4~6g/d,两者联用1个月为1疗程,免疫力低下者可适当延长,AIDS患者可长期使用。孕妇4个月内忌用。

2. 大环内酯类抗生素:螺旋霉素(spiramycin)2~4g/d,3周1疗程。罗红霉素(roxithromycin)、阿奇霉素(azithromycin)等也可选用。

3. 其他:如克林霉素、双氢青蒿素(dihydroartemisinin)、吡曲克辛(piritrexim)、三甲曲沙、甲氧苄啶(trimethoprim)、阿普西特(arpinocid)、喷他脒(pentamidine,戊脘脒)及γ-干扰素等也可选用。

【预防】

勿与猫、犬等密切接触,防止水及食物被其粪便污染。禁食未煮熟的肉、蛋、乳,尤其是孕妇更需注意。对血清学检查阳性孕妇需做预防性治疗。

六、疟 疾 肺

【病因】

疟疾肺(pneumomalaria)是由疟原虫对肺部损害从而引起一系列呼吸系统症状。以恶性疟多见。疟疾患者及带虫者为传染源,以蚊传播为主。

【病理】

主要因疟原虫产生细胞毒物质引起机体炎症反应,微血管阻塞和凝血,并出现肺水肿,肺组织缺氧坏死。

【诊断】

(一)临床表现

疟疾肺是疟原虫全身损害的肺部表现。主要有哮喘型、支气管炎型、肺炎型及肺水肿型。常在疟疾发作时发作,肺水肿仅限于恶性疟疾。胸片可见肺水肿斑片状炎性阴影等。

(二)实验室检查

1. 血常规检查:血红蛋白及红细胞减少,白细胞偏低。其中单核细胞增多,嗜酸粒细胞正常。

2. 外周血、骨髓、痰涂片找到疟原虫可确诊。

3. 血清学检查:仅对血中疟原虫少而不易找到者有辅助意义。

(三)诊断要点

1. 根据流行病学资料,流行季节中居住在流行地区,输血后1~2周发热,需考虑本病。

2. 周期性畏寒、发热、汗出热退及呼吸道症状是临床诊断的有力证据。

3. 血、骨髓、痰涂片找到疟原虫,可确诊。

4. 抗疟药物治疗有效可诊断,但要审慎。

(四)鉴别诊断

应与流感、败血症、肺结核、肺炎相鉴别。

【治疗】

1. 病因治疗:

(1)氯喹:磷酸氯喹(chloroquine)2.5g,分3次口服,首剂1g,第2、3天0.75g,不良反应少,故首选。偶有头晕、恶心,极个别出现阿-斯综合征。

(2)奎宁(quinine):0.9g/d,分3次服,连服3~5天,作用较氯喹差,不良反应有恶心、耳鸣、严重心肌损害。

(3)青蒿素(artemisinine):200mg肌内注射,6小时后至第

2、3 天各 100mg 肌内注射。为中药制剂,不良反应小。

(4)伯氨奎宁(primaquine):13.2mg,每日 3 次,用 8 天。个别病例可发生溶血。

(5)其他:如氨吩喹、哌喹、甲氟喹、磷酸咯萘啶(疟乃停)、磺胺甲氧吡嗪、周效磺胺、甲氧苄氨嘧啶及乙胺嘧啶也可选用,其中周效磺胺与乙胺嘧啶的复合制剂仿西达(fansidar)效果较好。

2. 对症处理。

3. 预防:乙胺嘧啶每周 25mg。

七、肺 螨 病

【病因】

肺螨病(pulmonary acariasis)是由螨虫经呼吸道吸入引起支气管炎及肺部损害。

【病理】

因螨虫体、虫卵及代谢产物作为强烈过敏原,使机体产生Ⅰ型及Ⅱ型变态反应,造成肺间质及实质损害,在肺内形成结节及纤维化。

【诊断】

(一)临床表现

起病缓慢,症状大多轻微,主要有咳嗽、痰多、痰中带血、胸闷、气急等呼吸系统症状,胸部可闻及干啰音。尚可有发热、皮疹、腹泻等表现。

(二)实验室检查

1. 外周血白细胞总数正常,嗜酸粒细胞明显增多。

2. 痰涂片找到螨虫或虫卵确诊。

3. 血清 IgE 增高,免疫学检查阳性反应,说明有过螨虫感染。

(三)X 线检查

肺门影增大,肺纹理粗乱,两下肺可见散在直径 2~5mm 结节状阴影或边缘欠清晰的网状阴影,可有钙化灶。

（四）诊断要点

1. 患者从事接触螨的职业,如粮仓及中草药加工人员。

2. 具有呼吸道症状。

3. X 线示肺门影大,肺纹理粗乱,有结节状阴影。

4. 痰中找到螨虫可确诊。

（五）鉴别诊断

需与慢性支气管炎、哮喘、肺结核、结节病、肺部感染相鉴别。

【治疗】

1. 病原治疗：

(1)甲硝唑：是治疗螨虫的首选药物。0.2g,每日 3 次,7 天为 1 疗程,连用 3 个疗程,每个疗程间隔 7~10 天。

(2)替硝唑：2g,每晚 1 次,3 天为 1 疗程。

(3)卡巴肿：0.2g,每日 3 次,10 天为 1 疗程,但不良反应大,常有胃肠道不适、剥脱性皮炎,中毒性肝炎等,故目前已少用。

2. 对症处理：如解痉、平喘、脱敏以及抗继发感染等治疗。

（方慧娟 李开艳）

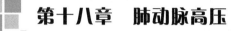

第十八章　肺动脉高压

一、概　论

肺动脉高压(pulmonary hypertension,PH)是一种临床常见病症,可由许多心、肺和肺血管疾病引起。PH 是一个血流动力学概念,诊断标准:在海平面状态下、静息时、右心导管检查肺动脉平均压(mPAP)≥25mmHg。这个诊断标准为国内外所有 PH 临床试验和注册登记研究所采用。正常人 mPAP 为(14±3)mmHg,最高不超过 20mmHg。肺动脉平均压 mPAP 为 21～24mmHg 为临界 PAH。

【分类及原因】

肺动脉高压临床分类(Dana Point,2008):

1. 动脉型肺动脉高压(PAH)

1.1 特发性肺动脉高压

1.2 可遗传性肺动脉高压

 1.2.1 BMPR2

 1.2.2 ALK1,endoglin(伴或不伴遗传性出血性毛细血管扩张症)

 1.2.3 不明基因

1.3 药物和毒物所致的肺动脉高压

1.4 相关性肺动脉高压

 1.4.1 结缔组织病

 1.4.2 HIV 感染

 1.4.3 门脉高压

 1.4.4 先天性心脏病

　　1.4.5　血吸虫病

　　1.4.6　慢性溶血性贫血

1.5　新生儿持续性肺动脉高压

1. 肺静脉闭塞性疾病(PVOD)和(或)肺毛细血管瘤病(PCH)

2. 左心疾病所致的肺动脉高压

　　2.1　收缩功能不全

　　2.2　舒张功能不全

　　2.3　瓣膜病

3. 肺部疾病和(或)低氧所致的肺动脉高压

　　3.1　慢性阻塞性肺疾病

　　3.2　间质性肺疾病

　　3.3　其他伴有限制性和阻塞性混合型通气障碍的肺部疾病

　　3.4　睡眠呼吸暂停

　　3.5　肺泡低通气

　　3.6　慢性高原缺氧

　　3.7　发育异常

4. 慢性血栓栓塞性肺动脉高压

5. 原因不明和(或)多种因素所致的肺动脉高压

　　5.1　血液系统疾病:骨髓增生疾病,脾切除术

　　5.2　系统性疾病,结节病,肺朗格汉斯细胞组织细胞增多症,淋巴管肌瘤病,多发性神经纤维瘤,血管炎

　　5.3　代谢性疾病:糖原储积症,戈谢病,甲状腺疾病

　　5.4　其他:肿瘤性阻塞,纤维纵隔炎,透析的慢性肾衰竭

注:ALK-1=activin receptor-like kinase 1 gene(活化素受体样激酶 1 基因);BMPR2=bone morphogenetic protein receptor 2(骨形成蛋白受体 2)。

【诊断】

　　1. 症状:PAH 本身没有特异性临床表现。根据我国特发性和家族性 PAH 注册登记研究结果,患者就诊时最常见的症状有活动后气短和乏力(98.6%)、胸痛(29.2%)、晕厥(26.4%)、咯血(20.8%)、心悸(9.7%),其他症状有下肢水肿、胸闷、干咳、心绞痛、腹胀及声音嘶哑等。气短往往标志 PAH 患者出现右心功能不全。而当发生晕厥或黑矇时,则往往标志

患者 CO 已经明显下降。需要强调,PAH 患者首发症状至确诊的时间与预后有明确的相关性,因此病历采集时应准确记录首发症状的时间。

2. 既往史:应重点询问有无先天性心脏病、结缔组织病、HIV 感染史、肝病、贫血和鼻出血等,可为 PAH 临床分类提供重要线索。

3. 个人史:需要注意患者有无危险因素接触史,如印刷厂和加油站工人接触油类物品、减肥药服用史及吸毒史等。

4. 婚育史:女性要注意有无习惯性流产史,男性要注意其母亲、姐妹等直系亲属有无习惯流产等病史。

5. 家族史:家族中有无其他 PAH 患者。

6. 体征:右心扩大可导致心前区隆起,肺动脉压力升高可出现 P_2 亢进;肺动脉瓣开放突然受阻出现收缩早期喷射性喀喇音;三尖瓣关闭不全引起三尖瓣区的收缩期反流杂音;晚期右心功能不全时出现颈静脉充盈或怒张;下肢水肿;发绀;右室充盈压升高可出现颈静脉巨大"a"波;右室肥厚可导致剑突下出现抬举性搏动;出现 S_3 表示右心室舒张充盈压增高及右心功能不全,约38%的患者可闻及右室 S_4 奔马律。

7. 辅助检查:包括心电图、胸部 X 线片检查、肺功能和动脉血气分析、超声心动图、肺通气灌注扫描、胸部 CT 及 CT 肺动脉造影(CTPA)、睡眠监测;血液学检查及自身免疫抗体检测、心导管检查、急性肺血管扩张试验和肺动脉造影等检查。

对于怀疑为肺动脉高压的患者,需要行适当的非侵入性检查(包括病史、症状、体征、心电图、胸片、经胸超声心动图、肺功能和高分辨率 CT)来明确是否存在第二大类肺动脉高压(左心疾病所致的肺动脉高压)或第三大类肺动脉高压(肺部疾患所致的肺动脉高压)。如果没发现这两大类疾病的证据或者如果 PH 的升高与患者病情的严重程度不成比例,则应该找寻 PH 相对较少见的病因。如果核素通气灌注显像提示多发肺段灌注缺损,则应怀疑存在第四大类肺动脉高压(肺血栓栓塞性肺动脉高压)的可能。如果核素肺通气灌注扫描正常或者只是显示亚段"斑片状"缺损,则应考虑第一大类肺动脉高压(动脉型肺动脉高压)或相对少见的第五大类肺动脉高压。诊断流程见图 18-1 所示。

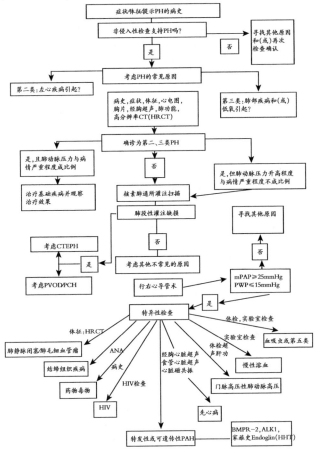

图 18-1 肺动脉高压诊断流程

【治疗】

(一)动脉型肺动脉高压(第一类)

PAH 患者的治疗不能仅仅局限于单纯的药物治疗,而应该是一套完整的治疗策略,包括患者病情严重程度的评价、支持治疗和一般治疗、血管反应性的评价、药物有效性的评价和不同药物联合治疗干预等的评价。在上述步骤的任何一个环节中,一个主管医师的经验在选择合适的治疗手段中起着至关重要的作用。治疗流程如图 18-2 所示。

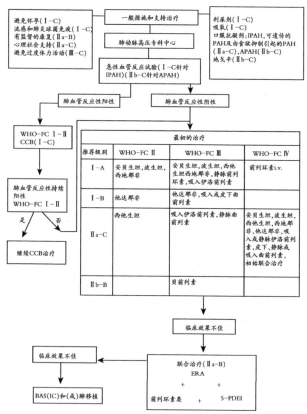

图 18-2　肺动脉高压治疗流程

（二）左心疾病引起的PH（第二类）

对于慢性心衰患者，出现PH往往提示预后不良。而当患者肺血管阻力超过6~8Wood单位时会增加心脏移植术后发生右心衰竭的风险。目前，尚缺乏治疗左心疾病相关PH的特异性药物。诸多药物（包括利尿剂、硝酸酯类、血管紧张素转换酶抑制剂、β受体阻滞剂、奈西立肽和正性肌力药物）或者手术（左心室辅助装置植入、瓣膜手术、再同步化治疗和心脏移植）治疗后可能因左心室充盈压的下降而使得肺动脉压力迅速下降。因此，治疗左心疾病相关PH应以治疗原发病为主要目标。由于缺乏循证医学证据，目前不推荐在左心疾病相关PH患者中使用PAH靶向治疗药物。

（三）肺疾病和（或）慢性缺氧导致的PH（第三类）

对于COPD或肺间质疾病相关PH且合并长期低氧血症的患者，长期氧疗是可选的治疗方法。对于明确有肺间质疾病的PH患者，应首选内皮素受体拮抗剂进行治疗，因其具有改善肺血管重构和改善肺纤维化的双重作用。而对于COPD和高原性疾病导致的PH，近期有研究显示口服西地那非可使这类患者临床症状改善，肺动脉压力下降，但会使西地那非患者血氧饱和度水平有所下降。而对存在严重呼吸睡眠障碍的患者，可行无创通气长期治疗，部分患者可使得肺循环血流动力学指标完全恢复正常。

（四）慢性栓塞性肺动脉高压（CTEPH）（第四类）

CTEPH患者应接受长期的抗凝治疗，通常使用华法林将INR调节至2.0~3.0。肺动脉内膜剥脱术是多数CTEPH患者的首选治疗策略。选择手术患者的依据是机化血栓的范围和部位与PH程度的关系，同时考虑年龄和合并症情况。近中心的机化血栓是理想的手术指征，而多发的远端血栓会降低手术治疗的效果。目前在国际有经验的中心，肺动脉内膜剥脱术的死亡率已降至4%左右。而此项手术在国内开展的情况不理想，绝大多数患者失去接受手术治疗的机会。

PAH靶向药物治疗可能对部分CTEPH患者有一定效果，

主要的适应证包括:①无法行手术治疗的患者;②为适当地改善血流动力学而行术前准备治疗;③PEA后症状性残余/复发的PH。多个非对照临床试验结果证实:无论患者能否行手术治疗,前列环素类似物、内皮素受体拮抗剂和5型磷酸二酯酶抑制剂治疗均可使CTEPH患者临床受益。到目前为止,BEN-EFIT研究是唯一发表的关于内科治疗安全性和有效性的随机、安慰剂对照临床研究。该研究对不能手术的CTEPH患者给予为期16周波生坦治疗,结果显示波生坦组的肺血管阻力明显下降,但6MWT、WHO心功能分级和到达临床恶化时间与对照组比较并无明显改变。

经皮肺动脉内球囊扩张和支架置入术在部分无法进行肺动脉内膜剥脱术的患者中可作为一种治疗选择。目前的长期随访研究显示其可改善患者的血流动力学指标、运动耐量和心功能状态。但目前尚未建立起规范标准的操作规范和技术方法,长期疗效需要在更大的患者人群中进行验证。

注:IPAH=特发性肺动脉高压;APAH=相关性肺动脉高压;BAS=球囊房间隔造口术;CCB=钙通道阻滞剂;ERA=内皮素受体拮抗剂;PDEI=5型磷酸二酯酶抑制剂;WHO-FC=世界卫生组织功能分级

本治疗策略只适用于动脉型肺动脉高压患者,不能应用于其他临床类型的肺动脉高压患者。

二、原发性肺动脉高压

原发性肺动脉高压(primary pulmonary hypertension)是一种少见病,其病因不明,可能由多种因素引起,不同于继发性肺动脉高压,系指原因不明的"致丛性肺动脉病",即由动脉壁中层肥厚、细胞性内膜增生、向心性板层内膜纤维化、扩张性病变、类纤维素坏死和丛样病变形成等构成的疾病。在临床上诊断的"原发性肺动脉高压",病理检查通常包括原因不明的致丛性肺动脉病,多发性亚型肺血栓栓塞、肺静脉闭塞病及其他少见的疾病。

【病因】

可能与肺小动脉发育不全、血栓栓塞或羊水栓塞、缺氧、自身免疫遗传因素、应用减肥药和避孕药、肝硬化等有关。

【临床表现】

1. 症状:初期(Ⅰ期)肺动脉压将逐渐升高,心排血量正常,患者通常无症状,仅在剧烈活动时感到不适;后期(Ⅱ期)肺动脉压稳定升高,心排血量仍保持正常,可出现全部症状,临床病情尚稳定;终期(Ⅲ期)肺动脉高压稳定少变,心排血量下降,症状进行性加重,心功能失代偿。

(1)呼吸困难:是最常见的症状,表现为活动后或劳动时出现,与心排血量减少、肺通气/血流比失衡和每分钟通气量下降等因素有关。

(2)胸痛:可呈典型心绞痛发作,常于劳累或情绪变化时发生。由右心后负荷增加、右室心肌组织增厚而耗氧增多以及右冠状动脉供血减少等引起的心肌缺血所致。

(3)晕厥:包括晕厥前(昏晕)和晕厥,先于活动后出现,发展成休息时出现,系脑组织供氧突然减少引起。

(4)疲乏:由心排血量下降,氧交换和运输减少引起的组织缺氧所致。

(5)咯血:与肺静脉高压咯血不同,肺动脉高压咯血多来自肺毛细血管前微血管瘤破裂。咯血量通常较少,也可因大咯血死亡。

2. 体格检查:当肺动脉压高于中度以上时,物理检查才有阳性发现。常见呼吸频率增加,脉搏频速、细小。早期发绀不明显。因右心肥厚、顺应性下降,颈静脉搏动增强,右心衰时可见颈静脉充盈。胸骨下缘可见抬举性搏动,反映右心室增大。左侧第2肋间可闻及收缩期喷射音及喷射性杂音,肺动脉第2音亢进和距离不等的第2音分裂。肺动脉压愈高,肺血管顺应性愈小,分裂愈狭窄,当右心衰竭时,分裂固定。严重的肺动脉高压,肺动脉明显扩张,可出现肺动脉瓣关闭不全的舒张早期反流性杂音。在胸骨右侧第4肋间,可闻及三尖瓣全收缩期反流性杂音,吸气时增强,通常来源于右心室扩张,也可见于乳头肌自发性断裂。右心性第4、第3心音分别反映右心室肥厚和右心功能不全。

3. 实验室检查

(1)胸部放射性检查:常可见提示肺动脉高压的 X 线征象。

(2)心电图:常见的心电图改变可反映右心房、右心室增大或肥厚的征象(参见第五十三章)。

(3)超声心动图和多普勒超声检查。

(4)放射性核素肺通气/灌注扫描,主要用以排除肺动脉高压的血栓栓塞性原因。多表现肺段或肺叶灌注缺损。对致丛性肺动脉病和多发性亚型肺血栓栓塞有一定价值,呈散在的不规则缺损。

(5)肺阻抗血流图检查:可以辅助肺动脉高压诊断(详见第五十章)。

(6)肺功能和血气酸碱改变:肺功能测定一般呈轻度限制性通气障碍和弥散功能障碍,无气流阻塞。早期动脉血氧分压可正常,多数有轻、中度低氧血症,重度低氧血症可能与卵圆孔开放有关。几乎所有患者均伴有呼吸性碱中毒。

(7)血流动力学特点:肺动脉平均压增高,肺毛细血管嵌压正常,心脏指数轻度减少。血流动力学分析发现,症状的严重性与肺动脉高压的程度关系不大。故右心导管检查和小心进行的心血管造影有助于诊断和鉴别诊断。

4. 鉴别诊断:凡能引起右心增大的心肺疾病均应与原发性肺动脉高压进行鉴别:①先天性心脏病,包括房间隔缺损、肺动脉瓣狭窄、动脉导管未闭、法洛三联征及艾布斯坦畸形等;②后天性心脏病,如风湿性心脏病、冠心病、心肌炎、心肌病及心包炎等;③胸部疾病。

【治疗】

原发性肺动脉高压,如能早期诊断,及时治疗,约 10% ~ 20% 患者的病情可停止发展,甚至有一定程度的恢复。因原发性肺动脉高压的病因不清,治疗主要针对血管收缩、血栓形成、内皮损伤及心功能不全等方面,旨在恢复肺血管的张力、阻力和压力,改善心功能,增加心排血量,提高生活质量。建立长期的治疗方案使增生的内膜、肥厚的中层,甚至更严重的形态学改变得以减轻或消失。

1. 血管扩张药:原发性肺动脉高压不管是在哪一期,小血管收缩的成分是存在的,应用扩血管药减少肺小动脉的张力都是有益的。如硝普钠、肼屈嗪、酚妥拉明、硝苯地平、卡托普利以及一氧化氮吸入等。

2. 抗凝治疗:找不到原因的肺动脉高压所包括的几种疾病中,都有可能存在原发或继发的肺血栓栓塞或血栓形成,抗凝治疗可能是适宜的。常用的口服抗凝剂是华法林,成人首次剂量约为 4mg,以后根据凝血酶原时间和活动度(后者维持在 20% ~40%)调整剂量,疗程 6 个月到 1 年,有出血及出血倾向者禁用。

3. 心肺移植:原发性肺动脉高压患者仅 10% ~20% 经血管扩张药等治疗病情好转和稳定,生存时间超过 5 年者不及 1/3,尤其晚期重症患者保守治疗已无希望,常是心肺或肺移植的适应证。心肺移植的具体指征是心脏指数小于 $1.5L/(kg \cdot m^2)$,混合血氧饱和度小于 63%,对急性前列腺素药物试验反应不好。

4. 心功能不全的治疗:对延长患者的生命有一定好处,治疗方法与一般心力衰竭者相同,唯血管扩张药的用量宜小。

【预后】

原发性肺动脉高压的预后不良,生存期超过 5 年的低于 1/3。

(张珍祥 周 敏)

第十九章 肺血栓栓塞

肺血栓栓塞(pulmonary thromboembolism,PTE)是由于内源性或外源性栓子堵塞肺动脉或其分支引起肺循环障碍的临床和病理生理综合征。发生肺出血或坏死者称肺梗死。临床上,肺栓塞与肺梗死有时难以区别。堵塞两个肺叶动脉以上者为大块肺栓塞。一般认为我国 PTE 较欧美为少,但从尸检情况看仍不算少,只是生前诊断率低,死亡率高,故应提高警惕。

【易患因素】

虽然肺栓塞可以发生在没有特定易患因素的患者,一个或几个因素通常还是可以发现的(继发性肺栓塞)。在肺栓塞国际协作调查(International Cooperative Pulmonary Embolism Registry,ICOPER)中,原发性肺栓塞患者的比例是 20%。静脉血栓栓塞目前认为是患者相关性危险因子和环境相关性危险因子相互作用的结果。患者相关性危险因子通常是持久的,而环境相关性危险因子则常是临时的(表 19-1)。

表 19-1 静脉血栓的易感因素

易患因素	与患者有关	与环境有关
强易患因素(暴露比值比>10)		
骨折(髋或胫)		√
髋或膝关节置换		√
大型普通外科手术		√
重大创伤		√
脊髓损伤		√
中等易患因素(暴露比值比 2~9)		

续表

易患因素	与患者有关	与环境有关
膝关节镜手术		√
中央静脉导管		√
化疗		√
慢性心脏或呼吸衰竭	√	
激素置换疗法	√	
恶性肿瘤	√	
口服避孕药	√	
瘫痪发作	√	
妊娠/产后		√
血栓形成倾向	√	
弱易患因素(暴露比值比<2)		
卧床休息>3 天		√
久坐(如长时间乘坐汽车或飞机)		√
年龄增大	√	
腹腔镜手术(如胆囊切除术)		√
肥胖	√	
妊娠/产前	√	
静脉曲张	√	

数据来自 Circulation, Vol. 107, Anderson FA JR, Sponcer FA. Risk factors for venous thromboenbolisn, Ⅰ-9-Ⅰ-16. ⒸＣ (2003) Anerican Heart Association, Inc.

【病理生理】

肺血栓栓塞后,肺血管被完全或部分阻塞,造成呼吸生理及血流动力学两方面的变化。

1. 呼吸病理生理的变化

(1)肺泡死腔增大:栓塞区无灌注的肺泡不能进行有效的气体交换,故肺泡腔(VD/VT)增大。

(2)通气/血流(V/Q)比例失调:当肺动脉被血栓阻塞达80%时,使V/Q比例增高。

(3)通气障碍:栓子可释放5-羟色胺、组胺、缓激肽、血小板激发因子等,均可引起气腔及支气管痉挛,中心气道的直径减少,气道阻力明显增高而缺氧。急性期可刺激通气增加,肺泡通气过度,$PaCO_2$反而下降。

(4)肺泡表面活性物质减少:当肺毛细血管血流终止2~3h,表面活性物质开始减少;当血流完全中断24~48h,肺泡可变形及塌陷,出现充血性肺不张及局限性肺水肿、咯血和严重缺氧。

2. 血流动力学改变:发生肺栓塞后,由于血管阻塞及缩血管物质释放,引起肺血管床减少,肺毛细血管的血流阻力增加,加上缺氧使肺动脉压升高,急性右心衰竭,心率加快,心排血量骤然降低,血压下降等。

3. 神经体液介质的变化:栓子在肺血管树内移动时,引起血小板脱颗粒,释放各种血管活动物质,如腺嘌呤、肾上腺素、核苷酸、组胺、5-羟色胺、二磷酸腺苷、血小板活化因子、儿茶酚胺、血栓素A_2(TXA_2)、缓激肽、前列环素H_2及纤维蛋白降解物(FDP)等,它们可促进血管收缩及刺激肺泡壁上的J受体和气道的刺激受体,从而引起呼吸困难、心率加快、咳嗽、支气管和血管痉挛、血管通透性增加,并损害肺的非呼吸代谢功能。

【肺栓塞的危险分级】

肺栓塞的严重性应该理解为对个体早期死亡率的评估,而不是栓子的形状、在体内分布和解剖特点。因此,2008 ESC肺栓塞诊断与治疗指南建议使用肺栓塞相关的早期死亡危险分层评估来代替先前可能引起歧义的名词,如"大片"、"次大片"、"小片"。肺栓塞可以通过检测危险因子来对早期死亡率(住院死亡率或30天死亡率)进行分层。考虑到实践目的,用于肺栓塞风险分层的危险因子可以被分为3组(表19-2)。即刻的床旁评估可以根据危险因子的有无将肺栓塞分为高危组和非高危组(表 19-3)。这种分级也应该用于疑似肺栓塞的患者,因为它有助于选择最佳的诊断和治疗策略。

表 19-2　急性肺栓塞风险分级的主要标志

临床标志	休克低血压[a]
右室功能不全的标志	超声心动图显示右室扩张、低收缩力或压力超负荷
	螺旋 CT 显示右室扩张
	BNP 或 NT-proBNP 升高
	RHC 显示右心压力升高
心肌损伤的标志	心脏肌钙蛋白 T 或 I 阳性[b]

　BNP＝brain natriuretic peptide 脑钠素;NT-proBNP＝N-末端 proBNP。
　RHC＝right heart catheterization 右心导管插入术;RN＝right ventricle 右室。
　a 定义为收缩压<90mmHg,或非由新发心律失常、低血容量或败血症引起的压力下降≥40mmHg,持续时间≥15min。
　b 心型脂肪酸结合蛋白(H-FABP)是一种新出现的标记物,但仍需证实。

表 19-3　预期肺栓塞早期死亡率的风险分级

PE 相关的早期死亡率	临床(休克或低血压)	风险标志 右室功能不全	心肌缺损	潜在治疗提示
高>15%	+	(+)[a]	(+)[a]	溶栓或栓子切除术
不高 中 3%~15%	−	+	+	收住院
	−	+	−	
	−	−	+	
低<1%	−	−	−	早期出院或家庭治疗

a 有休克或低血压时,不必证实右室功能不全/损伤以分类到高风险 PE 相关早期死亡率。
　PE＝pulmonary embolism　肺栓塞;RV＝right ventricle 右室。

【诊断】

(一)临床表现

在 90% 的病例中,对肺栓塞的判断是通过临床症状,如呼吸困难,胸痛和晕厥,单独或同时存在。研究观察发现,超过 90% 的肺栓塞患者同时存在呼吸困难,呼吸急促及胸痛。晕厥是肺栓塞的一个极为罕见但非常重要的表现,因为它可以反映血流动力储备减少的严重程度。大多数重症患者可能存在休克和动脉压过低。胸膜炎性胸痛,无论是否合并呼吸困难,都是肺栓塞最为多发的表现之一(表 19-4)。

表 19-4 怀疑肺栓塞患者症状和体征的发生率

	PE($n=219$)	非 PE($n=546$)
症状		
呼吸困难	80%	59%
胸痛(胸膜性)	52%	43%
胸痛(胸骨下)	12%	8%
咳嗽	20%	25%
咯血	11%	7%
晕厥	19%	11%
体征		
呼吸加快(≥20 次/min)	70%	68%
心动过速(>100 次/min)	26%	23%
DVT 体征	15%	10%
发热(>38.5℃)	7%	17%
发绀	11%	9%

肺栓塞通常与低氧血症有关,但超过 20% 的肺栓塞患者有正常的动脉氧分压和肺泡动脉氧梯度。心电图显示右室劳损改变,如 $V_1 \sim V_4$ 导联 T 波倒置,V_1 导联 QR 型,典型的 S I Q Ⅲ T Ⅲ型和不完全及完全性右束支阻滞图形,这些均有助于诊断,

特别是新出现以上图形。胸部 X 线通常是不正常的，经常可见盘状肺不张，胸腔积液，单侧纵隔增高等，但这些缺乏特异性。然而，胸部 X 线在除外其他原因引起的呼吸困难及胸痛是非常有帮助的。临床体征，症状和常规实验室检查虽然不能排除或确认急性肺栓塞，但提高了肺栓塞的可疑程度。

（二）临床概率评估

尽管个体症状、体征及一般的检查缺少敏感性和特异性，但临床医师通过使用并结合这些变量，区分并分类可疑的肺栓塞患者，初步预测相应患者罹患肺栓塞概率。这在肺栓塞所有的诊断方法中已经成为关键的一步。近年来，一些临床预测规定已经发展起来了，最常使用的临床预测规定是 Wells 等人创立的加拿大规则（表 19-5）。无论是通过模糊的临床判断还是确切的预测规则，临床评价使得将肺栓塞患者按患病率进行概率分类成为可能，同时也相应地增加了肺栓塞的患病率。

表 19-5　肺栓塞的临床预测规则：Geneva 校正分数和 Wells 分数

Geneva 校正分数		Wells 分数	
变量	分数	变量	分数
易患因素		易患因素	
年龄>65 岁	+1		
前 DVT 或 PE	+3	前 DVT 或 PE	+1.5
1 个月内外科手术或骨折	+2	近期手术或制动	+1.5
恶性肿瘤活跃期	+2	癌症	+1
症状		症状	
单侧下肢痛	+3		
咯血	+2	咯血	+1
临床体征			
心率		心率	
75~94 次/分	+3	>100 次/分	+1.5
≥95 次/分	+5		
下肢深静脉触诊痛和单侧水肿	+4	DVT 临床体征	+3

Geneva 校正分数		Wells 分数	
变量	分数	变量	分数
		临床判断 PE 外的其他诊断 选择	+3
临床概率	总分数	临床概率(3 级)	总分数
低	0~3	低	0~1
中	4~10	中	2~6
高	≥11	高	≥7
		临床概率(2 级)	
		非 PE	0~4
		PE	>4

（三）D-二聚体

血浆 D-二聚体,一种交叉连接纤维蛋白的降解产物,近年来已经得到广泛的研究。当血浆中出现急性血凝块时,由于凝固作用及纤维蛋白溶解同时激活,血浆 D-二聚体水平增高。因而,正常的 D-二聚体水平揭示不太可能有急性肺栓塞或深静脉血栓,也就是说 D-二聚体阴性预测值(nagative predictive value, NPV)是比较高的。根据 D-二聚体测定的阴性结果未给予相应治疗的患者,3 个月内产生血栓栓子的危险性低于 1% 。从另一方面来讲,尽管 D-二聚体对于纤维蛋白具有特异性,但反映静脉血栓栓塞纤维蛋白的特异性是较弱的,原因在于纤维蛋白在多种情况下产生,如癌症、炎症、感染、坏死、动脉剥脱,D-二聚体阳性预测值(positive predictive value,PPV) 表现低水平。因此,D-二聚体并不能有效地证实肺栓塞。

（四）压迫超声

90% 肺栓塞患者来自于下肢深静脉血栓形成。使用典型的静脉造影术进行研究,已证实的肺栓塞患者 70% 发现有深静脉血栓形成。如今,下肢静脉压迫超声(compression venous ultrasonography,CUS)已经在很大程度上替代了静脉造影诊断深静脉血栓形成。就近端深静脉血栓形成而言,静脉压迫超声敏感性超过 90% 且特异性大约 95%。静脉压迫超声已证实肺栓塞患者 30%~50% 存在深静脉血栓形成,同时还发现可疑肺栓塞的深静脉血栓形成患者有充分的理由进行抗凝治疗而无需进一步检查。

（五）螺旋 CT

螺旋 CT 是目前最常用的 PTE 确诊手段。采用特殊操作技术进行 CT 肺动脉造影(CTPA),能够准确发现段以上肺动脉内的血栓。①直接征象:肺动脉内的低密度充盈缺损,部分或完全包围在不透光的血流之间(轨道征),或者呈完全充盈缺损,远端血管不显影;②间接征象:肺野楔形密度增高影,条带状高密度区或盘状肺不张,中心肺动脉扩张及远端血管分支减少或消失。

（六）通气-血流灌注显像(V/Q 扫描)

通气-血流灌注显像具有重要的 PE 诊断或排除诊断意义,其特异性高,检测结果正常或接近正常时可基本排除 PE;V/Q 扫描高度可能时 PE 可能性也高,但应进一步检查明确诊断。

（七）肺动脉造影

肺动脉造影是诊断 PE 的"金标准",但是其为有创检查,易导致致命性的并发症,目前很少使用,并被 CTPA 取代。

（八）超声心动图

超声心动图对可疑非高危 PE 的诊断意义不大,敏感性只有 60%~70%,而且阴性结果也不能排除 PE;但能检测有无右室功能障碍,利于危险分层,也可排除部分心血管疾病对于高危 PE 伴有休克或低血压的患者,超声可显示肺动脉高压或右室负荷过重的间接征象,若不能进行其他检查,可根据超声做出 PE 诊断。

【诊断流程】

见图 19-1、图 19-2。

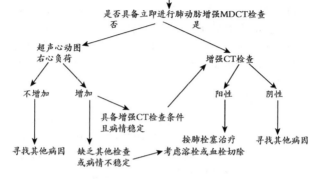

图 19-1 可疑高危肺栓塞诊治流程

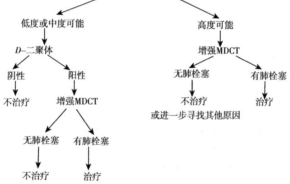

图 19-2 可疑非高危急性肺栓塞诊断流程

【PTE 的临床分型】

(一)急性肺血栓栓塞症

1. 大面积 PTE(massive PTE):临床上以休克和低血压为主要表现,即体循环动脉收缩压<90mmHg,或较基础值下降幅度≥40mmHg,持续 15 分钟以上。需除外新发生的心律失常、

低血容量或感染中毒症等其他原因所致的血压下降。

2. 非大面积 PTE(non-massive PTE)：不符合以上大面积 PTE 的标准，即未出现休克和低血压的 PTE。

非大面积 PTE 中有一部分病例临床上出现右心功能不全，或超声心动图表现有右心室运动功能减弱(右心室前壁运动幅度<5mm)，属次大面积 PTE(sub-massive PTE)亚型。

(二)慢性血栓栓塞性肺动脉高压(CTEPH)

多可追溯到呈慢性、进行性发展的肺动脉高压的相关临床表现，后期出现右心衰竭；影像学检查证实肺动脉阻塞，经常呈多部位、较广泛的阻塞，可见肺动脉内贴血管壁、环绕或偏心分布、有钙化倾向的团块状物等慢性栓塞征象；常可发现 DVT 的存在；右心导管检查示静息肺动脉平均压>25mmHg，活动后肺动脉平均压>30mmHg；超声心动图检查示右心室壁增厚(右心室游离壁厚度>5mm)，符合慢性肺原性心脏病的诊断标准。

【治疗方案及原则】

(一)一般处理

1. 重症监护，检测呼吸、心率、血压、静脉压、心电图及血气的变化。

2. 防止栓子再次脱落，绝对卧床，保持排便通畅，避免用力。

3. 适当使用镇静药物缓解焦虑和惊恐症状。

4. 胸痛者予以止痛。

(二)呼吸循环支持治疗

1. 呼吸支持

(1)经鼻导管或面罩吸氧，严重呼衰者，可经面罩无创机械通气或经气管插管机械通气。注意：呼吸末正压会降低静脉回心血量，加重右心衰。

(2)避免做气管切开以免溶栓或抗凝过程中局部大出血。

2. 循环支持：右心功能不全患者会出现心排血量降低，根据血压情况给予处理。

(1)血压正常者，可予具有一定肺血管扩张作用和正性肌力作用的多巴酚丁胺和多巴胺(Ⅱa-B)。

(2)血压下降者,可使用其他血管加压药物,如间羟胺或肾上腺素(1C)。

(3)扩容治疗会加重右室扩大,减低心排出量,不建议使用,液体负荷量控制在 500ml 内。(ⅢB)

(三)溶栓治疗

1. 2008 年 ESC 肺栓塞诊断与治疗治疗的溶栓建议:

(1)心源性休克和(或)持续低血压的高危肺栓塞患者,如无绝对禁忌证,溶栓治疗是一线治疗。(ⅠA)

(2)高危患者存在溶栓禁忌时可采用导管碎栓或外科取栓。(Ⅱb-C)

(3)导管内溶栓与外周静脉溶栓效果相同。

(4)对非高危(中危、低危)患者不推荐常规溶栓治疗。(Ⅱb-B)对于一些中危患者全面权衡出血获益风险后可给予溶栓治疗。

(5)低危患者不推荐溶栓治疗。(ⅢB)

2. 急性肺栓塞溶栓治疗禁忌证

绝对禁忌证:

(1)任何时间出血性或不明原因的脑卒中。

(2)6 个月内缺血性脑卒中。

(3)中枢神经系统损伤或肿瘤。

(4)3 周内大创伤、外科手术、头部损伤。

(5)近 1 个月内胃肠道出血。

(6)已知的活动性出血。

相对禁忌证:

(1)6 个月内短暂性脑缺血发作。

(2)口服抗凝药。

(3)妊娠或分娩 1 周内。

(4)不能压迫的血管穿刺。

(5)创伤性心肺复苏。

(6)难治性高血压(收缩压>180mmHg)。

(7)晚期肝病。

(8)感染性心内膜炎。

(9)活动性消化性溃疡。

3. 溶栓时间窗通常在急性肺栓塞发病或复发后 2 周以内,症状出现 48 小时内溶栓获益最大,溶栓治疗开始越早,疗效越好。溶栓药物及溶栓方案:

(1)链激酶:25 万 IU 静脉负荷,给药时间 30 分钟,继以 10 万 IU/h 维持 12~24 小时快速给药;150 万 IU 静脉滴注 2 小时。

(2)尿激酶:4400IU/kg 静脉负荷量 10min,继以 4400IU/(kg·h)维持 12~24 小时快速给药;300 万 IU 静脉滴注 2 小时。

(3)rt-PA:100mg 静脉滴注 2 小时或 0.6mg/kg 静脉滴注 15 分钟(最大剂量 50mg)。

注:经导管肺动脉内局部注入 rtPA 未显示比静脉溶栓有任何优势。因其可增加穿刺部位出血风险,因此这种给药方式应尽量避免。

(四)抗凝治疗

(1)初始抗凝治疗:急性肺栓塞初始抗凝治疗的目的是减少死亡及再发栓塞事件。

(2)长期抗凝治疗:急性肺栓塞患者长期抗凝治疗的目的是预防致死性及非致死性静脉血栓栓塞事件。

(3)怀疑急性肺栓塞的患者等待进一步确诊过程中即应开始抗凝治疗。(ⅠC)

(4)高危患者溶栓后序贯抗凝治疗。(ⅠA)

(5)中、低危患者抗凝治疗是基本的治疗措施。(ⅠA)

初始治疗从怀疑肺栓塞开始,使用低分子肝素或普通肝素或磺达肝癸常用的抗凝药物。

(1)非口服抗凝药:普通肝素、低分子肝素、磺达肝癸钠。

(2)口服抗凝药:华法林。

注:阿司匹林和氯吡格雷不推荐应用于治疗静脉血栓。

普通肝素应用于肾功能不全患者(因普通肝素经网状内皮系统清除,不经肾脏代谢)和高出血风险患者(因普通肝素抗凝作用可迅速被中和)。而对其他急性肺栓塞患者,低分子肝素可替代普通肝素。常用的普通肝素给药方法是静脉滴注,首剂负荷量为 80IU/kg(一般 3000~5000IU),继之 700~1000IU/h 或 18U/(kg·h)维持。用普通肝素治疗需要监测激活的部分凝血活酶时间(APTT),APTT 至少要大于对照值的 1.5 倍(通常是 1.5~2.0 倍)。临床上可根据 APTT 的值调整肝素的使用量(表 19-6)。

表 19-6　根据 APTT 调整普通肝素用量的方案

APTT		肝素剂量的调节
秒	控制倍数	
		首剂负荷量 80IU/kg 静脉推入,随后 18IU/(kg·h)维持
<35	<1.2	80IU/kg 再次静脉推入,然后增加 4IU/(kg·h)[22IU/(kg·h)]
36~45	1.2~1.5	40IU/kg 再次静脉推入,然后增加 2IU/(kg·h)
46~70	1.5~2.3	维持原剂量
71~90	2.3~3.0	将维持量减少 2IU/(kg·h)
>90	>3.0	停药 1h,随后减量 3IU/(kg·h)继续给药

与普通肝素比,磺达肝癸钠与低分子肝素具有同样的抗凝效果,且无需监测 APTT。低分子肝素和磺达肝癸钠给药方案见表 19-7。

表 19-7　低分子肝素和磺达肝癸钠给药方案

药物	剂量	间隔时间
Enoxaparin (依诺肝素)	1.0mg/kg 或 1.5mg/kg	每 12h 一次 每天一次
Tinzaparin (亭扎肝素)	175IU/kg	每天一次
Fondaparinux (磺达肝癸钠)	5mg(体重 50kg) 7.5mg(体重 50~100kg) 10mg(体重 100kg)	每天一次

口服抗凝药抗凝治疗:

(1)最常用口服药物为华法林,初期应与肝素重叠使用,直到 INR 达标(2.0~3.0)2 天后再停用肝素。

(2)对于年轻(小于 60 岁)患者或者既往健康的院外患者而言,起始剂量通常为 10mg;而对于老年及住院患者,起始剂量通常为 5mg,以后根据国际标准化比值(INR)调整剂量,长期服用者 INR 宜维持在 2.0~3.0。

抗凝治疗时程:

(1)急性肺栓塞的抗凝时间长短应个体化,一般至少需要3 个月。

(2)如果急性肺栓塞(0.5%~5% 患者)发展成慢性血栓栓塞性肺动脉高压者应长期抗凝治疗。

(3)如果急性肺栓塞治疗成功,症状基本消失,无右心压力负荷,影像学检查肺栓塞基本消失者应根据血栓形成的诱发因素类型决定抗凝时程。

(4)由暂时或可逆性诱发因素(服用雌激素、临时制动、创伤和手术)导致的肺栓塞患者推荐抗凝时程为 3 个月。(ⅠA)

(5)对于无明显诱发因素的首次肺栓塞患者(特发性静脉血栓)建议抗凝至少 3 个月,3 个月后评估出血和获益风险再决定是否长期抗凝治疗,对于无出血风险且方便进行抗凝监测的患者建议长期抗凝治疗。(ⅠA)

(6)对于再次发生的无诱发因素的肺栓塞患者建议长期抗凝。(ⅠA)

(7)对于静脉血栓栓塞危险因素长期存在的患者应长期抗凝治疗,如癌症患者、抗心脂抗体综合征、易栓症等。(ⅠC)

急性肺栓塞患者诊治流程如图 19-3 所示:

(五)肺动脉血栓摘除术

风险大,死亡率高,需要较高的技术条件,仅适用于经积极的内科治疗无效的紧急情况,如致命性肺动脉主干或主要分支堵塞的大面积 PTE,或有溶栓禁忌证者。

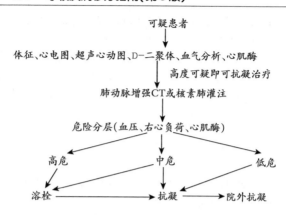

图 19-3 急性肺栓塞诊治流程

(六)肺动脉导管碎解和抽吸血栓

用导管碎解和抽吸肺动脉内巨大血栓,同时还可进行局部小剂量溶栓。适应证为肺动脉主干或主要分支的大面积 PTE,并存在以下情况者:溶栓和抗凝治疗禁忌;经溶栓或积极的内科治疗无效;缺乏手术条件。

(七)放置腔静脉滤器

为防止下肢深静脉大块血栓再次脱落阻塞肺动脉,可考虑放置下腔静脉滤器。对于上肢 DVT 病例,还可应用上腔静脉滤器。因滤器只能预防肺栓塞复发,并不能治疗 DVT,因此安装滤器后如无抗凝禁忌宜长期口服华法林抗凝,防止进一步血栓形成,定期复查有无滤器上血栓形成。下腔静脉滤器植入适应证:

1. 肺栓塞合并抗凝治疗禁忌或抗凝治疗出现并发症者。

2. 充分抗凝治疗后肺栓塞复发者。

3. 高危患者的预防:①广泛、进行性静脉血栓形成;②行导管介入治疗或肺动脉血栓剥脱术者;③严重肺动脉高压或肺心病者。

(八)慢性血栓栓塞性肺动脉高压的治疗

若阻塞部位处于手术可及的肺动脉近端,可考虑行肺动脉血栓内膜剥脱术;口服华法林 3.0～5.0mg/d,根据 INR 调整剂量,保持 INR 为 2～3;反复下肢深静脉血栓脱落者,可放置下腔静脉滤器。

【特殊患者的肺栓塞诊治】

1. 孕妇肺栓塞的诊治

(1)在妊娠过程中,血浆 *D*-二聚体水平是升高的,*D*-二聚体阳性预测值在妊娠时更低。

(2)所有用于检测 PE 的检查方法包括 CT,对胎儿的影响较小,均可用于妊娠患者。

(3)推荐使用低分子肝素抗凝,而不建议用 VKA 抗凝,但妊娠结束后可使用 VKA。

(4)抗凝治疗需持续至妊娠结束后 3 个月。

2. 肿瘤患者肺栓塞治疗

(1)肿瘤是 VTE 的主要诱发因素,但对无明显诱发因素的首次肺栓塞患者不推荐常规进行肿瘤筛查。

(2)低分子肝素或华法林治疗至少 3~6 个月,并应长期抗凝治疗。

(3)与 2010 年《中国肿瘤相关静脉血栓栓塞的预防与治疗专家共识》一致。

3. 肺栓塞合并右心血栓诊治

(1)右心血栓是 PE 复发的高危因素,如果不治疗,死亡率高达 80% ~ 100% 。

(2)心脏超声可确诊右心血栓存在。

(3)治疗方法有溶栓治疗和手术血栓清除术,两者效果比较缺乏试验证据。

(4)单独抗凝治疗效果差。

【预防】

对存在发生 DVT-PTE 危险因素的病例,宜根据临床情况采用相应的预防措施。主要方法为:①机械预防措施,包括加压弹力袜、下肢间歇序贯加压充气泵和腔静脉滤器;②药物预防措施,包括皮下注射小剂量肝素、低分子肝素和口服华法林。对重点高危人群,应根据病情轻重、年龄、是否合并其他危险因素等来评估发生 DVT-PTE 的危险性,并给予相应的预防措施。

(张珍祥　周　敏)

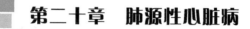

第二十章　肺源性心脏病

肺源性心脏病(cor pulmonale,简称肺心病)是由支气管-肺组织、胸廓或肺血管病变致肺血管阻力增加,产生肺动脉高压,继而右心室结构或(和)功能改变的疾病。根据起病缓急和病程长短,可分为急性和慢性肺心病两类。临床上以后者多见。

一、急性肺源性心脏病

急性肺源性心脏病(acute cor pulmonale)主要由于来自静脉系统或右心的栓子等进入肺循环,造成肺动脉主干或其分支的广泛栓塞,同时并发广泛细小动脉痉挛,使肺循环受阻,肺动脉压急剧升高而引起右心室扩张和右心衰竭。

【病因】

1. 周围静脉血栓:以下肢深部静脉和盆腔静脉血栓形成,或血栓性静脉炎的血栓脱落并栓塞肺动脉为常见。

2. 右心血栓:如长期心房颤动,右心室的附壁血栓;心内膜炎时肺动脉瓣的赘生物等都可脱落引起肺动脉栓塞。

3. 癌栓:癌栓也可脱落进入小动脉引起广泛栓塞、癌细胞还可激发凝血系统的物质(如组蛋白、组织蛋白酶和蛋白酶),血液形成高凝状态,至血栓形成。

4. 其他:如在胸部或心血管手术、肾周空气造影、人工气腹及腹腔镜等检查过程中,因操作不当,使空气进入静脉或右心室所致气栓,骨折、骨手术脂肪栓以及妊娠的羊水栓塞,寄生虫或其虫卵等均可使肺动脉压急剧增加。

【发病机制】

当肺动脉两侧的主要分支突然被巨大栓子阻塞,及由此所引起的广泛小动脉痉挛时,或多发小栓塞造成肺循环大面积阻塞时,均可使肺循环压力急剧增高。由于右心室无法排出从体循环回流的血液,随即发生右心室扩张与右心衰竭。此外,血块崩解释放一些介质,还可引起肺小动脉痉挛,加重肺动脉压上升,右心负担也加重。

【诊断】

(一)临床表现

1. 症状:发生大块肺栓塞或多发栓塞时,患者常突然感到呼吸困难、发绀、剧烈咳嗽、心悸和咯血。病变累及胸膜时,可出现剧烈胸痛并放射至肩部。由于左心排血量的减少,可导致血压急剧下降,面色苍白、大汗淋漓、四肢厥冷,甚至休克。因冠状动脉供血不足,心肌严重缺氧,出现胸闷或胸骨后疼痛。严重者可猝死。

2. 体征:肺大块梗死,叩诊可呈浊音,呼吸音减弱或有干、湿啰音。如病变累及胸膜可出现胸膜摩擦音或胸腔积液体征。心率增快,心浊音界扩大,肺动脉瓣第2心音亢进,可听到收缩和舒张期杂音及奔马律和各种心律失常。右心衰竭时,颈静脉怒张,肝大并有疼痛及压痛,可出现黄疸、下肢浮肿,偶见血栓性静脉炎。

(二)特殊检查

1. 心电图检查:典型的心电图改变:①电轴显著右偏,极度顺钟转位和右束支传导阻滞;②Ⅰ、aVL 导联 S 波加深,Ⅲ、aVF 导联出现 Q 波,T 波倒置;③肺型 P 波;④Ⅰ、Ⅱ、Ⅲ、aVL、aVF 导联 ST 段降低,右侧心前导联 T 波倒置。这些变化可在起病 5~24 小时出现,如病情好转,数天后消失。

2. X 线检查:早期可正常。发病 1~2 天以后,X 线检查发现栓塞区呈卵圆形或三角形密度增深阴影,底部向外与胸膜相连,并有胸腔积液影像。多发性栓塞时,阴影颇似支气管肺炎。肺动脉明显突出及心影增大。肺动脉造影可明确栓塞部位与范围。

【治疗】

1. 卧床休息、吸氧以改善呼吸困难。

2. 剧烈胸痛时可用派替啶 50~100mg 皮下注射或罂粟碱 30~60mg 口服。

3. 可用阿托品 0.5~1mg 静脉注射或肌内注射,降低迷走神经张力,解除肺血管痉挛。

4. 休克者可用间羟胺或多巴胺。

5. 右心衰可用毒毛花苷 K 或洋地黄静脉注射。

6. 溶栓、抗凝(参见第十九章)。

【预防】

积极预防深部静脉的血栓形成或血栓性静脉炎的发生。术后早期离床活动,需长期卧床者,应在床上做深呼吸和下肢运动。

【预后】

视肺栓塞的面积及是否继续发生肺栓塞而定。面积小,预后好;复发性栓塞少,预后也较好。

二、慢性肺源性心脏病

慢性肺源性心脏病(chronic pulmonary heart disease)简称慢性肺心病(chronic cor pulmonale),是由肺组织、肺血管或胸廓的慢性病变引起肺组织结构和(或)功能异常,产生肺血管阻力增加,肺动脉压力增高,使右心室扩张或(和)肥厚,伴或不伴右心功能衰竭的心脏病,并排除先天性心脏病和左心病变引起者。

【病因】

按原发病的不同部位,可分为三类:

1. 支气管、肺疾病:以慢性阻塞性肺疾病(COPD)最为多见,占 80%~90%,其次为支气管哮喘、支气管扩张、重症肺结核等。

2. 胸廓运动障碍性疾病:较少见,严重的脊椎后凸、侧凸、脊椎结核、类风湿关节炎造成的严重胸廓或脊椎畸形,以及神经肌肉疾患导致肺功能受损。气道引流不畅,反复感染,并发肺气肿或纤维化。

3. 肺血管疾病:慢性血栓栓塞性肺动脉高压、肺小动脉炎、累及肺动脉的过敏性肉芽肿病(allergic granulomatosis),以及原因不明的原发性肺动脉高压,发展成慢性肺心病。

4. 其他:原发性肺泡通气不足及先天性口咽畸形、睡眠呼吸暂停低通气综合征等导致肺动脉高压,发展成慢性肺心病。

【发病机制和病理】

引起右心室扩大、肥厚的因素很多。但先决条件是肺功能和结构的不可逆性改变,发生反复的气道感染和低氧血症,导致一系列体液因子和肺血管的变化,使肺血管阻力增加,肺动脉血管的结构重塑,产生肺动脉高压。

(一)肺动脉高压的形成

1. 肺血管阻力增加的功能性因素:缺氧、高碳酸血症和呼吸性酸中毒。

2. 肺血管阻力增加的解剖学因素:解剖学因素系指肺血管解剖结构的变化,形成肺循环血流动力学障碍。主要原因是:

(1)长期反复发作的慢性阻塞性肺疾病及支气管周围炎,可累及邻近肺小动脉,产生肺动脉高压。

(2)随肺气肿的加重,肺泡毛细血管床减损超过70%时肺循环阻力增大。

(3)肺血管重塑。

(4)血栓形成。

在慢性肺心病肺动脉高压的发生机制中,功能性因素较解剖学因素更为重要。在急性加重期经过治疗,缺氧和高碳酸血症得到纠正后,肺动脉压可明显降低,部分患者甚至可恢复到正常范围。

3. 血液黏稠度增加和血容量增多。

(二)心脏病变和心力衰竭

右心室扩大和右心室功能衰竭。有少数可见左心室肥厚。

(三)其他重要器官的损害

脑、肝、肾、胃肠及内分泌系统、血液系统等发生病理改变,引起多器官的功能损害。

【临床表现】

本病发展缓慢,临床上除原有肺、胸疾病的各种症状和体征外,主要是逐步出现肺、心功能衰竭以及其他器官损害的征象。按其功能的代偿期与失代偿期进行分述。

(一)肺、心功能代偿期

1. 症状:咳嗽、咳痰、气促,活动后可有心悸、呼吸困难、乏力和劳动耐力下降。急性感染可使上述症状加重。少有胸痛或咯血。

2. 体征:可有不同程度的发绀和肺气肿体征。偶有干、湿性啰音,心音遥远,$P_2>A_2$,三尖瓣区可出现收缩期杂音或剑突下心脏搏动增强,提示有右心室肥厚。部分患者因肺气肿使胸内压升高,阻碍腔静脉回流,可有颈静脉充盈。此期肝界下移是膈下降所至。

(二)肺、心功能失代偿期

1. 呼吸衰竭

(1)症状:呼吸困难加重,夜间为甚,常有头痛、失眠、食欲下降,但白天嗜睡,甚至出现表情淡漠、神志恍惚、谵妄等肺性脑病的表现。

(2)体征:明显发绀,球结膜充血、水肿,严重时可有视网膜血管扩张、视盘水肿等颅内压升高的表现。腱反射减弱或消失,出现病理反射。因高碳酸血症可出现周围血管扩张的表现,如皮肤潮红、多汗。

2. 右心衰竭

(1)症状:气促更明显,心悸、食欲不振、腹胀、恶心等。

(2)体征:发绀更明显,颈静脉怒张,心率增快,可出现心律失常,剑突下可闻及收缩期杂音,甚至出现舒张期杂音。肝大且有压痛,肝颈静脉回流征阳性,下肢水肿,重者可有腹水。少数患者可出现肺水肿及全心衰竭的体征。

【实验室和其他检查】

（一）X线检查

除肺、胸基础疾病及急性肺部感染的特征外，尚有肺动脉高压征，如右下肺动脉干扩张，其横径≥15mm；其横径与气管横径比值≥1.07；肺动脉段明显突出或其高度≥3mm；中央动脉扩张，外周血管纤细，形成"残根"征；右心室增大征，皆为诊断慢性肺心病的主要依据。个别患者心力衰竭控制后可见心影有所缩小。

（二）心电图检查

主要表现有右心室肥大改变，如电轴右偏、额面平均电轴≥+90°、重度顺钟向转位、$R_{V_1}+S_{V_5}≥1.05mV$ 及肺型 P 波。也可见右束支传导阻滞及低电压图形，可作为诊断慢性肺心病的参考条件。在 V_1、V_2 甚至延至 V_3，可出现酷似陈旧性心肌梗死图形的 QS 波，应注意鉴别。典型慢性肺心病的心电图表现。

（三）超声心动图检查

通过测定右心室流出道内径（≥30mm），右心室内径（≥20mm），右心室前壁的厚度，左、右心室内径比值（<2），右肺动脉内径或肺动脉干及右心房增大等指标，可诊断慢性肺心病。

（四）血气分析

慢性肺心病肺功能代偿期可出现低氧血症或合并高碳酸血症，当 $PaO_2<60mmHg$、$PaCO_2>50mmHg$ 时，表示有呼吸衰竭。

（五）血液检查

红细胞及血红蛋白可升高。全血黏度及血浆黏度可增加，红细胞电泳时间常延长；合并感染时白细胞总数增高，中性粒细胞增加。部分患者血清学检查可有肾功能或肝功能改变；血清钾、钠、氯、钙、镁均可有变化。

（六）其他

肺功能检查对早期或缓解期慢性肺心病患者有意义。痰细菌学检查对急性加重期慢性肺心病可以指导抗生素的选用。

【诊断】

根据患者有慢性支气管炎、肺气肿、其他胸肺疾病或肺血管病变,并已引起肺动脉高压、右心室增大或右心功能不全,如$P_2>A_2$、颈静脉怒张、肝大压痛、肝颈静脉反流征阳性、下肢水肿及体静脉压升高等,心电图、X线胸片、超声心动图有右心增大肥厚的征象,可以做出诊断。

【鉴别诊断】

本病须与下列疾病相鉴别:

1. 冠状动脉粥样硬化性心脏病(冠心病):慢性肺心病与冠心病均多见于老年人,有许多相似之处,而且常有两病共存。冠心病有典型的心绞痛、心肌梗死病史或心电图表现,若有左心衰竭的发作史、原发性高血压、高脂血症、糖尿病史,则更有助于鉴别。体检、X线、心电图、超声心动图检查呈左心室肥厚为主的征象,可资鉴别。慢性肺心病合并冠心病时鉴别有较多困难,应详细询问病史,并结合体格检查和有关心、肺功能检查加以鉴别。

2. 风湿性心脏病:风湿性心脏病的三尖瓣疾患,应与慢性肺心病的相对三尖瓣关闭不全相鉴别。前者往往有风湿性关节炎和心肌炎病史,其他瓣膜如二尖瓣、主动脉瓣常有病变,X线、心电图、超声心动图有特殊表现。

3. 原发性心肌病:本病多为全心增大,无慢性呼吸道疾病史,无肺动脉高压的X线表现等。

【治疗】

(一)急性加重期

积极控制感染;通畅呼吸道,改善呼吸功能;纠正缺氧和二氧化碳潴留;控制呼吸和心力衰竭;积极处理并发症。

1. 控制感染:参考痰菌培养及药敏试验选择抗生素。在还没有培养结果前,根据感染的环境及痰涂片革兰染色选用抗生素。社区获得性感染以革兰阳性菌占多数,医院感染则以革兰阴性菌为主。或选用两者兼顾的抗生素。常用的有青霉素类、氨基糖苷类、喹诺酮类及头孢菌素类抗感染药物,且必须注意可能继发真菌感染。

2. 氧疗:通畅呼吸道,纠正缺氧和二氧化碳潴留,可用鼻导管吸氧或面罩给氧,并发呼吸衰竭者参阅第十四章的治疗方案。

3. **控制心力衰竭**:慢性肺心病心力衰竭的治疗与其他心脏病心力衰竭的治疗有不同之处,因为慢性肺心病患者一般在积极控制感染、改善呼吸功能后心力衰竭便能得到改善,患者尿量增多,水肿消退,不需加用利尿药。但对治疗无效的重症患者,可适当选用利尿药、正性肌力药或扩血管药物。

(1)利尿药:有减少血容量、减轻右心负荷、消除水肿的作用。原则上宜选用作用轻的利尿药,小剂量使用。如氢氯噻嗪25mg,每日 1～3 次,一般不超过 4 天;尿量多时需加用 10% 氯化钾 10ml,每日 3 次,或用保钾利尿药,如氨苯蝶啶 50～100mg,每日 1～3 次。重度而急需行利尿的患者可用呋塞米(furosemide)20mg,肌内注射或口服。利尿药应用后可出现低钾、低氯性碱中毒,痰液黏稠不易排痰和血液浓缩,应注意预防。

(2)正性肌力药:慢性肺心病患者由于慢性缺氧及感染,对洋地黄类药物的耐受性很低,疗效较差,且易发生心律失常。正性肌力药的剂量宜小,一般约为常规剂量的 1/2 或 2/3 量,同时选用作用快、排泄快的洋地黄类药物,如毒毛花苷 K 0.125～0.25mg,或毛花苷丙 0.2～0.4mg 加于 10% 葡萄糖液内静脉缓慢注射。用药前应注意纠正缺氧,防治低钾血症,以免发生药物毒性反应。低氧血症、感染等均可使心率增快,故不宜以心率作为衡量洋地黄类药物的应用和疗效考核指征。应用指征是:①感染已被控制、呼吸功能已改善、用利尿药后有反复水肿的心力衰竭患者;②以右心衰竭为主要表现而无明显感染的患者;③合并急性左心衰竭的患者。

(3)血管扩张药:血管扩张药可减轻心脏前、后负荷,降低心肌耗氧量,增加心肌收缩力,对部分顽固性心力衰竭有一定效果,但并不像治疗其他心脏病那样效果明显。血管扩张药在扩张肺动脉的同时也扩张体动脉,往往造成体循环血压下降,反射性产生心率增快、氧分压下降、二氧化碳分压上升等不良反应,因而限制了血管扩张药在慢性肺心病的临床应用。钙拮抗剂、一氧化氮(NO)、川芎嗪等有一定的降低肺动脉压效果。

4. 控制心律失常:一般经过治疗慢性肺心病的感染、缺氧后,心律失常可自行消失。如果持续存在可根据心律失常的类型选用药物。

5. 抗凝治疗:应用普通肝素或低分子肝素防止肺微小动脉原位血栓形成。

6. 加强护理工作:因病情复杂多变,必须严密观察病情变化,宜加强心肺功能的监护。翻身、拍背排出呼吸道分泌物,是改善通气功能的一项有效措施。

(二)缓解期

原则上采用中西医结合综合治疗措施,目的是增强患者的免疫功能,去除诱发因素,减少或避免急性加重期的发生,希望使肺、心功能得到部分或全部恢复,如长期家庭氧疗、调整免疫功能等。慢性肺心病患者多数有营养不良,营养疗法有利于增强呼吸肌力,改善缺氧。

【并发症】

1. 肺性脑病:这是由于呼吸功能衰竭所致缺氧、二氧化碳潴留而引起精神障碍、神经系统症状的一种综合征。但必须除外脑动脉硬化、严重电解质紊乱、单纯性碱中毒、感染中毒性脑病等。肺性脑病是慢性肺心病死亡的首要原因,应积极防治,详见第十四章。

2. 酸碱失衡及电解质紊乱:慢性肺心病出现呼吸衰竭时,由于缺氧和二氧化碳潴留,当机体发挥最大限度代偿能力仍不能保持体内平衡时,可发生各种不同类型的酸碱失衡及电解质紊乱,使呼吸衰竭、心力衰竭、心律失常的病情更为恶化,对患者的预后有重要影响。应进行严密监测,并认真判断酸碱失衡及电解质紊乱的具体类别及时采取处理措施。详见第十四章。

3. 心律失常:多表现为房性期前收缩及阵发性室上性心动过速,其中以紊乱性房性心动过速最具特征性。也可有心房扑动及心房颤动。少数病例由于急性严重心肌缺氧,可出现心室颤动以至心脏骤停。应注意与洋地黄中毒等引起的心律失常相鉴别。

4. **休克**:慢性肺心病休克并不多见,一旦发生,预后不良。发生原因有严重感染、失血(多由上消化道出血所致)和严重心力衰竭或心律失常。

5. **消化道出血**:详见第十四章。

6. **弥散性血管内凝血(DIC)**。

【预后】

慢性肺心病常反复急性加重,随肺功能的损害病情逐渐加重,多数预后不良,病死率在 10%~15%,但经积极治疗可以延长寿命,提高患者生活质量。

【预防】

主要是防治引起本病的存在于支气管、肺和肺血管等基础疾病。

1. 积极采取各种措施,广泛宣传提倡戒烟,必要时辅以有效的戒烟药,使全民吸烟率逐步下降。

2. 积极防治原发病的诱发因素,如呼吸道感染,避免各种变应原、有害气体、粉尘吸入等。

3. 开展多种形式的群众性体育活动和卫生宣教,普及人群的疾病防治知识,增强抗病能力。

(张珍祥　周　敏)

第二十一章 职业性肺疾病和有毒气体吸入所致肺疾病

一、矽 肺

矽肺(silicosis)是由吸入含二氧化硅的粉尘所引起的肺部疾病。

【病因】

矽肺的病因为二氧化硅。多种工业生产活动涉及吸入二氧化硅而引起矽肺的问题,如采矿业、制陶业、玻璃制造业、铸造业以及开挖隧道和采石作业等。

【病理】

1. 慢性矽肺:本型最多见,指接触矽尘15年以上才在X线片上出现异常者。其病理学特征是弥漫分散于肺部的矽结节,上叶较多见。矽结节中心由透明变性的胶原排列成同心圆样的螺旋结构,周围有巨噬细胞、浆细胞、成纤维细胞和网状纤维。小结节亦可相互融合而形成大块。晚期形成肺间质纤维化。

2. 快速进展矽肺(accelerated silicosis):指接触矽尘5~15年期间出现X线胸片异常者。病理特征与慢性矽肺相同,但矽结节多聚集成团。

3. 急性矽肺:指接触矽尘不到5年即出现X线表现者。病理学特征为肺泡内充满嗜酸性染色的渗出物,与肺泡蛋白沉积症很相似。

【诊断】

(一)临床表现

1. 无自觉症状:仅有X线影像学异常而无任何自觉症状,

是慢性矽肺早期患者最常见的表现。

2. 气短:气短是矽肺最早出现的主要症状,随病情进展而加重。晚期平卧休息时亦感气短。

3. 胸痛:发生较早,可为一过性针刺样疼痛,也可为持续性隐痛。

4. 胸闷:可有胸部紧迫感或沉重感。

5. 咳嗽:常见于吸烟者,或并发呼吸道感染者,与矽肺本身引起的咳嗽常不易区分。

6. 咯血:单纯矽肺病例中咯血并不多见,但由于矽肺患者极易并发肺结核,易致咯血。

7. 晚期患者常并发心病:其临床表现可参见有关章节。

8. 矽肺易并发肺结核,出现有关的症状:结核较一般患者重,治疗效果亦不如一般患者好。

9. 呼吸系统感染者有关的症状和体征:包括病毒或细菌所致的上呼吸道感染、气管支气管炎和支气管肺炎等,发病率较一般人群高许多。

10. 体征:早期患者多无阳性体征,晚期可见肺气肿、肺心病及右心衰的各种体征。

(二)检查项目

1. X线胸片:X线胸片是诊断矽肺的最重要的依据之一。详见本节"诊断标准"。

2. 肺功能:典型矽肺肺功能损害为限制性通气功能障碍。此外,尚可见弥散功能减退(需注意矽肺患者X线表现与肺功能损害之间无明显相关关系)。

3. 血气分析:较早期患者可见运动时动脉血氧分压下降,晚期患者安静时亦有低氧血症。

4. 血常规:部分晚期患者可见继发性红细胞增多症。

5. 血沉:晚期患者血沉稍增快,但若见血沉明显增快,应注意有无合并肺结核。

6. 心电图、心电向量图、心脏超声检查:晚期矽肺患者并发肺心病时可见相应异常改变。

（三）诊断要点

1. 明确的职业性粉尘接触史。

2. X 线胸片。

矽肺的诊断只能由国家有关的专门机构做出，一般医院发现可疑患者时，只能将其介绍到有关机构进行检查和处理。

（四）鉴别诊断

1. 粟粒性肺结核。

2. 含铁血黄素沉着症。

3. 肺泡微石症。

4. 其他原因导致的肺间质纤维化。

【诊断标准】

现将我国现行的包括矽肺在内的各种尘肺的 X 线诊断标准抄录于下：

中华人民共和国国家卫生标准（GBZ70-2009）尘肺 X 线诊断标准及处理原则

诊断原则：

依据可靠地生产性粉尘接触史，以 X 线后前位胸片表现为主要依据，结合现场职业卫生学、尘肺流行病学调查资料和健康监护资料，参考临床表现和实验室检查，排除其他肺部类似疾病后，对照尘肺病诊断标准片小阴影总体密集度至少达到 1 级，分布范围至少达到 2 个肺区，方可做出尘肺病的诊断。

观察对象：

粉尘作业人员健康检查发现 X 线胸片有不能确定的尘肺样影像学改变，其性质和程度需要在一定期限内进行动态观察者。

X 线胸片表现分期：

1 期尘肺：有总体密集度 1 级的小阴影，分布范围至少达到 2 个肺区。

2 期尘肺：有总体密集度 2 级的小阴影，分布范围超过 4 个肺区；或有总体密集度 3 级的小阴影，分布范围达到 4 个肺区。

3 期尘肺：有下列表现之一者，a. 有大阴影出现，其长径不小于 20mm，短径不小于 10mm；b. 有总体密集度 3 级的小阴影,分布范围超过 4 个肺区并有小阴影聚集;c. 有总体密集度 3 级的小阴影,分布范围超过 4 个肺区并有大阴影。

肺区划分办法:

将肺尖至膈顶的垂直距离等分为三,用等分点的水平线将每侧肺野各分为上、中、下三区。

小阴影:小阴影指直径或宽度不超过 10mm 的阴影。

小阴影密集度指一定范围内小阴影数量。

密集度四大级分级:0 级指无小阴影或甚少;1 级指有一定量的小阴影;2 级指有多量的小阴影;3 级指有很多量的小阴影。

分布范围及总体密集度判定方法:①判定肺区密集度要求小阴影至少占该区面积的 2/3;②小阴影分布范围是指出现有 1 级密集度(含 1 级)以上小阴影的肺区数;③总体密集度是指全肺内密集度最高肺区的密集度。

大阴影:大阴影指最长径 1cm 以上的阴影。

尘肺可有不同程度的胸膜增厚、粘连及钙化等改变。如改变明显,可记录在附加代号栏内。

胸膜斑系指厚度大于 3mm 的局限性胸膜增厚。

尘肺合并症:

肺结核:系指活动性肺结核,如渗出、增生、干酪、空洞形成、支气管或血行播散等。病变纤维化、硬结、钙化者,不作合并结核论。

肺气肿、肺源性心脏病:按中华医学会呼吸系病学会规定的诊断标准诊断分级。

呼吸系统炎症:系指支气管扩张、各种急、慢性肺部炎症。

自发性气胸。

肿瘤:系指与接触石棉粉尘有关的肺癌、胸膜间皮瘤。

附加代号:

bu 肺大疱	cq 肺癌或胸膜间皮瘤
cp 肺心病	cv 空洞
ef 胸腔积液	em 肺气肿
es 淋巴结蛋壳样钙化	pc 胸膜钙化

pt 胸膜增厚   px 气胸

rp 类风湿性尘肺   tb 活动性肺结核

【治疗】

1. 诊断确立者应调离粉尘作业岗位,停止粉尘接触。

2. 根据诊断分期、肺功能及一般健康状况安排新的工件或休息。

3. 积极治疗各种并发疾病,如肺结核、支气管肺炎等。

4. 并发呼吸衰竭、肺心病右心衰、自发性气胸等可参照各有关章节治疗。

5. 呼吸肌锻炼,可酌情进行膈肌锻炼等。

6. 对于矽肺本身,目前尚无肯定有效的药物治疗,试用过的药物包括克矽平、磷酸哌喹、羟基哌喹、山梨醇铝、柠檬酸铝和一些中药制剂(如汉防己甲素)等。

【预防】

目前尚无方法逆转矽肺的病理发展过程,故矽肺的人群控制主要依赖于积极预防,重点在于采取各种有效措施降低工作环境中的粉尘浓度,并定期进行体格检查,以尽早发现,早期治疗。

二、石　棉　肺

石棉肺(asbestosIs)是长期吸入石棉粉尘所引起的胸膜和肺疾病,包括肺间质纤维化、胸膜纤维化和胸腔积液等。长期吸入石棉粉尘尚可引起胸膜间皮瘤、腹膜间皮瘤以及肺、喉和胃肠道肿瘤,但一般不将其归入石棉肺的范畴。

【病因】

石棉的化学成分为以不同比例混合的铁、镁、镍、钙、铝等的矽酸盐。在工作中长期接触石棉就有可能引起石棉肺。此外,近年来非职业性接触的危害亦受到重视。

【病理】

1. 肺部病变:早期表现为间质性肺炎,以后逐渐出现肺间质纤维化,晚期可见大面积肺组织损毁和蜂窝状改变。在电镜和位相差显微镜下可见石棉纤维。

2. 胸膜病变:可见局限性或弥漫性胸膜纤维化,多为双侧,以壁层胸膜为著。部分患者可有渗出性胸腔积液。

【诊断】

(一)临床表现

1. 症状:①无自觉症状,仅有 X 线胸片异常。与矽肺相比,早期石棉肺有症状者较多。亦可在接触石棉粉尘 10 年以上方出现症状。②气短:常为最早出现的症状。③咳嗽:可为石棉肺本身的表现,亦可因患者长期吸烟所致。④胸痛:多为轻度钝痛。⑤发热、咳脓痰、偶有咯血,见于继发细菌感染时。

2. 体征:体检常无异常,有时肺部有捻发音,或有干、湿啰音,晚期患者可有杵状指、发绀、肺心病表现,亦可有胸膜增厚或渗液的体征。

(二)特殊检查

石棉肺的诊断依赖于:①石棉接触史;②胸部 X 线表现,与矽肺相同。

其他有意义的检查尚有:①肺功能检查:典型者见限制性通气功能障碍,弥散功能亦降低。若伴发慢性支气管炎、肺气肿则见混合性通气功能障碍。②血气分析:可见运动时低氧血症。

(三)鉴别诊断

1. 其他原因所致尘肺:主要根据不同的粉尘接触史进行鉴别。

2. 其他原因所致肺间质纤维化:综合病史、体检及其他有关资料进行鉴别。

【诊断标准】

石棉肺的 X 线诊断标准已并入尘肺诊断系统。详见第二十一章"矽肺"。

【并发症】

肺癌、胸膜或腹膜间皮瘤、支气管扩张、肺气肿等。

【治疗】

与矽肺相同。但一般不用克矽平等药物。

【预防】

与矽肺相同。

三、有毒气体吸入所致支气管、肺疾病

本组疾病包括多种刺激性气体或有毒气体吸入后所导致的支气管、肺疾病,有的物质尚可影响全身其他器官功能。

【病因】

许多物质吸入后均可引起支气管、肺疾病和全身疾病(表21-1)。

表 21-1 常见吸入中毒物及其常见中毒来源、
主要临床表现、抢救要点及预后

吸入物	常见中毒来源	主要临床表现	抢救要点	预后
丙酮	工业用及家庭用清洁剂、染料	气管支气管炎、皮肤刺激症状、眼刺激症状、中枢神经系统症状、呼吸抑制、血糖升高、酮症	清除皮肤、黏膜表面毒物,呼吸支持	
丙烯醛	塑料、橡胶、纺织品、制造业	眼结膜炎、鼻炎、咽炎、气管支气管炎	清除皮肤、黏膜表面毒物,呼吸支持	能度过前48小时多可恢复
丙烯腈	橡胶、黏合剂制造业、制药业、化工生产等	头晕、中枢神经系统功能紊乱、心血管功能紊乱、乳酸酸中毒、肺水肿、胃肠道功能紊乱、眼结膜炎	呼吸支持,循环支持,应用亚硝酸钠,硫代硫酸钠,高压氧舱	能度过前4小时者多能恢复

续表

吸入物	常见中毒来源	主要临床表现	抢救要点	预后
氨	制冷剂、化肥、塑料、杀虫剂、清洁剂、炸药等化工制造业，炼油业	眼结合膜炎、角膜损伤、鼻炎、咽炎、喉水肿、喉痉挛、气管支气管炎、肺水肿、化学性灼伤	清除皮肤、黏膜表面毒物，呼吸支持	能度过前48小时者多可恢复。眼接触后可致永久性失明
三氧化砷	冶炼业、半导体工业	溶血性贫血、急性肾衰、心律失常、低血压、胃肠道症状、眼结合膜炎	清除皮肤、黏膜表面毒物，循环支持，换血疗法，血液透析	
苯	颜料、黏合剂、工业溶剂、化工生产等	心律失常、中枢神经系统功能障碍、抽搐、呼吸抑制、血液系统障碍、皮肤黏膜刺激症状、肺水肿	清除皮肤、黏膜表面毒物，呼吸支持，循环支持	急性：症状迅速进展者预后差，能度过前3天者常可恢复。慢性：骨髓及外周血细胞数减少者预后较差
镉	冶炼、制造合金、电镀	眼结膜炎、气管支气管炎、肺水肿、金属烟雾热、肾功能不全、贫血、肺气肿	去除皮肤、黏膜表面毒物，呼吸支持，可试用螯合剂	能度过前4天者常能恢复

续表

吸入物	常见中毒来源	主要临床表现	抢救要点	预后
碳	燃烧烟雾、铸造业、煤矿业	呼吸困难、发绀、中枢神经系统功能障碍、循环功能紊乱	呼吸支持	
二硫化碳	杀虫剂、橡胶工业、去污剂	眼结合膜炎、气管支气管炎、中枢神经系统障碍、抽搐、呼吸衰竭、胃肠道功能紊乱、皮肤刺激症状、化学性灼伤	呼吸支持,去除皮肤、黏膜表面毒物,静脉给予维生素 B_6	在数月时间内逐渐缓慢恢复,但不易完全恢复
一氧化碳	不完全燃烧产生的气体、铸造业、炼油业	头晕、中枢神经系统功能障碍、循环系统功能障碍	呼吸支持、高压氧舱	如果意识障碍症状持续超过2周,则多不能完全恢复
四氯化碳	黏合剂、去污剂、合成冷却和溶剂的中间产物	中枢神经系统功能障碍、抽搐、循环功能障碍、呼吸抑制、肝肾功能损害、胃肠道功能紊乱、眼结合膜炎、皮肤刺激症状	去除皮肤、黏膜表面毒物,呼吸支持,循环支持,N-乙酰半胱氨酸	肝肾功能完全恢复正常需2~12个月;无尿的患者肾功能可在2~3周后开始恢复

续表

吸入物	常见中毒来源	主要临床表现	抢救要点	预后
氯气	漂白剂、水消毒剂、化工制造	眼结合膜炎、鼻炎、咽喉炎、气管支气管炎、肺水肿、化学性灼伤、胃肠道功能紊乱	去除皮肤、黏膜表面毒物,呼吸支持	接触以后24小时仍可因循环衰竭而死亡
氯苯乙酮	催泪剂	眼痛、眼睑痉挛、流泪,皮肤刺激症状,化学性灼伤,喉痉挛,肺水肿,消化道功能紊乱	去除皮肤、黏膜表面毒物,呼吸支持	接触以后15年仍可因严重的眼部损伤而失明
铬烟雾	电镀	眼结合膜炎、鼻黏膜糜烂甚至溃疡、气管支气管炎、化学性肺炎、肺水肿、化学性灼伤、哮喘、尘肺、金属烟尘热、肝肾功能损害、血液系统功能障碍	去除皮肤、黏膜表面毒物,呼吸支持,大量利尿,碱化尿液	发生无尿者预后差
铜烟尘	冶炼加工	眼部刺激症状、皮肤刺激症状、化学性肺炎、化学性灼伤、金属烟尘热、中枢神经系统功能障碍	去除皮肤、黏膜表面毒物,呼吸支持,有全身症状者应用螯合剂	

续表

吸入物	常见中毒来源	主要临床表现	抢救要点	预后
氟利昂	制冷剂、气雾助喷剂、工业溶剂、灭火剂、局麻药	心律失常、眼结合膜炎、咽喉炎、支气管痉挛、气管支气管炎、肺水肿、冻伤	去除皮肤、黏膜表面毒物,呼吸支持。患者须置于安静的环境中,有冻伤者须迅速复温	有意吸入氟利昂气罐中的气体可导致迅速死亡,来不及抢救
甲醛	防腐剂、消毒剂、黏附剂、木材制品	眼结合膜炎、鼻炎、咽炎、喉水肿、气管支气管炎、哮喘、胃肠道症状、化学性灼伤、偶见肺水肿	去除皮肤、黏膜表面毒物,呼吸支持	能度过前48h者常可恢复
汽油	汽油的生产和使用	心律失常、中枢神经系统功能紊乱、抽搐、呼吸抑制、肺水肿、胃肠道症状	去除皮肤、黏膜表面毒物,呼吸支持,循环支持	呼吸道症状若持续超过24h,则提示病情严重
氯化氢	有机化学工业	眼结合膜炎、鼻炎、咽炎、喉痉挛、喉水肿、气管支气管炎、肺水肿	去除皮肤、黏膜表面毒物,呼吸支持	约95%的幸存者中遗留有食管狭窄

续表

吸入物	常见中毒来源	主要临床表现	抢救要点	预后
氰化氢	电镀、选矿业	头晕、中枢神经系统功能紊乱、循环功能紊乱、乳酸酸中毒、肺水肿、胃肠道症状	去除皮肤、黏膜表面毒物,呼吸支持,循环支持,应用亚硝酸钠、硫代硫酸钠,高压氧舱	能度过前3~4天者常可恢复
氟化氢	玻璃及金属蚀刻业、集成电路块制造业	眼部损伤、喉水肿、化学性肺炎、肺水肿、化学性灼伤	去除皮肤、黏膜表面毒物,呼吸支持	能度过前3~4天者常可恢复
硫化氢	石油天然气工业、纺织工业、污水处理业	中枢神经系统功能紊乱、循环功能紊乱、抽搐、呼吸抑制、乳酸酸中毒、眼结膜炎、鼻炎、咽炎、气管支气管炎、肺水肿、胃肠道症状	去除皮肤、黏膜表面毒物,呼吸支持,循环支持,应用亚硝酸盐,高压氧舱	能度过前3~4天者常可恢复
镁烟尘	合金制造、矿业	金属烟尘热、上呼吸道刺激症状、皮肤糜烂溃疡	去除皮肤、黏膜表面毒物	

续表

吸入物	常见中毒来源	主要临床表现	抢救要点	预后
锰烟尘	铸造业、电池制造业、矿业	金属烟尘热、中枢神经系统功能紊乱、精神病、肺炎	抗帕金森病的各种药物	若能在中枢神经系统症状出现之前脱离接触,则有恢复可能。EDTA不能阻止中枢神经系统功能障碍的继续恶化
汞蒸汽	电解、含汞混合物加热	眼结合膜炎坏死性支气管炎、肺炎、肺水肿、金属烟尘热、神经精神症状、胃肠道症状、肾衰	呼吸支持、应用螯合物、血液透析	急性中毒:正确治疗可能恢复;慢性中毒:中枢神经系统症状完全消失的可能性不大
甲烷	天然气、采矿业	呼吸困难、发绀、中枢神经系统功能紊乱、循环系统功能紊乱	呼吸支持	

续表

吸入物	常见中毒来源	主要临床表现	抢救要点	预后
溴代甲烷	烟薰剂	气管支气管炎、肺水肿、化学性灼伤、中枢神经系统功能紊乱、抽搐、精神病、心律失常、胃肠道症状、肾衰、肝功能损伤	去除皮肤、黏膜表面毒物,呼吸支持,可试用螯合剂	若能度过前48~72h,常能完全恢复,但神经系统表现可持续达数月之久
二氯甲烷	气雾剂溶剂、染料、油漆	中枢神经系统功能紊乱、呼吸抑制、化学性肺炎、化学性灼伤	去除皮肤、黏膜表面毒物,呼吸支持,给100%氧气,高压氧舱	
氦气	潜水工作、采矿业	呼吸困难、发绀、中枢神经系统功能紊乱、循环功能紊乱	呼吸支持	若能度过头24h常能完全恢复
氧化氮类(NO、NO_2、N_2O、N_2O_3、N_2O_4、N_2O_5)	电焊、电镀、甘油、炸药爆破	气管支气管炎、喉水肿、肺水肿、闭塞性细支气管炎、胃肠道症状、中枢神经系统功能紊乱	呼吸支持,亚甲蓝,有闭塞性细支气管炎者使用皮质激素	

续表

吸入物	常见中毒来源	主要临床表现	抢救要点	预后
臭氧	电弧焊、废气处理、废水处理	眼结合膜炎、鼻炎、咽炎、气管支气管炎、肺水肿、胃肠道疾病	去除皮肤、黏膜表面毒物,呼吸支持	呼吸道症状可于中毒 12～24h 后表现最为严重
碳酰氯(光气)	合成聚氨酯、异氰酸盐、染料和药物等	眼结合膜炎、咽炎、气管支气管炎、肺水肿、化学性灼伤	去除皮肤、黏膜表面毒物,呼吸支持	若能度过前 24h,则可完全恢复
丙烷	取暖、烧饭	呼吸困难、发绀、中枢神经系统功能紊乱、循环功能紊乱	呼吸支持	肺部症状若延续超过 24h,则提示病情较重,但一般无持久性肺损伤
二氧化硫	漂白剂、造纸业、化工生产、防腐剂、冷却剂、燃料含硫物质	眼结合膜炎、鼻炎、咽炎、喉水肿、支气管痉挛、气管支气管炎、肺水肿、胃肠道症状、皮肤刺激症状、慢性肺疾病	去除皮肤、黏膜表面毒物,呼吸支持	

续表

吸入物	常见中毒来源	主要临床表现	抢救要点	预后
甲苯	颜料、黏合剂、油漆、化学溶剂、制药业	眼结合膜炎、气管支气管炎、神经精神症状、肌肉无力、胃肠道症状、电解质紊乱、肾功能不全、代谢性酸中毒、心律失常、抽搐	去除皮肤、黏膜表面毒物，呼吸支持，循环支持，输液，补充电解质	急性中毒3天以后仍可能死亡
三氯乙烯	黏合剂、油漆、打字改写液、工业用溶剂	心律失常、呼吸抑制、中枢神经系统功能紊乱、抽搐、脑神经障碍、肝肾功能损害、肺水肿、眼结合膜炎、皮肤刺激症状	去除皮肤、黏膜表面毒物，呼吸支持，循环支持	若能度过前4h，则常可完全恢复
钒烟尘	玻璃制造业、合金制造业、化工催化剂	眼结合膜炎、鼻炎、气管支气管炎、肺水肿、哮喘、胃肠道症状、精神症状	去除皮肤、黏膜表面毒物，呼吸支持，循环支持，试用螯合剂	

【病理】

随吸入物质不同可以有不同的病理改变，呼吸系统较常见者包括气道黏膜炎症(最常见)、阻塞性细支气管炎、肺炎、肺水肿和肺纤维化。

将常见致病的吸入物质及其常见中毒来源、主要临床表现、抢救要点及预后等归纳于表 21-1。

四、百草枯中毒

百草枯(paraquat)化学名为 1,1′-二甲基 4,4′-二氯联吡啶,国内商品名为"克无踪"或"对草快",是广泛应用的接触性除草剂。人类中毒最突出的表现是急性弥漫性肺泡炎和迅速发展的肺间质纤维化,导致严重的难治性低氧血症,病死率甚高。故有"百草枯肺"之称。

【病因】

百草枯主要系经口误服或自服中毒,有个别报道经皮肤吸收中毒者。致死剂量为 20% ~40% 的浓缩原液 10~15ml。

【病理及发病机制】

口服后消化道吸收十分迅速,一般 12 小时内即基本完全吸收进入血循环,并迅速向各组织中分布。由于肺泡细胞对百草枯具有主动摄取功能,故肺脏药物浓度最高。百草枯在细胞内引发一系列氧化还原反应,形成多种过氧化物,造成细胞损伤。病理改变:大剂量百草枯可迅速造成严重的急性肺出血和肺水肿,很快致死;剂量较小、存活时间较长者,形成以中性粒细胞浸润为主的弥漫性肺泡炎,此后逐渐形成弥漫性肺间质纤维化。

【诊断】

(一)临床表现

1. 口腔、咽喉、食管的化学性灼伤引起疼痛、吞咽困难、声嘶、咳嗽等症状,尚可有恶心、呕吐、腹泻等。

2. 大剂量中毒者数小时内即出现急性肺水肿、肺出血、严重呼吸衰竭、代谢性酸中毒、心肌功能抑制和中枢神经系统抑制等有关的临床表现,患者可迅速死亡。

3. 摄入剂量较小者上述症状较轻。于 3~5 天后出现肝、肾功能损害的表现,多不严重。少数有心肌炎、心包炎的表现。最突出的表现为急性肺泡炎及随后出现的弥漫性进行性肺间质纤维化、低氧血症十分明显,呼吸困难十分严重。需注意低氧血症出现的时间不一,可紧随中毒早期的急性肺水肿、肺出

血即出现,亦可在患者一般情况已开始好转数日之后才出现,
甚至有在摄入药物 6 周后患者其他症状均早已完全消失,而逐
渐发生进行性加重的低氧血症和呼吸困难。除早期死亡者外,
中、晚期患者神志大多清楚,严重的呼吸困难给患者带来极大
痛苦。

(二)实验室检查

1. 尿液定性检查:在尿液中加入显色剂(连二亚硫酸钠)
后,若呈蓝色反应则提示有百草枯存在。该法方便、迅速,可用
作疑有百草枯中毒时的过筛试验。

2. 血清药物浓度测定:多用放免法测定。除可确定诊断
外,尚有助于判断预后。若血药浓度在服药 4、10、24 小时后分
别低于 2.0μg/ml、0.3μg/ml、0.1μg/ml,则预后稍好;若 24 小时
后仍高于 0.2μg/ml,或 48h 后仍高于 0.1μg/ml,则预后极差。

(三)特殊检查

1. X 线胸片:无特异性。早期为肺水肿改变,3~5 天后出
现弥漫性肺泡炎表现,此后逐渐出现肺间质纤维化的各种
表现。

2. 其他:动脉血气分析见严重的低氧血症。肺功能检查主
要表现为一氧化碳弥散障碍和阻塞或限制性通气异常。可有
短期肝、肾或心肌损害的表现。

【治疗】

百草枯中毒目前尚无特效解毒药或解救方法。

1. 一般处理:包括监测生命征,去除药物污染的衣服,冲
洗眼、皮肤和头发等。

2. 去除毒物:各种措施必须在中毒后数小时内即开始实
施,否则将无明显收效。

(1)洗胃:应反复进行。洗胃液中可加入 1% 皂黏土(矽酸
铝)溶液或 3% 漂白土混悬液,或经胃管每 2 小时给活性炭 60g
做胃肠灌洗。

(2)口服吸附剂:皂黏土或漂白土适量口服,以吸附胃以下
消化道内残留的毒物。

(3)导泻:50% 硫酸镁溶液每次 10~40ml,口服,每 3~5 小

时一次,可持续应用 2~3 天。需及时补充丢失的水分和电解质。

(4)利尿:对未发生肾功能衰竭者,可应用大剂量利尿剂强行利尿。及时补充丢失的水分和电解质。

(5)血液透析:应在摄入毒物后 12 小时内使用方能产生一定效果。

(6)血液灌注(hemoperfusion):将中毒患者的血液引出体外,流经吸附剂(漂白土或活性炭),通过吸附作用将毒物由血液中清除。

3. 抑制过氧化物的药物:可试用维生素 E 等。尚无确切疗效。

4. 减轻肺间质纤维化的药物:可试用糖皮质激素、环磷酰胺和其他免疫抑制剂,尚无确切疗效。

5. 氧疗问题:严重的低氧血症是百草枯中毒最突出的表现,直接危及患者生命,但百草枯所致肺损伤的严重程度又与吸入气体中的氧浓度直接有关,给氧将明显加剧肺部病变,故是否进行氧疗甚难决定。有人提出以 $PaO_2 < 53kPa(40mmHg)$ 为进行氧疗的界限,可供临床参考。

6. 肺移植:可能有一定效果,目前尚未广泛应用。

【预后】

多不佳,有报道病死率高达 50%~95%。

【预防】

防止百草枯误服。使用百草枯时按规定防护。

【随访】

急性中毒经处理症状缓解后,仍应住院观察 1 周以上。

(徐永健 曹 勇)

第二十二章 原发性支气管肺癌

原发性支气管癌(primary bronchogenic carcinoma),简称肺癌(lung cancer),为起源于支气管黏膜或腺体的恶性肿瘤。肺癌发病率为男性肿瘤的首位,并由于早期诊断不足致使预后差。目前随着诊断方法进步、新药以及靶向治疗药物出现,规范有序的诊断、分期,以及根据肺癌临床行为进行多学科治疗的进步,生存率已经有所延长。然而,要想大幅度的延长生存率,仍有赖于早期诊断和早期规范治疗。

【病因和发病机制】

虽然病因和发病机制尚未明确,但通常认为与下列因素有关:

(一)吸烟

大量研究表明,吸烟是肺癌死亡率进行性增加的首要原因。烟雾中的苯并芘、尼古丁、亚硝胺和少量放射性元素钋等均有致癌作用,尤其易致鳞状上皮细胞癌和未分化小细胞癌。与不吸烟者比较,吸烟者发生肺癌的危险性平均高4~10倍,重度吸烟者可达10~25倍。吸烟量与肺癌之间存在着明显的量-效关系,开始吸烟的年龄越小,吸烟时间越长,吸烟量越大,肺癌的发病率越高。一支烟的致癌危险性相当于1~4mrad的放射线,每天吸30支纸烟,相当于120mrad的放射线剂量。

被动吸烟或环境吸烟也是肺癌的病因之一。令人鼓舞的是戒烟后肺癌发病危险性逐年减少,戒烟1~5年后可减半。美国的研究结果表明,戒烟后2~15年期间肺癌发生的危险性进行性减少,此后的发病率相当于终生不吸烟者。

(二)职业致癌因子

已被确认的致人类肺癌的职业因素包括石棉、砷、铬、镍、铍、煤焦油、芥子气、三氯甲醚、氯甲甲醚、烟草的加热产物,以及铀、镭等放射性物质衰变时产生的氡和氡子气、电离辐射和微波辐射等。

(三)空气污染

空气污染包括室内小环境和室外大环境污染,室内被动吸烟、燃料燃烧和烹调过程中均可能产生致癌物。有资料表明,室内用煤、接触煤烟或其不完全燃烧物为肺癌的危险因素,特别是对女性腺癌的影响较大。烹调时加热所释放出的油烟雾也是不可忽视的致癌因素。在重工业城市大气中,存在着3,4苯并芘、氧化亚砷、放射性物质、镍、铬化合物,以及不燃的脂肪族碳氢化合物等致癌物质。污染严重的大城市居民每日吸入空气含有的苯并芘量可超过20支纸烟的含量,并增加纸烟的致癌作用。大气中苯并芘含量每增加 $1\mu g/m^3$,肺癌的死亡率可增加 1% ~ 15%。

(四)电离辐射

大剂量电离辐射可引起肺癌,美国 1978 年报告一般人群中电离辐射的来源约 49.6% 来自自然界,44.6% 为医疗照射,来自 X 线诊断的电离辐射可占 36.7%。

(五)饮食与营养

一些研究已表明,较少食用含 β 胡萝卜素的蔬菜和水果,肺癌发生的危险性升高。较多地食用含 β 胡萝卜素的绿色、黄色和橘黄色的蔬菜和水果及含维生素 A 的食物,可减少肺癌发生的危险性,这一保护作用对于正在吸烟的人或既往吸烟者特别明显。

(六)其他诱发因素

美国癌症学会将结核列为肺癌的发病因素之一。有结核病者患肺癌的危险性是正常人群的 10 倍。其主要组织学类型是腺癌。此外,病毒感染、真菌毒素(黄曲霉)等,对肺癌的发生可能也起一定作用。

（七）遗传和基因改变

【肺癌组织学分类】

WHO 肺癌组织学分类（2004 年）

侵袭前病变（preinvasive lesions）

鳞状上皮异型增生（squamous dysplasia）/原位癌（carcinoma in situ）

非典型腺瘤样增生（atypical adenomatous hyperplasia）

弥漫性特发性肺神经内分泌细胞增生（diffuse idiopathic pulmonary neuroendocrine cell hyperplasia）

鳞状细胞癌（squamous cell carcinoma）

变异型（variants）

乳头状（papillary）

透明细胞（clear cell）

小细胞（small cell）

基底细胞样（basaloid）

小细胞癌（small cell carcinoma）

变异型（variants）

复合性小细胞癌（combined small cell carcinoma）

腺癌（adenocarcinoma）

腺癌伴混合性亚型（adenocarcinoma with mixed subtypes）

腺泡样（acinar）

乳头状（papillary）

细支气管肺泡癌（bronchioloalveolar carcinoma）

非黏液性（non-mucinous）

黏液性（mucinous）

混合性黏液及非黏液性（mixed mucinous and non-mucinonus）或中间细胞型（indeterminat）

实性腺癌伴有黏液（solid adencocarcinoma with mucin）

续表

变异型(variants)

分化好的胎儿型腺癌(well-differentiated fetal adenocar-cinoma)

黏液性("胶样")腺癌[mucinous("colloid")adenocarci-noma]

黏液性囊腺癌(mucinous cystadenocarcinoma)

印戒细胞腺癌(signet ring adenocarcinoma)

透明细胞腺癌(clear cell adenocarcinoma)

大细胞癌(large cell carcinoma)

变异型(variants)

大细胞神经内分泌癌(large cell neuroendocrine carcinoma)

复合性大细胞神经内分泌癌(combined large cell neuroendocrine carcinoma)

基底细胞样癌(basaloid carcinoma)

淋巴上皮瘤样癌(lymphoepithelioma-like carcinoma)

透明细胞癌(clear cell carcinoma)

具有横纹肌样表型的大细胞癌(large cell carcinoma with rhabdoid phenotype)

腺鳞癌(adenosquamous carcinoma)

肉瘤样癌(sarcomatoid carcinoma)

多形性癌(pleomorphic carcinoma)

梭形细胞癌(spindle cell carcinoma)

巨细胞癌(giant cell carcinoma)

癌肉瘤(carcinosarcoma)

肺母细胞瘤(pulmonary blastoma)

其他(others)

类癌(carcinoid tumour)

典型类癌(typical carcinoid)

续表

唾液腺型癌（carcinomas of salivary-gland type）

黏液表皮样癌（mucopepidermoid carcinoma）

腺样囊性癌（adenoid cystic carcinoma）

上皮-肌皮样癌（epithelial-myoepithelial carcinoma）

不能分类的癌（unclassified carcinoma）

【肺癌临床分期】

采用 2009 年国际抗癌联盟（UICC）和国际肺癌研究会（International Association for the Study of Lung Cancer, IASLC）公布的第 7 版肺癌国际分期。

2009 年第 7 版肺癌国际分期中 TNM 的定义

原发肿瘤（T）分期

TX 原发肿瘤不能评价；或痰、支气管冲洗液找到癌细胞但影像学或支气管镜没有可视肿瘤

T0 没有原发肿瘤的证据

Tis 原位癌

T1 肿瘤最大径≤3cm，周围为肺或脏层胸膜所包绕，镜下肿瘤没有累及叶支气管以上（即没有累及主支气管）

T1a 原发肿瘤≤2cm[#]

T1b 原发肿瘤>2，≤3cm

T2 肿瘤最大径>3cm 但≤7cm，或符合以下任何一点：累及主支气管，但距隆嵴≥2cm；累及脏层胸膜；扩展到肺门的肺不张或阻塞性肺炎，但不累及全肺

T2a 肿瘤>3，≤5cm

T2b 肿瘤>5，≤7cm

T3 肿瘤最大径>7cm 或任何大小的肿瘤已直接侵犯了下述结构之一者：胸壁（包括上沟瘤）、膈肌、膈神经、纵隔胸膜、心包；肿瘤位于距离隆嵴 2cm 以内的主支气管但尚未累及隆嵴；全肺的肺不张或阻塞性炎症；原发肿瘤同一叶内出现单个或多个卫星结节

续表

T4 任何大小的肿瘤已直接侵犯了下述结构之一者:纵隔、心脏、大血管、气管、喉返神经、食管、椎体、隆嵴;同侧非原发肿瘤所在叶的其他肺叶出现单个或多个结节

区域淋巴结(N)

Nx 区域淋巴结不能评价

N0 没有区域淋巴结转移

N1 同侧支气管周围淋巴结和(或)同侧肺门淋巴结和肺内淋巴结转移,包括原发肿瘤的直接侵犯

N2 同侧纵隔和(或)隆嵴下淋巴结转移

N3 对侧纵隔、对侧肺门淋巴结,同侧或对侧斜角肌或锁骨上淋巴结转移远处转移(M)

M0 没有远处转移

M1 有远处转移

M1a 对侧肺叶出现的肿瘤结节、胸膜结节、恶性胸腔积液或恶性心包积液

M1b 远处器官转移

说明:#任何大小的非常见的表浅肿瘤,只要局限于支气管壁、即使累及主支气管,也定义为T1a。具有这些特点的T2肿瘤,如果≤5cm或大小不能确定的归为T2a;如果>5和≤7cm归为T2b。

　　大部分肺癌患者的胸腔积液或心包积液是由肿瘤所引起的,但如果胸腔积液的多次细胞学检查未能找到癌细胞,胸腔积液又是非血性和非渗出性的,临床判断应该胸腔积液与肿瘤无关,这种类型的胸腔积液不影响分期,患者应归类为M0。

　　pTNM病理学分类中的pT、pN、pM定义分别和T、N、M相对应。pN应满足至少6个淋巴结(3个来自包括隆嵴下的纵隔淋巴结,3个来自N1淋巴结),如果所有淋巴结组织学检查均为阴性,尽管数量不能满足标准,也归为pN0。

　　TNM分期包括非小细胞肺癌和小细胞肺癌,以前小细胞肺癌所使用的"局限期"和"广泛期"两分法已不适用。

2009 年第 7 版肺癌国际分期标准

分期		T	N	M
隐匿性癌		TX	N0	M0
0 期		Tis	N0	M0
Ⅰ 期	ⅠA	T1a,b	N0	M0
	ⅠB	T2a	N0	M0
Ⅱ 期	ⅡA	T2b	N0	M0
		T1a,b	N1	M0
		T2a	N1	M0
	ⅡB	T2b	N1	M0
		T3	N0	M0
Ⅲ 期	ⅢA	T1a,b;T2a,b	N2	M0
		T3	N1,2	M0
		T4	N0,1	M0
	ⅢB	T4	N2	M0
		任何 T	N3	M0
Ⅳ 期		任何 T	任何 N	M1

【临床表现】

与肿瘤大小、类型、发展阶段、所在部位、有无并发症或转移有密切关系。有 5%~15% 的患者无症状,仅在常规体检、胸部影像学检查时发现。其余的患者可表现或多或少与肺癌有关的症状与体征,按部位可分为原发肿瘤、肺外胸内扩展、胸外转移和胸外表现四类。

(一)原发肿瘤引起的症状和体征

1. 咳嗽:为早期症状,常为无痰或少痰的刺激性干咳,当肿瘤引起支气管狭窄后可加重咳嗽,多为持续性,呈高调金属音性咳嗽或刺激性呛咳。细支气管-肺泡细胞癌可有大量黏液痰。伴有继发感染时,痰量增加,且呈黏液脓性。

2. 血痰或咯血:多见于中央型肺癌。肿瘤向管腔内生长者可有间歇或持续性痰中带血,如果表面糜烂严重侵蚀大血管,则可引起大咯血。

3. 气短或喘鸣:肿瘤向支气管内生长,或转移到肺门淋巴结致使肿大的淋巴结压迫主支气管或隆突,或引起部分气道阻塞时,可有呼吸困难、气短、喘息,偶尔表现为喘鸣,听诊时可发现局限或单侧哮鸣音。

4. 发热:肿瘤组织坏死可引起发热,多数发热的原因是由于肿瘤引起的阻塞性肺炎所致,抗生素治疗效果不佳。

5. 体重下降:消瘦为恶性肿瘤的常见症状之一。肿瘤发展到晚期,由于肿瘤毒素和消耗的原因,并有感染、疼痛所致的食欲减退,可表现为消瘦或恶病质。

(二)肺外胸内扩展引起的症状和体征

1. 胸痛:近半数患者可有模糊或难以描述的胸痛或钝痛,可由于肿瘤细胞侵犯所致,也可由于阻塞性炎症波及部分胸膜或胸壁引起。若肿瘤位于胸膜附近,则产生不规则的钝痛或隐痛,疼痛于呼吸、咳嗽时加重。肋骨、脊柱受侵犯时可有压痛点,而与呼吸、咳嗽无关。肿瘤压迫肋间神经,胸痛可累及其分布区。

2. 声音嘶哑:癌肿直接压迫或转移致纵隔淋巴结压迫喉返神经(多见左侧),可发生声音嘶哑。

3. 咽下困难:癌肿侵犯或压迫食管,可引起咽下困难,尚可引起气管-食管瘘,导致肺部感染。

4. 胸水:约 10% 的患者有不同程度的胸水,通常提示肿瘤转移累及胸膜或肺淋巴回流受阻。

5. 上腔静脉阻塞综合征:这是由于上腔静脉被附近肿大的转移性淋巴结压迫或右上肺的原发性肺癌侵犯,以及腔静脉内癌栓阻塞静脉回流引起。表现为头面部和上半身淤血水肿,颈部肿胀,颈静脉扩张,患者常主诉领口进行性变紧,可在前胸壁见到扩张的静脉侧支循环。

6. Horner 综合征:肺尖部肺癌又称肺上沟瘤(Pancoast 瘤),易压迫颈部交感神经,引起病侧眼睑下垂、瞳孔缩小、眼球内陷,同侧额部与胸壁少汗或无汗。也常有肿瘤压迫臂丛神经造成以腋下为主、向上肢内侧放射的火灼样疼痛,在夜间尤甚。

（三）胸外转移引起的症状和体征

胸腔外转移的症状、体征可见于3%～10%的患者。以小细胞肺癌居多,其次为未分化大细胞肺癌、腺癌、鳞癌。

1. 转移至中枢神经系统:可引起颅内压增高,如头疼,恶心,呕吐,精神状态异常。少见的症状为癫痫发作,偏瘫,小脑功能障碍,定向力和语言障碍。此外还可有脑病,小脑皮质变性,外周神经病变,肌无力及精神症状。

2. 转移至骨骼:可引起骨痛和病理性骨折。大多为溶骨性病变,少数为成骨性。肿瘤转移至脊柱后可压迫椎管引起局部压迫和受阻症状。此外,也常见股骨、肱骨和关节转移,甚至引起关节腔积液。

3. 转移至腹部:部分小细胞肺癌可转移到胰腺,表现为胰腺炎症状或阻塞性黄疸。其他细胞类型的肺癌也可转移到胃肠道、肾上腺和腹膜后淋巴结,多无临床症状,依靠CT、MRI或PET做出诊断。

4. 转移至淋巴结:锁骨上淋巴结是肺癌转移的常见部位,可毫无症状。典型者多位于前斜角肌区,固定且坚硬,逐渐增大、增多,可以融合,多无痛感。

（四）胸外表现

指肺癌非转移性胸外表现或称之为副癌综合征(paraneoplastic syndrome),主要为以下几方面表现:

1. 肥大性肺性骨关节病(hypertrophic pulmonary osteoarthropathy):常见于肺癌,也见于局限性胸膜间皮瘤和肺转移癌(胸腺、子宫、前列腺转移)。多侵犯上、下肢长骨远端,发生杵状指(趾)和肥大性骨关节病。

2. 异位促性腺激素:合并异位促性腺激素的肺癌不多,大部分是大细胞肺癌,主要为男性轻度乳房发育和增生性骨关节病。

3. 分泌促肾上腺皮质激素样物:小细胞肺癌或支气管类癌是引起库欣综合征的最常见细胞类型,很多患者在瘤组织中甚至血中可测到促肾上腺皮质激素(ACTH)增高。

4. 分泌抗利尿激素:不适当的抗利尿激素分泌可引起厌食,恶心,呕吐等水中毒症状,还可伴有逐渐加重的神经并发症。其特征是低钠(血清钠<135mmol/L),低渗(血浆渗透压<280mmol/L)。

5. 神经肌肉综合征:包括小脑皮质变性、脊髓小脑变性、周围神经病变、重症肌无力和肌病等。发生原因不明确。这些症状与肿瘤的部位和有无转移无关。它可以发生于肿瘤出现前数年,也可与肿瘤同时发生;在手术切除后尚可发生,或原有的症状无改变。可发生于各型肺癌,但多见于小细胞未分化癌。

6. 高钙血症:可由骨转移或肿瘤分泌过多甲状旁腺素相关蛋白引起,常见于鳞癌。患者表现为嗜睡,厌食,恶心,呕吐和体重减轻及精神变化。切除肿瘤后血钙水平可恢复正常。

7. 类癌综合征:类癌综合征的典型特征是皮肤、心血管、胃肠道和呼吸功能异常。主要表现为面部、上肢躯干的潮红或水肿,胃肠蠕动增强,腹泻,心动过速,喘息,瘙痒和感觉异常。这些阵发性症状和体征与肿瘤释放不同的血管活性物质有关,除了 5-羟色胺外,还包括缓激肽,血管舒缓素和儿茶酚胺。

此外,还可有黑色棘皮症及皮肌炎、掌跖皮肤过度角化症、硬皮症,以及栓塞性静脉炎、非细菌性栓塞性心内膜炎、血小板减少性紫癜、毛细血管病性渗血性贫血等肺外表现。

【诊断】

肺癌的临床诊断主要依据临床表现和各种影像学结果进行综合分析,但最后的确诊必须取得细胞学(痰细胞学除外)或病理组织学的证据。任何没有细胞学或病理组织学的证据的诊断,都不能视为最后的诊断。在综合选择各种诊断手段时,应依据先简单后复杂、先无创后有创的原则进行。

(一)肺癌的基本诊断措施

肺癌的基本诊断措施包括病史和体检、胸部正侧位片、全血细胞检查和生化检查。

1. 年龄>45 岁、吸烟指数>400 的男性,为肺癌的高危人群。建议至少每年一次进行肺部体检。

2. 咳嗽伴血丝痰的患者,应高度怀疑肺癌的可能。

咳嗽(70%)、血痰(58%)、胸痛(39%)、发热(32%)、气促(13%)乃常见的五大症状,其中最常见的症状为咳嗽,最具有诊断意义的症状为血痰。

3. 肺癌的症状学没有特异性,凡是超过2周经治不愈的呼吸道症状尤其是血痰、咳嗽,或原有的呼吸道症状发生改变,或反复发作的阻塞性肺炎,要高度警惕肺癌存在的可能性。

4. 年度体检发现胸片异常,如肺结核痊愈后的瘢痕病灶,应每年追踪检查,如病灶增大应进一步排除肺瘢痕癌的可能。

5. 肺癌出现声音嘶哑、头面部水肿提示局部晚期的可能。

5% ~ 10% 的肺癌患者以上腔静脉阻塞综合征为首发症状。其他肺癌局部外侵的症状包括 Horner 综合征、Pancoast 综合征,还有累及喉返神经的声嘶。

6. 肺癌患者近期出现的头痛、恶心或其他的神经系统症状和体征应考虑脑转移的可能。骨痛、血液碱性磷酸酶或血钙升高应考虑骨转移的可能。右上腹疼痛、肝大、碱性磷酸酶、谷草转氨酶、乳酸脱氢酶或胆红素升高应考虑肝转移的可能,皮下转移时可在皮下触及结节;血行转移到其他器官可见相应转移器官的症状。

7. 确诊为肺癌的患者,应进行 ECOG 或 Karnof-sky 行为状态评分。肺癌患者的行为状态是最重要的预后因子之一。

8. 确诊为肺癌的患者,应评估体重减轻指数。Lagakos 的 ECOG 研究显示,治疗前半年体重下降超过 5% 的患者,预后明显差于不超过 5% 的患者。

(二)胸正、侧位片

临床初诊不排除肺癌的患者,应常规进行胸部正、侧位片检查。胸部正、侧位片检查是发现、诊断肺癌和提供治疗参考的基本方法。有 5% ~ 15% 的肺癌患者可无任何症状,单凭 X 线检查发现肺部病灶。

(三)痰细胞学检查

临床怀疑肺癌病例,常规进行痰细胞学检查。

痰细胞学检查是目前诊断肺癌简单方便的非创伤性诊断

方法之一。痰细胞学检查阳性、影像学和支气管镜检查未发现病变的肺癌称为隐形肺癌。

（四）支气管镜检查

临床怀疑肺癌的病例，应常规进行支气管检查，这是肺癌诊断中最重要的手段。支气管镜检查可直接观察到气管和支气管黏膜上的病变，并可在直视下钳取、擦刷以获取病理组织学或细胞学的诊断。对位于支气管镜不能窥视到的周边病变，可在X线透视或超声波引导下行活检或刷检，还可利用冲洗的方法获得支气管肺泡灌洗液进行细胞学检查或其他检查。对纵隔或支气管黏膜下的病变，可采用经支气管镜针吸活检术（经典方法、CT引导下、超声实时引导下等）来获取组织或细胞标本。还可通过血卟啉激光肺癌定位技术、荧光支气管镜来诊断肉眼未能观察到的原位癌或隐性肺癌。

（五）经皮肺活检病理学检查

对于肺部的病变，经常规的痰细胞学或支气管镜等非创伤性检查仍不能确诊的病例，可考虑行经胸针吸细胞学或组织学检查（transthoracic needle aspiration，TTNA）。TTNA可在CT或B超引导下进行，所用的穿刺工具可为细针或为特别的穿刺活检枪。这项检查为创伤性检查，有引起胸、出血的可能，极少数可能会引起针道种植转移。对于早起病变，TTNA应限于不愿意接受外科手术或有手术禁忌证者。

（六）术中快速冷冻切片检查

肺部孤立的结节性病变且高度怀疑肺癌、其他方法未能确诊者，如果没有手术禁忌证，应选择胸腔镜下楔形切除术或剖胸探查术+术中快速冷冻切片检查，诊断与治疗同步进行。直径<3cm、位于肺外周的结节性病变称为孤立性肺结节（solitary pulmonary nodule，SPN）。20世纪90年代的研究显示，当患者年龄>45岁时，60%以上的SPN为恶性，当结节的直径>1cm时，80%以上的SPN为恶性。

（七）怀疑为转移的结节

怀疑转移的体表淋巴结或皮下结节，首选活检，如果不能切除活检的,应先行细针穿刺细胞学检查而不要做部分切取的组织学检查。

【鉴别诊断】

肺癌常与某些肺部疾病共存,或其影像学形态表现与某些疾病相类似,故常易误诊或漏诊,必须及时进行鉴别,以利于早期诊断。痰脱落细胞检查、纤维支气管镜或其他组织病理学检查有助于鉴别诊断,但应与下列疾病鉴别:

(一)肺结核

1. 肺结核球:多见于年轻患者,病灶多见于结核好发部位,如肺上叶尖后段和下叶背段。一般无症状,病灶边界清楚,密度高,可有包膜。有时含钙化点,周围有纤维结节状病灶,多年不变。

2. 肺门淋巴结结核:易与中央型肺癌相混淆,多见于儿童、青年,多有发热,盗汗等结核中毒症状。结核菌素试验常为阳性,抗结核治疗有效。肺癌多见于中年以上成人,病灶发展快,呼吸道症状比较明显,抗结核药物治疗有效。

3. 急性粟粒性肺结核:应与弥漫型细支气管肺泡癌相鉴别。通常粟粒型肺结核患者年龄较轻,有发热,盗汗等全身中毒症状,呼吸道症状不明显。X线表现为细小、分布均匀、密度较淡的粟粒样结节病灶。而细支气管-肺泡细胞癌两肺多有大小不等的结节状播散病灶,边界清楚、密度较高,进行性发展和增大,且有进行性呼吸困难。

(二)肺炎

若无毒性症状,抗生素治疗后肺部阴影吸收缓慢,或同一部位反复发生肺炎时,应考虑到肺癌可能。肺部慢性炎症机化,形成团块状的炎性假瘤,也易与肺癌相混淆。但炎性假瘤往往形态不整,边缘不齐,核心密度较高,易伴有胸膜增厚,病灶长期无明显变化。

(三)肺脓肿

起病急,中毒症状严重,多有寒战、高热、咳嗽、咳大量脓臭痰等症状。肺部X线表现为均匀的大片状炎性阴影,空洞内常见较深液平。血常规检查可发现白细胞和中性粒细胞增多。癌性空洞继发感染,常为刺激性咳嗽、反复血痰,随后出现感染、咳嗽加剧。胸片可见癌肿块影有偏心空洞,壁厚,内壁凹凸不平。结合纤维支气管镜检查和痰脱落细胞检查可以鉴别。

(四)纵隔淋巴瘤

颇似中央型肺癌,常为双侧性,可有发热等全身症状,但支气管刺激症状不明显,痰脱落细胞检查阴性。

(五)肺部良性肿瘤

许多良性肿瘤在影像学上与恶性肿瘤相似。其中尤以支气管腺瘤、错构瘤等更难鉴别,可参阅有关章节。

(六)结核性渗出性胸膜炎

应与癌性胸水相鉴别。可参阅有关章节。

【治疗】

肺癌的治疗应"根据患者的身心状况、肿瘤的具体部位、病理类型、侵犯范围(病期)和发展趋向,结合细胞分子生物学的改变,有计划的、合理的应用现有的多学科各种有效治疗手段,以最适当的经济费用取得最好的治疗效果,同时最大限度地改善患者的生活质量"。

(一)非小细胞肺癌(NSCLC)

1. 局限性病变

(1)手术:对于可耐受手术的 I A、I B、II A 和 II B 期 NSCLC,首选手术。III A 期病变若患者的年龄、心肺功能和解剖位置合适,也可考虑手术。术前化疗(新辅助化疗)可使许多原先不能手术者降级而能够手术,胸腔镜电视辅助胸部手术(VATS)可用于肺功能欠佳的周围型病变的患者。影像学上已有明确纵隔淋巴结转移的 N_2 患者,不宜马上进行手术切除。至于III B、IV期肺癌,手术不应列为主要的治疗手段。

(2)根治性放疗:III期患者以及拒绝或不能耐受手术的 I 、II期患者均可考虑根治性放疗。已有远处转移、恶性胸腔积液或累及心脏者一般不考虑根治性放疗。放疗射线可损伤肺实质和胸内其他器官,如脊髓、心脏和食管,对有严重肺部基础疾病的患者也应注意。

(3)根治性综合治疗:对产生 Horner 综合征的肺上沟瘤可采用放疗和手术联合治疗。对于ⅢA期患者,N₂期病变可选择手术加术后放化疗,新辅助化疗加手术或新辅助放化疗加手术。对ⅢB期和肿瘤体积大的ⅢA病变,与单纯放疗相比,新辅助化疗(含顺铂的方案 2~3 个周期)加放疗(60 Gy)中位生存期可从 10 个月提高至 14 个月,5 年生存率可从 7% 提高至 17%。

2. 播散性病变:不能手术的 NSCLC 患者中 70% 预后差。可根据行动状态评分选择适当应用化疗和放疗,或支持治疗。行为状态评分标准:0 分(无症状)、1 分(有症状,完全能走动)、2 分(<50% 的时间卧床)、3 分(>50% 时间卧床)和 4 分(卧床不起)

(1)化学药物治疗(简称化疗)

1)非小细胞肺癌的一线化疗:化疗对非小细胞肺癌的治疗效果近年虽有提高,但尚不能令人满意,目前是Ⅳ期非小细胞肺癌主要的治疗手段。肺癌对化疗的有效反应,包括完全缓解和部分缓解,只有 10%~15% 的局部晚期患者、不到 5% 的Ⅳ期患者可达到临床完全缓解。化疗后病灶稳定的,可归之于疾病控制,完全缓解、部分缓解和疾病稳定所占的百分比统称为疾病控制率。需注意的是,肿瘤的缓解并不等于生存期的延长。目前铂类是 NSCLC 有效联合化疗方案的基础,含铂两药方案是晚期非小细胞肺癌化疗一线化疗的标准方案。表 22-1 中列出了常用的非小细胞肺癌化疗方案。

表 22-1 非小细胞肺癌化疗方案

化疗方案	剂量(mg/m²)	用药时间	
GP:			
吉西他滨	1000~1250	d1,d8	
顺铂	75	d1	
或卡铂	AUC=5	d1	q21d
DP:			

续表

化疗方案	剂量(mg/m²)	用药时间	
多西他赛	75	d1	
顺铂	75	d1	
或卡铂	AUC = 5	d1	q21d
NP:			
长春瑞滨	25	d1,d8	
顺铂	80	d1	q21d
TP:			
紫杉醇	175(3h)~200	d1	
顺铂	75	d1	
或卡铂	AUC = 5	d1	q21d
PP:(非鳞癌)			
培美曲塞	500	d1	
顺铂	75	d1	
或卡铂	AUC = 5	d1	q21d
EP:			
依托泊苷	100	d1~3	
顺铂	80	d1	q21d

　　非小细胞肺癌的一线维持治疗在非小细胞肺癌一线化疗的基础上,单纯增加化疗周期数已被证明是不能给患者带来获益的治疗模式。Fidias 等设计进行的随机对照研究,在一线化疗取得疾病控制的情况下改用多西他塞直至疾病进展,其无疾病进展时间 5.7 个月,优于多西他塞二线治疗的 2.7 个月(P = 0.0001),但总生存两组没有差异。培美曲塞维持治疗的随机对照研究显示,维持治疗的 PFS 和 OS 分别为 4.3 个月和 13.4 个月,安慰剂组为 2.6 个月和 10.6 个月。培美曲塞维持治疗相对于安慰剂,减少了 50% 的疾病进展(HR = 0.50,95% CI =

$0.42 \sim 0.61, P < 0.0001$)和 21% 的死亡风险($HR = 0.79, 95\% \ CI = 0.65 \sim 0.95, P = 0.012$)。

2)非小细胞肺癌的二线化疗方案(表 22-2):

表 22-2 非小细胞肺癌的二线化疗方案

化疗方案	剂量(mg/m^2)	用药时间	
多西他塞	75	d1	q21d
培美曲塞	500	d1	q21d

现已证实多西他塞二线治疗优于最佳支持治疗、长春瑞滨、异环磷酰胺,能改善生存期和生活质量。培美曲塞与多西他塞疗效相近,但血液毒性较小。

(2)放射治疗(简称放疗):如果患者的原发瘤阻塞支气管引起阻塞性肺炎、上呼吸道或上腔静脉阻塞等症状,应考虑放疗。也可对无症状的患者给予预防性治疗,防止胸内病变进展。通常一个疗程为 2~4 周,剂量 30~40Gy。心脏压塞可予心包穿刺术和放疗,颅脑、脊髓压迫和臂丛神经受累亦可通过放疗缓解。对于颅脑转移和脊髓压迫者,可给予地塞米松(25~75 mg/d,分 4 次)并迅速减至缓解症状所需的最低剂量。

(3)靶向治疗:肿瘤分子靶向治疗是以肿瘤组织或细胞中所具有的特异性(或相对特异)分子为靶点,利用分子靶向药物特异性阻断该靶点的生物学功能,选择性从分子水平来逆转肿瘤细胞的恶性生物学行为,从而达到抑制肿瘤生长甚至肿瘤消退的目的。部分药物已经在晚期 NSCLC 治疗中显示出较好的临床疗效,已经被一些指南纳为二线治疗。其中包括以表皮生长因子受体为靶点的靶向治疗,代表药物为吉非替尼(Gefitinib)、厄洛替尼(erlotinib)和单克隆抗体(MAb)(cetuximab),可考虑用于化疗失败者或者无法接受化疗的患者。此外是以肿瘤血管生成为靶点的靶向治疗,其中 bevacizumab(rhuMAb-VEGF)联合化疗能明显提高化疗治疗晚期 NSCLC 的有效率、并延长肿瘤中位进展时间。

(4)转移灶治疗:伴颅脑转移时可考虑放疗。术后或放疗后出现的气管内肿瘤复发,经纤维支气管镜给予激光治疗,可使80%~90%的患者缓解。胸腔转移恶性胸腔积液治疗见第十一章。

（二）小细胞肺癌（SCLC）

推荐以化疗为主的综合治疗以延长患者生存期。

1. 化疗

（1）小细胞肺癌的一线化疗方案:对于M0的小细胞肺癌,目前最佳的联合化疗方案的总缓解率可达80%~90%,完全缓解率40%~50%,中位生存期可达20个月。与无接受化疗的患者相比,有效的联合化疗能提高患者的中位生存期4~5倍。对于M1的小细胞肺癌,联合化疗方案的有效率大约60%,中位生存期7~9个月。

表22-3列举了常用的小细胞肺癌化疗方案。目前EP方案仍是治疗各期小细胞肺癌的标准方案。

表22-3 小细胞肺癌化疗方案

化疗方案	剂量(mg/m^2)	用药时间	时间及周期
EP			
依托泊苷	100	d1~3	
顺铂	80	d1	q21d×4
IP			
伊立替康	60	d1,8,15	
顺铂	60	d1	q28d×4
CAV			
环磷酰胺	1000	d1	
多柔比星	40~50	d1	
长春新碱	1	d1	q21d×6

改自:Raez LE,et al. Lung cancer a practical guide. Saunders Elsevier,2008:153; Noda, et al. Rinotecan plus cisplatin compared with etoposide plus cisplatin for extensive small-cell lung cancer. N Engl J Med,2002,34:85-91

（2）小细胞肺癌的二线治疗方案:目前唯一获得美国FDA批准的SCLC二线治疗药物为托泊替康。但只有一线化疗获得CR的患者最可能从二线化疗中获益。

1）一线化疗后3个月以内出现进展,称为难治性小细胞肺癌。如果 PS 评分0~2者,二线化疗可选药物有托泊替康、异环磷酰胺、紫杉醇、多西他塞、吉西他滨。

2）一线化疗后3个月后出现进展,称为敏感性小细胞肺癌。如果进展时间在3~6个月以内且 PS 评分0~2者,二线化疗方案首选为托泊替康、环磷酰胺/多柔比星/长春新碱（CAV）、吉西他滨、紫杉类药物、口服依托泊苷。

3）6个月以后出现进展,选用初始治疗有效的方案。

4）对于一般状态差的患者考虑减量及加强支持治疗。

2. 放疗:对明确有颅脑转移者应给予全脑高剂量放疗（40Gy）。也有报道对完全缓解的患者可给予预防性颅脑放射（PCI）,能显著地减少脑转移（存活≥2年,未做 PCI 的患者60%~80% 发生脑转移）,但生存受益小。也有研究表明 PCI 后可发生认知力缺陷。治疗前需将放疗的利弊告知患者。对有症状、胸部或其他部位病灶进展的患者,可给予全剂量（如胸部肿瘤团块给予40Gy）放疗。

3. 综合治疗:大多数局限期的 SCLC 可考虑给予足叶乙甙加铂类药物化疗以及同步放疗的综合治疗。尽管会出现放化疗的急慢性毒性,但能降低局部治疗的失败率并提高生存期。可选择合适的患者（局限期、PS 评分0~1且基础肺功能良好）,给予全部剂量的放疗并尽可能减少对肺功能的损伤。

对于广泛期病变,通常不提倡初始胸部放疗。然而,对情况良好的患者（如行动状态评分0~1、肺功能好以及仅一个部位扩散者）可在化疗基础上增加放疗。对所有患者,如果化疗不足以缓解局部肿瘤症状,可增加一个疗程的放疗。

尽管常规不推荐 SCLC 手术治疗,偶尔也有患者符合切除术的要求（纵隔淋巴结阴性,且无转移者）。

（三）生物反应调节剂（biological response modifier,BRM）

BRM 为小细胞肺癌提供了一种新的治疗手段,如小剂量干扰素（2×10^6U）每周3次间歇疗法。转移因子、左旋咪唑、集落刺激因子（CSF）在肺癌的治疗中都能增加机体对化疗、放疗的耐受性,提高疗效。

(四)其他

1. 有症状的恶性胸腔积液,推荐治疗性胸腔穿刺以迅速缓解症状;出现复发的恶性胸腔积液,推荐胸腔置管引流和(或)使用胸膜固定术

肺癌患者出现胸腔积液,首先应进行病因学诊断和积液量的判断。病因学检查方法为胸腔积液查找癌细胞和某些肿瘤标志物如 CEA 和 VEGF。如果积液量>400ml 同时有呼吸困难的症状,应迅速处理(表 22-4、表 22-5)。

表 22-4　胸腔积液的处理

	处理方法	优点	缺点
常用的选择	观察	适于小量的、无症状的积液	积液量通常会增多,需要干预
	治疗性胸腔穿刺和(或)胸腔闭式引流	迅速减轻呼吸困难,极微创,适于门诊患者	高复发率;医源性脓胸和气胸
	留置胸管使用硬化剂	成功率>60%;并发症少见	硬化剂产生的副作用
	胸腔镜滑石粉喷洒	90% 的高成功率	有创技术
少用的选择	长期留置导管引流　胸腹膜腔分流	适于门诊患者;中等成功率　用于难治性的积液和萎陷肺	局部感染,间皮瘤有肿瘤种植的危险　需要良好的行为状态(WHO0.1)来处理分流;管闭塞;感染
	胸膜切除术	复发率非常低	并发症和死亡

改自:Antunes G. BTS guidelines for the management of malignant pleural effusions. Thorax,2003,58(suppl 2):ii29-ii38

表 22-5

胸膜固定术药物	成功率(%)	剂量
滑石粉(喷洒或浆涂)	60~95	2.5~10g
四环素	45~70	500mg,或 20~35mg/kg
多西环素	50~75	500mg
博来霉素	54~70	15~240U(通常 1U/kg)或 45~60mg
化疗药物(如顺铂每次 60~80mg/m²)	35~100	不同药物不同剂量
阿的平	65~86	500mg
棒状杆菌	60~76	3.5~14mg
其他的化学物质,如: 榄香烯 香菇多糖	30~95	不同剂量 每次 200~300mg/m² 每次 2~4mg

修改自:Kvale PA. Palliative Care in Lung Cancer. Chest, 2007, 132:368S-403S

　　用于胸膜固定的药物和生物药剂的主要不良反应为胸痛、发热,少部分恶心呕吐;呼吸困难,脓胸等。

　　2. 恶性心包积液的处理:恶性心包积液占所有心包积液的 35% 左右,其中以肺癌引起的最常见,约占 40%。如果积液量超过 500ml,可引起心脏压塞症状。一旦发现有症状的心包积液,应进行心包腔穿刺引流以明确诊断和减轻症状。单纯的心包腔穿刺复发率高达 40%~70%,因此积液量大者应进行心包持续引流,必要时心包腔内注入顺铂或免疫调节剂。对于顽固性的恶性心包积液,可考虑心包开窗术。

【随访】

　　迄今为止,在肺癌患者中治疗后的随访强度多少为好并没有确切的证据。有两个回顾性研究考察了随访性强度和结果,结论是对总体生存期无影响。尽管如此,仍然主张手术治疗后患者随访时间安排为头两年每 3 个月 1 次,两年后每 6 个月 1

次,直到5年,以后每年1次。随访内容为病史和体检,特别应注意双锁骨上淋巴结情况;头两年应常规胸部增强CT扫描,两年后可仅行胸部的非增强扫描。当患者有症状时,才相应进行脑CT或MRI、骨扫描、支气管镜等检查,但特殊病例例外。有症状的患者应即时随访。

小细胞肺癌首次治疗后的随访,第一年每2~3个月1次,第2~3年每3~4个月1次,第4~5年每4~6个月1次,以后每年1次,随访内容包括病史和体检、胸部影像学和必要的血液学检查。有症状的患者应及时随访。

【预防】

避免接触与肺癌发病有关的因素,如吸烟和大气污染,加强职业接触中的劳动保护,应有助于减少肺癌发病危险。由于目前尚无有效的肺癌化学预防措施,不吸烟和及早戒烟可能是预防肺癌最有效的方法。

【预后】

肺癌的预后取决于早发现、早诊断、早治疗。由于早期诊断不足致使肺癌预后差,86%的患者在确诊后5年内死亡。只有15%的患者在确诊时病变局限,5年生存率可达50%。规范有序的诊断、分期以及根据肺癌临床行为制定多学科治疗(综合治疗)方案,可为患者提供可能治愈或有效缓解的最好的治疗方法。随着以手术、化疗和放疗为基础的综合治疗进展,近30年肺癌总体5年生存率几乎翻了1倍。

(张珍祥　周　敏)

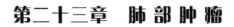

第二十三章 肺部肿瘤

本章介绍的肺部肿瘤是指除原发性支气管肺癌(肺癌)以外的肺部其他良、恶性肿瘤。肺部原发性肿瘤中,肺癌占大多数,约占98%,其他原发性恶性肿瘤仅占0.2%~2%。

一、肺部其他原发恶性肿瘤

1. 原发性肺部淋巴瘤(PPL):根据细胞特点可分为霍奇金病(HL)和非霍奇金淋巴瘤(NHL)。淋巴瘤HL与NHL均可原发于肺,但以NHL多见,而PPL中最常见的类型为起源于黏膜相关性组织淋巴瘤MALT的边缘区B细胞淋巴瘤,占全部PPL的70%~90%;其次为弥漫性大B细胞淋巴瘤,占约10%左右。起病年龄较轻,20~40岁,男多于女。起病缓慢,病程较长,平均为4年。50%患者可无症状,常见症状是咳嗽、胸闷、胸痛、发热和瘙痒,偶有咯血。PPL的影像学表现亦缺乏特异性表现。胸部X线表现为外周型肺内巨型块影为多见。单侧性,有时为双侧性,伴淋巴结肿大。也可见有肺实变,或均匀融合性浸润、纤维结节样浸润,或散在结节等表现。确诊需要病理学诊断。可通过纤维支气管镜肺活检、CT或X线透视下行穿刺肺或纵隔内活检病变组织。病理上应与假性淋巴瘤鉴别。后者淋巴细胞大小一致,核分裂象少见,淋巴结存在生发中心,属淋巴细胞的良性增生。PPL的治疗也与病理类型、分期密切相关,对于低度恶性的肺MALT淋巴瘤,如果病灶局限且无症状可暂予随访;当病变局限时治疗以外科手术切除为主,术后加用化疗或(和)放疗,预后尚好。5年生存率为60%~70%。

2. 原发性肺肉瘤(PPS):PPS是一种极少见的恶性肿瘤,起源于肺实质、支气管壁、血管壁和支气管软骨等处的间叶组织,可发生于任何年龄,好发于 17~67 岁,尤其以 41~46 岁居多,多见于青壮年。2004 年 WHO 将 PPS 分为血管肉瘤、胸膜肺母细胞瘤、滑膜肉瘤、肺动脉肉瘤、肺静脉肉瘤等,其中以滑膜肉瘤最多见,其次为平滑肌肉瘤和恶性纤维组织细胞瘤。PPS 主要临床症状为咳嗽、痰中带血及胸痛,部分患者无症状。周围型 PPS 患者早期多无明显症状,出现症状时肿瘤多已很大,而中央型肿瘤患者症状出现较早。PPS 通常首先由影像学检查所发现,其胸部影像学检查多表现为边缘光滑的分叶状类圆形肿块影,密度多均匀,少数病例有毛刺征,肿瘤呈膨胀性生长,偶有跨叶生长,可侵袭周围组织。单纯根据患者临床症状和影像学表现易误诊,确诊依赖病理学检查尤其是免疫组化。PPS 很少侵犯支气管上皮,故痰脱落细胞学检查阳性率较低。组织学标本可通过纤维支气管镜,经皮肺活检,电视胸腔镜等获得。PPS 首选手术治疗,可辅以化疗和放疗。PPS 的预后文献报道不一,影响 PPS 预后的因素有肿瘤的组织学类型、恶性程度、大小、部位、切除是否彻底及有无远处转移。肺滑膜肉瘤、肺平滑肌肉瘤预后相对较好,其他类型预后相对较差。提高对本病的认识,熟悉本病的诊断,尽早手术并完全切除病灶有助于改善预后。

3. 恶性黑色素瘤:恶性黑色素瘤(malignant melanoma)可能是神经外胚层黑色素母细胞在胚胎早期移行于支气管黏膜所致。本病很少发生于肺部。病理表现为大小不等的梭状细胞,核深染,胞质内有棕色色素,有时可发现肿瘤巨细胞,Fantana 染色阳性。临床表现似支气管肺癌,纤维支气管镜可见肿瘤沿黏膜生长,有局限或弥漫的色素沉着。首先为局部转移。可侵犯胸膜,淋巴结转移,也可血行播散。治疗以手术为首选,化疗及放疗不敏感。免疫治疗效果较好,可用 LAK 或 TIL、淋巴因子等。

4. 恶性血管内皮或外皮瘤:恶性血管内皮或外皮瘤(maligmant haemangioperitoma)主要病理表现为血管内皮或外皮细胞恶性增生。细胞圆形或梭形,充满血管腔,并有纤维组织及组织细胞浸润。极为罕见。本病属恶性,但进展缓慢,临床表现为干咳、胸痛、血痰等非特异性症状。X线表现为密度均匀、边界清楚的块影。治疗以手术为主，局部可用放疗。预后较好，多数可存活5年以上。

5. 神经肉瘤：神经肉瘤（neurosarcoma）多泛指神经纤维瘤恶变的结果，可能包括神经纤维瘤、恶性纤维鞘瘤、血管肉瘤等。肿瘤沿神经分布生长，瘤细胞呈梭形，核深染，异型。可有部分神经鞘瘤的特征，即细胞的致密与疏松相间。临床以咳嗽、咳痰、胸痛、血痰为主。X线表现的外周性肿块，治疗以手术为主。远处转移少，但局部易复发。可用放射治疗。

6. 肺母细胞瘤：肺母细胞瘤（blastoma of the lung）为极少见的原发性肺部肿瘤，可发生于任何年龄组，从11~77岁，平均45岁，男性多于女性（3:1）。起源于何种组织尚不清楚，可能是多种组织源性。肿瘤发生于胸膜下，有时体积巨大。镜检见肿瘤部分有纤毛柱状上皮及腺体分化和基膜样结构的内胚层组织。肿瘤无包膜，可突破周围组织，含上皮及间质成分。细胞大小不一，呈梭形或椭圆形，核浓染。可见分裂相，其间有上皮细胞巢。上皮细胞与肉瘤细胞分界不清，可见移行结构。不规则腺管内有双层或多层柱状上皮细胞。周围有梭型间质细胞，分化较好。常见症状为气促、咳嗽、血痰和胸痛等，可呈进行性加剧。X线见椭圆形肿块，边界清楚，大小不一。直径2.5~26cm不等，超过10cm者近半数。多发生在肺周边，呈单发，亦可发生在两肺。诊断依据X线和纤维支气管镜活检，病理切片组织学确诊。治疗以手术切除为首选。5年生存率可达26%。本病恶性程度高，可转移到对侧肺、肝、脑等远处。

二、支气管和肺良性肿瘤及瘤样病变

支气管和肺脏良性肿瘤（bronchial and lung neoplastic disease）是指生长在气管、支气管和肺内的一组良性肿瘤。这些肿瘤细胞的形态和分化与正常细胞相似，生长呈膨胀方式，缓慢、不转移（支气管腺瘤和畸胎瘤有恶变可能）。另一组为先天性或遗传性，或感染等因素引起的非肿瘤性疾病，类似肿瘤。

1. 支气管腺瘤：支气管腺瘤（bronchial adenoma）为良性肿

瘤,但有恶变的倾向,可分为三个亚型。

(1)支气管类癌(bronchial carcinoid):是支气管腺瘤中最多见的一种,占80%~90%。好发于大的支气管。80%为中央型。在纤维支气管镜下可窥见。多数有完整的包膜,与周围肺组织分界清楚,易与肺剥离。亦可突破包膜呈浸润性生长。镜检:瘤细胞小,呈立方或多边形,大小一致,成群聚集,呈条索状排列或腺管样排列。胞质丰富,嗜酸性,胞质内含有深黑色嗜银颗粒。颗粒可分泌多种生物活性物质,导致类癌的异位内分泌症状,如消化道症状、高血压、心动过速、低钾、色素沉着、ACTH 综合征等。核圆形或卵圆形,核膜清楚,核分裂相罕见。约有10%支气管类癌呈不典型生长。细胞大小不一,排列不规则,核多形性,分裂相增多,常见坏死。不典型类癌患者70%有局部淋巴结、肝或骨转移,而典型类癌远处转移率低于5%。

(2)圆柱瘤(cylindroma):发生于气管、隆凸及大支气管。含多形、暗染的细胞,交错排列成圆柱或管状。其中含 PAS 染色的上皮细胞黏液。核分裂相较类癌多见。其恶性程度是腺瘤中最高的,故又称腺样囊性癌。可局部浸润,也可远处转移至肝、肾等器官。发生率占支气管腺瘤的10%~15%。

(3)黏液上皮样瘤(mucoepidermoid tumor):比较少见,均占支气管腺瘤的20%~30%。一般呈无蒂支气管内生长,可阻塞管腔,并侵犯局部,组织学上又可分为分化高和分化低两种类型。前者肿瘤生长向外,界限清楚,后者肿瘤生长向内,界限不清。

支气管腺瘤的发病年龄比支气管癌早,女性略多于男性。症状随肿瘤的生长情况而异。肿瘤发生于肺的边缘部,向管外生长,多无症状。常在 X 线检查时发现。若发生于较大的支气管内,初期即出现刺激性干咳,肿瘤组织血管丰富,常反复咯血。肿瘤渐增大,部分支气管阻塞,可出现阻塞性肺气肿和局限性哮鸣音,若全部阻塞则出现肺不张。阻塞远端继发感染,可发生肺炎、肺脓肿和支气管扩张。支气管腺瘤常需与周围型支气管癌、肺结核球、肺错构瘤(见后)鉴别。手术切除为支气管腺瘤的根治方法。若有淋巴结转移亦可切除,存活时间长,复发少。

2. 支气管乳头状瘤：支气管乳头状瘤（papilloma of bronchus）是发生在支气管的良性腺瘤，少见。慢性炎症可能为其病因。多发生在支气管近端，呈息肉状突出于支气管腔内。有短蒂附着于支气管壁。乳头状瘤若生长在远端支气管或终末细支气管，可蔓延至邻接的肺泡腔。肿瘤阻塞支气管者可引起周围性肺不张、阻塞性肺炎，并可形成空洞和支气管扩张。位于细支气管及肺泡管深部的多发性乳头状瘤，常呈多个结节状病变。若成空洞，可类似囊状支气管扩张。临床主要有咳嗽、咯血、哮喘样症状，可反复以肺炎及肺不张表现。纤维支气管镜检查可发现病变。肿瘤生长于较大支气管壁者可通过纤维支气管镜电刀摘除，或激光切除，若并发肺不张或支气管扩张者可手术切除。

3. 支气管平滑肌瘤：支气管平滑肌瘤（intrabronchial leiomyoma）是良性肿瘤。较少见。肿瘤向支气管内生长，形成灰白色圆形结节，有完整的包膜，上披覆黏膜上皮。底部有短蒂。切面呈灰白色，有小梁结构。由于肿瘤向管内生长，常有刺激性咳嗽，支气管被肿瘤部分阻塞，局部可听到哮鸣音，黏膜溃疡时可有咯血，感染时可有咳痰、发热，完全阻塞支气管时可出现肺不张。纤维支气管镜检查可明确诊断。但需与支气管腺瘤区别。手术切除为治疗手段。

4. 支气管软骨瘤：支气管软骨瘤（bronchial chondroma）属罕见的良性肿瘤。外观呈椭圆形，光滑分叶状，质地较坚硬，包膜透明、无蒂，呈息肉样突出于支气管内。纤维支气管镜不易钳取组织。显微镜下可见肿瘤含有玻璃样软骨和弹力纤维组织。肿瘤生长缓慢，临床症状多不明显，肿瘤长大阻塞支气管，影响分泌物排出时可造成阻塞远端继发感染。X线和纤维支气管镜检不易与恶性肿瘤区别。多主张采取积极的手术切除。

5. 肺纤维瘤：肺纤维瘤（fibroma of lung）是肺部极为少见的良性肿瘤。可发生在气管、支气管壁，或发生在外周肺组织。病变呈白色块状，与邻近的血管和支气管不相连接。病理学检查可见肿块边界清楚、整齐、无包膜，由不规则排列的胶原束和纺锤状纤维细胞构成。细胞核长,内有分布不均匀的染色质。肿瘤的中央可有明显的玻璃样变。患者多无症状,常在 X 线检查时发现,表现为边缘整齐的圆形致密阴影。亦可引起阻塞性肺炎、肺不张。病理检查才能确诊。肺切除是本病的根治方法。

6. 肺良性透明细胞瘤:肺良性透明细胞瘤(pulmonary benign clear cells tumor)是肺部罕见的良性肿瘤。多发生在 30 ~70 岁,可见于任何年龄。无明显症状,或仅有支气管阻塞征。X 线胸片可见肺内孤立性结节,直径 1.5~6.5cm,多呈圆形,密度较高,多在肺的外周部。肿瘤光滑、圆形、无包囊,不与支气管、大的肺血管相连,无坏死或出血。因本病难以在症状、体征、X 线上与肺癌区别,因此,主张手术切除,多无复发,预后良好。

7. 肺错构瘤:肺错构瘤(hamartoma of lung)为正常肺组织因胚胎发育异常形成瘤样畸形,是最常见的良性肿瘤。约占肺内球形病灶的 8%。男性发病率为女性的 2~4 倍。常于 40 岁左右发现。患者多无症状,极少数可阻塞支气管或刺激局部黏膜感受器,出现咳嗽、咳痰、咯血、胸痛、发热等症状。X 线表现为圆形或椭圆形、有分叶、边缘光滑、密度增高的单个结节,周围无浸润,肿瘤内可见钙化点,多在中心而且分布均匀,钙化点是与其他恶性肿瘤鉴别的根据。错构瘤的唯一治疗方法是手术切除。诊断明确的老年人亦可不手术切除,目前尚无报道恶变的病例。

8. 肺炎性假瘤:肺炎性假瘤(inflammatory pseudotumor of the lung)是较少见的肺内炎症增生性肉芽肿病变。病因尚不清楚,很可能是肺部细菌或病毒感染后引起的非特异性炎症病变的慢性化,进而局限为瘤样肿块。炎症假瘤常表现为单个孤立性病灶,呈球形或椭圆形,直径多在 3cm 左右。与周围肺组织分界清楚,有包膜,中等硬度。切面呈灰白或灰黄色。病理组织学表现复杂,含有多种炎症细胞和间质细胞,如浆细胞、淋巴细胞、黄色瘤细胞、肥大细胞、组织细胞、纤维母细胞和结缔组织等,并有许多血管成分。不同病例,甚至同一病例的不同部分切片或视野组织结构和组织成分有很大差别。根据主要的细胞类型,曾对炎性假瘤给予多种名称,如浆细胞瘤、黄色瘤、组织细胞瘤、孤立性肥大细胞肉芽肿、硬化性血管瘤等。炎症假瘤可发生在任何年龄,多数在40岁以下,无男女差异。少数患者有呼吸道感染症状,如咳嗽、咳痰、发热、咯血等。一般病程长达数月至数年,有的长达16年。不少患者无症状,仅X线检查发现。诊断主要根据X线检查。表现为单发、圆形或椭圆形、密度均匀,其中可显示支气管气相或肺泡气相,边缘清楚的阴影,无分叶、毛刺或肺门淋巴结肿大等,偶见透亮区或钙化灶,可发生于任何肺叶,但多数在肺的外周可引起胸膜粘连。但难与恶性肿瘤鉴别。纤维支气管镜检查,肺穿刺均无帮助。本病治疗的唯一方法是手术切除。预后良好。

9. 肺畸胎瘤:肺畸胎瘤多见于前纵隔,而原发于肺内者十分罕见。肺畸胎瘤(teratoma of lung)可能是迷走的胚胎组织沿支气管下行,为肺胚基包绕形成的肿瘤。肺畸胎瘤与错构瘤同属于发育性肿瘤。肺畸胎瘤位于肺实质内或支气管腔内,多为圆形实质性或囊性肿块,大小不等。支气管腔内畸胎瘤体积小,有蒂与管壁相连。肿瘤有包膜,表面光滑,可有分叶。囊性畸胎瘤的腔内充满皮脂、胶冻样物,浅黄或棕色,腔壁厚薄不一,可与支气管相通,有结节向腔内突出。组织学检查可见含有三个胚层发生的组织:来自外胚层的皮肤及其附件、毛发、神经细胞、牙齿;来自中胚层的横纹肌、平滑肌、血管、软骨和生血组织;来自内胚层的支气管上皮、肠上皮、甲状腺等。发病年龄多在30岁以上。男女例数相近。一般无咯血、胸痛、乏力、消瘦等。多因感染而就诊。可有杵状指(趾)。X线检查多为继发性病变的表现,如肺脓肿、支气管扩张、肺不张等。肺畸胎瘤应手术切除,术前控制感染。一般预后良好。

三、肺转移性肿瘤

肺转移性肿瘤(metastatic neoplasma of the lung)是指身体其他部位肿瘤,经某种途径转移到肺的肿瘤病变。多发生在原发肿瘤发现后2年内,偶可有5~10年后发生的病例。以血行播散为最常见。颈部、纵隔及腹腔肿瘤可通过淋巴逆流致肺转移。消化道肿瘤肺转移呈上升趋势,占据首位,妇科肿瘤为第二位。一般症状很少,肺部弥漫性转移后可有咳嗽、呼吸困难。并发胸膜转移,有大量胸膜腔积液,癌性淋巴管炎或有上腔静脉压迫时,可有相应的症状和体征。肺转移灶的诊断主要依据X线胸片和CT检查,其次有磁共振(MRI)和PET。可具有多种表现,单个肺结节,常来自直肠癌、结肠癌、肾脏癌、睾丸癌、宫颈癌、黑色素瘤、骨肉瘤;弥漫性肺结节影如大小不等,提示为反复多次分批转移,可见于大多数恶性肿瘤,弥漫性淋巴管炎常表现为线型和结节网状影,见于胸部邻近脏器的肿瘤如乳腺、胃、胰腺癌转移;棉絮状转移灶来源于绒癌;微小转移灶常提示来自甲状腺、肾脏或骨肉瘤、胃癌等转移;空洞出现多见于上皮来源肿瘤,如头颈部、宫颈、结肠癌及一些肉瘤;偶有气胸可能为骨、滑膜细胞肉瘤。大部分转移灶是在肺外肿瘤随访胸片时发现,少数肺部转移灶可先于原发病灶而发现,如肾、甲状腺、胰腺癌。细胞学检查阳性率低,仅淋巴管型或腔内型阳性率40%~60%,对结节大于2cm以上或弥漫型可做纤维支气管镜肺活检(TBLB),阳性率可达到66%~88%。细针经皮肺穿刺(FNBA),可在CT引导下实施,相对较安全,依不同的组织类型,FNBA敏感性为65%~97%,对于肺结节太小以至FNBA无法探及者和位于肺外周部分的肺结节通常可通过电视辅助的胸腔镜诊断并同时切除。转移性肺癌80%为两肺多发,治疗的基本原则为化疗为主的综合性治疗,预后根据原发灶的病变性质而定。对某些孤立性、生长缓慢的转移性瘤可通过手术切除达到长期生存。

四、原发性气管肿瘤

原发性气管肿瘤指发生于环状软骨以下和气管隆突以上的肿瘤。原发性气管肿瘤罕见,气管肿瘤占上呼吸道肿瘤的2%。气管肿瘤恶性者占2/3,以鳞癌多见。良性者有腺瘤、纤维瘤、血管瘤、软骨瘤等。早期症状为干咳,此后也有咳痰、咯血等。持续性咳嗽伴吸气性呼吸困难为其特征,因此时可闻类似哮鸣音,易误诊为"哮喘"。胸部平片不易发现均需气管断层摄影检查或行 CT 检查,纤维支气管镜检易获得阳性结果。手术是原发性气管肿瘤的首选方法(包括气管开窗术或气管环切对端吻合术)。不能手术者可采用经纤维支气管镜介入治疗(包括氩气刀切除和冷冻等治疗),以及放疗、化疗等。气管内置入支架可减轻呼吸困难症状。

(张珍祥 周 敏)

第二十四章　免疫缺陷病

当根据临床表现怀疑有免疫缺陷病可能时,应申请相应的实验室检查以明确诊断。表 24-1 列举了与免疫缺陷病诊断有关的常用实验室检查项目。

表 24-1　免疫缺陷病常用的实验室检查

1. 初筛试验
(1)白细胞总数和分类计数
(2)血清免疫球蛋白含量(IgG、IgM、IgA、IgD、IgE)
2. 常用试验
(1)应用单克隆抗体免疫荧光试验对血液单个核细胞进行分群

　　T 细胞:CD2、CD3、CD4、CD8

　　B 细胞:CD20、CD21、μ、δ、γ、σ、κ、λ 抗原决定簇

　　单核细胞:CD15

　　NK 细胞:CD16

　　活化标志:HLA-DR、CD25

(2)T 细胞功能试验

　　迟发型皮肤过敏试验(PPD、破伤风类毒素)

　　有丝分裂原(如植物血凝素、刀豆素 A)增生反应

　　混合淋巴细胞试验

(3)B 细胞功能试验

　　自然获得的或经普通接种获得的抗体检测,如同种血凝素,常见病毒(流感、风疹)或细菌毒素(白喉、破伤风)抗体检测
　　对蛋白质类(如破伤风类毒素)或多糖类(如肺炎球菌疫苗、流感嗜血杆菌疫苗)抗原接种后的免疫反应

续表

IgG 亚型定量

(4)补体功能测定

CH$_{50}$

C3、C4 定量

(5)吞噬细胞功能

四唑氮蓝还原试验

趋化试验

杀菌活性试验

一、原发性免疫缺陷病

原发性免疫缺陷病是因为免疫系统生来就有缺陷,导致机体免疫功能不全的一组疾病,具有免疫缺陷的共同特征。本组疾病种类繁多,分类不易,世界卫生组织推荐的分类法见表 24-2。

表 24-2　原发性免疫缺陷病分类(世界卫生组织,1994 年)

1. 联合免疫缺陷

(1)严重联合免疫缺陷病

X 连锁

常染色体隐性

(2)腺苷脱氢酶缺陷

(3)嘌呤核苷磷酸化酶缺陷

(4)MHC Ⅱ类缺陷

(5)网状组织发育不良

(6)CD3γ 或 CD3ε 缺陷

(7)CD8 缺陷

2. 抗体缺损为主的免疫缺陷

(1)X 连锁无丙种球蛋白血症

(2)高 IgM 综合征

    X 连锁

    其他

(3)Ig 重链基因丢失

(4)κ 链缺陷

(5)伴有或不伴有 IgA 缺陷的选择性 IgG 亚类缺陷

(6)Ig 水平正常的抗体缺陷

(7)常见变异型免疫缺陷

(8)IgA 缺陷

(9)婴儿暂时性低丙种球蛋白血症

3. T 细胞缺损为主的免疫缺陷

(1)原发性 CD4 T 细胞缺陷

(2)原发性 CD7 T 细胞缺陷

(3)IL-2 缺陷

(4)多种细胞因子缺陷

(5)信号传递缺陷

4. 其他确认的免疫缺陷综合征

(1)Wiskott-Aldrich 综合征

(2)共济失调毛细血管扩张

(3)第 3、4 咽囊综合征

5. 补体缺陷

C1q、C1r、C4、C2、C3、C5、C6、C7、C8α、C8β、C9、C1 抑制物,因子 I、因子 H、因子 D、白介素等 16 种成分各自缺陷

6. 吞噬功能缺损

续表

(1)慢性肉芽肿

　　X 连锁

　　常染色体隐性遗传

(2)白细胞黏附缺损 1[LEA-1 的 β 链(CD18)、Macl、pl50、95 缺陷]

(3)白细胞黏附缺损 2(GDP 甘露糖不能转换为岩藻糖)

(4)嗜中性 G6PD 缺陷

(5)髓过氧化酶缺陷

(6)继发性颗粒缺陷

(7)Schwachman 综合征

【病因】

病因不明。

【检查与诊断】

(一)严重联合免疫缺陷病

1. 由于患者体液免疫和细胞免疫两者均有缺陷,患者对各种微生物的侵袭均非常敏感,包括细菌、病毒、真菌、寄生虫(如卡氏肺囊虫)等。

2. 血清 Ig 水平很低甚至缺如。

3. 细胞免疫功能几乎全无,例如:

(1)淋巴细胞少于 $1.2 \times 10^9/L$。

(2)E 花环形成细胞低于 10%。

(3)皮肤迟发型过敏反应阴性。

(4)淋巴细胞对有丝分裂原或同种异型细胞无增生反应。

(二)全丙种球蛋白缺乏

1. 反复发生细菌感染,除呼吸系感染外,尚常见脑膜炎、败血症等。

2. 多数患者对病毒侵入具有抵抗力。

3. 血清 IgG 低于 200mg/L,IgA 极低或测不到。

4. 细胞免疫功能的各项实验室检查结果正常。

（三）选择性 IgA 缺乏

1. 反复发生呼吸系统、泌尿系统和消化系统细菌感染。

2. 患者对病毒侵入具有抵抗力。

3. 血清 IgA 低于 50mg/L。

4. 血清 IgG 和 IgM 含量正常或升高。

5. 细胞免疫功能的各项实验室检查结果正常。

对其余原发性免疫缺陷病此处不再叙述。

【治疗】

（一）严重联合免疫缺陷病

1. 异体骨髓移植：这是目前纠正患者免疫缺陷状态较有效的方法。供体与受体 HLA 配型应尽量一致，否则可发生严重的移植物抗宿主反应。骨髓移植的具体剂量各家不一，一般经静脉注入有核骨髓细胞 $10^6 \sim 10^8/kg$。移植后第 1、3、6 和 11 天分别给予甲氨蝶呤 $10mg/m^2$，静脉注射以防止或减轻排斥反应。

2. 胎肝移植：在异体骨髓移植供体不易寻找时，有人提出可试用胎肝移植代替。该方法目前尚处于探索阶段，疗效可能不如骨髓移植。

3. 胎儿胸腺移植：理论上推测可能有利于 T 细胞发育成熟，但实际疗效如何尚在观察中。

4. 积极治疗各种感染（具体请参阅第七十四章）。

5. 避免输血，以防引起致命的移植物抗宿主病。

（二）全丙种球蛋白缺乏

1. 丙种球蛋白替代疗法：对全丙种球蛋白低下血症患者应早期开始丙种球蛋白替代治疗。可肌内注射丙种球蛋白（主要含 IgG），负荷量为 0.2g/kg，维持量为 0.1g/kg，每 4 周注射 1 次。静脉注射疗效优于肌内注射，但需应用专供静脉给药的制剂，不宜以肌内注射制剂代替，亦可输注血浆，10ml/kg，间歇时间同上。

2. 治疗感染：丙种球蛋白低下血症患者易患细菌性感染，

而对其他如病毒、真菌、原虫等则有较高抵抗力。即使已接受正规丙种球蛋白替代治疗者,因目前尚无有效方法补充分泌型IgA,故仍易反复发生呼吸系统等的细菌感染,必须及时应用抗生素治疗(可参考本书有关章节)。

(三)选择性 IgA 缺乏病

目前尚无有效的替代疗法,故治疗重点在于应用抗生素控制呼吸道、消化道和泌尿道的细菌感染。选择性 IgA 缺乏症患者血清 IgG 和 IgM 的含量正常,甚至高于正常,其中可有抗 IgA 的抗体,已有报道因输血而发生过敏性休克者。因此,IgA 缺乏患者若需输血,应检查是否有抗 IgA 的抗体存在;以其他 IgA 缺乏症患者作为供血者最为理想。

对其他原发性免疫缺陷病的治疗可参照以上进行。

【预后】

预后不良,均不能根治,需长期依赖替代疗法,并反复治疗微生物感染。目前已发现多种基因异常与原发性免疫缺陷病有关,欧美部分国家已着手筛选新生儿免疫缺陷病工作。

二、继发性免疫缺陷病

出生时免疫系统正常,由于各种后天因素所导致的免疫缺陷。

【病因】

1. 严重感染。许多严重感染(如病毒感染)可造成免疫系统的抑制。

2. 免疫系统恶性肿瘤,如白血病、恶性淋巴瘤等。

3. 糖皮质激素的应用。

4. 抗肿瘤药物。

5. 抗移植排斥药物。

6. 放疗。

7. 其他,如营养不良、肝功能不良、肾功能不良、糖尿病等。

【检查和诊断】

1. 原发疾病的各种表现。

2. 易患感染性疾病,包括许多机会性病原体所致的感染,呼吸系统最易受累。

3. 免疫学检查异常。

【治疗】

1. 去除或控制原发病。

2. 对粒细胞减少者可酌情使用粒细胞集落刺激因子。

3. 免疫替代疗法,如肌内注射丙种球蛋白。

4. 免疫增强疗法,可试用咪唑、转移因子或胸腺肽等。

5. 中医中药扶正固本,如酌情选用四君子汤、八珍汤等。

6. 饮食调养以增强和改善营养状况。

7. 积极治疗各种感染。

【预后】

原发病或诱因能去除或控制者预后较好,否则预后较差。

(徐永健　曹　勇)

第二十五章 部分与免疫或变态反应相关的肺部疾病

肺自身免疫性疾病属于全身自身免疫性疾病的一部分,即机体自身耐受性的免疫调节反应遭到破坏,肺脏成为异常免疫的靶器官,局部发生细胞浸润、血管渗出、结缔组织增生等反应。血液中出现高滴度的自身抗体以及多种组织和细胞的损伤、破坏,如系统性红斑狼疮、类风湿性关节炎等结缔组织疾病。还有部分是由变态反应所引起的肺部病变,本章节只讲述该部分病症。

一、外源性过敏性肺泡炎

外源性过敏性肺泡炎(extrinsic allergic alveolitis)为吸入外界有机粉尘所致的过敏性肺泡炎。在我国江南地区农村发病率高达8%左右,绝大多数误诊为别的病。

【病因与病理】

原因很多,较常见病为农民肺,其抗原为微小多孢子菌、嗜热放线菌,多来自发霉的干草谷物。禽类饲养者患病抗原来自鸽、鸡、鸭等粪便或血清蛋白,蘑菇肺抗原为嗜热性放线菌,蔗尘肺抗原为蔗糖嗜热放线菌,湿化器和空调器肺抗原也为嗜热性放线菌(由于机器中水污染),修整皮毛工人肺抗原为动物皮毛粉尘,其他很多职业中有吸入相应有机粉尘者有可能引起本病。

近年来认为抗原抗体反应为发病基础,农民肺血清学检查统计抗嗜热放线菌的沉淀素抗体在急性期中可达90%以上。多数认为属Ⅲ型变态反应。由于有类上皮细胞性肉芽肿和周围有较多的淋巴细胞浸润为特点,有人认为患者中有Ⅳ型变态反应参与,部分患者可能有Ⅰ型变态反应参与。病理变化在急性期以肺泡炎和间质性肺炎为特征,肺泡壁有淋巴细胞、多形核细胞、浆细胞和巨噬细胞浸润,肺泡腔有蛋白渗出。在亚急性期的特征为非干酪性肉芽肿形成,分散于肺实质中,由巨噬细胞、类上皮细胞、淋巴细胞组成,如不再接触抗原,肉芽肿可在一年内缓慢消散。慢性期:弥漫性间质纤维化为主,严重者出现"蜂窝肺",肉芽肿则很少见。有些病例,如在蔗渣肺中可发现植物纤维,在软木尘肺中可见软木尘埃等。

【检查与诊断】

(一)临床表现

1. 急性型:发病急剧,常于吸入大量抗原后 4~12h 发生,轻度畏寒、发热、干咳,或伴有少量白痰,呼吸困难和发绀,心率增速,可听到湿性啰音,哮鸣音少有,脱离现场后 1 周内症状消失。

2. 慢性型:发病隐缓,反复发作。初期用力时出现气短,日久发生渐进性呼吸困难、发绀,长期咳嗽、咳痰,易误诊为慢性支气管炎或肺结核。

(二)实验室检查

免疫学检查:抗体为 IgG 类。方法有对流免疫电泳法、免疫荧光抗体检查法、酶联免疫吸附试验法(EIA),对诊断帮助较大。抗体阳性只能说明已感染嗜热性放线菌,不能说明已发病。

(三)特殊检查

1. X 线检查:急性期主要为双中、下肺野弥漫性、细小、边缘模糊的结节状阴影;慢性期为条索状和网状结构阴影,多发性小囊状透明区,似蜂窝样改变。

2. 肺功能检查:急性期表现为限制性通气功能障碍,FEV_1、用力肺活量和肺总量均减低。肺功能于处理后可恢复正常。

3. 血气分析:PaO_2 下降,SaO_2 降低,呼吸性碱中毒。

4. 支气管肺泡灌洗:利用纤维支气管镜做支气管肺泡灌洗,其中淋巴细胞增多,IgG 增多。

5. 皮肤试验与激发试验:可能引起严重反应,要慎重。

(四)诊断要点

临床表现缺乏特异性,必须结合接触史、X 线检查、血清学检查、支气管肺泡灌洗等做出诊断,必要时可考虑肺活检。

(五)鉴别诊断

急性期易误诊为"感冒",慢性型则应与慢性支气管炎、肺结核、支气管哮喘、结节病和特发性肺纤维化相鉴别。

【治疗及预防】

急性期患者首先应立即脱离抗原,症状多数可自行缓解。按病情轻重酌情用肾上腺皮质激素静脉滴注或口服,氢化可的松(hydrocortisone)100～300mg/d 静脉滴注,或地塞米松(dexamethason)10mg/d 静脉滴注,或泼尼松 40～60mg/d 口服,口服 4 周后逐渐减量,直至停用,有良好效果。慢性型激素疗效不大。抗生素可预防合并感染。呼吸困难伴发绀可给氧。

避免再次接触抗原,改善工作条件如防尘、防霉,湿化仪、空调器要定期清除粉尘。

【预后】

确立诊断并及时治疗可以得到良好效果,慢性型则预后差。

二、移　植　肺

移植肺(post-transplanted lung diseases)为接受器官移植后的肺排斥反应和并发症(主要为肺部感染)。排斥反应主要与免疫机制有关,因为肺泡基底膜的抗原性和肾小球毛细血管基底膜极为相似,肾移植发生排斥时,肺也发生交叉免疫反应,多见于排异反应危象或激素减量时。并发症主要为肺部感染,它将成为器官移植失败和致死的主要原因,因此,预防和治疗肺部感染对提高移植患者和移植物的长期存活具有重要意义。本文内容以继发感染为主。

【病因与病理】

1. 免疫排斥：受者对移植器官中的"非己"抗原产生的细胞免疫反应和体液免疫反应，都能使移植器官受损，但一般以细胞免疫反应引起损害为主。肺的排斥反应主要是小血管和小支气管周围的淋巴细胞浸润，但特异性不大。远期可发生闭塞性细支气管炎。

2. 目前各种器官移植后引起肺部感染的病因

(1)肾上腺皮质激素或(和)其他免疫抑制剂的使用。为了防治移植后的排斥反应，需要长期或大剂量使用激素等，使患者免疫功能受到抑制，易招致细菌、病毒等感染；或免疫抑制剂(细胞毒药物)本身可致药物性肺炎。

(2)移植前的原发病如慢性肾炎、多囊肾合并肾衰竭，其免疫功能已降低。

(3)血液透析引起高镁血症和碱中毒或继发性甲状旁腺亢进可引起的肺钙化症。

以上因素易引起肺部细菌感染，其中以肺炎克雷伯杆菌、大肠杆菌、铜绿假单胞菌和耐药的金黄色葡萄球菌较多见，军团菌也较多见，病毒感染以巨细胞病毒(CMV)最多见。真菌感染以曲菌、白色念珠菌、奴卡菌、隐球菌和毛霉菌较多见。此外，卡氏肺囊虫病也可出现，甚至并发恶性肿瘤。移植肺的感染特征因感染病原体不同而略有差异。

【诊断】

(一)临床表现

肾移植后的肺部感染常发生于移植后2周至40天内，常见症状为发热和咳痰；咳嗽、胸痛、咯血、呼吸困难亦有发生。早期可无任何呼吸系统症状。肺部体征与胸部X线检查和症状不一致，患者有严重呼吸困难与低氧血症，胸片广泛浸润病灶，但肺部听诊可能仅可闻及少量啰音。

(二)实验室检查

外周血象可有贫血，白细胞增高，中性分叶核白细胞增多，部分病例可不增高，血沉增快。血清学检查对巨细胞病毒感染的诊断有帮助。

（三）特殊检查

1. X线胸部检查:尽早做X线胸部检查,胸部X线检查为肾移植发现肺部病变的重要方法。X线检查有以下几种表现:

（1）片状模糊阴影:大片的、肺叶或肺段的片状模糊阴影。

（2）结节状:真菌、病毒、粟粒性结核感染、原发或转移性肿瘤。

（3）空洞:细菌、结核、真菌、肺栓塞、肺部肿瘤。

（4）胸腔积液:肾、心功能不全,胸膜炎、脓胸。

（5）其他:伴有心脏增大、心包积液、心肾功能不全、纵隔增宽(结核或淋巴瘤)。

2. 痰液检查:涂片或培养发现病原体。

3. 纤维支气管镜检查:分泌物培养细菌、找癌细胞,行肺泡灌洗(BAL)检查卡氏肺囊虫诊断率颇高。必要时考虑行经支气管镜肺活检。

4. 开胸肺活检:以上各种检查仍未能做出诊断时可考虑。

（四）诊断要点

1. 排斥反应的诊断:可有低热,胸片可见弥漫性肺间质浸润,甚至出现胸腔积液。纤维支气管镜检可见支气管黏膜充血较轻,也可有脓性分泌物。经支气管镜活检组织镜下可见有较多的Leu-7阳性淋巴细胞浸润。远期出现闭塞性细支气管炎。排斥反应在加强排斥反应治疗后可有效改善症状。

2. 肺继发感染的诊断详见前述有关章节。

（五）鉴别诊断

主要与心源性肺水肿、肺肿瘤等疾病进行鉴别。

【治疗】

1. 病因治疗:需及早送检痰液涂片、培养和血清学检查,及时有效抗感染。选择有效抗菌药物的同时须考虑对移植器官无损害的药物。患者免疫力差,加上应用激素,故以静脉用药途径为主。用广谱抗生素时间较长时,需防止真菌感染。

2. 对症治疗:镇咳、祛痰与平喘。

3. 机械通气:当合并呼吸衰竭(多为Ⅰ型)时,可先后给予无创和有创机械通气治疗,具体参见有关章节。

【预后】

及时应用有效抗生素等药物是治疗成败的关键,用药至感染灶完全吸收。如果发现较晚或用药无效,可因肺部感染并呼吸衰竭致死。

【预防】

出院患者定期门诊就诊,如有呼吸道症状,则应做X线胸部检查。避免受凉和感冒。

三、单纯性肺嗜酸粒细胞浸润症

单纯性肺嗜酸粒细胞浸润症(simple pulmonary infiltration with eosinophilia,SPIE)又称吕弗勒综合征(Löffler syndrome),其特点为临床症状轻,多数仅有咳嗽、一过性或游走性肺浸润,外周血象嗜酸粒细胞增多,病程为2~4周。

【病因】

1. 寄生虫:蛔虫感染为常见的病因,对蛔虫的幼虫过敏,多发生在感染后2周。此外,有钩虫、绦虫、圆线虫、旋毛虫、鞭虫、阿米巴原虫等。

2. 药物:阿司匹林、磺胺类、青霉素、乙酰水杨酸、甲氨蝶呤、肼屈嗪等均可引起变态反应。

3. 其他:花粉、真菌孢子、镍也可引起。

【病理】

主要为肺部短暂性过敏反应,肺泡壁、肺间质、终末细支气管壁有嗜酸粒细胞以及巨噬细胞浸润,很少累及血管。与变态反应有关。

【诊断】

(一)临床表现

可无症状,胸片意外发现,多数病例为咳嗽,或少量痰液,无发热或低热,全身似感冒样。体征常不明显。

(二)实验室检查

1. 外周血嗜酸粒细胞常高达10%~20%,甚至更高达

70%,嗜酸粒细胞直接计数超过正常上限。

2. 痰液检查有较多嗜酸粒细胞。

3. 支气管肺泡灌洗液(BALF)中嗜酸粒细胞增多。

4. 血中 IgE 增高。

5. 肺功能检查表现为轻中度限制性通气功能损害,伴有弥散功能下降。

(三)特殊检查

X 线胸片呈一侧或双侧短暂性片状阴影,一处病灶消失的同时他处又出现新病灶(游走性肺炎)。约 1 周左右阴影消失。

(四)鉴别诊断

1. 肺炎:如病毒性肺炎、支原体肺炎、细菌性肺炎、真菌性肺炎,以上各类肺炎均无嗜酸粒细胞增多,胸片示炎性病灶特点。

2. 浸润性肺结核:多见于青年。胸片、痰检、PPD 试验、ESR 等均有助于鉴别。

3. 肺栓塞:相应的病史,血中嗜酸粒细胞不增多。

【治疗】

部分病例可自愈。患者并有蛔虫卵者应驱虫治疗。症状显著,反复发作可用肾上腺皮质激素。

【预后】

一般良好,通常在 2 周内恢复,部分在 2~4 周期间恢复。

四、慢性或迁延性肺嗜酸粒细胞增多症

慢性或迁延性肺嗜酸粒细胞增多症又称慢性嗜酸粒细胞性肺炎(chronic eosinophilic pneumonia),症状较重,病程长,常为 2~6 个月,甚至长达 1 年以上。

【病因与病理】

1. 病因:尚未阐明。可能与单纯性 PIE 相似。亦可能与自身免疫有关。Ⅰ、Ⅱ、Ⅲ型变态反应皆可能参与发病。

2. 肺泡内有密集的嗜酸粒细胞和巨噬细胞浸润,同时伴有单核细胞和淋巴细胞,肺泡内尚可见到纤维母细胞增生与间隔胶原沉着。成堆的嗜酸粒细胞聚集,周围呈肉芽肿反应。

【诊断】

(一)临床表现

患者以中青年女性多见,有过敏史,症状较重,常见高热、呼吸道症状,偶见咯血、喘鸣。肺部可出现湿性啰音和哮鸣音。

(二)实验室检查

1. 血象呈白细胞计数增高,嗜酸粒细胞占 20% ~ 70%。

2. 痰中找到较多嗜酸粒细胞。

3. 血清 IgE 升高。

(三)特殊检查

1. X 线胸片的特征:①非肺段性实变的渗出阴影,以肺外周多见,肺门处较透明,呈现与肺水肿相反的影像,是其特征性"肺水肿反转征";②临床症状反复,X 线表现亦出现反复渗出;③当使用肾上腺皮质激素治疗后渗出灶吸收。

2. 肺功能检查:示限制性通气障碍,肺弥散功能障碍。

3. 血气分析:示 PaO_2 降低,血氧饱和度下降。

4. 纤维支气管镜肺活检:呈以上病理变化。

5. 纤维支气管镜肺泡灌洗检查。

6. 必要时开胸肺活检以诊断。

【治疗】

常用泼尼松 30 ~ 40mg/d,待阴影消失后渐减量,维持量用 10mg/d,疗程 4 ~ 6 个月。有时须用 1 年以上。如喘鸣明显,加用氨茶碱类或 β_2 受体兴奋剂。

【预后】

一般良好。偶尔致死,心、肝偶可受累。

五、哮喘性肺嗜酸粒细胞浸润症

哮喘性肺嗜酸粒细胞浸润症(asthmatic pulmonary infiltration with eosinophilia),又称变应性支气管肺曲菌病(allergic bronchopulmonary aspergillosis),对曲菌和真菌孢子过敏。临床以哮喘反复发作为特征,是由反应素(IgE)和沉淀素

(IgG)介导的Ⅰ型和Ⅲ型复合型变态反应。

【病因与病理】

1. 病因:对曲菌、念珠菌、花粉等产生的过敏反应。

2. 病理:肺泡和间质内含有大量嗜酸粒细胞、中性粒细胞、淋巴细胞和单核细胞,终末细支气管内含有黏液,有时可找到真菌菌丝,支气管黏液腺和杯状细胞增生。

【检查与诊断】

(一)临床表现

中年女性多见哮喘发作、咳嗽、咳黏稠痰块,有时痰呈管形,多呈棕色。合并细菌感染可有发热、乏力、食欲缺乏等全身症状。

(二)实验室检查

1. 血白细胞计数增高,嗜酸粒细胞可高达80%以上。

2. 血清 IgE、IgA、IgG、IgM 均升高,以 IgE 最为明显。且血清曲菌沉淀抗体阳性。

3. 痰中可找到曲菌菌丝和大量嗜酸粒细胞;痰培养曲菌或白色念珠菌阳性。

4. 烟曲菌及支气管激发试验常呈阳性反应。

(三)特殊检查

1. X 线胸片:双侧肺上部出现圆形或类圆形游走性阴影,支气管被痰栓阻塞可呈手指样或"Y"字形阴影,有时呈葡萄状阴影,因支气管阻塞可呈肺不张或肺炎阴影。痰栓咳出后支气管腔变成薄壁囊腔状。

2. 支气管造影示支气管近端扩张,远端正常。

3. 高分辨率 CT 扫描早期可发现肺泡炎改变,并能发现 X 线胸片未能看到的支气管扩张,可替代支气管碘油造影。

4. 肺功能检查有明显的阻塞性通气功能障碍。与一般的支气管哮喘比较,本症的可逆性较差,故其哮喘症状较顽固。

(四)鉴别诊断

1. 支气管哮喘:嗜酸粒细胞增多不明显,痰中多次检查无真菌菌丝,游走性肺浸润少见。

2. 心源性哮喘:有高血压或冠心病、风心病等病史,左室肥大、心脏有相应杂音等。

3. 慢性阻塞性肺病急性加重期:长期咳嗽、咳痰和喘气病史。血中嗜酸粒细胞正常,痰中多次检查无菌丝,胸片为双肺下部肺纹理增多、增粗、紊乱,常伴有斑片状阴影,而非双肺上部游走性肺浸润阴影。

【治疗】

哮喘症状发作时的治疗与支气管哮喘相似。症状严重时可用肾上腺皮质激素静脉滴注,先控制3天后,酌情改为口服。一般哮喘症状发作可用泼尼松30mg/d,待哮喘症状缓解与阴影消失后可逐渐停药。长期维持治疗可防止纤维化的发生,常用量为7.5~10mg/d。也有人使用局部吸入激素维持治疗,但有效性尚待确定。证实有真菌感染,应给予抗真菌治疗,依曲康唑(itraconazole)疗效较好。

【预后】

待哮喘症状发作消失,血嗜酸粒细胞正常,肺游走性阴影不复出现则认为痊愈。预防措施包括改善卫生环境、避免呼吸道吸入有关抗原。一般预后较好。若患者 $FEV_1 < 0.8L$ 时,是预后不良的征象。

六、热带性肺嗜酸粒细胞浸润症

热带性肺嗜酸粒细胞浸润症(tropical PIE)又称热带性嗜酸粒细胞增多症(tropical eosinophilia),见于印度、斯里兰卡、印度尼西亚、非洲、拉丁美洲、我国南方。与丝虫感染所致过敏反应有关。

【病因与病理】

发病与丝虫感染有关,根据患者血清中有抗体,血清补体结合试验呈强阳性反应,治疗后其滴定度随之下降,患者肝、脾、淋巴结内可找到丝虫卵。肺泡与间质有嗜酸粒细胞浸润,可见到嗜酸性微脓肿和灶性肉芽肿,在坏死物质中只可找到微丝蚴的残骸,慢性患者可发展成肺间质纤维化。

【诊断】

(一)临床表现

多为青壮年,咳嗽剧烈、夜间尤甚,痰少不易咳出,喘鸣,有时可呈哮喘样发作,乏力、食欲缺乏、体重减轻、发热,肝、脾淋巴结肿大,晚期有病例发展成肺间质纤维化和肺功能损害。

(二)实验室检查

1. 血白细胞总数增高,嗜酸粒细胞增多,可达 80% 。

2. 血微丝蚴补体结合试验阳性。

3. 血清 IgE 增高。

(三)特殊检查

X 线片:部分病例可见异常。典型病例呈粟粒样小结节影或斑点影,可融合成片,多在双肺中下部,抗丝虫治疗后阴影迅速消失为诊断条件之一。慢性患者可有肺间质纤维化的网状影。少数可伴有胸腔积液或空洞形成。

支气管肺泡灌洗液(BALF)中嗜酸粒细胞比例明显增高,常大于 25% 。

【治疗】

乙胺嗪(海群生),6~8mg/kg,分 3 次口服,连服 2~4 周。或用卡巴肿 400~600mg/d,分 2~3 次服用,10 天为一疗程,必要时停药 10 天后再作第 2 疗程的治疗。

【预后】

及时治疗,预后良好。已发展成肺纤维化者,进一步可发展成肺动脉高压和肺心病,预后差。

七、肺部的输血反应

肺部的输血反应广义应包括肺部的过敏反应、输血所致的肺部感染、输血过量诱发的左心衰、肺水肿或成人型呼吸窘迫综合征(ARDS),本节介绍的肺部的输血反应是指肺部的过敏反应。肺部的输血反应属综合征之一,非独立的疾病。

【病因与病理】

1. 目前认为与供血者或受血者血液中含有白细胞抗体所致的免疫反应有关。

2. 受血者有过敏史,受血者血液中含有 IgE。当供血者血液中含某种抗原则可激发过敏反应。

3. 受血者有 IgA 缺乏或有过敏史,经多次输血使受血者产生抗 IgA 抗体。

【诊断】

(一)临床表现

咳嗽为首发症状,短暂的阵发性干咳,伴有畏寒、寒战、发热、头痛、肌痛,常伴有荨麻疹或神经血管性水肿。有部分病例出现哮喘样发作。严重者可发生休克,但少见。肺部体征可正常或有啰音。

(二)实验室检查

短暂的血中嗜酸粒细胞升高,受血者 IgE 升高,IgA 缺乏。

(三)特殊检查

临床上常被误认为一般的输血反应,未及时做胸部摄片,更谈不上做 CT 或 MRI。X 线胸片示肺门旁或下叶弥漫性阴影。

(四)诊断要点

1. 输血史及受血者有过敏史。

2. 呼吸道症状,或肺内哮鸣音。

3. 短暂的嗜酸粒细胞增高。

4. X 线胸片有阴影出现。

(五)鉴别诊断

输血过量所诱发的肺水肿:①输血量大:大量输血为 1 日输血量超过 2500ml 或输血速度过快;②咳粉红色痰和呼吸困难;③肺底部迅速发展至全肺的湿啰音;④有心脏病史;⑤X 线示心脏扩大和肺门蝶状模糊阴影;⑥心电图示左心肥大与劳损。

【治疗】

肾上腺皮质激素治疗,病情重时可用静脉滴注,轻者可用
泼尼松口服或抗组胺药,严重者伴有突发休克时应用肾上腺素
1mg 静脉注射,呼吸困难伴有发绀则予氧气吸入。

【预后】

治疗及时,症状消失,肺部阴影消散为痊愈。预后一般
良好。

【预防】

输血前询问受血者是否有过敏史。多产妇为忌供血者,因
妊娠过程中白细胞凝集素较高,可导致受血者免疫反应。

八、复发性多软骨炎

复发性多软骨炎(relapsing polychondritis,RP)是一种发作
性的且常呈进展性的炎性疾病,主要累及耳、鼻及气管、支气管
树的软骨,亦可累及眼和耳的内部结构。其他表现包括多关节
炎及主动脉关闭不全。

【病因】

病因尚未明了,免疫机制参与本病的发病。可能与过度酗
酒、创伤、感染、变态反应、酶性蛋白水解作用增强有关。

【病理】

软骨组织呈局灶或弥漫性嗜碱性染色缺乏,提示酸性黏多
糖的耗竭。受累软骨的邻近有炎性浸润,进而软骨受到破坏。

【诊断】

1. 临床表现:老幼皆可发病,好发于 40~60 岁。常见部位
为耳、鼻及关节(80%~90%),局部红、肿、热、痛,耳翼萎缩、鼻
呈鞍状。其次为眼及皮肤受累。40%~70% 患者有喉、气管受
损(本节重点讨论),表现为声嘶,干咳,喉及近端气管有压痛,
黏膜水肿、管腔狭窄和(或)软骨的塌陷可致喘鸣及致命的气道
堵塞,此时须行气管切开术。支气管软骨的塌陷可引起肺炎,
病变广泛时可导致呼吸衰竭,发热、贫血、体重下降为 RP 三大
全身症状,累及其他器官时出现相应症状和体征。病程长短不

一,可发作数天到数周而自行消退。亦可呈慢性隐匿性病程。继发呼吸道感染多见。

2. 实验室检查:常有轻度白细胞增多和贫血,血沉增快。类风湿因子及抗核抗体偶有低度阳性反应。可检出循环免疫复合物,γ 球蛋白增加,颈部 X 线片或 CT 片可见气管狭窄,呼气相胸部 CT 较吸气相胸部 CT 能更早发现气道受累情况。耳、鼻、喉或气管等既往有软骨病变部位可见有钙化影。PET-CT 是一种能发现气管狭窄、钙化又可监测 RP 活动的重要检查手段。

3. 诊断要点:根据典型临床表现诊断不难,不典型时应对病变软骨做活检。

【鉴别诊断】

Wegener 肉芽肿可见鞍状鼻及肺损害,但无耳病变,肺内支气管树可见肉芽肿损害。其他肺外表现应与相关病鉴别。本病还可发生于多种自身免疫性疾病,如系统性红斑狼疮、类风湿性关节炎等。

【治疗】

肾上腺糖皮质激素是首选药物。以泼尼松龙(prednisolone)为例,1mg/(kg·d),病情控制后逐渐减量。部分病例可逐渐减至停药,但有些病例需低剂量(每天 10～15mg)维持。激素治疗失败者可考虑用环孢素(cyclosporin A)或环磷酰胺(cyclophosphamide)或硫唑嘌呤(azathioprine)治疗,但不良反应大,宜慎用。近年有报道局限性气管狭窄者可手术切除。1994 年有人曾用气管成形硅橡胶“T”形管置入代替软骨支架,或用金属支架置入者的病例报道,但远期效果尚不肯定。

【预后】

有报告本病 5 年生存率为 74%;10 年生存率为 55%。多死于并发症。

(刘先胜　左　鹏)

第二十六章　结缔组织病的肺部表现

结缔组织病(connective tissue disease,CTD)是一组病因不明的以疏松性结缔组织纤维素样变性、黏液性水肿及坏死性血管炎为病理基础的疾病,可侵犯肺内的多个部位,包括肺间质、肺血管、支气管和肺泡。这些疾病主要包括系统性红斑狼疮、Wegener肉芽肿病、类风湿关节炎、白塞病、系统性硬化症、结节性多动脉炎等。

一、系统性红斑狼疮

系统性红斑狼疮(systemic lupus erythemaftosus,SLE)为一种自身免疫性疾病,以累及多器官多系统为特征,青、中年女性多见。临床上SLE的肺部病变发生率可达半数以上,尸检全数累及。

【病因与病理】

1. 病因:尚未完全清楚,可能与遗传、环境因素、内分泌障碍和精神因素有一定关系。阳光或紫外线照射、细菌感染和某些药物(普鲁卡因酰胺、苯妥英钠、异烟肼、对氨柳酸钠、肼屈嗪、青霉素、磺胺)均可为诱因。

2. 病理:肺部是血管和结缔组织丰富的器官,因此,常受侵犯。SLE肺病变以肺泡间隔炎性反应为主。表现为急性肺泡出血及免疫复合物沉着于肺泡壁引起胸膜炎、肺泡炎、弥漫性肺间质病变等。血管炎也较明显,渗出倾向较强,由于肺小动脉广泛的损害,内膜与中膜的增厚,可使肺动脉阻力增加,导致肺动脉高压形成。

【诊断】

(一)临床表现类型

1. 胸膜炎:早期为干性,临床常见渗出性胸膜炎,若作为 SLE 首发症状,则易误诊为结核性渗出性胸膜炎。常伴有低热、咳嗽与胸痛,胸腔积液常为双侧,也有单侧,中等或少量多见。以超声波定位穿刺可得黄色、微混的渗出液,细胞以单核多见,胸腔积液中可找到狼疮细胞,抗核抗体阳性。有时伴有心包积液以及肺部其他病变。

2. 狼疮性肺炎:主要表现为呼吸困难、胸闷,严重者可大咯血,肺部听诊湿啰音,发绀。胸片示肺弥漫性腺泡型浸润,多在肺底部,也可发生于全肺,用激素治疗后可消失,如果无效则应考虑抗感染(细菌、真菌或结核)治疗。有的合并胸腔积液。

3. 弥漫性肺间质纤维化或弥漫性间质性肺炎:临床表现为渐进性呼吸困难、呼吸急促和缺氧。肺底湿啰音、发绀和杵状指(趾)。临床可以无明显症状,胸片可无特征,但肺功能检查结果示显著的限制性通气功能障碍,肺活量降低,最大吸气流速、最大呼气流速及用力呼出量减低。血液气体分析为 PaO_2 降低, SaO_2 减低,呼吸性碱中毒、肺顺应性下降。

4. 肺不张:SLE 可产生节段性肺不张,可出现咳嗽、呼吸困难以及缺氧。胸片可见盘状肺不张。

5. 其他:可伴有膈肌炎,出现膈肌功能障碍,X 线检查膈肌升高,膈活动度减弱,合并肺容积减小。狼疮性肾炎发展有肾性高血压和肾衰竭,导致尿毒症性肺水肿,胸片呈肺门蝶状阴影或中下肺野绒毛状阴影。

(二)实验室检查

血清学抗体检测包括抗核抗体试验(ANA)、抗脱氧核糖核酸(DNA)抗体、抗 Sm 抗体、抗核蛋白(DNP)及组蛋白抗体、抗其他细胞(如粒细胞、淋巴细胞等)抗体、补体 C_3 含量、循环免疫复合物等。血沉增快,外周血找狼疮细胞,特异性较差。外周血象表现为红细胞和血红蛋白降低,白细胞减少或正常,部分病例血小板减少。皮肤狼疮带试验:免疫荧光方法测定表皮与真皮交界处免疫球蛋白沉着,SLE 阳性率为 50% ~ 70%。有关诊断标准参见风湿病章节。

【鉴别诊断】

1. 结核性渗出性胸膜炎：根据 SLE 多系统损害与实验室检查鉴别不难。

2. 其他结缔组织疾病所致的胸膜炎：如类风湿性关节炎、皮肌炎与多发性肌炎或重叠综合征所致胸膜炎。

3. 急性粟粒性肺结核：与狼疮性肺炎鉴别，前者发热、咳嗽并非鉴别要点，主要依靠胸片粟粒病灶以上、中肺为多见，痰中找到结核菌与 PPD 试验强阳性。注意由于用激素治疗 SLE 过程中诱发或合并肺结核。

4. 其他全身疾病所致肺纤维化：如类风湿性关节炎、皮肌炎与多发性肌炎，进行性硬化症等所致者。

5. 特发性肺纤维化。

6. SLE 肺不张者与其他感染、结核、肿瘤所致相鉴别：用纤维支气管镜、留痰或分泌物培养、细胞学检查、CT、MRI 等可鉴别。

【治疗】

治疗同 SLE。肾上腺皮质激素应尽早应用，一般为泼尼松 40~60mg/d，对急性弥漫性或间质性肺浸润有效。若病情严重或治疗效果不满意，可用激素加环磷酰胺或硫唑嘌呤，肺间质纤维化阶段多无效。由于用激素治疗过程中机体免疫功能受到抑制，要防治继发性感染。注意良好的护理、支持疗法、水电解质平衡。

【预后】

SLE 治疗后的存活率较前有所提高。发病 3 年内死亡率最高，以后逐年下降。SLE 死于本病直接所致者约近一半；死于多种并发症者约超过一半。死于感染（肺炎和败血症）、肾衰竭、中枢神经系统病变者较多。由于长期使用激素，SLE 合并肺结核发病率增高。

二、Wegener 肉芽肿病

Wegener 肉芽肿病（Wegener's granulomatosis）是一种少见

病。1936年,Wegener详细描述了该病的病理变化,其特点是坏死性肉芽肿伴有血管炎。主要累及上呼吸道、肺和肾,并可侵犯全身各系统。

【病因与病理】

病因不明,可能为某抗原所致过敏反应。病理:累及小动脉、小静脉及毛细血管的坏死性病变,伴炎性细胞浸润、肉芽肿形成,肉芽肿内可见上皮样细胞、多核巨细胞和中心性坏死。肺内的病理改变主要是肉芽肿形成,表现为两侧多发结节,并可出现空洞。肾脏典型变化是坏死性肾小球肾炎和肉芽肿形成。

【诊断】

(一)临床表现

有不规则发热、乏力、食欲缺乏、脓性或血性鼻分泌物,鼻腔黏膜坏死与骨质破坏,肺部症状有咳嗽、咯血、胸痛。总之,该病的临床表现以呼吸道症状为主,重症可伴有肾小球肾炎,甚至出现尿毒症。尚可伴有眼结合膜炎、巩膜炎、角膜溃疡;皮疹、紫癜、皮下结节、皮肤溃疡;关节痛、关节炎;心肌炎。

(二)实验室检查

常有中度贫血,白细胞升高,以中性粒细胞为主,血沉增快,血IgM升高,RF可阳性。循环免疫复合物增加。

(三)特殊检查

1. X线胸片:典型表现为肺内结节性病灶,大小由数毫米至9cm不等,以多发和双侧居多。常因结节中心坏死形成薄壁空洞,治疗后可消失。部分病例表现为双侧片状浸润阴影,由于血管炎引起出血或肺栓塞所致。少数可有肺叶或肺段实变阴影及胸腔积液和心包积液等。

2. 纤维支气管镜检查和肺活检:纤维支气管镜下活检多有阳性发现。非常需要时可考虑开胸做肺活检,一般不予考虑。

3. 口、咽、肾活检有病理特征。

4. 特异性检查:组织相容抗原HLA-DR$_2$增高。抗中性粒细胞胞浆抗体(antineutrophil cytoplasmic antibodies,ANCA)阳性,有两种形式的 ANCA,即胞质型(C-ANCA)和周边型(P-ANCA)。C-ANCA 对 Wegener 肉芽肿的敏感性大约为 81%,特异性为 98%。C-ANCA 的滴度可监测疾病活动性及其他相关的疾病。

（四）诊断标准

根据临床表现、X 线检查和 ANCA 阳性及活检结果诊断可成立。确诊需依赖组织学检查,组织学诊断依据为:①血管炎伴有血管壁坏死;②坏死性肉芽肿,含巨噬细胞和淋巴细胞浸润。

（五）鉴别诊断

1. 肺结核:痰查到抗酸杆菌,PPD 试验强阳性。

2. 肺肿瘤:单发性结节性病灶,进一步做纤维支气管镜检查与活检,有条件时可考虑 CT 或 MRI 检查,排除相应的淋巴结转移灶或淋巴瘤样肉芽肿。

3. 肺脓肿:询问有关病史(大量臭脓痰),痰液细菌培养。

4. 肺出血肾炎综合征(Goodpasture syndrome):无肺、肾以外器官的损害。无发热,ANCA 阴性,抗基底膜抗体阳性。

【治疗】

本病的疗程长,一般用药至临床及实验室检查证明活动性指标完全正常后 1 年,总疗程 6 个月至 8 年不等,一般为 1 年半左右。联合使用细胞毒药物如环磷酰胺和肾上腺皮质激素。环磷酰胺 1~2mg/kg,每天 1 次,开始可静脉给药,持续 2 周,若无反应,每 2 周增加 25mg,至临床症状缓解。根据病情轻重,剂量可适当加减。若患者对环磷酰胺不能耐受,可选用硫唑嘌呤、甲氨蝶呤等。细胞毒药物的治疗是近十余年来治疗上的一大发展,可使 80%~90% 的病例获得完全、持久的缓解。激素如泼尼松 40~60mg/d,持续 2~4 周获得疗效后逐渐减量至 20mg/d 以下,维持半年。有继发感染时用抗生素。咯血用止血剂与卧床休息。合并肾功能不全可血液透析或肾移植。

【预后】

以症状与体征好转为出院标准。过去死亡率高,使用肾上腺皮质激素和环磷酰胺联合疗法后较前有改善,4年存活率达88%。若延误诊断,未经合理治疗者,死亡率仍很高。

三、类风湿关节炎

类风湿关节炎(rheumatoid arthritis,RA)是一种原因尚不明确的全身性自身免疫性疾病,其特征为慢性对称性多关节炎病变。RA可有关节外系统性损害,至少有50%以上累及肺部,可发生在类风湿关节炎的任何阶段,但更多发生于活动期。

【病因与病理】

1. 病因:尚未完全阐明,目前认为遗传、感染、性激素等因素与RA发病相关。

2. 病理:RA关节外的病理表现在呼吸系统中胸膜炎约占38%,弥漫性间质性肺纤维化约占41%。常见的病变有类风湿结节:多见于胸膜下、肺实质、叶间隔等部位;间质性肺病变:早期以血管、细支气管周围和间质纤维素性渗出以及淋巴细胞浸润为特征,病变进一步发展可致肺间质纤维化,最终形成蜂窝肺。

【诊断】

(一)临床表现

1. 胸膜炎:为渗出性胸膜炎的表现,单侧或双侧均可,少量积液。RA伴有胸痛、咳嗽或气促,应考虑胸膜炎的可能。胸部X线和超声检查可以证实。胸腔积液常规呈渗出液,可见"RA"细胞(内含IgM、IgA的一种上皮细胞),RF高滴度,蛋白质、乳酸脱氢酶增高,糖含量很低,胸膜活检示非特异性炎症和肉芽肿性类风湿结节。

2. 间质性肺纤维化:RA患者诉慢性进行性呼吸困难要引起注意。胸片呈网状结节性浸润,中、下肺野明显。肺功能呈限制性通气功能障碍和弥散功能障碍。

3. 单个或多个圆形结节:为肺内的类风湿结节表现。X线表现为双上肺单个或多个圆形结节阴影,可融合成大团块状阴影,结节坏死后形成空洞,临床可有咯血。纤维支气管镜活检有一定帮助,BALF 胶原酶活性增加,淋巴细胞百分比增高。

4. 类风湿尘肺病(Caplan 综合征):有 RA 或 RF 阳性的煤矿工人,其 X 线胸片有特征性表现。除原有尘肺的征象外,尚可见肺的周边部有大小不等的圆形结节,可融合成空洞或钙化。主要症状为咳嗽、胸痛、呼吸困难。

5. 肺动脉高压:一部分是肺内动脉病变,肺血管炎所致,另一部分为肺间质病变引起。

6. 其他:还可出现阻塞性细支气管炎、肋软骨炎、呼吸肌炎症等。

(二)实验室检查

1. 免疫学检查:包括类风湿因子、抗类风湿性关节炎协同核抗原抗体(抗 RANA 抗体)、补体 C3、蛋白电泳变化等。

2. 血常规检查:轻度至中度贫血,白细胞在急性期增高。血沉增快。

3. 胸腔积液检查:类风湿患者胸腔积液多为渗出液,葡萄糖含量极低,一般低于 1.68mmol/L(30mg/dl),在静脉注入葡萄糖后也不增高。

4. X 线检查:早期胸片似粟粒性肺结核,小斑点影,以下肺居多,晚期呈现网格状改变,肺容积缩小,膈肌上抬,甚至出现蜂窝肺。高分辨 CT 有助早期诊断。

【鉴别诊断】

1. 结核性渗出性胸膜炎:多发于青少年,起病常有低热、盗汗等结核中毒症状,常为单侧性,以中等量积液多见。胸腔积液中 RF 滴定度无明显升高。无指关节肿与变形,胸膜活检无肉芽肿性类风湿性结节。

2. 其他胶原性疾病所致间质性疾病:系统性红斑狼疮、进行性系统性硬皮症、Wegener 坏死性肉芽肿、结节性多动脉炎等均可发生肺间质病变。

3. 肺癌:多发于老年人,肺内单个结节或肿块。胸片可有分叶状或癌性偏心空洞,易发生附近淋巴结转移(如右锁骨上

凹,肺门与纵隔淋巴结),痰液或纤维支气管镜刷检可找到癌
细胞。

【治疗】

治疗原则应与类风湿关节炎相同。

1. 一般治疗:卧床休息适用于并发胸膜炎-肺部病变的
RA患者。

2. 药物治疗:非甾体抗炎药和肾上腺皮质激素合用对合
并胸膜炎的RA病变可能缓解,泼尼松30~40mg/d,症状控制
及胸腔积液消退后以泼尼松10mg/d维持。以后逐渐以非甾体
药物代替。非甾体药物有布洛芬1.2~3.2g/d,分3~4次口服;
芬必得(fenbid)为布洛芬的缓释剂,0.3g/d,每日2次,阿司匹
林(aspirin)4~6g/d,分3~4次服用,因胃肠道反应大,目前较
少用。若非甾体药物和激素治疗无效,可改用免疫抑制剂如硫
唑嘌呤、环磷酰胺、甲氨蝶呤以及生物制剂(详见"类风湿关节
炎")。

3. 氧疗:对间质性肺纤维化、Caplan综合征以及合并渗出
性胸膜炎伴有发绀者,可用氧气吸入以纠正缺氧。

4. 胸腔穿刺抽液:用于大量、中等量积液。

【预后】

胸膜炎用激素以及胸腔抽液效果颇佳。结节性坏死激素
效果不确定。肺间质纤维化预后差。如果累及细支气管可并
发阻塞性细支气管炎,后者发展到呼吸衰竭,预后差。

四、白 塞 病

白塞病(Behçet disease)为一原因不明的以细小血管炎为
主的疾病。典型临床表现为反复发作的口腔黏膜、阴部溃疡、
眼色素膜炎等,以往称为白塞综合征。1981年,世界Behçet病
会议称为白塞病。

【病因与病理】

病因不明,已提出的有感染、遗传、环境、免疫学异常等因
素,但尚无定论。白塞病中5%患者累及肺部,肺部主要病变为

原发性、多发性肺栓塞、肺动脉炎和动脉瘤。本病女性多于男性、青壮年多见。病理改变以血管炎为主要特征,可累及肺部不同大小的动脉,而以细小血管为主。血管病变则以内皮细胞增生和水肿为常见病变。内膜下纤维增生、管壁增厚、管腔狭窄,多发性肺栓塞、肺动脉瘤形成。

【诊断】

(一)临床表现

凡咯血患者应问诊与检查有无三大体征:口腔黏膜溃疡、阴部溃疡与眼损害。

1. 口腔黏膜溃疡:常见部位有舌、唇、颊黏膜,反复发作为其特征。

2. 阴部溃疡:常见部位有龟头、阴囊、尿道口、阴唇、阴道壁。

3. 眼部损害:发病较晚。先为单侧,后发展为双侧,有角膜炎、角膜溃疡、疱疹性角膜炎、巩膜炎、葡萄膜炎、视网膜炎、视网膜动静脉炎,其中以葡萄膜炎较常见。严重者可失明。

4. 其他:皮疹、胃肠病变、关节损害、全身大血管病变等。

5. 白塞病肺部病变临床主要表现为咯血、干咳、胸闷、气短。体征可无。胸部 X 线表现为多发性肺浸润病灶。

(二)实验室检查

1. 白细胞正常,血沉升高。

2. 针刺试验:用 24 号针头、无菌条件下针刺前臂屈面皮肤,24~48 小时后出现脓疮或毛囊炎,周边红晕。

(三)特殊检查

根据合并有脏器损害的情况选择检查:心电图、MRI、血管造影、超声多普勒心血管检查。胸部 X 线表现为多发性肺浸润病灶。

(四)诊断标准

1. 必要条件:复发性口腔溃疡,在 1 年内观察到至少 3 次口疮样或疱疹样溃疡。

2. 附加以下(1)~(4)条中的任何两条:

(1)复发性生殖器溃疡。

(2)眼损害。

(3)皮肤损害:结节红斑、假毛囊炎或丘疹等。

(4)针刺试验阳性。

(五)鉴别诊断

应注意与肺结核、支气管扩张症、肺栓塞、肺炎等疾病相鉴别。

【治疗】

1. 一般治疗:症状显著者卧床休息,尤其大咯血应就近治疗,持续咯血和血栓形成者,不宜用抗凝剂。

2. 药物治疗:大剂量糖皮质激素、环磷酰胺可有一定疗效,病变显著应及早用激素,可采用甲强龙1g冲击疗法或中高剂量泼尼松分次服用,待症状缓解后减量,并需维持一段时间。

3. 中药治疗:中药可用复方丹参片或滴丸,可用活血化瘀治疗。

4. 并发症治疗:合并肺结核者,如病变在活动期则用抗结核治疗。如有静脉血栓形成则用阿司匹林肠溶片80mg/d,或双嘧达莫(潘生丁)25mg,每日3次。

【预后】

咯血停止即可出院。合并肺部病变无特效疗法。大咯血时防止窒息。一般预后呈良性经过,合并其他严重并发症时亦可致命。

五、系统性硬化症

系统性硬化症(systemic sclerosis,SSC)早期命名为硬皮病,因其除皮肤损害外,尚侵犯多个系统与内脏,且该症并非呈进行性,故称为系统性硬化症。其病变特点为胶原纤维组织增生、血管阻塞、免疫异常。系统性硬化症累及肺部病变发病率甚高,约70%。主要表现为肺纤维化。女性多见,约为男性的3倍。

【病因与病理】

病因尚不清楚,可能与遗传、感染、药物等因素有关。基本病理变化为胶原纤维增生与肿胀,真皮增厚,血管壁增厚,管腔狭窄、闭塞。肺部病变呈弥漫性间质纤维化,肺泡壁纤维化,肺小动脉内层与肌层增厚。

【诊断】

(一)临床表现

1. 常以皮肤病变首发,初期为水肿,先从手、足、面部开始,呈非凹陷性水肿。有雷诺综合征出现。面部皮肤病损则影响口部活动,表情固定。后期皮肤光滑细腻,紧贴于骨面,局部有色素沉着,间以白斑。部分伴有肌肉无力、疼痛、关节和骨的疼痛以及功能障碍。

2. 肺部表现:临床常主诉为长期进行性气短、胸闷与咳嗽。体征:胸部体检可无异常,亦可听诊出现双肺底吸气时湿啰音。

3. 其他系统的病变:可有吞咽困难、吸收不良、便秘、心脏扩大致心力衰竭、肺动脉高压甚至肺心病,亦可伴有心包炎和肾功能损害。

(二)实验室检查

抗核抗体阳性,免疫扩散法测定抗 Scl-70 抗体阳性,具有一定的诊断特异性,很少出现抗双链 DNA 抗体,血沉增快。丙种球蛋白增高,部分病例血中出现狼疮细胞,一部分类风湿因子阳性。抗 RNP、抗 SSA 有时呈阳性。

(三)特殊检查

1. 胸部 X 线检查:呈结节网状、囊状改变,以两下肺较重,甚至形成蜂窝肺,且有肺动脉高压特点。

2. 肺功能检查:肺活量降低,符合限制性通气功能障碍,弥散功能减低。

3. 血气分析:氧分压降低,二氧化碳分压降低,血氧饱和度降低,可出现呼吸性碱中毒或合并低氧性酸中毒。

(四)鉴别诊断

1. 局限性硬皮病:其特征为界限清楚,局部线状、斑状皮肤变硬,无 SSC 的典型实验室检查异常和内脏损害表现。

2. 混合性结缔组织病所致的肺部病变:胸片可与 SSC 所致者相同,但基本病变各有特点,主要依靠临床特殊表现及血清学检查特点。SSC 是重叠综合征中的一个特殊类型,手指变化为 SSC 常见临床表现。

【治疗】

尚无特效疗法。经治疗后可停止发展或症状缓解。

1. 一般治疗:去除感染病灶,保暖,加强营养,避免精神刺激。

2. 药物治疗

(1)青霉胺(D-penicillamine):具有免疫抑制作用与抑制胶原合成,可改善肺功能(肺弥散功能)与微循环,缓解症状。开始用量宜用 250mg/d,以后慢慢增加到 750~1250mg/d,至少服用 6 个月,病情稳定后减量维持,至少 10 年。不良反应较多,如胃肠反应、皮疹、肾损害、骨髓抑制等,需定期复查周围血象。

(2)血管扩张剂:肺血管扩张剂肼屈嗪(hydralazine)、钙拮抗剂硝苯地平(nifedipine)和 ACE 抑制剂对肺动脉高压多无明显疗效,但对早期病例可试用。近年来国外采用口服内皮素受体拮抗剂和抗转移生长因子 β_1(TGFβ_1)治疗 SSC 所致的肺动脉高压已取得一定疗效。

(3)降低血黏度的药物:丹参注射液、复方丹参片或滴丸、小剂量阿司匹林等。

(4)免疫抑制剂:糖皮质激素对四肢皮肤的水肿、关节症状有效,但不能阻止皮肤的纤维化,对 SSC 肺病效果也不明显。环孢素 A、环磷酰胺等对皮肤关节和肾脏病变有一定疗效,与糖皮质激素合并应用,常可提高疗效和减少糖皮质激素的用量。

3. 中医药治疗:以辨证施治与活血化瘀治疗,如中药积雪草中提取的有效成分积雪苷(asiaticoside),实验证明能抑制成纤维细胞的活性。

4. 理疗。

【预后】

对 SSC 肺病无根治疗法,对症与支持治疗可缓解症状,预后较差。确诊后的 5 年存活率为 60% ~ 70%。因 SSC 患者合并肺癌的发病率较高,故影响 SSC 存活率。

六、结节性多动脉炎

结节性多动脉炎(polyarteritis nodosa,PAN)是一种累及中小动脉的炎性和坏死性血管炎,可侵犯全身血管,也可局限在一个脏器、一种组织的血管,也可仅局限于皮肤,但也可波及多个器官。肺部病变发病率低,一旦发生,症状较重,并可出现于全身病变之前。

【病因与病理】

(一)病因仍未阐明,可能与以下因素相关

1. 病毒:部分患者血清 HBsAg 阳性,血管壁可见免疫复合体沉着,但国内患者未获得证明。

2. 药物:磺胺类、青霉素、血清制品等。

3. 肿瘤:肿瘤抗原能诱发免疫复合物导致血管损伤。

以上因素可导致血管内皮细胞损伤,从而释放出白介素 1(IL-1)和肿瘤坏死因子(TNF),加重血管损伤,发病因素甚多,发病与免疫功能失调有关。

(二)病理

主要侵犯中小动脉,好发于动脉分叉处,呈节段性。血管呈全层性炎性病变,中层纤维素样坏死,可有小动脉瘤形成。最后导致血管腔狭窄与血栓形成,造成组织缺血。除皮肤损害外,内脏以肾、心、脑、胃肠道病变多见,肺部病变则以间质性肺炎和间质纤维化为主。

【诊断】

(一)临床表现

1. 皮肤损害:常见表浅动脉旁呈结节分布,直径 0.5 ~ 1.0cm,质硬。常单个或多个,玫瑰红、鲜红或近于正常皮肤色,压痛。常伴有网状青斑、风团、水疱和紫癜。

2. 内脏损害:

(1)肺脏症状:咳嗽、咯血、痰中带血,亦可满口咯血,量可多可少,喘气。

(2)胸片示纤维网状阴影或合并散在小结节影,亦有片状炎症样浸润,空洞病变或胸腔积液。

(3)纤维支气管镜肺活检:病理所见肺灶性坏死、梗死。坏死结节中有空洞形成。肺泡内出血,多种细胞浸润。

(4)开胸肺活检:很少做。

(5)肾脏损害:多见,尿毒症为主要死因。消化道症状亦常见:腹痛、便血、黄疸、转氨酶升高等。除肾性高血压外,心脏损害、心律失常、心绞痛、心力衰竭亦有发生。

(二)诊断标准(表26-1)

表26-1 美国1990年制定的结节性多动脉炎分类诊断标准

标准	定义
1. 体重下降	病初即有,无节食或其他因素
2. 网状青斑	四肢或躯干呈斑点及网状斑
3. 睾丸痛或触痛	并非由于感染、外伤或其他因素所致
4. 肌痛、肌无力或下肢触痛	弥漫性肌痛(不包括肩部、骨盆带肌)或肌无力,或小腿肌肉压痛
5. 单神经炎或多发性神经炎	单神经炎、多发性单神经炎或多神经炎的出现
6. 舒张压≥90mmHg	出现舒张压≥90mmHg 的高血压
7. 血肌酐或尿素氮水平升高	血尿素氮≥14.3mmol/L,或血肌酐≥133μmol/L,非因脱水或阻塞所致
8. 乙型肝炎病毒	HBsAg 阳性,或 HBsAb 阳性
9. 动脉造影异常	显示内脏动脉闭塞或动脉瘤,除外其他原因引起
10. 中等或小动脉活检	血管壁有中性粒细胞或(和)单核细胞浸润

注:有以上三项阳性者即可诊断为结节性多动脉炎,但应排除其他结缔组织病并发的血管炎。

(三)鉴别诊断

1. 过敏性肉芽肿血管炎(Churg-Strauss 综合征)。

2. 感染性疾病:当结节性多动脉炎发热和体重减轻时须排外感染性疾病。

3. 系统性红斑狼疮、类风湿关节炎合并多动脉炎。

【治疗】

糖皮质激素为治疗本病首选药物,泼尼松 1mg/(kg·d),病情缓解后逐渐减量维持,对糖皮质激素抵抗者或重症病例应联合使用环磷酰胺 2mg/(kg·d)口服或静脉治疗。针对 HBsAg 阳性者不宜用环磷酰胺,可考虑用糖皮质激素合并抗病毒药阿糖腺苷与 α 干扰素治疗。

【预后】

预后较差,呼吸道症状出现后 1 年内病死率高达 70%。本病癌变率高,特别是支气管肺泡癌。

(刘先胜　左　鹏)

第二十七章　结　节　病

结节病(sarcoidosis)是一种多系统器官受累的肉芽肿性疾病。常侵犯肺、双侧肺门淋巴结,也可以侵犯几乎全身每个器官。部分病例呈自限性,大多预后良好。

【病因和发病机制】

病因尚不清楚。特殊病原体的感染(如分枝杆菌、丙酸杆菌、病毒、衣原体等)、自身免疫、吸入有机/无机微粒等,均可能是致病因素。也可能是在特殊基因类型的基础上对致病因素的特殊反应形式。发病机制尚不明确,细胞免疫功能和体液免疫功能紊乱可能参与了结节病的发病过程。结节病是致病因素与机体细胞免疫和体液免疫功能相互抗衡的结果。受个体差异(年龄、性别、种族等)、遗传因素、激素、人类白细胞抗原(HLA)和机体免疫反应调节的影响,并视其产生的促炎因子和拮抗因子之间的失衡状态决定肉芽肿的发展和消退,从而表现出结节病的不同病理过程和自然缓解的趋势。近年来还证实了 HLA-DRB1 和 HLA-B 等位基因、T 细胞受体(TCR)、免疫球蛋白(Ig)、血管紧张素转换酶(ACE)等基因多态性与结节病密切相关。

【病理】

结节病的病理特点是非干酪样坏死性类上皮肉芽肿。肉芽肿的中央部分主要是多核巨噬细胞和类上皮细胞,后者可以融合成朗格汉斯巨细胞。周围有淋巴细胞浸润,而无干酪样病变。在巨噬细胞的胞浆中可见有包涵体,如卵圆形的舒曼(Schaumann)小体、双折光的结晶和星状小体(asteroid body)。初期病变可见有较多的单核细胞、巨噬细胞、淋巴细胞等炎症细胞浸润,累及肺泡壁和间质。随着病情的进展,炎症细胞减少,非特异性的纤维化逐渐加重。

类上皮肉芽肿的组织形态学并非结节病的特异性表现,也可见于分枝杆菌和真菌感染,或为异物或外伤的组织反应,亦可见于铍肺、第三期梅毒、淋巴瘤和外源性变态反应性肺泡炎等。

【临床表现】

结节病的临床表现和自然病程均有较大的个体差异,因起病的缓急和累及器官的多少而不同。90% 以上的病例累及肺和胸内淋巴结。约 50% 的病例无症状,只是于胸部 X 线检查时发现。早期结节病的特点是临床症状较轻而胸部 X 线异常明显,后期主要是肺纤维化导致的呼吸困难。早期常见的呼吸道症状和体征有咳嗽、无痰或少痰,偶有少量血丝痰;可有乏力、低热、盗汗、食欲减退、体重减轻等。病变广泛时可出现胸闷、气急,甚至发绀。肺部体征不明显,部分患者有少量湿啰音或捻发音。如结节病累及其他器官,可发生相应的症状和体征。皮肤的常见表现为结节性红斑(多见于面颈部、肩部或四肢)、冻疮样狼疮、麻疹、丘疹等。眼部受累者可有虹膜睫状体炎、急性色素层炎、角膜-结膜炎等。也可以累及外周淋巴结、肝、脾、骨关节、肌肉、心脏、神经中枢等,而出现相应的症状体征。

【实验室和其他检查】

一、血液检查无特异性变化

可有血沉增快、血清球蛋白部分增高(以 IgG 增高者多见)和 C 反应蛋白增高等。在活动期可有淋巴细胞中度减少、血钙增高、血清尿酸增加、血清碱性磷酸酶增高、血清血管紧张素转换酶(sACE)活性增加(正常值为 $17.6 \sim 34U/ml$)、血清中白介素-2 受体(IL-2R)和可溶性白介素-2 受体(sIL-2R)增高,对诊断和判断活动性有参考意义。

二、结核菌素试验

约 2/3 的结节病患者对 5IU 结核菌素的皮肤试验呈阴性

或极弱反应。

三、X 线 检 查

异常的胸部 X 线表现常是结节病的首要发现,约有 90% 以上的患者伴有胸片改变。肺门、支气管旁、纵隔淋巴结肿大和肺部浸润影是主要的表现。典型的改变是双侧对称性肺门淋巴结明显肿大,呈土豆状,边界清晰,密度均匀。肺部病变多数为两侧弥漫性网状、网结节状、小结节状或片状阴影。后期可发展成肺间质纤维化或蜂窝肺。CT(尤其是 HRCT)更能准确地估计结节病的类型、肺间质病变的程度和淋巴结肿大情况。结节病的淋巴结肿大通常无融合和坏死,也不侵犯邻近器官,有助于与淋巴瘤、淋巴结结核等疾病鉴别。

根据 X 线胸片对结节病分 5 期,以 I 期和 II 期为常见。

0 期　肺部 X 线检查阴性,肺部清晰。

I 期　两侧肺门和(或)纵隔淋巴结肿大,常伴右支气管旁淋巴结肿大,肺内无异常。

II 期　肺门淋巴结肿大,伴肺浸润影。

III 期　仅见肺部浸润影,而无肺门淋巴结肿大。

IV 期　肺纤维化、肺大疱和肺囊肿的改变。

以上分期是相对的,也不一定按照顺序发生,III 期不一定从 II 期发展而来。

四、活体组织检查

活体组织检查是诊断结节病的重要方法。如果皮肤和浅表淋巴结受累,则是首选的活检部位。胸内型结节病,可以选择支气管黏膜和经纤维支气管镜肺活检,即使在直视下或 X 线胸片没有明确病变的部位取活检,阳性率也可以达到 70% ~ 90%。摘取多处组织活检可提高诊断阳性率。

五、肺功能检查

初期无变化,随病变发展可出现肺弹性减退、限制性通气功能障碍(肺活量、肺总量下降)和弥散功能障碍。喉、气管、支气管受累或肺囊性纤维化时可引起阻塞性通气障碍,从而产生混合性通气功能障碍。

【诊断】

结节病的诊断应符合三个条件:①患者的临床表现和 X 线表现与结节病相符合;②活检证实有非干酪样坏死性类上皮结节;③除外其他原因引起的肉芽肿性病变。

建立诊断以后,还需要判断累及器官的范围、分期(如上述)和活动性。活动性判断缺乏严格的标准。起病急、临床症状明显、病情进展较快、重要器官受累、血液生化指标异常(血清血管紧张素转换酶活性增高、高血钙、高尿钙症、血清 sIL-2R 升高等),提示属于活动期。

【鉴别诊断】

应与下列疾病鉴别:

1. 肺门淋巴结结核:患者较年轻,常有中毒性症状,结核菌素试验多为阳性,肺门淋巴结肿大一般为单侧性。有时伴有钙化。可见肺部原发病灶。CT 可见淋巴结中心区有坏死。

2. 淋巴瘤:常见的全身症状有发热、消瘦、贫血等,胸膜受累,出现胸腔积液,胸内淋巴结肿大多为单侧或双侧不对称肿大,淋巴结可呈现融合,常累及上纵隔、隆突下等处的纵隔淋巴结。肿瘤组织可侵犯邻近器官,如出现上腔静脉阻塞综合征等。结合其他检查及活组织检查可作鉴别。

3. 肺门转移性肿瘤:肺癌和肺外癌肿转移至肺门淋巴结,皆有相应的症状和体征。对可疑原发灶做进一步的检查可助鉴别。

4. 其他肉芽肿病:如外源性过敏性肺泡炎、铍肺、硅沉着病、感染性、化学性因素所致的肉芽肿,应与结节病相鉴别,结合临床资料及有关检查综合分析判断。

【治疗】

因部分患者可自行缓解,对于胸内型结节病,病情稳定、无症状且肺功能正常的 I 期、II 期和 III 期患者无需立即治疗。每 3 个月复查胸片和肺功能等,无进展则不需治疗。当累及心脏、肾脏、神经系统,眼部(局部用药无效时)以及高钙血症、有症状的Ⅱ期和Ⅲ期肺部结节病时,可使用全身糖皮质激素治疗。累及重要器官者,常用泼尼松 40～60mg/d,每 4 周将每天量减少 10mg,减量至 20mg/d 后,缓慢减量。可以采用隔天一次顿服的方法。总疗程一年以上。没有累及重要器官或单纯的胸内型结节病,起始剂量为泼尼松 30～40mg/d,在 2 个月内逐渐减量至 20mg/d,随后缓慢减量(如上述)。长期服用糖皮质激素者,应严密观察激素的不良反应。当糖皮质激素治疗无效或患者不能耐受其不良反应时,可考虑使用其他免疫抑制剂和细胞毒药物如甲氨蝶呤、硫唑嘌呤等。

【预后】

与结节病的临床类型有关。急性起病者,经治疗或自行缓解,预后较好;而慢性进行性者,出现多个器官功能损害、肺广泛纤维化等则预后较差。死亡原因常为呼吸功能不全或心脏、中枢神经系统受累所致。

(徐永健　曹　勇)

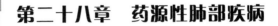

第二十八章 药源性肺部疾病

药源性肺部疾病(drug-induced lung diseases)是指由各种药物引起的一种肺疾患。它是药物副作用之一。不同药物可引起类似的肺损害,一种药物亦可发生几种不同损害,多为可逆性,但常因未能及时发现和处理,使它迁延发展成不可逆的改变,甚至危及生命,其发生率占药物副作用的 5%~8%。

【病因】

据目前所知,可能引起肺部疾病的药物有近百种,概括可分如下几大类:

1. 抗生素类药:几乎所有抗生素都可引起肺疾患(如过敏),其中主要有青霉素类、呋喃类、磺胺类、头孢菌素类、喹诺酮类、大环内酯类、氨基糖苷类、碳青霉烯类等。

2. 解热镇痛类药:如阿司匹林、吲哚美辛、匹拉米洞、对乙酰氨基酚、甲灭酸、保泰松、止痛片、安乃近、吡洛芬、环氯茚酸、咪唑酯等。

3. 抗癌及抗白血病类药:如烷化剂类(白消安、多柔比星、丝裂霉素 C、色霉素 A₃、氟尿嘧啶);氮芥类(癌克安、奥铂、甘磷酰芥、雷诺氮芥);抗代谢药(硫唑嘌呤、喷托铵、白血宁、卡莫氟等);亚硝酸类(如盐酸尼莫司汀);抗嘌呤类(如达卡巴嗪)等。

4. 治疗心血管疾病药物:如六烃季胺、美加明、喷托铵、肼屈嗪、普萘洛尔、倍他乐克、胺碘酮、血管紧张素转换酶抑制剂(ACEI 类)、吗啡类等。

5. 治疗神经精神药:苯妥英钠、3-甲苯妥因、三环类抗精神病药(如麦角制剂)、麻醉及肌肉松弛剂等。

6. 抗结核药:如利福平、对氨基水杨酸等。

7. 其他:如避孕药、抗毒血清、减肥药、碘造影剂、液状石蜡等。

【发病机制】

药物引起肺部疾病的机制较复杂,有些仍未清楚,目前达成共识的有:

1. 机体对药物过敏反应:常为过敏体质者对某些药物产生过敏反应,如抗生素(青霉素)可引起支气管痉挛、哮喘发作,甚至急性肺水肿。

2. 细胞中毒反应:主要是药物对肺泡细胞、间质或肺血管上皮细胞直接或间接毒性破坏,引起修复反应,导致肺间质纤维化、肺肉芽肿、肺血管炎,甚至栓塞致肺动脉高压发生,严重者发生呼吸衰竭,肺心病等。常见药物为抗肿瘤类药。

3. 药物直接或间接干涉人体某些重要介质而导致生理功能异常:如氨基糖苷类抗生素对某些人可能抑制骨骼肌的神经肌肉接头处,产生类似箭毒作用,导致呼吸肌无力,影响呼吸功能,甚至发生呼吸衰竭。

4. 直接抑制呼吸中枢:如吗啡、哌替啶及麻醉剂等可直接抑制呼吸中枢,尤其已有肺功能不全者极易发生呼吸衰竭,安眠药及镇静剂量大时亦有类似作用。

【病理】

药物引起的肺部病理变化,视药物种类不同及个体特异性不同而异,可出现多种药物引起同一种病理变化,亦可一种药物产生不同或多种病理改变。常见有如下几种:①气管、支气管充血水肿、炎症细胞浸润、分泌物增多及支气管痉挛;②过敏性肺泡炎;③肺间质炎;④急性肺水肿;⑤肺小动脉炎及血栓形成;⑥慢性肺间质纤维化;⑦狼疮样肺与胸膜炎;⑧其他:肺出血、肺肉芽肿等。

【临床类型与表现】

药物引起的肺损害因个体不同及药物种类不同而异,其表现可为急骤发作,亦可迁缓改变,甚至开始无症状,严重时才发现(如慢性肺纤维化型)。临床常见有如下类型:

1. 支气管痉挛型:常见易引起的药物有抗生素类尤其是青霉素、β受体阻滞剂(如普萘洛尔、倍他乐克)、解热镇痛类

（如阿司匹林、吲哚美辛）、蛋白制剂类（如抗毒血清、白蛋白、球蛋白）、造影剂和某些中药静脉滴注剂等。临床表现似支气管哮喘或喘息型支气管炎的急性发作样表现。

2. 急性肺水肿型：目前已知的药物有镇痛及麻醉剂（如海洛因、美沙醇等）、细胞毒类药（如多柔比星、柔红霉素、丝裂霉素、环磷酰胺等）、β受体阻滞剂等。临床上多因剂量过大或心脏功能有不同程度障碍者易发生，其表现同急性肺水肿，严重者可出现呼吸窘迫综合征（ARDS），甚至呼吸循环同时衰竭死亡。

3. 过敏性肺泡炎型：目前发现某些药物在少数患者可引起急性或亚急性过敏性肺泡炎，如青霉素、磺胺类、抗结核药（利福平、异烟肼、PAS）、抗毒血清、呋喃妥因、丙米嗪、氯磺丙脲、阿司匹林等。临床表现似轻型肺炎，血象及痰的嗜酸粒细胞增高，对糖皮质激素治疗效果良好。

4. 慢性肺纤维化型：现已发现很多药物都可引起此类肺部改变，常见的是反复多次应用抗癌及治白血病的药物最易发生，如多柔比星、博来霉素、丝裂霉素、白消安、环磷酰胺、阿糖胞苷、硫唑嘌呤、6-硫嘌呤、美法仑、甲胺嘌呤等，其次是乙醚碘肤酮、呋喃妥因、苯妥英钠、二甲麦角新碱、金制剂、干扰素等。临床表现为进行性呼吸困难、干咳（合并感染时有痰）、胸闷气短、重者有缺氧症，双肺呼吸音减弱，合并感染时有干湿啰音。胸片可见双肺广泛的网状条索状阴影，晚期发生肺动脉高压及肺心病，甚至发生呼吸衰竭。

5. 狼疮样肺-胸膜炎型：目前已知药物有抗生素类（青霉素、青霉胺）、抗结核药（利福平、异烟肼、PAS）、普鲁卡因胺、磺胺类药等。其发病机制未明，推测可能是机体对某些药物引起代谢异常或导致自身免疫的病理变化所致。临床表现似急性狼疮样症状，如发热、胸闷，重者似肺炎症状，关节痛，胸片示间质性肺炎或并有胸腔积液。但抗核抗体及狼疮细胞常为阴性。

6. 肺泡低通气-呼吸衰竭型：常见于用过量的镇静、安眠药或含吗啡的镇痛剂、麻醉剂等，亦见于某些患者用氨基糖苷类抗生素后引起呼吸肌无力，导致肺泡通气量下降，甚至出现呼吸衰竭,尤其对原已有 COPD 者更易发生。

7. 二重或多重感染型:多见于重症患者或免疫功能差的患者,原因为不合理应用抗生素,尤其高效广谱抗生素。常引起真菌感染及条件致病的耐药菌感染,造成多重肺部感染,尤其并用糖皮质激素或抗肿瘤药及抗排斥制剂者极易发生。

8. 顽固干咳型:常见于应用 ACEI 类药物(如巯甲丙脯酸等),其机制是由于此类药引起血液中缓激肽增高所致。

9. 肺出血型:常见于抗凝剂及其类似物长期和不当使用引起,如华法林、阿司匹林、纤维蛋白溶解剂、链激酶、尿激酶,也可由其他药物如碘油、丝裂霉素、卡马西平、环孢素、呋喃妥因、苯妥英钠等引起。此外青霉胺可通过Ⅲ型变态反应引起肺和肾脏的出血。

10. 肺血管改变型:目前已知药物有口服避孕药、环孢素、丝裂霉素、白介素-2、普萘洛尔可引起肺动脉高压;皮质激素、雌性激素、普鲁卡因酰胺等易引起肺栓塞疾病;博来霉素、口服避孕药及放射线等可引起肺静脉的闭塞。

11. 纵隔改变型:苯妥英钠、卡马西平、米诺环素、阿司匹林等可引起单侧或双侧肺门和(或)纵隔淋巴结肿大。长期使用皮质激素可引起纵隔脂肪沉积,而导致纵隔增宽。干扰素 α 和干扰素 β 可引起类结节病样表现,而干扰素 γ 则可引起胸腺的增大。

【诊断要点】

1. 原没有上述临床改变而用药后出现或加重,停药后缓解并逐渐消失(除肺纤维化外)或再次用此类药(诱发试验)后,出现同样临床表现。

2. 对糖皮质激素治疗效果良好。

3. 结合病史及系统观察胸片或肺 CT 片在用药前后的变化,对诊断过敏性肺泡炎、肺纤维化、肺水肿、肺出血等有较好价值。

4. 结合病史观察周围血象嗜酸粒细胞和痰或支气管冲洗液的嗜酸粒细胞的变化,对药源性哮喘和过敏性肺泡炎有较高的参考价值。

5. 肺活检对过敏性肺泡炎及肺纤维化有确诊价值(结合病史,排除其他原因)。

【治疗】

1. 及时停药观察。

2. 适当应用皮质激素控制过敏反应和自身免疫反应。

3. 预防和治疗原有的感染或二重、多重感染。

4. 若有急性肺水肿,按混合型(心源性及渗出性)肺水肿处理。

5. 若有呼吸衰竭按呼吸衰竭处理。

6. 治疗原发病,消除诱因。

7. 对症处理:如氨基糖苷类药引起呼吸肌无力者可用新斯的明拮抗。

【预防】

药源性肺疾病随着新药的不断开发和应用,人寿命的增长,其发生率有逐年增加的趋势,60~70岁的发生率为20~30岁的5~6倍,因此,老年人用药更应慎重。用药治疗时应注意如下:

1. 用药前应充分了解患者对药物的过敏史。

2. 用药时勿饮酒,约有50多种药物与乙醇结合发生不良反应。

3. 医师应充分了解药理知识,合理用药。

4. 需长期用药者应在用药前做胸片及相关检查,并定期复查,观察其变化。

5. 用可能引起肺动脉高压的药物时,用药前后应做无创伤性肺动脉检测(如肺阻抗图、超声心动图)以便早期发现。

6. 对患者加强宣教,不自行乱用药,若有不良反应及时向医师反应。

7. 对老年人用药前应先了解其肝肾功能,避免应用损害重要器官的药。

8. 建立并逐步完善临床药物不良反应的监测体系。

(张惠兰)

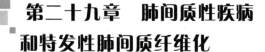

第二十九章 肺间质性疾病和特发性肺间质纤维化

一、肺间质性疾病

肺间质性疾病(interstitial lung disease,ILD)是一组主要累及肺间质、肺泡和(或)细支气管的肺部弥漫性疾病。其特点是肺泡壁的炎症和结构异常,肺泡的间质常因纤维化而增厚。

【病因】

目前已知大约有近200种疾病可出现肺间质性病变而属ILD。大致分为有明确病因和原因不明者两大类:

1. 有明确原因的ILD

(1)吸入周围环境中的致病因素:①无机粉尘,如硅尘肺等;②有机粉尘,如外源性过敏性肺泡炎等;③有害气体,如二氧化氮、氯、氨、二氧化硫、光气、乙炔、石油、四氯化碳、溴、氟化氢、盐酸、硝酸、苦味酸等;④热蒸气;⑤气溶胶、烟雾剂。

(2)药物反应:如肼屈嗪、白消安、呋喃妥因、六烃季铵、博来霉素等。另外,还有抗生素类、神经系统药物、抗感染药物、降血糖药物以及中药中带毒性的药物等。

(3)治疗诱发:①氧中毒;②放射性照射。

(4)感染(血行播散型肺结核、卡氏肺囊虫病、病毒性肺炎或肺部真菌感染等)。

(5)慢性心脏病(肺水肿等)。

(6)肿瘤(癌性淋巴管炎)。

(7)其他:慢性肾功能不全、移植排斥反应等。

2. 原因不明的ILD

(1)特发性间质性肺炎(idiopathic interstitial pneumonia):

①特发性肺纤维化;②非特异性间质性肺炎;③隐源性机化性肺炎;④急性间质性肺炎;⑤脱屑型间质性肺炎;⑥呼吸性细支气管炎性间质性肺炎;⑦淋巴细胞性间质性肺炎。

(2)结节病。

(3)结缔组织病相关的ILD:①类风湿关节炎;②全身性硬化症;③系统性红斑狼疮;④多发性肌炎/皮肌炎;⑤Sjögren综合征(眼、口干燥症和类风湿关节炎三联征);⑥混合性结缔组织病;⑦强直性脊柱炎。

(4)肺血管病相关的ILD:①Wegener肉芽肿;②Churg-Strauss综合征(变应性肉芽肿性综合征);③坏死性结节样肉芽肿病;④过敏性血管炎;⑤系统性坏死性血管炎等。

(5)淋巴细胞增殖性疾病相关的ILD:淋巴瘤样肉芽肿等。

(6)肺淋巴管平滑肌瘤病。

(7)遗传性疾病相关的ILD:①家族性肺纤维化;②结节性硬化症;③神经纤维瘤病等;④Hermansky-Pudlak综合征(血小板-白化病-骨髓细胞色素沉着性骨髓细胞综合征);⑤Niemann-Pick病(遗传性神经磷脂症);⑥Gaucher病(脑苷脂网状内皮细胞病)。

(8)肺泡充填性疾病:①肺泡蛋白沉积症;②肺泡微石症;③肺含铁血黄素沉着症等。

(9)其他ILD:①急性呼吸窘迫综合征(ARDS);②伴发于肝病的ILD:慢性活动性肝炎、原发性胆管硬化症;③伴发于肠道疾病的ILD:Whipple病(肠性脂肪营养不良综合征)、溃疡性结肠炎、Crohn病(局限性结肠炎)、Weber-Christians病(回归性发热性结节性非化脓性脂膜炎,常是以皮肤病为主)。

【病理】

ILD的发病机制尚未先全阐明。不同ILD的发病机制有显著区别,但都有其共同的规律,即肺间质、肺泡、肺小血管或末梢气道都存在不同程度的炎症,在炎症损伤和修复过程中导致纤维化的形成。根据其肺泡内炎性和免疫效应细胞的比例不同可分为两型:①中性粒细胞型肺泡炎,中性粒细胞较正常增多,巨噬细胞减少,但仍占多数;②淋巴细胞型肺泡炎,淋巴细胞增多,巨噬细胞减少。在肺泡炎阶段,如去除病因,接受治疗,病变可以逆转;否则转为慢性,影响病变的可逆性;如病情进一步加重,大量纤维组织增生,肺泡隔破坏、泡壁增厚,形成囊性纤维化,不可能再复原。进一步形成无功能的蜂窝状纤维化,明显影响肺功能。

【诊断】

本组疾病的病因不同,临床表现也各异,可参考各原发疾病有关章节。在此仅就其共同表现略述如下:

1. 临床表现:主要表现为进行性加重的呼吸困难,早期有乏力、衰弱,以后有运动或劳累后气短,晚期在休息时亦有呼吸困难、干咳、少痰、胸痛,发热少见。体检在肺底可闻湿啰音,类似尼龙搭扣拉开时声音(Velcro 啰音)。重者可有发绀、杵状指(趾)、右心功能不全、呼吸衰竭等。

2. 影像学检查:X 线胸片是发现本病的重要手段。可见广泛细小结节状、小斑片状阴影和多发性环状、蜂窝状或网状影等,也有呈磨砂玻璃样影。近年来采用高分辨 CT,能更细致地显示肺组织和间质形态的结构变化和大体分布特点,可提高诊断能力,成为诊断 ILD 的重要手段之一。[67]Ga 易在肺慢性炎症组织中积聚,阳性率高达 90%,但特异性低。

3. 肺功能检查:主要表现为限制性通气障碍,顺应性下降。晚期可有轻度阻塞,弥散量降低,甚至呼吸衰竭。

4. 支气管镜检和肺泡灌洗液检查:纤维支气管镜检有利于鉴别诊断,还可行经支气管肺活检,但取标本较小,对 ILD 可诊断,而难辨其病因。经纤维支气管镜肺泡灌洗检查,可根据灌洗液中细胞分类区别肺泡炎类型。T 淋巴细胞增至 30% ~ 60% 者考虑结节病;特发性肺间质纤维化时中性粒细胞常超过 10%。有时可见到吸入的异物(如有机、无机粉尘)而明确病因。还可检查某些免疫物、T 淋巴细胞亚型、酶类等,有助于诊断。

5. 肺活检:开胸或经胸腔镜肺活组织检查是确诊的依据,虽为创伤性手段,但常可免去很多不必要的检查和试探性治疗。不过一般很少进行,因患者不易接受,且有时仍难辨病因。

6. 其他:根据可疑病因进行相关检查。

7. 鉴别诊断:除鉴别 ILD 本身的病因外,应与 X 线胸片上呈弥漫性病变的疾病相区别,如各种原因所致的急性肺水肿、广泛肺出血、血行播散性肺结核、肺泡细支气管肺癌等。

【治疗】

ILD 病因明确者应立即停止接触致病因子,病情可缓解,必要时可用泼尼松。伴发于其他疾病的 ILD 自然也应做相应病因的治疗。ILD 的治疗目的主要是抑制其肺泡炎。可试服泼尼松或其他相应的皮质激素。一般每千克体重每日 1mg,连用 1~2 个月,如无效可停药;如有效,在 2~3 个月内逐渐减至维持量 10mg/d,此后继续服用时间不一,按病情是否稳定而定。多数需用 1 年以上。复发病例需重新如上用药,但可能效果差。有报道可佐以免疫抑制剂,如硫唑嘌呤、环孢素等,不良反应多,慎用。中药如川芎嗪、丹参、雷公藤多苷等可有辅助作用。有继发感染或支气管扩张等并发症者给以相应治疗及对症治疗。

【预后】

因原发病不同而异,病因明确,脱离接触后病情可能控制。激素的应用只能控制肺泡炎的发展,不能治疗间质纤维化病变。并发呼吸衰竭、肺心病者预后不良。

二、特发性肺间质纤维化

特发性肺间质纤维化(idiopathic pulmonary fibrosis,IPF)系指病因不明、局限于肺部的弥漫性肺间质纤维化,是特发性间质性肺炎(idiopathic interstitial pneumonia,IIP)中病理表现为普通型间质性肺炎的一种类型,是 IIP 中最常见的一种,占 47%～71%。曾用名称很多,如 Hamman-Rich 综合征、隐源性致纤维化肺泡炎或脱屑性间质性肺炎、寻常性间质性肺炎等。后两个名称可能是 IPF 的不同阶段表现。

【病因】

病因不明,可能与接触粉尘或金属、自身免疫、慢性反复的微量胃内容物吸入、病毒感染和吸烟等因素有关。遗传基因对发病过程可能有一定影响。

【病理】

肺泡壁细胞浸润、增厚、间质纤维化为其特点,最后肺泡结构被破坏,有的扩大融合成囊状,与扩大的细支气管相通形成"蜂窝肺"。

【诊断】

1. 临床表现:主要为进行性呼吸困难,可分为急性、亚急性和慢性三型。Hamma-Rich 所报告的迅速(6个月内)死亡病例可能是急性、亚急性患者。初期可有干咳、偶有脓痰或血痰。呼吸困难隐袭,难以确定发病日期,但见逐日加重。可伴乏力、胸闷、体重下降,偶有发热,后期咳嗽剧烈,发绀加重。有时症状可缓解,但不能恢复到正常。如有继发感染,病情更重。有合并肥大性骨、关节症状者。体检见呼吸浅速,肺底有 Velcro 啰音和合并症的表现,20%~50% 有杵状指(趾),晚期可出现呼吸衰竭、肺源性心脏病的表现。

2. 实验室检查:红细胞增多,血沉加快,IgA、IgM 和 IgG 增高,类风湿因子和抗核抗体可能阳性,但特异性均不大。肺功能检查呈进行性限制性通气功能障碍、肺顺应性下降、CO_2 弥散量可降至 $1/5 \sim 1/2$。大气道阻力正常。PaO_2 可下降,早期因过度通气而 $PaCO_2$ 下降。

3. X 线胸片:表现为多种多样、非特异性变化。急性或亚急性早期可表现为广泛斑块状影,多处融合,常见于下肺野。慢性病例则呈弥漫性细小斑点状、粟粒状或毛玻璃样,也可为细网织状纤维化影。后期出现圆形透亮区,直径 $5 \sim 10mm$ 不等。肺体积缩小,上下径缩短,脏器因而移位。

4. 诊断要点:本病诊断主要根据临床特征、胸部 X 线表现、肺通气及弥散功能、病理活检及排除其他已知原因导致的 ILD。根据是否有外科肺活检的结果,有两种确诊标准。

(1)确诊标准一:Ⅰ. 外科肺活检显示组织学符合普通型间质性肺炎的改变。Ⅱ. 同时具备下列条件:①排除其他已知的可引起 ILD 的疾病,如药物中毒、职业环境性接触和结缔组织病等;②肺功能检查有限制性通气功能障碍伴弥散功能下降;③常规 X 线胸片或 HRCT 显示双下肺和胸膜下分布为主的网状改变或伴蜂窝肺,可伴有少量磨玻璃样阴影。

(2)确诊标准二:无外科肺活检时,需要符合下列所有 4 条主要指标和 3 条以上的次要指标。Ⅰ. 主要指标:①除外已知原因的 ILD,如药物中毒、职业环境性接触和结缔组织病等;②肺功能表现异常,包括限制性通气功能障碍[肺活量(VC)减少,而 FEV_1/FVC 正常或增加]和(或)气体交换障碍[静态/运动时 P(A-a)O_2 增加或 DLCO 降低];③胸部高分辨率 CT 表现为双下肺和胸膜下分布为主的网状改变或伴蜂窝肺,可伴有极少量磨玻璃样阴影;④TBLB 或 BALF 检查不支持其他疾病的诊断。Ⅱ. 次要条件:①年龄>50 岁;②隐匿起病或无明确原因的进行性呼吸困难;③病程 ≥3 个月;④双肺听诊可闻及吸气性 Velcro 啰音。

5. 鉴别诊断:应与肺炎、粟粒性肺结核、肺癌淋巴管播散、肺泡细支气管肺癌、肺泡蛋白沉积症、外源性过敏性肺泡炎以及其他种类的肺间质性疾病相区别。

【治疗】

目前的治疗效果有限。推荐的治疗方案是糖皮质激素联合环磷酰胺或硫唑嘌呤,具体方法为:

1. 糖皮质激素:泼尼松或其他等效剂量的糖皮质激素,每天 0.5mg/kg(理想体重,以下同),口服 4 周;然后每天 0.25mg/kg,口服 8 周;继之减量至每天 0.125mg/kg 或 0.25mg/kg 隔天 1 次口服。

2. 环磷酰胺:按每天 2mg/kg 给药。开始剂量可为 25 ~ 50mg/d 口服,每 7~14 天增加 25mg,直至最大量 150mg/d。

3. 硫唑嘌呤:按每天 2~3mg/kg 给药。开始剂量为 25 ~ 50mg/d,之后每 7~14 天增加 25mg,直至最大量 150mg/d。治疗至少持续 6 个月。治疗过程中需要监测和预防药物的不良反应。当肺功能严重不全、低氧血症迅速恶化,但不伴有严重的心、肝、肾病变,年龄小于 60 岁者,可考虑进行肺移植。

【预后】

继发感染是死亡的主要原因。肺功能明显受损或激素治疗反应不良者预后差。

(刘 瑾 王坚苗)

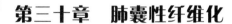

第三十章　肺囊性纤维化

肺囊性纤维化(cystic fibrosis of lung,CF)是一种家族性先天性疾病,呈常染色体隐性遗传。主要特点是全身外分泌腺分泌紊乱,黏液分泌亢进,黏稠凝聚,堵塞管腔使管腔扩张继而纤维化,导致相应器官功能障碍,而非黏液性分泌的汗腺、唾液腺氯化钠含量增高,故又称"全身性分泌腺病"。其主要症状为呼吸道反复感染引起肺囊性纤维化,心肺功能不全,胰酶缺乏致消化吸收不良和发育障碍。

【病因】

病因为位于第7对染色体的CF基因突变引起囊性纤维化黏膜传导调节因子缺陷所致。囊性纤维化黏膜传导调节因子是CF基因编码的一种蛋白,现已证实它为氯离子通道。本病主要发病人群为白种人,我国罕见。

【病理】

早期气道的病理改变仅表现为轻微的黏膜下腺泡和导管的扩张,反复感染产生细支气管炎。黏膜下腺体肥大,杯状细胞增生,小气道内黏液阻塞,细支气管壁增厚,管腔闭塞,反复感染可引起机化性肺炎,后期可见广泛的肺纤维化和阻塞性肺气肿。黏稠分泌物堵塞导致胰腺外分泌管扩张,形成囊肿,胆管堵塞引起胆管扩张和小叶性肝硬化。肠黏膜可见腺管扩张。男性输精管发生纤维化,女性子宫颈管可见黏稠分泌物堵塞。

【诊断】

1. 临床表现:本节以讨论肺囊性纤维化为主,但此病涉及全身外分泌系统,也应注意。

(1)呼吸系统症状:有咳嗽、痰黏稠不易咳出。因继发感染常反复出现肺炎。多有支气管扩张(多为弥漫性分布)、肺不张、肺脓肿等,铜绿假单胞菌感染多见。晚期可有肺心病、呼吸衰竭,可并发气胸,偶可有致命性大咯血,还可存在过敏性曲菌病,肺性骨关节病等。

(2)其他:胎粪性肠梗阻多见于新生儿,稍大出现肠套叠、直肠脱垂、胰性消化不良(引起脂肪泻、维生素 A 缺乏)、胆汁性肝硬化、黄疸、脾亢进、腹水、水肿。此外,还可并发糖尿病、不育症、电解质丢失、脱水等。

2. X 线表现:早期有肺过度充气、支气管炎改变。由于气道阻塞和长期反复感染,可表现为典型的囊状支气管扩张,后期可有肺动脉高压和肺心病的 X 线征象。

3. 肺功能:常见小气道阻塞改变,呼气流速降低,残气量/肺总量比值增高,晚期呈 Ⅱ 型呼吸衰竭。常伴气道高反应性。

4. 诊断要点:①囊性纤维化家族史;②汗腺氯化钠明显增高;③胰功能不良;④肺化脓性阻塞性感染。

【治疗】

主要是预防和控制感染、促进黏液清除和改善营养状况。高热量高蛋白饮食,补充脂溶性维生素(如 A、D、E、K)。肺感染时用抗生素治疗,严重大咯血或支气管扩张等局限于一叶者可考虑手术切除,引流痰液和支气管扩张剂可能有帮助。慢性病例可试用长期氧疗以及适当运动锻炼。肺功能严重损害、呼吸衰竭的患者可行肺移植,基因治疗也可望成为有效的治疗手段。

【预后】

本病预后差,最合理的治疗可存活至 20~30 岁。肺部损害起决定性作用。

(刘 瑾 王坚苗)

第三十一章　组织细胞增多症 X 和肺嗜酸粒细胞肉芽肿

组织细胞增多症 X(histiocytosis X)是一组朗格汉斯细胞(Langhans' cell)异常增生的罕见疾病,可累及肺、骨、皮肤、黏膜、肝、淋巴结、脑垂体等,但以肺和骨骼损害最常见。

【病因】

病因未明。可能与变态反应(过敏)有关,亦可能为病毒感染所致。

【病理】

本病有三种,统称"组织细胞增多症 X"。

1. Hand–Schüller–Christian 综合征:常见于儿童,男多于女,典型症状为突眼症、音质破坏和尿崩症(垂体受累)。约 1/4 患者单独或伴有肺部病变,即嗜酸性肉芽肿。

2. Letter–Siwe 综合征:出生后不久即可出现发热、贫血、体重减轻、肺部弥漫性浸润灶、肝脾大,肺内可见蜂窝状囊肿和肉芽肿(主要为组织细胞浸润)。骨髓亦可有网状细胞增多。皮肤出现斑疹或淋巴结肿大时行活检可确诊。

3. 原发性肺嗜酸粒细胞肉芽肿(eosinophilic granuloma of lung, EGL)是本章重点讨论的内容。其病理改变为大小不等的结节样团块、弥漫性粟粒样结节、支气管内肉芽肿、胸膜斑块、蜂窝肺和纤维化。肺嗜酸粒细胞肉芽肿也可演变为前两种类型,它们在组织学上为连续体。电镜下可见组织细胞浆内形似网球拍的 X 体。

【诊断】

EGL 患者男性多于女性。多见于 30~40 岁,少数病例可无呼吸道症状,仅于胸片上发现。常见症状是咳嗽、咳痰、呼吸困难、胸痛、发热和体重减轻。可并发气胸,偶见咯血。听诊可闻细小捻发音和干啰音。肺功能检查为限制性通气障碍。晚期可出现骨病变、尿崩症等。胸片上呈边缘模糊的网状、片状阴影。间有小透亮区,为泡性肺气肿所致。多位于肺中、上野。浸润影也可消退,或进展为弥漫结节、蜂窝肺、囊肿和肺纤维化。诊断上根据 X 线表现和临床资料,并进行病理学检查而确诊。大气管肺泡灌洗液中亦可见到含 X 体结构的组织细胞。

【治疗】

主要应用肾上腺皮质激素治疗,必要时也可用细胞毒性药物和对症治疗。如肉芽肿成块状表现者可考虑放射疗法。

【预后】

前两种类型预后不良,死亡率高。EGL 预后尚好,部分可自然缓解,但累及多脏器者预后不佳。多数患者发展成弥漫性肺间质纤维化。最后死于呼吸衰竭。

(刘　瑾　王坚苗)

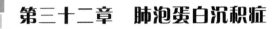

第三十二章　肺泡蛋白沉积症

肺泡蛋白沉积症(pulmonary alveolar proteinosis,PAP)又称 Rosen-Castleman-Liebow 综合征,以肺泡和细支气管腔内充满 PAS 染色阳性,来自肺的富磷脂蛋白样物质为其特征。我国较少见。

【病因】

病因未明。可能与免疫功能障碍有关,也可能是对某些刺激物(如矽尘)非特异反应。

【病理】

肺大部呈实变,胸膜下可见黄色或灰黄结节,镜下见肺泡和细支气管内充塞上述 PAS 阳性物质。电镜下见肺泡巨噬细胞大量增加,吞噬有肺泡表面活性物质,胞质肿胀,呈空泡或泡沫样外观。

【诊断】

1. 临床表现:起病潜隐,呼吸困难为首发症状。先为活动后气短,以后逐渐加重,咳白痰或淡黄色痰。可有乏力、消瘦,继发感染时有发热、脓性痰。少数轻症病例症状可不明显。

2. 特殊检查:胸部 X 线检查呈弥漫性细小结节状肺泡充盈征,从两肺门向外扩散,可融合成片。病灶间有代偿性肺气肿,形成小透亮区。有时发生于一侧则类似肺炎。肺功能检查时因肺泡腔充满蛋白样物质而呈限制性通气障碍和弥散量下降。血气分析可有低氧血症,肺泡-动脉血氧分压差增大,晚期也可呈高碳酸血症。

3. 诊断要点:主要依靠支气管肺泡灌洗物检查或痰液经 80% 乙醇溶液固定后 PAS 染色阳性物质存在。经纤维支气管镜肺活检可获得病理诊断。

4. 鉴别诊断：需与下列疾病相鉴别：心源性和非心源性肺水肿或各种微生物引起的肺炎多呈相对较急性的发病过程和特征，给以相应治疗后可较快好转。此外还应排除结节病、矽(硅)肺、结缔组织病、药物性肺病变、肺泡细支气管肺癌、卡氏肺孢子虫病等。

【治疗】

主要用双管气管导管(Carlen 导管)或经纤维支气管镜行一侧或一叶的(甚至全肺)生理盐水灌洗(不能用非等渗的液体)，定期交替反复进行。继发感染时行抗感染治疗，糖皮质激素治疗无效。

【预后】

肺泡灌洗治疗近期疗效显著，患者呼吸困难和肺功能可改善，半数患者 X 线胸片上可变清晰。远期疗效不肯定，少数患者复发，可在 6~24 个月内再做肺灌洗。重症可致死亡，但轻者亦偶有自行缓解者。

(刘　瑾　王坚苗)

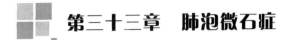

第三十三章　肺泡微石症

肺泡微石症(pulmonary alveolar microlithiasis)是罕见的肺泡内有无数细小的含磷酸钙结石的肺部疾病。

【病因】

为常染色体隐性遗传病。半数以上有家族史。

【病理】

病变坚硬如石，仅限于肺部。镜检:70%～80%的肺泡内可有微小球状结石，直径0.02～0.3mm不等。肺泡及间质不正常，或仅有少许纤维性变或细胞浸润。晚期严重病例可显示右室肥大。

【诊断】

大多无明显症状，亦可有轻度干咳、气短。可闻肺底部有捻发音。晚期严重病例可出现呼吸衰竭或肺心病等。化验室无特异性阳性表现。肺功能可有限制性通气障碍，弥散量减少。晚期有低氧血症而不伴高碳酸血症。胸片表现特征性双肺弥漫散布的无数细小沙粒样阴影，边缘锐利，直径小于1mm，中下肺野较密集。亦可融合成片，似毛玻璃状。病情进展缓慢，根据胸片，结合病史，排除尘肺，即可诊断。用纤维支气管镜经支气管肺活检可确诊。鉴别诊断:应排除尘肺、含铁血黄素沉积症、粟粒性肺结核、结节病等。

【治疗】

主要是对症治疗，无特异治疗方法。

【预后】

一般良好。

(刘　瑾　王坚苗)

第三十四章　肺含铁血黄素沉着症

肺含铁血黄素沉着症(pulmonary hemosiderosis)的特点为肺泡毛细血管反复出血,渗出的血溶血后其中含铁血黄素沉着于肺组织。多为特发性,又称 Ceelen 病或特发性肺褐色硬变综合征。

【病因】

病因未明,有各种假说:①自身免疫学说;②遗传因素;③牛乳过敏;④肺泡毛细血管发育异常或病毒感染损害;⑤有机磷农药接触等。

【病理】

肉眼观可见肺表面或切面有散在的出血斑和深棕色含铁血黄素沉着区。镜下可见肺泡上皮细胞肿胀、变性、脱落、增生,肺泡毛细血管扩张、扭曲。以病变区可见吞噬有含铁血黄素的巨噬细胞为特点,慢性期可见弥漫性肺间质纤维化等。

【诊断】

1. 临床表现:本病静止期可无症状,仅于体检拍胸片时发现。急性发作时可咳嗽,咯少量血,偶有大咯血。可有贫血貌(苍白、无力)、呼吸困难、心悸或低热等。体检:轻者无体征,重者呼吸音减低、干啰音或湿啰音。晚期可因弥漫性肺间质纤维化而出现 Velcro 啰音(如尼龙搭扣开启时的声音),甚至出现呼吸衰竭、肺心病。部分有杵状指(趾)、淋巴结肿大,少数有肝脾大。

2. 实验室检查:可见小细胞低血色素性贫血,血清铁降低,白细胞总数或嗜酸粒细胞增多,网织红细胞显著增多,血沉快。血清 IgA 增高,直接 Coomb 试验、冷凝试验、嗜异凝集试验可呈阳性。乳酸脱氢酶也可增高,粪隐血可阳性。痰、胃液、支气管肺泡灌洗液或经纤维支气管镜肺活检组织中有典型的含铁血黄素巨噬细胞时即可诊断。慢性期发生广泛纤维化后才出现肺功能、血气分析改变。

3. 特殊检查:胸片可见两肺有弥漫性小斑点状阴影,肺门及中下肺野居多。阴影可吸收消散,但又可反复出现。慢性期可呈弥漫性肺间质纤维化改变。

4. 鉴别诊断:重点排除继发性肺含铁血黄素沉着症,该病多见于各种左心衰竭(特别是二尖瓣狭窄),因肺淤血、咯血而出现含铁血黄素沉积于肺组织中,可见吞噬有含铁血黄素的巨噬细胞(心衰细胞)。根据心脏病史一般不难鉴别。此外,还应排除肺出血肾炎综合征、血行播散型肺结核以及各种原因引起的肺泡出血疾病。

【治疗】

无特效疗法。咯血时按咯血常规处理。对病因中所列可疑因素尽可能避免(例如停服牛乳、避免接触有机磷农药等)。肾上腺皮质激素可改善症状,长期疗效不肯定。泼尼松按 1~2mg/kg,每日口服,症状完全缓解后渐减量,至少用药半年,反复发作者用药1~2年。亦可试用免疫抑制剂如硫唑嘌呤,每日1~2mg/kg,渐增加至 3~5mg/kg,成人一般每日量为 50~100mg,可用1年以上(注意不良反应太大时不宜坚持用)。血浆置换疗法能去除免疫复合物产生的持久免疫损害。贫血者可输血、补充铁剂。驱除肺内沉积铁的方法尚不成熟。继发感染、肺心病、呼吸衰竭者给以相应治疗。

【预后】

儿童患者预后差,成人稍好,但亦有自行缓解的报道。死因大部分为大咯血、呼吸衰竭、肺心病等。

(刘　瑾　王坚苗)

第三十五章　呼吸道淀粉样变

　　淀粉样变(amyloidosis)是一组表现各异的临床综合征,其共同点为细胞外淀粉样蛋白质沉积,可侵犯全身各个器官。呼吸系统淀粉样变可以为全身原发性淀粉样变的一部分,也可继发于慢性感染性疾病、家族性或老年心脏性淀粉样变等。

　　【病因】

　　本病的病因和发病机制不明,一般列入免疫介导损伤性疾病。临床将淀粉样变分为:①原发性或骨髓瘤相关性;②继发性;③遗传性;④局限性;⑤老年性或心脏性;⑥慢性与血液透析相关性等淀粉样变。

　　【病理】

　　淀粉样物具有与纤维素相同的染色特征,HE 染色呈粉红色。结晶紫染色示异染性,在偏光显微镜下刚果红染色见独特的黄绿色双折光体。这是最简单的检查方法。受累器官呈橡胶样坚实,外表为粉红或灰色石蜡样。本病可累及心血管、肺、肾、肝、脾、肠、肌肉、骨髓、肾上腺、皮肤、神经系统等。

　　【诊断】

　　1. 临床表现:呼吸道中鼻窦、喉、支气管和肺均可受侵犯。本章仅就支气管和肺淀粉样变做一简介。轻者可无明显症状。如有症状多为呼吸困难,可有喘鸣、咳嗽、咯血、声嘶、痰少,继发感染后则可有脓痰。

　　2. 特殊检查:X 线胸片多种多样,早期可无明显异常表现,以后可见弥漫性网状结节样浸润、粟粒样改变或融合为结节型,亦可呈单个或多个圆形阴影,甚至轻度分叶。可伴肺门或纵隔淋巴结肿大,也可有钙化灶。支气管狭窄时可见肺叶或肺段不张、阻塞性肺炎。肺功能检查结果可在正常范围,也可是限制性通气不良和弥散量降低,还可并发呼吸衰竭、肺心病等。

3. 诊断要点:主要依据活体组织检查,如为系统性疾病,可选择易于进行的部位活检,如直肠黏膜、皮肤和皮下脂肪或牙根等。如局限于支气管和肺脏者可通过支气管镜或开胸肺活检。如活检证明为淀粉样变,再通过荧光免疫法或免疫组化法检查特异性蛋白以鉴别其类型。

4. 鉴别诊断:由于胸片呈多样非特异改变,应鉴别各种炎症、感染、肺间质纤维化、粟粒型肺结核、支气管扩张、肺癌和转移性肿瘤、肺水肿等。呼吸道淀粉样变还可能继发于某些基础疾病,如结核病、高丙种球蛋白血症、新生物及梅毒等,应一一排除。

【治疗】

继发于慢性感染者应积极进行抗感染治疗,病灶局限者可手术切除(但易复发)。继发于其他疾病者给以相应治疗,有试用腔内放射治疗以及免疫抑制剂治疗和肾上腺皮质激素或秋水仙碱治疗的报告,仅对部分病例有效。

【预后】

如基础疾病可治疗者,部分病例可缓解。全身性淀粉样变常缓慢进展,平均存活率1~4年或更长一些。患者可突然死亡(心跳骤停),但多死于肾衰竭,亦可死于呼吸衰竭、心力衰竭、消化道出血以及并发感染等。

(刘　瑾　王坚苗)

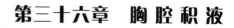

第三十六章 胸腔积液

正常人胸膜腔有少量液体(3~30ml),在呼吸运动时起润滑作用。任何病理原因导致液体产生增多或(和)吸收减少时,使胸膜腔液体积聚,即为胸腔积液(pleural effusion),其液体可以是水、血、乳糜或脓液等。胸腔积液是临床上常见征象,既可由胸膜疾病所致,也可由其他脏器的疾病引起,因此,当患者出现胸腔积液时,医师应该确定其原发疾病,再行相应治疗。

【病因】

产生胸腔积液原因很多,根据积液性质大致可分为漏出液和渗出液两大类。导致漏出液的疾病有充血性心力衰竭、上腔静脉阻塞综合征、缩窄性心包炎、肝硬化、肾病综合征、营养不良所致的低蛋白血症、腹膜透析、药物过敏和放射反应、黏液性水肿、结节病等。

导致渗出液的病因包括:

1. 感染性疾病:包括细菌(以结核杆菌最多见)、真菌、寄生虫(如并殖吸虫)、支原体和病毒等所致的感染。

2. 恶性肿瘤:包括胸膜本身的肿瘤(如胸膜间皮瘤)和其他部位恶性肿瘤的胸膜转移(如肺癌和乳腺癌)。

3. 风湿性疾病:如系统性红斑狼疮(system lupus erythematosus,SLE)和类风湿性关节炎(rheumatoid arthritis,RA)等。

4. 其他:如胸部外伤、手术、食管瘘、胸导管阻塞或破裂、膈下病变、肺梗死或变态反应性疾病等均可导致胸腔积液。偶见尿毒症、结节病、Meigs综合征以及心力衰竭的陈旧性积液等。

【病理】

从病理生理或发病机制角度来看,胸腔积液的产生可见于下列情况。

1. 胸膜毛细血管静脉压增高：如充血性心力衰竭、缩窄性心包炎、上腔静脉或奇静脉受阻等，常引起漏出液。

2. 胸膜毛细血管壁通透性升高：可见于胸膜炎症（结核性或肺炎旁性）、胸膜肿瘤（胸膜间皮瘤或转移性肿瘤）、风湿性疾病、膈下疾病（如膈下脓肿或急性胰腺炎）和肺梗死等，产生渗出液。

3. 胸膜毛细血管胶体渗透压降低：如肝硬化、肾小球肾炎、肾病综合征、营养不良所致低蛋白血症等，引起漏出液。

4. 胸膜淋巴引流障碍：如癌性淋巴管阻塞、淋巴管发育异常等，可引起渗出液。

5. 其他：如外伤、食管破裂、主动脉瘤破裂可引起血胸；胸导管受阻可导致乳糜胸。

【诊断】

（一）症状

症状轻重取决于积液量的多少和增长速度。积液量少于0.3~0.5L时症状多不明显。早期患者可无任何症状，部分人因胸膜受刺激，可出现针刺样胸痛、咳嗽或深呼吸时加重。出现大量胸腔积液时患者可出现气促、胸闷。

（二）体征

早期常无异常或仅闻及胸膜摩擦音。典型胸腔积液体征表现为气管及心界向健侧移位，患侧胸廓饱满，呼吸运动受限，触觉语颤减弱，叩诊呈实音，听诊呼吸音减弱或消失。

（三）X线检查

胸部透视和胸片是诊断胸腔积液的有效手段，当积液量超过300ml时正位胸片肋膈角变钝；积液量更多时中下肺野呈均匀一致的密度增高阴影，上界呈外高内低的弧形边缘。伴有胸膜腔积气时可见液平。需注意的是，包裹性积液、叶间积液和肺底积液在临床上容易漏诊或误诊。包裹性积液可表现为球形或块状阴影，易误诊为肿瘤，侧位胸片可资鉴别。叶间积液表现为双凸透镜状阴影，与肺不张、肿瘤易相混。肺底积液表现为膈肌抬高或肺下界与胃泡区距离加宽，容易被忽视。必要时还可做 CT 检查,对寻找肺内原发灶或了解纵隔淋巴结等情况有帮助。

(四)超声波检查

胸部超声检查简单、方便、价廉、安全、准确,是诊断胸腔积液的一项必不可少的检查方法。胸腔积液的超声检查特征为脏层胸膜和壁层胸膜间无回声区,且此无回声区可随呼吸而改变形状。胸部超声检查可判断少量胸腔积液的存在,确定包裹性积液或分隔性积液的位置,区分是肺底积液还是膈下积液或膈肌瘫痪,辨别胸腔内病变为积液或实质性病变;超声检查也可用于估计胸腔积液量的多少,并可测量胸腔积液距离体表的深度和范围,指导胸腔侵入性操作如胸腔穿刺抽液、闭式插管引流和胸膜针刺活检组织检查(活检)等。

(五)胸腔积液穿刺检查

凡是胸腔积液患者都应争取抽取胸腔积液进行有关实验室或特殊检查,可以确定胸腔积液性质是渗出液或漏出液,对某些疾病的诊断还有提示作用,但做出判断仍需结合临床。

1. 一般检查:漏出液外观清澈透明,无色或浅黄色,不凝固;渗出液外观颜色深,呈透明或混浊的草黄或棕黄色,或血性,可自行凝固。漏出液的比重小于 1.018,黏蛋白定性试验阴性,蛋白质含量小于 30g/L;渗出液的比重超过 1.018,黏蛋白定性试验阳性,蛋白质含量超过 30g/L。漏出液中白细胞常 $<100\times10^6$/L,以淋巴细胞及间皮细胞为主;渗出液常 $>500\times10^6$/L,结核性以淋巴细胞为主,化脓性感染常 $>10\ 000\times10^6$/L,以中性粒细胞为主伴细胞变性。但漏出液和渗出液之间常有重叠。胸腔积液中嗜酸粒细胞增多($>5\%$)见于并殖吸虫病、肺胸阿米巴病、肺梗死等疾病,也可见于风湿性疾病、恶性肿瘤、肺结核或肺炎所伴的胸腔积液。此外,反复胸穿抽液亦可使胸腔积液中嗜酸粒细胞增多。胸腔积液中红细胞为 $(5\sim10)\times10^9$/L 时,便呈淡红色,多由恶性肿瘤或结核性引起。肉眼为血性,红细胞计数多在 100×10^9/L 以上,见于外伤、肺梗死或恶性肿瘤所致的血胸。出血性渗出液与真正的血胸的鉴别,以胸腔积液中红细胞比容或血红蛋白含量与外周血相比较,出血性渗出液少有血红蛋白>10g/L 或血细胞比容>10% 者。胸腔积液血细胞比容>外周血的 50% 以上为血胸。血性胸腔积液有时还要排除是否穿刺损伤所致。

2. 酶学检查:对良、恶性胸腔积液的鉴别有一定意义,常用的有乳酸脱氧酶(LDH)、腺苷脱氨酶(ADA)、溶菌酶(LZM)和血管紧张素转化酶(ACE)等。胸腔积液中 LDH 含量增高,>200IU/L,或胸腔积液 LDH/血清 LDH>0.6 时,可诊断为渗出液;胸腔积液 LDH>500IU/L 提示恶性肿瘤或肺炎所伴胸腔积液已经并发感染。ADA 在结核性胸腔积液中明显增高,均值(102±52.1)U/L,明显高于癌性的(24.4±11.7)U/L,故有人认为 ADA<45U/L 者基本可以除外结核。但 HIV 合并结核性胸膜炎患者,胸腔积液 ADA 不升高。LZM 在结核性胸腔积液中亦明显高于癌性,LZM>60mg/L 多为结核性,降低多考虑癌性或其他原因所致胸腔积液。结核性胸腔积液时胸腔积液与血清中 ACE 均增高。当胸腔积液 ACE>30U/L,且胸腔积液/血清 ACE>1 时,提示结核性;若胸腔积液 ACE<25U/L,胸腔积液/血清 ACE<1 时,则可能为癌性。其他有关的检查还包括胸腔积液淀粉酶(胰腺疾病所致者增高)、透明质酸酶(胸膜间皮瘤时升高)、癌胚抗原(恶性胸腔积液时升高)及前列腺素 E 测定(有助于渗出液与漏出液鉴别)。可根据患者具体情况选用。

3. 肿瘤标志物:癌胚抗原(CEA)在恶性胸腔积液中早期即可升高,且比血清更显著。若胸腔积液 CEA>20μg/L 或胸腔积液/血清 CEA>1,常提示为恶性胸腔积液,其敏感性为 40% ~ 60%,特异性为 70% ~ 88%。胸腔积液端粒酶测定诊断恶性胸腔积液的敏感性和特异性均大于 90%。其他肿瘤标志物如肿瘤糖链相关抗原、细胞角蛋白 19 片段、神经元特异性烯醇酶等,亦可作为鉴别诊断的参考。1972 年 Light 等首次提出区别漏出液和渗出液的 Light 标准,其标准有三条:①胸腔积液/血清蛋白比值超过 0.5;②胸腔积液/血清乳酸脱氢酶比值超过 0.6;③胸腔积液血清乳酸脱氢酶水平大于血清正常值高限的 2/3。凡符合以上三条中任何一条者可诊断为渗出液,一条都不符合者为漏出液。Light 标准目前已被公认为区别漏出液与渗出液的金标准。

（六）病原学检查

渗出液离心沉淀物涂片可做革兰或抗酸染色找致病菌。脓性者做厌氧菌和需氧菌培养。必要时还应做结核菌或真菌培养。巧克力色脓液要查阿米巴滋养体。

（七）脱落细胞检查

癌性胸腔积液可找到肿瘤细胞，连续检查6次标本有助于提高阳性率。间皮细胞在结核性胸膜炎时多<1%，若间皮细胞量多，常可排除结核性胸腔积液，而应考虑风湿性疾病或胸膜肿瘤。胸膜间皮瘤时，间皮细胞常明显升高。胸腔积液细胞染色体呈现非整倍体、假二倍体或标志染色体(染色体易位、缺乏、倒位、等臂或环状染色体)，提示恶性胸腔积液。此外，系统性红斑狼疮患者胸腔积液中可找到狼疮细胞(LE 细胞)，有时比周围血更易查见。

（八）其他

乳糜胸外观呈乳状，无味，胸腔积液中含三酰甘油较多，但胆固醇含量不高，见于胸导管破裂。乳糜样胸腔积液是陈旧积液胆固醇积聚所致，胆固醇含量>2.59mmol/L 或胸腔积液中出现胆固醇结晶，但三酰甘油正常，见于陈旧性结核性脑膜炎、癌性胸腔积液、肝硬化或类风湿关节炎等。考虑风湿性疾病所致胸腔积液可检查胸腔积液中类风湿因子(RF)滴度、抗核抗体或补体等，系统性红斑狼疮时抗核抗体可阳性，补体 C3、C4 含量甚低；类风湿关节炎时 C3、C4 低下，RF 常阳性，对诊断有一定帮助。γ 干扰素升高见于结核性，降低则见于肿瘤性。还有人检测胸腔积液中葡萄糖含量、pH 等，具体价值尚有待于进一步探讨。

（九）胸膜活检

经皮胸膜活 0 组织检查对于鉴别有无肿瘤以及判定胸膜结核很有帮助。拟诊结核病时，活检标本还应做结核菌培养。脓胸或有出血倾向者不宜做胸膜活检。如活检证实为恶性胸膜间皮瘤,在 1 个月内应对活检部位进行放射治疗,以防止针道种植。

(十)纤维支气管镜检查

对伴咯血或胸片异常的原因不明的胸腔积液患者应做纤维支气管镜检查,以协助诊断。

(十一)胸腔镜检查

可在直视下观察病变部位及其范围,并可取活组织送细菌学、病理学检查,阳性率可达 70% ~ 100%。但检查有一定创伤性,应严格掌握其适应证,注意严防出血、继发感染、皮下气肿等并发症。

(十二)诊断性治疗

临床上高度怀疑结核性胸腔积液者予正规诊断性抗结核治疗(6~8 周以上),有效者亦支持诊断。

(十三)开胸探查

经以上方法仍不能确诊者可考虑开胸探查,但对那些无手术根治指征的病例则不宜开胸探查。

【治疗】

胸腔积液表现为漏出液者,主要针对原发病进行治疗。若积液量很大,可以适当胸腔穿刺抽液,以缓解症状,促进其吸收。可以采取下列治疗措施:

1. 一般治疗:吸氧、卧床休息,剧烈胸痛可辅以镇痛剂,咳嗽剧烈者用止咳药如磷酸可待因 0.03g 口服等。

2. 胸腔穿刺抽液:少量积液无需特殊处理,胸腔积液量大时,一般每周抽液 2~3 次,首次抽液量不要超 700ml,此后每次抽液量不超过 1000ml,防止抽液过快过多而引起复张性肺水肿。

3. 积极治疗原发病:根据原发疾病的不同,选择相应的治疗措施(详见有关章节)。

4. 手术治疗:适用于慢性脓胸、乳糜胸及严重血胸或血气胸患者,经内科保守治疗无效时可考虑。

(刘辉国　刘　旭)

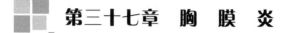

第三十七章 胸 膜 炎

胸膜炎(pleurisy)指壁层或脏层胸膜的炎症,可分为干性胸膜炎、渗出性胸膜炎、脓胸等。在多数情况下,常伴有胸腔积液。

【病因】

引起胸膜炎的病因很多,一般可分为下列几大类:

(一)感染性

几乎各种病原微生物都可以引起胸膜炎,常见有结核杆菌、化脓性细菌等。寄生虫(如溶组织阿米巴和棘球绦虫等)和真菌(如放线菌或白色念珠菌)等也可引起胸膜炎。

(二)肿瘤性

包括胸膜本身的肿瘤如胸膜间皮瘤和其他肿瘤的胸膜转移如肺癌或淋巴瘤。

(三)风湿性疾病

以类风湿关节炎和系统性红斑狼疮最常见。其他引起胸膜炎的疾病包括硬皮病、多发性肌炎、皮肌炎以及干燥综合征等。

(四)胃肠道疾病

如胰腺病变(尤以急性出血坏死性胰腺炎多见)、膈下脓肿、肝脓肿、食管穿孔、腹部手术等。

(五)药物诱发的胸膜病变

如呋喃妥因、胺碘酮、甲氨蝶呤等。

(六)其他

如肺梗死(有50%患者可伴有胸腔积液)、尿毒症、胸部外伤、手术或放射性治疗等均可引起胸膜炎。

【病理】

胸膜炎病变早期表现为胸膜充血,表面有纤维素渗出,继而浆液渗出形成胸腔积液。

【诊断】

胸膜炎的诊断一般可按下列步骤进行:

(一)明确有无胸腔积液

除常规的询问病史和体格检查外。胸部 X 线和超声波检查以及其他的影像学检查(必要时如 CT 检查)可以明确有无胸腔积液。

(二)确定胸腔积液性质

通过抽胸腔积液进行常规和生化检查,以明确胸腔积液是漏出液或渗出液。

(三)进行病因诊断

在确定积液性质的基础上,通过进一步相关的检查明确胸腔积液的病因。

1. 影像学检查:胸部 X 线检查包括透视、摄片、体层摄影等检查,可以发现肺、胸膜及纵隔病变,为病因诊断提供线索。CT 扫描检查:能更好地显示胸膜有无异常,并且对病变范围、大小及性质有提示作用。同时还能显示肺部病变情况,尤其是纵隔后、心缘或与胸腔积液重叠的部位。当怀疑肺部、胸膜肿瘤或胸膜转移时,可做 CT 检查以协助诊断。MRI 检查:当疑及肿瘤侵犯胸壁、血管、心包或心脏时,可考虑行胸部 MRI 检查。

2. 超声波检查:胸部超声检查简单、方便、价廉、安全、准确,是诊断胸腔积液的一项必不可少的检查方法。

3. 胸腔穿刺抽液检查:大约有 20% 的胸腔积液患者通过胸腔积液检查可以确诊,其中包括恶性肿瘤(找到肿瘤细胞)、脓胸(抽出脓液)、结核性胸膜炎(抗酸杆菌涂片或培养阳性)、真菌感染(氢氧化钾染色或真菌培养阳性)、乳糜胸(三酰甘油升高或出现乳糜颗粒)等。

4. 经皮针刺胸膜活检:对于原因不明的以淋巴细胞为主的渗出液或原因不明的胸膜肿块、胸膜增厚等可考虑行胸膜活检,其阳性诊断率一般为40%～75%。

5. 胸腔镜检查:临床上经反复多次的有关检查,仍有20%～30%的胸腔积液患者无法明确病因。为进一步明确诊断,有条件者可行胸腔镜检查。

6. 开胸活检:是诊断原因不明的胸腔积液的最后手段。随着胸腔镜检查技术的开展,开胸活检(尤其是局部开胸活检)已很少使用。

7. 其他:对于伴锁骨上或腋窝淋巴结肿大的患者可取淋巴结进行活检;伴顽固性咳嗽和咯血或肺部发现原因不明的病灶者应行纤维支气管镜检查,以协助诊断。高度怀疑结核者可行诊断性抗结核治疗。

【治疗】

主要为治疗原发病。当胸腔积液量较大时可行胸腔穿刺抽液,以缓解症状和促进胸腔积液吸收,如为脓胸则应积极行胸腔插管闭式引流甚至手术治疗(详见第三十六章)。

一、结核性胸膜炎

结核性胸膜炎(tuberculous pleurisy)是机体对结核菌蛋白成分处于高度过敏状态时,结核杆菌侵犯胸膜而引起的胸膜炎症,是最常见的感染性胸膜疾病,好发于青壮年,男性多于女性。

【病因】

引起结核性胸膜炎的病原体是结核分枝杆菌。结核菌到达胸膜的途径有三种:①结核杆菌经淋巴管到达胸膜;②胸膜下结核病灶直接波及胸膜;③经血行播散至胸膜。

【病理】

早期发现为胸膜充血、毛细血管通透性增加、白细胞和淋巴细胞浸润、胸膜表面有纤维素样物质渗出,随后可出现浆液渗出。典型者胸膜上可有结核结节形成。肺结核空洞或胸膜下干酪样病灶感染胸膜可引起结核性脓胸。

【诊断】

(一)症状

多急性起病,类似于急性肺炎,也可呈亚急性或慢性形式。

典型者早期表现为轻中度发热、刺激性咳嗽和胸痛,其中胸痛性质为尖锐的针刺样,多在患侧腋下较明显。深吸气或咳嗽时加重,患侧卧位时减轻。此时,胸膜表面主要表现为充血、少量纤维素渗出,故称干性胸膜炎。随着病情进一步发展,胸膜腔出现积液,称渗出性胸膜炎。胸痛逐渐减轻,患者感胸闷,积液量大时可出现气急,尤以活动后明显,严重时不能平卧,呈端坐呼吸。当胸腔积液基本吸收后又可出现胸痛。结核性脓胸急性起病者毒性症状较明显,如恶寒、高热或多汗等,伴支气管胸膜瘘时则咳出大量脓"痰"(即脓胸腔积液),有时呈血性。慢性者多无发热,但常有较明显的贫血与消瘦。

(二)体征

早期体征不明显,患侧胸部可有局部压痛及呼吸音减低,有时能闻及胸膜摩擦音。出现胸腔积液时,表现为患侧胸廓饱满,呼吸运动减弱,触觉语颤消失,叩诊呈实音,听诊呼吸音减弱或消失。如积液量较少,或为叶间积液、包裹性积液时,上述体征可不明显。结核性脓胸慢性者多伴胸廓塌陷、肋间隙变窄。

(三)影像学检查

干性胸膜炎可无异常发现。少量积液时示肋膈角变钝;积液量较大时表现为肺野下部密度增高阴影,阴影上缘呈外高内低的弧形。叶间积液、包裹性积液需侧位胸片证实。随着CT的广泛应用,以其横断面成像无重叠,分辨率高等优势,为该病诊断及鉴别诊断提供了更多的依据。CT有助于发现微小及隐匿性病灶,常在急性结核性胸腔积液中发现除胸腔积液以外的肺实质内的空洞、空洞与胸腔交通的位置、肺内浸润病灶及纵隔淋巴结肿大,还可见胸片中未发现的支气管胸膜瘘、脓胸等。且CT对病变定位较准确,有助于诊断及鉴别诊断。

(四)超声波检查

可以准确地判断有无胸腔积液的存在,并能引导胸腔穿刺定位,尤其是少量或包裹性积液时。此外,对有无胸膜增厚也有一定提示作用。

(五)正电子发射体层摄影术(PET)

PET在区别良、恶性胸膜疾病中的价值逐渐受到重视,已发现恶性胸膜病变摄入的氟脱氧葡萄糖(FDG)显著高于良性病变,FDG 摄入值越高,预后越差。但此种检查费用昂贵,应用受到很大限制,对结核性胸膜炎诊断价值不大。

(六)胸腔积液实验室检查

结核性胸膜炎胸腔积液一般呈草黄色,也可呈血性。化验检查为渗出液改变,以淋巴细胞为主,但在急性期中性粒细胞可占多数。胸腔积液经涂片或集菌较难找到结核杆菌,结核杆菌培养的阳性率也不高,约 30%。可试用 PCR 技术检测,但应注意假阳性及假阴性情况。测定胸腔积液乳酸脱氢酶、溶菌酶升高也有一定价值。结核性脓胸者外观呈稀薄脓性,可含有干酪样物质,普通细菌培养阴性,而抗酸杆菌涂片或培养阳性。ADA 是诊断结核性胸膜炎很重要和最常用的参考指标之一,已有人提出将 ADA 列为结核性胸膜炎常规检查项目。结核性胸液中 ADA 水平明显增高,如果胸液中 ADA>45U/L,胸液 ADA/血清 ADA>1,淋巴细胞数/中性粒细胞数>75%,绝大多数为结核性胸膜炎。

(七)胸膜活检

胸膜活检发现结核性肉芽肿、干酪性坏死或有抗酸杆菌存在是结核性胸膜炎的确诊依据。

(八)其他

患者血白细胞计数及分类可正常;血沉多增快;成年人结核菌素试验呈强阳性有一定的诊断意义。

(九)鉴别诊断

1. 细菌性胸炎:结核性胸膜炎急性期常有发热、胸痛、咳嗽或气促,肺部叩诊浊音,胸部 X 线检查表现为高密度阴影,可与肺炎球菌性肺炎混淆,尤其当后者伴有胸膜浆液纤维蛋白渗出时。但肺炎患者多急性起病,常有咳铁锈色痰,肺部呈实变体征,痰培养可发现病原菌,常规抗感染治疗有效。胸腔积液穿刺检查有助于两者的鉴别。

2. 癌性胸腔积液:当患者年龄在 40 岁以上且结核中毒症状不明显时,尤其为血性胸腔积液时要注意与恶性肿瘤(如支气管肺癌、乳腺癌、淋巴癌或胸膜间皮瘤)并发的胸腔积液进行鉴别。后者胸腔积液性质大多为血性,胸腔积液增长快,反复胸穿刺抽液而胸腔积液仍不消退,试验性抗结核治疗无效。测定胸腔积液乳酸脱氢酶、癌胚抗原、铁蛋白及胸腔积液细胞学和染色体检查有一定参考意义。胸部 CT 检查可见肺内肿瘤征,必要时可考虑胸膜活检或胸腔镜检查。

3. 其他:干性胸膜炎主要表现为胸痛时还应与带状疱疹、流行性胸痛相鉴别。渗出性胸膜炎也应与其他少见疾病引起的胸腔积液鉴别,包括各种风湿性疾病、胃肠道疾病或药物诱发的胸腔积液等。结核性脓胸应与普通细菌感染引起的脓胸鉴别,脓液做结核菌和普通细菌涂片和培养检查,有助于诊断。

【治疗】

(一)一般治疗

有发热等结核中毒症状时卧床休息;胸痛明显者可给予镇痛剂等。

(二)抗结核药物治疗

结核性胸膜炎治疗药物和方案与肺结核相同(具体药物治疗方案参考肺结核治疗),但对其疗程争议较大,有人主张疗程为 6 个月,同样能取得良好的效果,儿童结核性胸膜炎治疗也同样。也有人认为结核性胸膜炎不宜短程化疗,疗程宜 1 年,因部分病例与血行播散有关。耐药性结核性胸膜炎、粟粒型肺结核伴有胸腔积液,双侧结核性胸膜炎或多发性浆膜炎的治疗应按血行播散性结核处理,疗程以一年以上为宜。

(三)胸腔穿刺抽液

胸腔穿刺抽液是最重要的治疗措施之一,主要治疗机制是可以排除胸液中细菌及其代谢产物、炎性渗出物和致热原,可尽快清除胸液,防止纤维蛋白沉积、减少胸膜粘连。一般每周抽液 2~3 次,首次抽液量最好不要超过 700ml,此后每次抽液量不要超过 1000ml,直至胸腔积液完全吸收或不能抽出,抽液过多过快,有时会引起复张性肺水肿。

(四)肾上腺糖皮质激素

具有减轻结核中毒症状和促进胸腔积液吸收的作用,对于减轻胸膜肥厚粘连尚缺乏科学的依据。由于激素有一定的不良反应,并且能掩盖疗效的观察,因此,应从严掌握其适应证。对于诊断明确、结核中毒症状重、胸腔积液渗出较多时,在抗结核药物治疗同时,可加用糖皮质激素,如泼尼松(泼尼松)每日30mg口服,至全身症状消除、胸腔积液吸收好转后可逐渐减量,一般用6周左右。停药不宜过快,否则易出现反跳现象。对于诊断不明而采用抗结核药物试验性治疗时,不要盲目用激素。以免延误诊断。

(五)胸腔内用药

结核性胸膜炎是否要胸腔内用药,在何种情况下用药,用何种药物,治疗时间应该多长存在争议,值得临床进一步探讨。

(六)结核性脓胸的治疗

单纯性结核性脓胸除全身应用抗结核药物外,采取反复胸膜腔抽脓、冲洗和局部使用抗结核药物。一般每周抽脓2~3次,每次用生理盐水或2%碳酸氢钠溶液冲洗脓腔。然后注入异烟肼400~600mg或链霉素0.5~1g,脓腔可望缩小乃至消失。慢性脓胸如抗结核治疗效果不佳或胸膜增厚显著而明显影响呼吸功能者,在有效的抗结核治疗基础上应做手术治疗。通常只做脓腔切除术,如病侧肺严重毁损或有支气管狭窄估计肺不能复张者,可将胸膜连同肺叶或全肺一并切除。若有支气管胸膜瘘,则同时做瘘管修补术。

(七)其他

如免疫调节剂的治疗、胸腔介入治疗等。

【预后】

结核性胸膜炎如能得到及时正规的抗结核治疗,胸腔积液可迅速吸收,预后良好。治疗不当者,可遗留胸膜增厚或包裹性积液。

二、细菌性胸膜炎

细菌性胸膜炎指由细菌引起的胸膜炎症性病变。主要表现为胸膜充血、渗出和胸腔积液。细菌性胸膜炎很少单独存

在,多继发于肺部感染,少数经其他途径引起。脓胸是指各种
微生物引起的胸膜腔化脓性炎症,细菌是脓胸最常见的病原
体。在大多数情况下,细菌性脓胸是细菌性胸膜炎未能有效控
制演变而来,为避免重复,本节主要讨论与肺炎、肺脓肿或支气
管扩张等肺部感染有关的胸腔积液,在临床上它们常被称作类
肺炎性胸腔积液(parapneumonic effusion)。真菌、寄生虫等引
起的胸膜炎将在另章详述。

【病因】

引起细菌性胸膜炎的病原体有葡萄球菌、链球菌、革兰阴
性杆菌和厌氧菌等。随着抗菌药物的广泛应用,细菌性胸膜炎
的病原菌也发生了显著变化,肺炎球菌和链球菌较前下降,而
金黄色葡萄球菌及革兰阴性杆菌有明显上升。

【病理】

类肺炎性胸腔积液的发展可分为3个时期:首先为渗出
期,肺部病变波及胸膜,大量无菌性液体进入胸膜腔,产生浆液
性渗出液;如此时未做及时治疗,病原菌可经脏层胸膜侵入胸
膜腔,伴中性粒细胞大量渗出,渗出液变混浊黏稠,称脓液形成
期;后期纤维素大量形成,不断沉积于胸膜表面,形成胸膜纤维
板,称胸膜机化期。

【诊断】

类肺炎性胸腔积液起病较急,常伴有肺部感染性病变,通
常容易与恶性胸腔积液鉴别诊断,诊断上主要是病原学的明
确。虽然病原学的培养对于类肺炎性胸腔积液及脓胸的诊断
及治疗有重要作用,但培养的阳性率并不高。聚合酶链反应
(PCR)检测胸液病原学在临床上应用仍较少,但有研究报道其
用于检测3种常见的病原体(肺炎链球菌、金黄色葡萄球菌及
流感嗜血杆菌)的阳性率达 35.7%,而胸腔积液培养阳性率
仅 7.1%。

(一)临床表现

类肺炎性胸腔积液常由于肺炎累及胸膜所致,尤其是年老
体弱、未及时治疗者等发生率较高,也可见于肺脓肿、支气管扩
张等。早期的肺炎旁胸腔积液主要表现为类似肺炎的症状,多

急性起病,畏寒、发热、咳嗽、咳痰,典型者伴有胸痛,呈尖锐的刺痛,呼吸或咳嗽时加重。胸腔积液量较大时常有气急。体格检查主要表现为胸腔积液体征。后期可出现胸壁塌陷、肋间变窄等表现。但类肺炎性胸腔积液发热病程较无胸腔积液的单纯肺炎时间要长,往往要于胸腔积液引流后体温逐渐恢复正常。

(二)胸部X线检查

少量肺炎旁胸腔积液,平片常不能显示;合并一侧大叶性肺炎的大量胸腔积液,单靠平片诊断有时也较困难,可考虑做胸腔B超检查以明确诊断。

(三)胸腔B超检查

可以用来确定胸腔积液和指导胸膜腔穿刺抽液。尤其适用于积液量少或包裹性积液患者。

(四)胸部CT扫描检查

对于积聚于纵隔的包裹性积液以及包裹性胸腔积液,与肺脓肿或支气管胸膜瘘鉴别时,有重要作用。

(五)胸腔积液穿刺检查

包括一般常规检查、生化检查和细胞学检查等,是确诊细菌性胸膜炎的主要手段之一。类肺炎性胸腔积液一般多见为少量或中等量胸腔积液,大量胸腔积液较少。类肺炎性胸腔积液的胸水一般为黄色渗出液,胸水中白细胞以中性粒细胞为主,LDH明显增高,特别在复杂性类肺炎型胸腔积液的胸水LDH显著增高,往往大于1000 IU/L;pH、血糖则明显降低,pH小于7.2、血糖小于2.2 mmol/L。CEA和ADA不增高。

(六)诊断性抗感染治疗

对部分患者可行诊断性抗感染治疗,对诊断也有一定的帮助。

【治疗】

对于早期类肺炎性胸腔积液,主要是选用敏感的抗菌药物治疗原发病。在治疗过程中要注意胸水情况,如果胸水较混浊,或胸水LDH进行性增高或B超提示胸水有分隔,应尽早及时引流胸水,如经过全身抗菌药物治疗及反复胸腔穿刺抽液后效果不佳者、胸水量较多且有压迫症状者、胸水 pH<7.0 者,需要考虑行胸腔闭式引流治疗。如胸水 pH<7.0,葡萄糖<2.2 mmol/L,常提示病情重且较复杂,应尽早胸腔闭式引流。如不及时引流,胸液易变成包裹,造成引流困难,并需要警惕发展为慢性脓胸。如患者发展成脓胸,则应积极采取相应措施(详见第三十八章)。此外,还应加强支持治疗,给予高能量、高蛋白和富含维生素的食物,必要时可经静脉给予营养支持。

【预后】

仅表现为渗出期的肺炎旁胸腔积液,胸腔积液对预后无多大影响,但一旦转为脓胸,病死率则明显上升。

三、癌性胸腔积液

癌性胸腔积液又称恶性胸腔积液,指恶性肿瘤波及胸膜或向胸膜转移时出现的胸腔积液。恶性胸腔积液约占内科全部胸腔积液的 20%,是 60 岁以上渗出性胸腔积液患者中最常见的原因,其中胸膜转移性肿瘤占 95% 以上,而原发于胸腔的肿瘤较少见。

【病因】

引起癌性胸腔积液最主要的是胸膜转移性肿瘤,其中以肺癌、乳腺癌和淋巴瘤最为常见。原发性胸膜肿瘤即胸膜间皮瘤也可导致胸腔积液。偶见于卵巢、子宫或胃肿瘤者。

【病理】

肿瘤引起胸腔积液可能有下列几种原因:

1. 肿瘤胸膜转移,使血管通透性增加。

2. 肿瘤压迫淋巴管或胸导管,使淋巴液回流受阻。

3. 肿瘤压迫或阻塞支气管,产生肺膨胀不良,使胸膜腔内压降低。

4. 其他如并发低白蛋白血症、阻塞性肺炎、肺梗死或心脏压塞等均可加重或诱发胸腔积液。

【诊断】

(一)症状

癌性胸腔积液患者除原发疾病表现外,主要有下列表现:

1. 呼吸困难:与胸腔积液形成速度与积液量有关。严重者休息时即可出现气促,甚至出现端坐呼吸。

2. 胸痛:与胸膜转移与胸膜炎症有关。肿瘤壁层胸膜转移时出现的胸痛往往是持续性,不因胸腔积液增多而缓解。

3. 咳嗽:一般为刺激性干咳,与胸腔积液或气管壁受压有关。

(二)体征

除原发肿瘤外主要表现为胸腔积液体征。部分患者有锁骨上淋巴结肿大、杵状指等。

(三)胸腔 B 超检查

主要用于确定有无胸腔积液和定位,对胸腔积液的性质和胸膜肿块也有协助诊断作用。

(四)胸部 X 线检查

常规胸透和胸片是诊断胸腔积液的基本方法,为进一步明确癌性胸腔积液的病因多有赖于胸部 CT 检查,后者对肿瘤的分期和治疗方案的制定有重要作用。

(五)MRI 检查

在恶性胸腔积液的诊断上可补充 CT 扫描的不足,尤其在判断肿瘤是否侵犯胸壁、血管、心包或心脏有较高的价值。

(六)胸腔穿刺抽液检查

当胸腔积液检查有下列特点时要考虑恶性胸腔积液可能:①外观呈血性或浆液血性;②胸腔积液 LDH>500U/L,同时 LDH 同工酶表现为 LDH_2 升高,LDH_4 和 LDH_5 降低;③胸腔积液 CEA>20μg/L。胸腔积液细胞学检查如能找到肿瘤细胞更有助于诊断。

(七)胸膜针刺活检

阳性率为 40%~70%,有条件时可考虑使用。

(八)胸腔镜检查或开胸探查

部分患者经上述检查仍不能确诊者,有条件的可行胸腔镜直视下取活组织进行检查。如高度怀疑为恶性胸腔积液的患者,为不失手术时机,必要时还可考虑开胸探查。

(九)纤维支气管镜检查

对伴咯血或胸片异常的原因不明的胸腔积液患者应做纤维支气管镜检查,以协助诊断。

(十)鉴别诊断

主要与结核性和风湿性疾病胸腔积液进行鉴别(参见第三十六章)。

【诊断时间】

对于年龄在40岁以上的男性患者,如出现原因不明的胸腔积液,尤其为血性胸腔积液、胸腔积液增长快者,或采用正规抗结核治疗无效,应考虑恶性胸腔积液可能。应多次行胸腔积液细胞学检查,必要时行胸膜活检或其他相关检查,以明确诊断。

【治疗】

(一)手术治疗

过去认为,肿瘤患者出现胸腔积液是手术治疗的禁忌证,但在临床上对于非肿瘤直接侵犯而由阻塞性肺炎、肺不张或纵隔淋巴管受阻所致的胸腔积液患者不应轻易放弃根治性手术。

(二)全身性化疗和局部化疗

主要用于小细胞肺癌、恶性淋巴瘤、乳腺癌等对化疗敏感者,当机体一般状况较好时可考虑全身性化疗。局部化疗多在胸腔穿刺抽液时进行,常用的药物有氮芥、顺铂等,对缓解症状、延长生存期和改善生活质量有一定效果。此外,生物制剂也有一定疗效(如高聚金葡素)。

(三)局部治疗

胸膜腔闭锁术又称胸膜粘连术、胸膜固定术,即采用物理、化学或生理的粘连剂使胸膜产生无菌性炎症,促使胸膜牢固粘连,减缓胸腔积液的产生。近年来,胸膜腔注入生物调节剂如LAK细胞/IL-2、肿瘤浸润淋巴细胞(TIL)/IL-2等可抑制癌细胞,增强淋巴细胞的局部浸润和活性,并使胸膜粘连。

【预后】

平均生存期取决于原发肿瘤组织类型、转移方式、治疗情况和患者平均年龄等因素。预后差,肺癌并胸腔积液的生存期平均为 6 个月,乳腺癌约 1 年左右。

四、风湿性疾病所致的胸腔积液

风湿性疾病是一组自身免疫性疾病,可累及全身多种脏器的疏松结缔组织,也包括胸膜。临床上风湿性疾病在不同病期可分别表现为胸腔积液、胸膜粘连和胸膜增厚等。以下主要讨论系统性红斑狼疮和类风湿关节炎所致的胸腔积液。

系统性红斑狼疮

系统性红斑狼疮(systemic lupus erythematosus,SLE)是一种自身免疫性全身性结缔组织病,因体内大量的致病性自身抗体和免疫复合物可造成组织损伤,临床可出现多个系统和脏器损害的病状,女性约占 90%,常为 20~40 岁育龄女性。肺有丰富的结缔组织和血管,抗原抗体复合物容易在肺、胸膜沉积,导致肺、胸膜损害。系统性红斑狼疮肺、胸膜改变主要是指:首先 SLE 诊断明确,符合美国风湿病学会 1997 年修订的 SLE 诊断标准;其次有相应的呼吸系统症状和(或)X 线有肺部和(或)胸膜异常表现;第三,肺和(或)胸膜病变对抗生素治疗无效,对皮质类固醇治疗有良好效果。同时需要排除其他原因所致的肺、胸膜病变,如结核性胸膜炎、真菌性胸膜炎以及心力衰竭等。SLE 肺、胸膜损害轻重不一,形式多样,且其临床表现与 X 线征象缺乏特异性。胸膜炎是 SLE 肺、胸膜损害最常见的表现形式,主要机制为免疫复合物沉积于胸腔血管壁引起管壁通透性增加所致,发生率为 45%~75%。30%~60% 的患者有胸膜腔积液,多为双侧,少量到中等量不等,多表现为渗出液,急性期以中性粒细胞为主,慢性期以淋巴细胞为主。

【诊断】

主要是明确 SLE 的诊断。

1. 本病以年轻女性多发,男女之比为 1:(7~9)。年龄多为 15~35 岁。

2. 早期症状有胸痛、咳嗽,在渗出液较多时,可伴胸闷气促,胸腔积液一般为中量以上,大多为双侧,但也可为单侧或双侧交替发生。

3. 常伴有其他症状,包括皮损、肌肉关节病变及全身脏器(心、肝、肾或肺)受损出现的表现。

4. 胸腔积液检查表现为渗出液,有核细胞分类以单核细胞或淋巴细胞为主。

5. 免疫学检查,包括测定胸腔积液和血液中补体浓度、ANA 滴度和 LE 细胞,阳性者对诊断有参考意义。

6. 鉴别诊断:SLE 伴发的胸腔积液主要与类风湿关节炎鉴别,两者全身表现和免疫学检查有很多重叠部分,最大区别在于 SLE 所致的胸腔积液生化检查接近血液,而类风湿关节炎所致的胸腔积液表现为低 pH(<7.2)、低葡萄糖($<2.24mmol/L$)和高 LDH($>500IU/L$),有重要的鉴别价值。在 SLE 确诊后出现的胸腔积液,要注意排除继发感染(尤其是结核)和恶性肿瘤的可能,应予鉴别。

【治疗】

首选激素治疗,无效者可试用其他免疫抑制剂如硫唑嘌呤、环磷酰胺等。一般说来,SLE 胸腔积液可单侧或双侧,多为少量至中等量积液,临床上往往无需特殊处理,随着激素治疗SLE 病情得到控制,胸水多可自行吸收。大量胸腔积液则可能需要给予积极的引流干预措施。早期激素治疗效果较好,如出现慢性间质纤维化,将不可避免地造成肺功能永久下降。在SLE 患者的诊疗过程中要时刻保持对合并感染的警惕,由于患者自身免疫功能低下且长期应用激素和免疫抑制剂,极易并发肺部细菌、真菌和结核感染,而感染本身又可诱发狼疮活动。临床上常常是活动性狼疮和感染同时存在,故激素等免疫抑制剂和抗感染药物两方面均需加强使用。

【预后】

取决于其他脏器受累程度和并发症发生的情况,胸腔积液本身对预后影响不大。

类风湿关节炎

类风湿关节炎(rheumatoid arthritis, RA)的肺、胸膜累及率在 20% ~ 50%,而单纯表现为胸膜渗出性改变者在 5% ~ 10%,虽然 RA 的发病以女性多见,但男性 RA 的胸腔积液发生率明显高于女性。

【诊断】

1. 多为中老年男性,常有较长的类风湿关节炎病史。常伴有皮下结节,偶有先于类风湿关节炎诊断之前出现胸腔积液者。

2. 胸腔积液多为少到中等量,单侧多见,左右侧发生率接近。

3. 胸腔积液为渗出性,分类以淋巴细胞为主,主要特征是低葡萄糖(<2.24mmol/L),低 pH(<7.2),高 LDH(500IU/L)。另外,还可有免疫学改变如补体水平降低和类风湿因子滴度升高等。胸腔积液中找到类风湿关节炎细胞得以证实。这类细胞常为多形核细胞,胞质内含有深黑色颗粒,释放类风湿因子。

4. 胸膜活检:可找到类风湿结节,但阳性率不高,大多表现为慢性炎症与纤维化。

5. 鉴别诊断:注意与肿瘤性、结核性区别,有赖于患者的病史、体征、免疫学与血液生化检查区别。

【治疗】

少量胸腔积液可自行吸收,胸腔积液较多时用肾上腺皮质激素治疗效果较好,必要时加用环磷酰胺、硫唑嘌呤等免疫抑制剂。反复出现胸腔积液时,局部注入粘连剂,避免复发。

【预后】

主要取决于原发病本身,一般预后尚可。

(刘辉国 刘　尵)

第三十八章 脓 胸

脓胸(empyema)也称为化脓性胸膜炎,是指胸膜腔感染后产生脓液的积聚,是感染性胸膜炎的一种严重的临床类型。根据起病的急缓分为急性和慢性脓胸(3个月以上不愈的脓胸);或按病变累及的范围分为局限性(包裹性、多房性等)脓胸和全脓胸;或根据感染的病原体分为化脓菌、结核菌、真菌及阿米巴脓胸。

【病因】
引起脓胸的病原体以革兰阴性杆菌(如铜绿假单胞菌、大肠杆菌)、金黄色葡萄球菌、肺炎球菌、链球菌较常见;厌氧菌(类杆菌常见)亦为重要致病菌;偶可见并殖吸虫、放线菌、阿米巴及真菌感染。感染途径包括:

1. 胸廓、肺及邻近器官感染:如肺内感染、纵隔及膈下脓肿、肝脓肿、食管破裂、化脓性心包炎等。

2. 败血症或脓毒血症:通过血行播散到胸膜腔。

3. 胸部手术或外伤:如肺癌根治术、胸壁穿透性外伤。

慢性脓胸可能是急性脓胸未及时诊治演变而来,也可能是某些病原体如结核杆菌、放线菌等慢性感染。

【病理】
急性脓胸:起始为胸膜充血水肿,稀薄浆液积聚,进而发展至脓胸,脓液释出纤维素造成粘连,使脓液被分隔包裹。脓胸破入肺组织与支气管相连则形成支气管肺-胸膜瘘。慢性脓胸:其特征为脓性炎症长期存在,有广泛胸膜增厚,导致并发支气管扩张和肺纤维化,同时有腔内细菌生长和肉芽组织增生。

【诊断】
1. 症状:急性脓胸有明显的中毒症状,如寒战、高热、多汗、乏力等,伴有胸痛、咳嗽、咳脓痰,积脓多时可有呼吸困难。出现咳嗽剧烈,大量脓痰时要注意有无支气管-胸膜瘘,其脓痰与体位有一定关系,卧向患侧时痰量大减,且痰液性质与胸膜腔引流物相似。慢性脓胸主要表现为长期感染毒性症状和慢性消耗性体质。常有反复低热,反复的呼吸道症状如咳嗽、脓痰、胸痛、活动后气促等,还可伴有乏力、纳差、消瘦、贫血等。

2. 体征:急性脓胸主要表现为胸腔积液体征。慢性脓胸表现为胸廓塌陷、气管及纵隔移向患侧、肋间隙变窄,呼吸运动减弱,呼吸音明显减弱或消失,可伴有杵状指(趾)。胸壁有慢性瘘管者时有脓液漏出。有支气管-胸膜瘘者可闻及湿啰音。

3. 胸部 X 线检查:主要可见胸腔积液,多表现为多房性或包裹性积液。伴支气管-胸膜瘘或产气菌感染时可见液平面。伴胸膜肥厚粘连时患侧胸廓体积缩小、肋间隙变窄、横膈抬高,后期还可见胸膜钙化。

4. 胸腔积液检查:早期与渗出性胸膜炎相似,但 WBC 可达 $10\times10^9 \sim 15\times10^9/L$ 或更多。以中性粒细胞为主。典型者胸腔积液外观即可确诊。涂片及细菌培养有助于病原菌诊断(培养应包括需氧和厌氧两大类,必要时还应做结核菌培养)。不同致病菌所致的脓液外观和气味各不相同,有时对诊断有提示作用,如金黄色葡萄球菌脓液稠厚带黄色,铜绿假单胞菌可能呈淡绿色,大肠杆菌有腐败的恶臭味。

5. 血常规检查:急性者血 WBC 计数增高,中性粒细胞比例增高,核左移。慢性者可出现 WBC 计数稍增高,血红蛋白、血浆白蛋白减低。

6. 肺功能检查:慢性脓胸可出现限制性通气功能障碍。

7. 支气管胸膜瘘的检查:为判断支气管胸膜瘘,可将 1% 亚甲蓝 2ml 注入胸膜腔,若其后痰被染成蓝色,则证实瘘道存在。

8. 胸部 CT 和支气管造影术能证实支气管-胸膜瘘并定位。

【鉴别诊断】

1. 脓胸早期与渗出性胸膜炎不易鉴别(参见第三十七

章),但患者畏寒、发热更明显。胸腔积液中 WBC 总数可达 10×10^9/L或更多,其中以中性粒细胞为主。典型脓胸肉眼即可诊断,镜下发现大量坏死白细胞(脓细胞)更有助于诊断。

2. 局限性脓胸应与膈下脓肿、肝脓肿、肝肿瘤相鉴别,当其呈团块状阴影时应与肺脓肿、纵隔、肺及胸壁肿瘤相鉴别。

【治疗】

1. 一般治疗:加强营养,给予高能饮食,补充蛋白质,纠正水电解质紊乱。必要时输注新鲜全血、白蛋白等。

2. 抗菌药物治疗:根据胸腔积液细菌培养及药敏试验结果,选择有效的抗生素静脉给药。严重感染必须联合、足量用药,疗程宜长,一般体温正常后再给药 2 周以上,直至脓胸闭合。结核性脓胸应用抗结核药物。

3. 胸腔穿刺排脓:适用于早期脓液稀薄者,反复胸腔穿刺抽脓,用生理盐水或 5% 碳酸氢钠溶液冲洗脓腔,直至流出的液体不再混浊,并可向脓腔内注入适当抗菌药物,可每日或隔日进行。结核性脓胸可局部使用抗结核药物,如异烟肼等。

4. 闭式引流排脓:急性大量脓胸或穿刺排脓效果不佳或并发支气管-胸膜瘘时,可选择肋间插管闭式引流。每日可用注射器从引流管排尽脓液,必要时可予以负压吸引,以持续引流。必要时还可向胸膜腔内注入溶纤维素酶(尿激酶、链激酶等),使脓液变稀,以利排脓。本法效果尚有争议,且可引起一定的毒性反应,对支气管-胸膜瘘则绝对禁忌,故应慎重考虑。

5. 手术治疗:对于慢性脓胸、支气管-胸膜瘘患者,根据病情不同选择适当的手术治疗,主要有胸膜切除术、胸膜肋骨切除术、胸膜外行纤维板剥离术及肺叶或全肺切除等。

【预后】

取决于感染的类型、严重程度、机体一般状况及基础疾病、抗生素和脓液引流等因素。无基础疾病的年轻患者死亡率为 8% ~ 15%,老年人死亡率可高达 40% ~ 70%。

(方慧娟　李开艳)

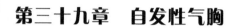

第三十九章 自发性气胸

自发性气胸(spontaneous pneumothorax)是指在无外伤及人为因素情况下脏层胸膜破裂,肺或支气管内的空气进入胸膜腔引起的胸膜腔积气,是较常见的胸膜疾病,也是内科常见的急诊之一。本病男性较多,男女之比约为 5:1,多见于 20~30 岁的青壮年,中老年人近年也有增多的趋势。

【病因】

1. 胸膜下肺小疱(bleb)或较大的肺大疱(bulla)破裂:此种情况多见于 20~40 岁的瘦长体型男性,常无慢性呼吸道疾病史,过去由于常规胸片上不易发现病变,故称特发性气胸。现采用胸部 CT 和胸腔镜检查可发现很多患者脏层胸膜下存在肺小疱,常位于肺尖部。

2. 肺气肿性大疱:多见于慢性气道阻塞性疾病时,肺泡过度充气,致肺泡破裂融合形成肺大疱,一旦邻近脏层胸膜的肺大疱破裂即可引起气胸。

3. 肺结核:由于抗结核治疗的进展,肺结核导致的气胸已渐减少,但在儿童中肺结核仍是自发性气胸常见病因。

4. 肺部感染:尤其是金黄色葡萄球菌性肺炎是儿童气胸最常见的原因之一,其他感染性因素有肺脓肿、卡氏肺囊虫肺炎、艾滋病、肺包虫病和肺部真菌感染等。

5. 肺部恶性肿瘤:如支气管肺癌和淋巴瘤等。

6. 其他:包括一些少见的肺部疾病如囊性肺纤维化、弥漫性肺纤维化、结节病、先天性肺囊肿等;还包括食管等邻近器官穿孔、胸膜下子宫内膜异位症(月经性气胸)、应用正压通气、长时间使用糖皮质激素以及 Marfan 综合征、Ehler-Danlos 综合征(皮肤弹力过度症)、家族性气胸等。

【分类】

根据病理生理变化气胸可分为三种类型。

1. 闭合性(单纯性)气胸:胸膜破口小,随肺萎缩而闭合,不再有空气漏入胸膜腔。胸膜腔内压力可正可负。抽气后压力不再上升,表明破裂口不再漏气。

2. 交通性(开放性)气胸:胸膜破口较大,或因胸膜粘连带妨碍肺脏回缩使裂口常开,气体经裂口自由进出。胸膜腔内压力在 $0cmH_2O$ 上下波动,抽气后胸膜腔内压力很快回复抽气前水平。

3. 张力性(高压性)气胸:破口形成单向活瓣,吸气时破口张开,空气进入胸膜腔,呼气破口关闭,气体不能排出,使胸膜腔内压明显增高(常超过 $10cmH_2O$,甚至高达 $20cmH_2O$)。抽气至负压后,不久又恢复至正压。

【诊断】

1. 症状:起病急,可有剧烈咳嗽、感染或痰栓引起支气管阻塞以及负重屏气等诱因,但多数在正常活动或安静休息时发生。

(1)呼吸困难:与气胸发生的快慢、肺萎缩的程度、气胸类型和基础疾病等情况密切相关。轻者可无明显呼吸困难,重者甚至不能平卧,呈端坐呼吸,如侧卧,则被迫健侧卧位。张力性气胸时,患者迅速出现严重的呼吸循环障碍,主要表现为胸闷、烦躁不安、发绀、冷汗、脉速、虚脱、心律失常,甚至神志不清、呼吸衰竭。

(2)胸痛:常为突然发生的尖锐或刀割样痛,呼吸或咳嗽时加重,可伴放射痛。

(3)刺激性咳嗽:常为干咳,偶有少量血丝痰,可能来自肺破裂部位。

2. 体征:气管向健侧移位,患侧胸廓饱满,呼吸运动和触觉语颤减弱,叩诊呈鼓音,心或肝浊音界缩小或消失,听诊呼吸音减弱或消失,左侧少量气胸时可听到与心脏搏动一致的噼啪音(Hammam 征)。重症者可出现休克,此时应警惕血气胸存在。

可根据临床表现把气胸分为两型:

稳定型:①呼吸:<24 次/分;②心率:60~120 次/分;③血压:正常;④SaO$_2$>90%(不吸氧);⑤两次呼吸之间说话成句。

不稳定型:不符合以上条件者。

3. 胸部 X 线检查:为诊断气胸最可靠的方法。可显示肺萎缩的程度、有无胸膜粘连、纵隔移位和胸膜腔内有无液体等。少量气胸可摄深呼气位胸片或健侧卧位胸片,局限性气胸可摄侧位胸片,以免漏诊。如胸片上在发病不久(如数小时)即出现胸腔积液者应考虑出血可能。

气胸容量可根据后前位 X 线胸片判断(表 39-1)。

表 39-1　气胸容量的判断

	侧胸壁距肺边缘	肺尖气胸线距胸腔顶
小量	2cm	或 3cm
大量	≥2cm	≥3cm

4. 动脉血气分析:严重呼吸困难者可考虑此项检查,有助于判断病情程度和指导治疗。

5. 胸腔穿刺测压:多在胸腔穿刺排气时进行,可确定气胸类型。

6. 胸腔镜检查:对于气胸持续 3 个月以上的慢性气胸或反复发作的复发性气胸,可通过胸腔镜窥视胸膜及肺表面情况,指导治疗。

7. 其他:有条件时胸部薄层 CT 检查以了解胸膜下肺大疱情况。

8. 鉴别诊断

(1)支气管哮喘与阻塞性肺气肿:当哮喘及肺气肿患者突发严重呼吸困难、冷汗、烦躁、支气管舒张剂及抗感染药物效果不好且症状加剧时,应考虑气胸可能。胸片有助于诊断。

(2)急性心肌梗死:突发胸痛、呼吸困难或休克可误诊为急性心肌梗死。但心肌梗死多见于中老年患者,可有高血压、高血脂、糖尿病等易患因素,胸痛常位于胸骨后,体检心界向左扩大,心音低钝或有左心功能不全的体征。两者不能区别时应及时行床边心电图和胸片检查。

（3）急性肺梗死：患者也可出现突发呼吸困难和胸痛，但多有长期卧床、下肢或盆腔静脉炎或骨折等病史，伴有发热、咯血和发绀等，听诊肺部可闻及湿性啰音，肺动脉瓣第二心音（P_2）亢进，胸片检查示肺部楔形阴影等有助于鉴别。

（4）中央型肺癌：起病缓慢的大量气胸在胸片上可表现为肺门区块状阴影，边缘呈弧形或分叶状，有时被误诊为中央型肺癌。仔细阅读胸片气胸区无肺纹理，有助于诊断。

（5）肺大疱：局限性气胸可与肺大疱混淆，但肺大疱多缓慢起病，气急通常不十分明显，胸片上呈圆形或椭圆形，内可见细小条纹影，在肺尖或肋膈角可看到肺组织。

（6）其他疾病：如干性胸膜炎、消化性溃疡穿孔、主动脉夹层等可因突起胸痛、腹痛或呼吸困难与自发性气胸相混淆，应予鉴别。

【治疗】

1. 一般治疗：严格卧床休息，必要时给予吸氧、止痛和镇咳治疗，防治便秘。开放性、张力性气胸或有继发感染时，适当应用抗生素治疗。

2. 排气治疗

（1）肺压缩<20%且无呼吸困难表现者，不需抽气，胸膜腔内气体可在2~3周内自行吸收。吸入高浓度氧可加快胸腔内气体的吸收。经保守治疗一周肺无明显膨胀者，或肺压缩>20%，或症状明显者，宜抽气治疗，每次抽气不宜超过1L，大量气胸可每日或隔日抽气1次，直至肺大部分复张。

（2）抽气效果不良时采用胸腔闭式引流排气，如一周左右仍不能复张者，可加用负压持续吸引，直至肺复张。正压持续排气法多适用于闭合性和张力性气胸；持续负压吸引适用于胸腔内压力不高但肺仍未复张的患者，尤其是慢性气胸和多发性气胸。也可鼓励患者作用力呼气动作，如吹气球，以促进肺复张。

（3）张力性气胸须立即采取排气措施。紧急情况下可将消毒粗针头尾部扎一橡皮指套，末端剪一小口形成单向活瓣，甚至连此也可暂省去，直接插入胸膜腔做临时简易减压排气，以缓解症状。有条件时宜立即行胸腔闭式引流,必要时也可加用负压持续吸引。

3. 手术治疗:目前认为胸腔镜对寻找气胸病因、指导治疗最为理想。若裂口小或有支气管-胸膜瘘,可采用电灼凝固或激光凝固治疗,还可局部喷射组织黏合剂(如碘化滑石粉等)。开胸手术主要适用于:持续性或复发性气胸者;由于胸膜粘连带使胸膜破口长期不能愈合;张力性气胸引流失败者;血气胸;双侧气胸;胸膜增厚致肺膨胀不全或多发性肺大疱者;支气管-胸膜瘘伴胸膜增厚者。

4. 胸膜粘连术:主要用于不能手术治疗的复发性气胸。通过胸膜腔插管或在胸腔镜直视下,注入化学粘连剂或生物刺激剂(如四环素粉针剂、无菌精制滑石粉、50%葡萄糖溶液、普鲁卡因、支气管炎疫苗、卡介苗或纤维蛋白原等),产生无菌性炎症,使两层胸膜广泛粘连,闭锁胸膜腔防止气胸复发。

5. 并发症及其处理

(1)脓气胸:由金黄色葡萄球菌、肺炎克雷伯杆菌、铜绿假单胞菌、结核分枝杆菌及多种厌氧菌引起的坏死性肺炎、肺脓肿及干酪样肺炎可并发脓气胸,也可因胸穿或肋间插管引流所致,常有支气管-胸膜瘘形成。治疗上除积极使用抗生素外,应插管引流,胸腔内冲洗,必要时手术。

(2)血气胸:自发性气胸伴胸膜腔内出血多由于胸膜粘连带内血管撕裂所致,需紧急临床处理。在胸膜腔诊断性穿刺抽出血液后,应立即采取胸腔闭式引流,使肺尽早复张,达到止血目的,同时积极补充血容量,防止血压下降和休克。如经治疗后胸膜腔内仍出血不止或休克难以纠正者,应及早手术,结扎出血灶,修补胸膜裂口,清除积血并行胸膜粘连术。机化性血胸可择期手术行胸膜剥离。

(3)纵隔气肿和皮下气肿:多见于张力性气胸,尤其在行胸腔穿刺或闭式引流术后,单纯皮下气肿可暂不处理,但应密切观察病情变化。纵隔气肿时,吸入较高浓度的氧可以增加纵隔内氧含量,有利于气体吸收,严重者可做锁骨上窝穿刺或切开排气。

【预后】

与原发病、基础肺功能情况、气胸类型和有无并发症有关。无并发症者死亡率达 5%~10% 。即使气胸消失后,复发率也较高。

（方慧娟　李开艳）

第四十章　胸膜间皮瘤

胸膜间皮瘤(pleural mesothelioma)是一种比较少见的胸膜原发性肿瘤。临床上按肿瘤生长方式,分为局限型胸膜间皮瘤和弥漫型胸膜间皮瘤两类,前者来源于胸膜下结缔组织,多为良性或低度恶性,后者原发于胸膜间皮细胞,均为高度恶性。本病可发生于任何年龄,但40岁以上多见。男性多见。

【病因】

病因不明。部分患者与长期吸入石棉粉尘有关系。

【病理】

1. 局限型胸膜间皮瘤多起源于脏层或叶间胸膜,外观呈圆形或椭圆形,边缘光滑。显微镜检查肿瘤组织多以纤维成分为主,常由梭形细胞组成,偶见上皮样细胞。

2. 弥漫型胸膜间皮瘤多起源于壁层胸膜,常融合成片,呈厚皮样。显微镜检查细胞形态多种多样,主要有上皮样细胞或纤维肉瘤样细胞等。

【诊断】

1. 症状

(1)局限型:早期可无症状。肿瘤长大时可有压迫症状,呈胸部钝痛,可伴干咳、气促、乏力等。少数有关节疼痛、杵状指、低血糖等。

(2)弥漫型:常有持续性胸痛和进行性气促。胸痛逐渐加重难以忍受,且不因胸腔积液增多而缓解。胸腔积液量大时伴气急,此外,可伴消瘦、乏力、干咳、咯血等症状。

2. 体征:弥漫型主要表现为胸腔积液和胸膜增厚体征。但与一般胸膜增厚不同,肋间或胸壁凹陷不明显,反而有局部胸壁膨隆,晚期有恶病质表现。

3. 胸部 X 线检查

(1)局限型:表现为胸壁、纵隔或叶间胸膜处孤立性肿块,密度均匀,边缘清楚,切线位拍片有时可见"胸膜斜坡征"。

(2)弥漫型:以胸腔积液和胸膜增厚为主,多伴胸腔积液。人工气胸后做健侧卧位水平投照可见弥漫性不规则胸膜增厚及壁层胸膜上凹凸不平的结节,呈波浪状影。

4. 胸部 CT 检查:可明确病灶形态,病变范围及胸内脏器累及情况。

5. 胸腔穿刺抽液检查:弥漫型主要表现为血性胸腔积液,极黏稠。胸水脱落细胞检查可找到肿瘤细胞,但阳性率低。胸腔积液可见大量间皮细胞。局限型胸腔积液罕见。

6. 胸膜针刺活检:可在 X 线或 B 超定位下进行,阳性率约 50%。

7. 胸腔镜检查:可直接观察肿瘤的形态,取活组织检查,阳性率可提高到 90% 以上。

8. 开胸活检:经上述检查不能确诊,患者又无手术禁忌证时,可考虑开胸探查。

9. 鉴别诊断

(1)局限型胸膜间皮瘤:由于 X 线表现缺乏特异性,很容易误诊为包裹性胸腔积液、肺结核球、肺癌或纵隔肿瘤等,可做病灶断层或胸部 CT 扫描检查,与之相鉴别。

(2)弥漫型胸膜间皮瘤:主要与下列两种疾病相鉴别:①结核性胸膜炎:部分患者也可出现血性胸腔积液,需要与胸膜间皮瘤进行鉴别。但结核性胸膜炎可表现有结核中毒症状,胸痛随着胸腔积液增多而减少,胸腔积液有核细胞分类以淋巴细胞为主,间皮细胞少见,有时可找到结核杆菌,抗结核治疗有效。②肺癌胸膜转移:患者可出现明显胸痛和血性胸腔积液,易与胸膜间皮瘤混淆。但胸膜转移性肿瘤多有原发肿瘤的表现,如咳嗽、痰中带血,胸部 CT 在肺内可找到原发肺癌及纵隔淋巴结转移性病变,有助于诊断。

【治疗】

1. 局限型胸膜间皮瘤:手术切除是唯一的治疗手段。肿瘤虽属良性,但具有潜在恶性或低度恶性生物学行为,可复发或转移,因此,要求切除范围务求彻底,并尽早为宜。如术后病检证实为恶性者,应加用放疗或化疗。此外,还应定期随访,一旦复发,应再次切除。

2. 弥漫型胸膜间皮瘤:患者多无手术机会。即使有合适病例能做完整的肿瘤切除术,术后也应加上化疗和(或)放疗,以延长生存时间。由于手术范围不论多大,从来都不是根治性的,故已摒弃了根治性胸膜肺切除术。对不能或不宜手术切除者,可经胸腔镜喷入滑石粉或盐酸四环素行胸膜腔闭锁术,联合应用化疗或放疗,以改善生活质量、延长生存时间,剧烈胸痛者可使用强烈镇痛剂或局部外照射治疗。

【预后】

局限型胸膜间皮瘤预后较好,少数病例也可呈恶性经过,术后可复发或远处转移,则预后较差。弥漫型胸膜间皮瘤预后甚差,多在数月内死亡。

(方慧娟　李开艳)

第四十一章 纵隔疾病

一、纵 隔 炎

纵隔炎(mediastinitis)多为继发性。急性纵隔炎是纵隔继发的急性化脓性感染,可形成脓肿,病情严重。慢性纵隔炎是感染或非感染因素所致的肉芽肿样纵隔炎或硬化性纵隔炎。

(一)急性纵隔炎

急性纵隔炎(acute mediastinitis)是外伤、手术、感染等引起的纵隔结缔组织的急性化脓性炎症。

【病因】

1. 食管损伤、破裂、穿孔引起纵隔感染,如贯通性胸部外伤、食管异物、食管溃疡、晚期食管癌、食管镜检查或食管扩张术、食管术后吻合口瘘、剧烈呕吐食管自发性破裂(Mallory Weiss综合征)等。

2. 气管、支气管破裂导致纵隔感染。

3. 口咽腔、扁桃体的化脓性感染及颈部蜂窝组织炎,感染沿椎前筋膜下延至纵隔。

4. 肺、胸膜及膈下、椎体等纵隔周围的化脓感染,直接蔓延至纵隔。

【诊断】

1. 临床表现

(1)多有外伤、手术或感染史。

(2)发病急,寒战、高热、心悸、气短、刺激性咳嗽、胸闷、胸痛、咽下不适和呼吸困难等。低位食管穿孔有上腹痛。感染破入胸腔呈脓胸或脓气胸。严重坏死性纵隔炎有极度呼吸困难,感染中毒症状明显,甚至休克、死亡。

（3）体征有高热，脉搏快速，呼吸急促，发绀。重者早期呼吸衰竭。颈部红肿，皮下气肿。纵隔受压有颈静脉怒张等。

2. X线检查：后前位半坐位及侧位胸片见纵隔影增宽，以上纵隔明显。下颈部皮下及纵隔内含气，或纵隔内气液平面影。疑食管瘘可做食管碘油造影（原则不用钡剂）。纵隔脓肿可在X线下定位穿刺。食管瘘并脓胸时，可予口服业甲蓝，由胸腔抽出蓝色液体而证实。

【治疗】

1. 控制感染：用大剂量有针对性的抗生素。脓肿引流。

2. 病因治疗：如清除异物，修补破裂的食管、气管、支气管。

3. 对症和营养支持治疗：输液输血，给氧，退热等。

（二）慢性纵隔炎

慢性纵隔炎（chronic mediastinitis）是感染和非感染疾病所致纵隔的慢性炎症，形成肉芽肿和纤维化。也有人称为特发性纵隔纤维化。

【病因】

尚不十分清楚。已知原因：①组织胞浆菌、曲霉菌、隐球菌等真菌感染；②结核菌或其他分枝杆菌感染；③土壤丝菌、放线菌等细菌及梅毒螺旋体感染；④自身免疫性疾病；⑤药物中毒；⑥特发性；⑦外伤后纵隔出血等。

【诊断】

1. 临床表现

（1）青年女性较多。病程较长。有自限性趋势。

（2）约半数患者无症状。症状为非特异性，如咳嗽、胸痛、呼吸困难。还可有吞咽困难及咯血、发热。典型的有上腔静脉综合征。肺动脉受压时可出现肺动脉高压征。偶可见膈肌麻痹，声音嘶哑。

2. X线检查：胸片可见纵隔影增宽，组织结构扭曲闭塞，或有纵隔淋巴结钙化。胸片也可无异常。纵隔纤维化明显时，钡餐可见食管受压，血管造影可见血管受压，气管断层片和CT扫描可了解气管、支气管受压情况。

3. 引起上腔静脉综合征时，应与中心型肺癌、恶性纵隔肿瘤等鉴别。必要时可剖胸探查。

【治疗】

1. 除外上腔静脉梗阻的其他原因,确定慢性纵隔炎时,可对症治疗,待侧支循环建立。酌情用抗生素、糖皮质激素、利尿剂及低分子右旋糖酐等。

2. 开胸探查并活检诊断:必要时通过手术切除肉芽肿和部分纤维化,建立侧支循环,缓解器官梗阻。

【预后】

呈慢性过程,有自限性,预后一般良好。

二、纵隔气肿

纵隔气肿(mediastinal emphysema 或 pneumomediastinum)指在纵隔结缔组织间有气体积聚。自发性者多见于婴儿,发病率0.4%~1%。其他病因者成人多见。

【病因】

1. 自发性:原因不明。新生儿多有复苏时吸入液体或细支气管炎史。成人多在用力大便、分娩、剧咳、哮喘发作、气道异物等诱发肺泡破裂时发生,尤其张力性气胸时。

2. 创伤性:食管、气管的刺伤,胸部闭合性损伤,大气压突然改变,内镜检查致食管、气管、大支气管破裂等。

3. 人工气腹,胃肠穿孔等,气体经后腹膜间隙或膈肌裂孔进入纵隔。

4. 气管切开或颈部手术,气体由切口皮下溢入纵隔。

5. 其他:如呼气末正压机械通气引起气压伤时易发生。

【诊断】

(一)临床表现

1. 症状:积气少者可无明显症状。积气多者感胸闷、气短不适。突然发生者在用力时突发胸骨后痛,向两肩和两上肢放射。纵隔积气过多或压力过大时,多有严重呼吸困难、发绀。并发纵隔炎时有寒战、发热等。创伤性纵隔气肿并张力性气胸和出血时,可危及生命。

2. 体征:胸骨上窝、颈部有皮下气肿,重者可扩致胸部、腹部皮下,有捻发感(或踏雪感)。心浊音界缩小,半数患者心前区可闻与心搏同步的摩擦音(Hamman 征),左侧卧位明显。严重者见颈静脉怒张、脉搏快而弱、低血压等。

(二)有关检查

1. 放射线检查:有决定意义。后前位胸片见纵隔影增宽,其外缘被气体推移的纵隔胸膜呈线条状,其内为透亮的气带影。侧位胸片见胸骨后增宽的充气影,将纵隔胸膜推移向后呈线状,心脏前缘与胸骨的间距增大。创伤性者可见上纵隔和颈部的深筋膜间隙中条状透亮气影。

2. CT 扫描可确定纵隔气肿范围:心包内积气侧卧时气体在上方,后前位心包反折处可见气体影。

(三)鉴别诊断

并发心功能不全时应与心肌梗死鉴别。

【治疗】

1. 单纯轻度纵隔气肿可休息、吸氧、对症治疗,密切观察。气肿大多可自行吸收。

2. 张力性气胸并纵隔气肿,应及时行胸腔闭式引流排气治疗。

3. 创伤所致者应及时吻合断裂的支气管等。

4. 纵隔气肿严重时,应做胸骨上窝、锁骨上窝的皮肤切口,分离皮下组织,行纵隔排气减压。

5. 抗感染、抗休克等对症治疗。

三、胸内甲状腺

胸内甲状腺(intrathoracic thyroid)指甲状腺大部或全部在胸廓上口以下。多数是原位于颈部的甲状腺下坠入胸骨后间隙,与颈部甲状腺有腺体实质联系,血供仍来自甲状腺动静脉。多见于结节性甲状腺肿、地方性甲状腺肿等。少部分是胚胎发育异常,为迷走甲状腺,完全位于纵隔内,但位置不定。其血供也可来自异常动静脉。胸内甲状腺多见于 40 岁以上女性。发病率与一般甲状腺肿大的发病率有关,占甲状腺疾病的 0.1% ~ 0.3%。占原发纵隔肿瘤的 10%。其恶变发生率为 2% ~ 3%,较一般甲状腺为高。

【病因】

1. 甲状腺下极或峡部的腺瘤或结节受重力、颈部屈伸、吞咽、胸腔负压作用,沿气管后和椎体前筋膜间下坠入前上纵隔。右侧多见,即"胸骨后甲状腺"。完全型全部在胸内。不完全型部分或间歇或持续在胸内。大多数为良性,个别为腺癌。

2. 胚胎发育异常,异位迷走的甲状腺与心包、大血管共同下降入胸腔,即"异位纵隔甲状腺"。

【诊断】

(一)临床表现

部分患者无症状,仅体检发现纵隔肿物。部分患者病史较长,因肿大的胸内甲状腺压迫纵隔结构,主诉呼吸困难,胸内沉重感,或咳嗽、咯血、胸骨后痛,且渐加重。也有声音嘶哑,咽下困难。同时颈部肿块,下极不可触及。也有颈部肿块突然消失,而症状加重,憋气喘鸣,甚至窒息。压迫上腔静脉可有面部浮肿,上胸浅静脉怒张。胸内甲状腺多为甲状腺结节性肿大或腺瘤,少数为腺癌。偶可伴甲状腺功能亢进。

(二)有关检查

1. 颈和上胸部 X 线检查,正位片上纵隔阴影上宽下窄,与颈部阴影相连,可有钙化。侧位片观察肿块与气管关系。肿块椭圆形或梭形,轮廓清晰。常偏向一侧,也有向两侧膨出。吞钡透视看肿块与食管关系。部分胸内甲状腺可随吞咽上下移动。

2. CT 纵隔扫描确定胸内甲状腺可随吞咽上下移动。扫描判断肿块性质及与周围关系。

(三)鉴别诊断

应与主动脉瘤、畸胎瘤、支气管囊肿鉴别。

【治疗】

1. 一般应积极手术治疗,以防严重呼吸道梗阻。

2. 年龄较大又无症状,或有心血管疾患又不怀疑恶性病变,可暂缓手术,密切观察。

3. 异位迷走甲状腺需开胸。胸骨后甲状腺手术大多应避免开胸。

四、胸腺肿瘤

胸腺是人体重要免疫器官,胸腺可发生各类肿瘤。胸腺肿瘤(tumours of thymus)分类有胸腺上皮的肿瘤、神经内分泌原性肿瘤、胚细胞原性肿瘤、淋巴原性肿瘤、脂肪组织肿瘤及胸腺转移瘤等。原发胸腺肿瘤多在前上纵隔。现重点介绍胸腺瘤。胸腺瘤(thymoma)是原发胸腺的肿瘤。有良性和恶性,恶性占胸腺瘤总数 25% ~43%。还有部分为潜在或低度恶性。

【诊断】

(一)临床表现

1. 良性胸腺瘤患者常无症状,仅体检时胸片发现纵隔块影。

2. 1/3~1/4 患者有肿瘤压迫和侵犯纵隔邻近结构的局部症状:咳嗽、气短、吞咽困难、胸痛、声嘶等。偶见上腔静脉压迫综合征,或压迫右心房所致的突然死亡。

3. 多数患者合并其他系统症状,常作为患者主诉就诊

(1)重症肌无力、肌营养不良、肌炎、Eaton-Lambert 综合征等神经肌肉综合征。18% ~50% 的胸腺瘤患者并重症肌无力,而 8% ~15% 重症肌无力患者有胸腺瘤。

(2)单纯红细胞再生障碍性贫血(纯红再障),白细胞、血小板减少,T 淋巴细胞增多症,淋巴细胞白血病,多发骨髓瘤等血液疾病。约 5% 胸腺瘤患者伴纯红再障,约半数纯红再障患者患胸腺瘤。

(3)低 γ 球蛋白血症、T 细胞缺陷综合征等免疫缺陷病,而易患感染。

(4)系统性红斑狼疮、风湿性关节炎、多发性肌炎等多种自身免疫性疾病,甲状腺功能亢进、桥本甲状腺炎等内分泌疾病

及胸腺外的恶性肿瘤等。

（二）有关检查

1. X 线胸部透视或正位胸片见与纵隔相连的单侧或双侧块影，呈倒钟或弧形，或呈结节分叶，轮廓完整。良性者轮廓清晰，包膜完整，常可囊性变；恶性者轮廓粗糙不规则，可伴胸膜反应。侧位肿块位于胸骨后，气管前，大多在上纵隔。少数可有钙化影。

2. CT 可确定肿瘤位置、大小、范围及发现重叠于心影、肺门影中的小病灶。

3. 在超声、透视、CT 引导下，经皮细针穿刺活检鉴别其他恶性病变。

【治疗】

1. 发现后应积极手术治疗。

2. 良性胸腺瘤术后不需放疗；恶性胸腺瘤应手术、放疗、化疗综合治疗。

【预后】

与肿瘤侵袭性和伴重症肌无力等系统疾病程度有关。无重症肌无力等系统疾病的良性胸腺瘤预后良好，并发疾病程度决定预后。恶性胸腺瘤不伴重症肌无力等系统疾病的预后并不很差，而有系统并发疾病者预后差。

五、纵隔畸胎瘤

畸胎瘤（teratoma）是纵隔最常见的肿瘤，多位于上纵隔，与大血管、心包、胸腺邻近。组织学分为成熟型、非成熟型和恶性畸胎瘤。

【病因】

胚胎发育中由第 3、4 腮囊和腮裂的多潜殖力组织部分脱落下降入胸腔形成肿瘤，即由外胚、中胚、内胚层来源的细胞和组织构成。

【诊断】

（一）临床表现

1. 多见于 30 岁以下，也有在小儿中被发现。儿童畸胎瘤多为良性,半数无症状,仅体检被发现。成人以男性多,可为恶性,生长快。

2. 症状多少与瘤体大小不成比例。无感染时多无症状。有瘤体压迫、感染、出血、破溃等并发症时有相应症状,如咳嗽、气短、胸闷、胸痛及并发肺炎、肺脓肿、脓胸和颈胸部皮下窦道等,囊肿向支气管破溃时可咳出含毛发、皮脂的胶性液体。

3. 肿瘤体积小且无并发症者,可无阳性体征。肿瘤体积大者,可有患侧胸廓隆起,叩诊浊音,气管推向对侧等体征。并有相应器官被压迫表现,如上腔静脉综合征、声音嘶哑等。

(二)X 线检查

X 线检查是发现和诊断的有效方法。后前位胸片常见一侧上纵隔弧形或半圆阴影。两侧者少见。侧位片呈圆形或椭圆形,位于前纵隔。肿瘤巨大者可凸向后纵隔。肿物边缘光滑。实质性的可分叶,囊性呈均质状,其内有钙化或骨齿影。斜位片可鉴别与主动脉的关系。

(三)疾病诊断

需与支气管囊肿、主动脉瘤、胸腺瘤、胸内甲状腺等鉴别。一般纵隔肿物都应考虑畸胎瘤的可能。

【治疗】

手术切除是唯一治疗方法,应早期手术,争取Ⅰ期切除。Ⅰ期切除困难时可先引流和分期手术。

六、纵隔神经元肿瘤

纵隔神经元肿瘤(neurogenic tumor)包括所有发生在纵隔的来自神经细胞、神经纤维、神经鞘细胞的各种良性和恶性肿瘤,占纵隔肿瘤的第二或第三位。大多位于后纵隔。多见良性瘤,其与恶性瘤之比约 10∶1。以神经纤维瘤、神经鞘细胞瘤和节细胞神经瘤多见。

【病理】

神经元肿瘤的细胞类型主要靠病理学检查。神经纤维瘤多位于上纵隔脊柱旁沟内,来源于脊神经、肋间神经。神经鞘细胞瘤来源外胚层施万细胞,多位于后纵隔。节细胞神经瘤源于交感神经节细胞。少见的还有恶性施行细胞瘤、交感神经纤维瘤、交感神经母细胞瘤、神经纤维肉瘤、节细胞神经母细胞瘤、副交感神经母细胞瘤、化学感受器瘤、嗜铬细胞瘤等。良性瘤有包膜,表面光滑。结节或哑铃状,可部分在胸内,部分在椎孔内。切面有囊状腔,伴出血、坏死、玻璃样变。

【诊断】

(一)临床表现

1. 神经鞘瘤(neurilemma neurinoma)和神经纤维瘤等良性瘤多发于 30 ~ 40 岁成人。患者半数无症状,肿瘤为体检发现。也可有胸、背、肩痛及上肢神经症状。下纵隔可有上腹或季肋痛。主动脉弓上的瘤推挤食管可有吞咽不畅等。体检一般无阳性体征。个别肿瘤近颈部时可能被触及。近肋间者可使肋间隙增宽,或肋间神经痛,或喉返神经受累而声嘶,或出现 Horner 综合征,或 Pancoast 综合征。

2. 神经纤维瘤常为全身多发同样病变的一部分,称 von-Reklinghausen 病。其周围型常伴皮肤色素沉着(牛奶咖啡斑),同时有其他脏器缺陷。其中心型伴有其他神经系统肿瘤,少有外周异常。神经节细胞瘤常发生于儿童和青年。表现为巨大后纵隔肿瘤,偶见 Horner 综合征和异色虹膜。可有家族史。

(二)有关检查

1. X 线胸片见纵隔的半圆阴影,侧位断层呈典型"D"形影,可有钙化及囊性变。应注意椎间孔扩大,肋骨缘受压的变形增厚。

2. MRI 或 CT 扫描可观察瘤大小,胸壁受累及肋间、椎间孔情况。

3. 条件许可时可剖胸探查并手术切除。

【治疗】

应积极手术切除,但需注意复发问题。恶性瘤已有远处转移不宜手术。预后差。

七、纵 隔 肉 瘤

原发纵隔肉瘤(sarcoma)少见。细胞形态有纤维肉瘤、脂肪肉瘤、平滑肌肉瘤、淋巴肉瘤、网织细胞肉瘤等。

【诊断】

(一)临床表现

多见于青壮年。脂肪肉瘤患者年龄稍高。病史短、发病进展快、呼吸道症状多而有别于纵隔良性瘤。胸痛、胸闷、气短、乏力、咯血及发热等。肿瘤压迫侵犯纵隔器官有呼吸困难、喘鸣、吞咽不畅、声哑、膈麻痹、上腔静脉梗阻综合征、血性胸腔积液等。脂肪肉瘤早期可无症状。有些病人就诊时已濒临衰竭。

(二)有关检查

1. X 线检查:是主要诊断方法。正侧位胸片及气管分叉处断层片可见肿瘤影。

2. 经皮穿刺活检或纵隔镜活检可做病理诊断。

(三)鉴别诊断

注意与胸腺瘤、畸胎瘤、神经元肿瘤、纵隔淋巴结结核鉴别。

【治疗】

1. 纤维肉瘤恶性度较高。手术是唯一治疗方法。术后有复发倾向。放疗、化疗不敏感。

2. 淋巴肉瘤恶化性较高,但对化疗和放疗均敏感。应综合治疗。

3. 脂肪肉瘤、淋巴肉瘤等早期有可能切除。范围大者可姑息切除。

八、纵隔血管瘤、淋巴管瘤

纵隔血管瘤、淋巴管瘤均不多见。淋巴管瘤尤为少见。肿瘤生长缓慢,但可浸润发展。应尽早手术。

【病理】

纵隔血管瘤(hemangioma)呈棕红色或灰色,可无包膜,实质性或海绵状,内含血性液体。分类以静脉血管瘤的海绵状血管瘤多见,还有血管外皮细胞瘤、血管内皮细胞瘤、错构瘤样血管瘤。

纵隔淋巴管瘤(lymphangioma)以多囊或单囊状,囊壁薄,内含淋巴液。可浸润生长,与周围器官粘连。分类有淋巴管瘤、淋巴管平滑肌瘤、淋巴管外周细胞瘤。以淋巴管瘤常见。

【诊断】

1. 临床表现:多见于小儿。大部分病例无症状,体检被发现。重者可有心悸、气短、胸痛、进食不畅,气道压迫有呼吸困难。肿瘤若侵入脊髓可致截瘫。

2. 有关检查

(1) X线检查无特征性。

(2) CT、超声、血管淋巴管造影可帮助诊断。

(3) 鉴别诊断:应与纵隔神经元肿瘤、胸腺瘤、纵隔淋巴结结核、畸胎瘤、胸内甲状腺等鉴别。

【治疗】

应早期手术切除。巨大广泛、纵隔粘连紧的血管瘤可部分切除。

(杨丹蕾)

第四十二章　膈肌疾病

一、膈　膨　出

膈膨出(eventration of the diaphragm)是由于膈肌纤维发育不全、麻痹或萎缩，全膈或部分膈不正常上升或高位。成人发现率约为1/10 000。

【病因】

(一)先天性膈膨出

膈在胚胎期胸腹膜肌化不全或不肌化而薄弱，腹内压增高，胸内负压增大，使膈伸长变薄，上升入胸腔，形成膈膨出。分完全性、双侧性和部分性膈膨出三类。后者又分前面型、后外侧型和正中型。

(二)后天性膈膨出

各种病因致膈神经损伤病变，使膈肌麻痹(此时可称为膈麻痹)。多为部分性膈膨出，右侧多见。膈下脓肿可并发膈膨出。常见膈神经损伤因素有：①感染性神经炎，如脊髓灰质炎、单纯疱疹、带状疱疹、白喉等；②创伤、手术、肿瘤、感染致膈神经周围部分损伤；③感染、肿瘤、创伤使胸3~5脊神经根受压；④感染性多发性神经根炎；⑤其他如肺脓肿、肺炎、膈下脓肿、局限性脂肪肝瘤样膨出等。

【诊断】

(一)临床表现

膈膨出常见于右侧，也有双侧。男性较女性多。大多数完全性膈膨出和几乎所有部分性膈膨出病例无症状。若有症状，可分为呼吸系统和消化系统两类。先天性和后天性膈膨出症状无差异，而成人和儿童临床表现明显各异。

1. 完全性膈膨出在新生儿和婴幼儿引起呼吸困难、呼吸急促和呼吸不规则、发绀，吸奶后加重。胸壁呼吸运动受限，叩诊浊音，无肺泡呼吸音，偶可闻肠鸣音。气管、心脏向对侧移位。腹扁平。

2. 完全性膈膨出的儿童可有呼吸困难、反复的肺炎、慢性支气管炎或不明原因的胸痛，食欲不佳，体重不增，间歇性肠梗阻等不典型胃肠症状。活动时轻中度呼吸困难。下胸部叩诊浊音。吸气时下胸过度伸展为其特征，即 Hoover 征。腹呈舟状。

3. 成人左侧膈膨出常有下咽困难、上腹痛、胃烧灼感和嗳气。平卧位或头低位，饱餐后症状加重，侧卧减轻。也可有呼吸困难、气短、咳嗽、肺部反复感染。

（二）有关检查

1. X 线检查是主要诊断方法：完全性膈膨出后前位胸片吸气相上升的光滑完整的曲线。透视下后天性膈膨出呼吸时呈矛盾运动。部分性膈膨出常需行透视或体层摄影，以鉴别肺底积液和肿瘤或膈下脓肿以及膈疝等。选择性应用钡肠造影和钡灌肠等，可见升高的结肠、颠倒的胃合并扭转，其上一薄膈。疑难病例必要时做气腹，站立透视见气体于膈下，以鉴别膈疝。

2. 胸肺 CT 扫描或核素肺扫描、肝扫描等，可鉴别肺底肿瘤、积液等。

【治疗】

1. 手术治疗：手术目的为恢复膈肌正常位置，稳定纵隔，获得更多换气。

（1）新生儿和婴幼儿多有严重呼吸困难和发绀，应急诊气管插管机械通气，准备急诊手术。

（2）有症状的儿童、青年和成人应选择时机，手术治疗。

（3）老年人有严重呼吸道症状，或因膈膨出影响肺功能，应慎重选择手术。

2. 无症状病例：部分性膈膨出而无重要心肺或胃肠症状病例，不需手术治疗。膈神经麻痹的后天性膈膨出可观察一段时间,不急于手术。

二、膈　疝

膈疝(diaphragmatic hernia)是腹腔内或腹膜后脏器通过膈肌裂孔或膈肌薄弱部位疝入胸腔形成。分为先天性、创伤性及食管裂孔疝。其中,先天性膈疝是腹腔脏器通过膈的先天性解剖缺损进入胸腔的膈疝,包括胸腹膜裂孔疝、胸骨旁疝及通过膈部分缺损的疝。

先天性胸腹膜疝

腹内脏器通过胸腹膜裂孔疝入胸腔为胸腹膜疝,也称后外侧疝或 Bochdalek 疝。幼婴发病率占活婴 1/4000。男性多,常合并其他畸形。90% 在左侧,右侧少见。成人罕见,是膈在胚胎发育过程中,肠管过早转入腹腔或胸腹膜裂孔闭合延迟,胸腹腔压力不平衡,腹腔脏器脱入胸腔所致。

【诊断】

(一)临床表现

新生儿表现急性呼吸困难、发绀,出生后立即或数小时后出现,吸奶或啼哭加重,危及生命。较大婴儿、儿童和成人表现为轻度呼吸道和消化道症状。体征有患侧胸廓活动度小,肺呼吸音减弱或消失,叩诊浊音或鼓音(因疝入内脏含液体或气体而定)。胸部长时间听诊偶可闻肠鸣音。腹扁平。

(二)X 线检查

患侧胸腔出现充气肠襻,心影纵隔向对侧移位,腹部充气肠襻减少。右侧疝可见右下胸部透明块影,右上腹充气肠襻,肝影缺如,需与右下肺积液、肿瘤、肺实变等鉴别。膈膨出时膈影光滑可鉴别。先天性肺囊肿、肺畸形或肺实变疾病时无充气肠襻可资鉴别。尽量少用钡餐以避免加重肠梗阻。

(三)B 型超声、CT、MRI 检查

有独特的诊断价值,同时可了解胸、腹部脏器情况。

【治疗】

膈疝的治疗原则是一经确认,应及早手术。最近,一些新技术也被应用于治疗先天性膈疝,并取得一定的效果,如吸入一氧化氮、表面活化剂的应用、液体通气、气管内肺通风、全氟化碳诱导肺生长及肺移植等。

先天性胸骨旁疝

腹内脏器通过胸骨旁孔疝入胸腔,也称胸骨后疝或前膈疝、Morgahni 疝等。此疝少见。以右侧多。因胚胎发育时膈前部源于胸骨和肋骨的肌束间融合不良,形成胸骨旁孔。也有认为外伤、肥胖、咳嗽、用力等原因引起此疝。

【诊断】

(一)临床表现

1. 大多数患者无症状,仅体检发现。部分患者的消化道症状包括厌食,间断呕吐,若疝出的内脏嵌顿、扭转或梗阻时有上腹胀痛或痉挛性腹痛,站立、弯腰加重,或呕吐等部分肠梗阻症状。心肺受压症状:轻者,平时无明显症状,在劳累时可出现呼吸迫促或轻度发绀;肺受压还可使婴儿呼吸困难,儿童反复呼吸道感染。

2. 无肠梗阻时体检腹部可无异常发现。如有巨大疝时,婴儿患侧胸呼吸运动减弱,叩诊鼓音,呼吸音低弱,心搏移位等。胸部闻及肠鸣音有意义。

(二)有关检查

1. X 线检查:后前位片心膈角处圆形阴影,右侧多。侧位片阴影在前心膈角。内有肠襻时阴影中有气影可诊断。钡灌肠显示横结肠上提。

2. 胸腹 CT、磁共振(MRI)可鉴别心包囊肿、局限性胸膜间皮瘤、前纵隔脂肪瘤、前胸壁肿瘤或肺癌等。

【治疗】

1. 确诊病例或怀疑胸骨旁疝病例应早期手术。

2. 不排除肿瘤阴影的病例有手术指征。

食管裂孔疝

食管裂孔疝(esophageal hiatus hernia,EHH)是指胃和(或)腹腔内脏器通过膈食管裂孔进入胸腔内。该病是一种常见的良性疾病,国外文献报道发病率为 4.5% ~ 15.0%,国内报道发病率为 3.3%。高发年龄在 40~70 岁,女性多于男性。根据疝内容物,食管裂孔疝可分为 4 种类型:①最常见的为滑动型食管裂孔疝,贲门和胃底部经扩大的食管孔突入胸内纵隔。②食管旁裂孔疝。占裂孔疝的 5% ~20%,表现为胃的一部分在食管左前方通过增宽松弛的裂孔进入胸腔。食管-胃连接部分位于膈下并保持锐角,故很少发生胃食管反流。③混合型食管裂孔疝。约占 5%,为滑动型食管裂孔疝与食管旁疝共同存在,多因膈食管裂孔过大所致。④巨大型食管裂孔疝。除部分或全部胃进入胸腔外并伴有腹腔其他脏器,如大网膜、结肠等。

【病因】

1. 先天性:食管裂孔发育不良,较正常大,周围组织薄弱。多见于青少年。

2. 后天性:肥胖,多孕,慢性便秘,慢性咳嗽和其他腹压增高情况,使食管裂孔扩大。多见于 40 岁以上者。

【诊断】

1. 临床表现

(1)胸骨后、上腹部烧灼不适、反酸、嗳气及慢性疼痛等胃液反流的消化道症状。可因弯腰、大便、用力等增加腹压而症状加重。有时疼痛可急性发作向下背、上肢、下颌放射,易与消化性溃疡、胆绞痛、心绞痛相混淆。胃液反流吸入气道可致气管炎、肺炎、支气管扩张等。并发食管狭窄时,可有下咽困难。并发消化性食管炎出血时,可有贫血、黑粪等。并发胃扭转、嵌顿有呕吐、腹胀等。如有绞窄、穿孔、坏死,则有严重绞痛,中毒性休克可危及生命。

(2)无并发症无阳性体征。有并发症时有相应体征。

2. 有关检查

(1)X 线钡餐:左侧卧、头低脚高位,吞钡后屏气,挤压腹部。见膈下食管段变短增宽或消失,呈幕状向上牵引,食管胃黏膜狭窄环(Schatzki 环)上移至膈上,胃内钡剂反流等,为食管裂孔疝的阳性征。有并发症时,则有膈上胃内气液面、液体潴留、短食管等相应 X 线征。

（2）纤维胃镜：见食管下括约肌松弛，呈开放状态。有疝则胃液水平较正常高。可见狭窄、炎症、黏膜糜烂、溃疡、出血等。

（3）高分辨率食管测压和酸碱度检查：测压测试食管腔内的压力和与之协调的食管肌肉收缩运动，是近年最常用的评估蠕动食管功能、测量下食管括约肌压力（LES）和松弛度的方法。高分辨率食管测压技术可以诊断直径<2cm 的食管裂孔疝。食管内 pH 4.0 时提示有明显反流。

【治疗】

1. 内科治疗：单纯食管裂孔疝可用制酸剂、少食多餐、避免腹部压力增高的活动、高枕左侧卧位等以减少胃液反流，减轻症状。内科药物治疗主张采用递减法，即首先使用质子泵抑制剂（抑制胃酸分泌）加促胃肠动力药，促胃肠动力药的作用在于增加 LES 压力，改善食管蠕动功能，促进胃排空以达到减少胃内容物食管反流及其在食管的暴露时间，以求迅速控制症状，快速治愈食管炎，待症状控制后再减量维持治疗。

2. 手术治疗：内科治疗失败后可考虑外科手术治疗。手术适应证：①内科治疗失败的病例；②自愿接受外科治疗；③并发 Barrett 食管及狭窄与重症食管炎者；④具有哮喘、嘶哑、咳嗽、胸痛以及误咽等非典型症状，或经 24 小时 pH 监测证明有重症反流的病例。⑤疝症状严重，并有出血、嵌顿、绞窄、坏死、食物潴留等并发症者。

创伤性膈疝

创伤性膈疝指腹内器官通过创伤引起的膈肌缺损进入胸腔或手术后膈下感染引起的膈疝。以左侧多，如不及时处理常可引起严重并发症。

【病因】

1. 直接外伤：胸腹部刀刺、枪弹的贯通伤；食管贲门手术后引流压迫膈肌及膈下炎性脓肿。

2. 非直接外伤：胸腹部挤压伤、钝性外伤、爆炸伤等闭合性损伤；下坠、交通事故等减速伤；胸腹腔压力突然改变致膈破裂。常合并胸膜腔内出血、肝脾破裂、肋骨骨折和颅脑外伤。

【诊断】

1. 临床表现

(1)急性期:除全身和胸腹外伤一般表现外,膈破裂有呼吸循环障碍,程度与疝入胸腔器官及合并症情况有关。常有呼吸困难、发绀、低血压。重者可危及生命。如内脏未疝入胸腔,也无其他重要合并症,急性期极易漏诊。随之有"间隔期",可全无症状。有报道经 3 个月至 20 年不等后,可再出现梗阻症状。

(2)胃肠梗阻和破裂:经间隔期后,腹部脏器通过外伤后狭窄的膈缺损疝入胸腔,更易嵌顿、绞窄和破裂。

2. 辅助检查

(1)X 线检查:急性期胸片见膈上有胃和肠襻影,插入鼻胃管停留于左胸可诊断。急诊透视或胸片见膈高位可结合病史诊断。如有胸腔积液难以鉴别而需做钡餐时,应格外谨慎,谨防胃肠破裂。

(2)CT 检查:胸腹 CT 检查能清晰显示膈肌、肝、脾、胃等器官的正常和异常情况,以及胸腹腔积血积气、心脏压塞、腹膜后血肿等情况,诊断符合率高,对此病具有较高的诊断与鉴别诊断价值。

3. 临床需注意事项

(1)膈外伤有时是复合外伤中引起死亡的直接原因,如膈动脉破裂大出血等。诊治胸腹外伤时一定要排除膈外伤的可能和判断有否内脏破裂。

(2)注意迟发性膈疝的诊断。当膈肌破裂而暂无疝形成,也无重要合并症时,急性期临床极易漏诊。故对有膈外伤者应长期随访,严密观察。

(3)对胸腹部的挤压伤、撞击伤、坠落伤等,无论单纯性损伤或复合伤都要考虑到膈肌破裂的可能。

(4)对第 4 肋至脐水平之间的创伤,应想到膈疝的可能。

【治疗】

急性期确诊后应手术修补,解除肺受压和胃肠道梗阻危险。创伤性膈疝是一种严重创伤,常合并有其他器官严重损伤,如不及时适当处理,可引起严重的并发症。一旦确诊应及时行手术治疗,对合并心脏大血管和腹腔内实质性脏器破裂伴休克者,应在积极抢救休克的同时急诊手术,若以胸腔脏器损伤为主,则选用经胸手术;若以腹腔脏器损伤为主,则选用经腹手术,有以下情况时可选择经腹手术:①高度怀疑腹腔脏器破裂而呼吸症状相对较轻;②以失血性休克表现为主,并排除进行性血胸;若两者皆有损伤,宜经胸另经腹手术,尽量少用损伤大并发症多的胸腹联合切口。

三、膈肌肿瘤和肿块

【病因】

1. 膈肌肿瘤通常是转移癌:原发肺癌、胃癌、食管癌、胆囊癌、肝癌、结肠癌或后腹膜的恶性肿瘤均可侵犯或转移至膈肌。

2. 原发膈肌肿瘤少见:良性有脂肪瘤、良性间皮瘤、纤维瘤、神经纤维瘤、血管纤维畸胎瘤、错构瘤等。先天性有单纯囊肿或内衬纤维排列的囊肿;后天性有外伤后血肿形成或退变后遗的囊肿。恶性肿瘤主要包括纤维肉瘤、肌肉瘤、平滑肌肉瘤和恶性间皮瘤等。

3. 膈的肿块主要是特异疾病所致,如结核病、包虫病等,均可累及膈肌。但均少见。

【诊断】

(一)临床表现

良性肿瘤大多无症状,仅在 X 线体检时发现。恶性肿瘤常有患侧胸痛、肩痛,上腹痛、呃逆。巨大肿瘤使膈活动受限,压迫和累及肺者有不同程度呼吸困难、咳嗽、咯血。膈肌神经系统肿瘤患者可伴有肥大性骨关节病等。如为结核病或包虫病,有相应的全身表现。

(二)有关检查

1. X 线检查:膈面有肿块影与膈相连,良性呈光滑球形,或可见钙化;恶性呈分叶状,随膈活动。肺、肝、脾受推挤。可做体层或 CT 检查。必要时可做人工气胸或气腹检查。

2. 胸腔镜或腹腔镜检查可做活检。

【鉴别诊断】

需与膈疝、肺底肿瘤、膈下肿瘤、包裹性积液鉴别。

【治疗】

膈肌肿瘤应手术治疗。手术时需把肿瘤及附近的正常膈肌一并切除,缺损的膈肌可端端缝合,如肿瘤位于膈肌边缘,可将切除缘直接缝合于胸壁,若缺损过大,可采用人工材料修补。根据肿瘤良恶性及细胞类型做放疗化疗。膈结核和包虫病处理原发病灶后应手术刮除或切除肿块。

四、膈 下 脓 肿

膈下脓肿指横膈与横结肠之间的区域积脓。脓肿以膈下的右上后间隙最多,约占 30%,其他依次为膈下的左前下间隙、后腹膜间隙、右前上间隙、右下间隙。

【病因】

1. 急性阑尾炎穿孔、胃或十二指肠穿孔,渗出物由升结肠外侧流入膈下的右上后间隙,导致感染。

2. 肝脓肿、胆囊炎、胆石症等。

3. 胃切除术、胆囊切除术、胰腺囊肿摘除术、脾切除术等手术后。病原菌以大肠杆菌为主,占 80%。其他有葡萄球菌、肺炎双球菌、铜绿假单胞菌、肺炎杆菌等。

4. 其他:膈下邻近位置的恶性肿瘤、脾梗死等合并感染。

【诊断】

(一)临床表现

1. 有近期腹部手术史或急性弥漫性腹膜炎病史。

2. 术后数日或数周出现发热、下胸痛,或下背、肩痛不适。

3. 患侧呼吸运动受限,侧胸壁第 8~11 肋间压痛,或肝区叩痛等。

(二)有关检查

1. X 线检查:患侧膈上抬,运动受限,膈肌阴影模糊。膈下有液体和气时,呈液平面或游离气体为特征。左侧脓肿可见胃泡与膈肌间隙增大,患侧膈上有盘状肺不张、肺炎或反应性胸腔积液等。如有瘘道形成经久不愈,可行造影,有助于选择治疗措施。

2. 超声检查脓肿定位。

3. 定位后做脓肿穿刺抽脓送病原菌培养。

4. 必要时可做核素肺肝扫描,可鉴别右膈下脓肿。慢性期诊断困难时,可行少量气腹(约300ml)检查。

(三)鉴别诊断

需与术后腹腔遗留气体相区别。还应排除胃泡气影、肝脓肿、间位结肠(结肠嵌入膈与肝之间)等。

【治疗】

1. 本病一旦确诊,即应手术切开引流,以避免损害其他器官,减少脓毒血症发生和加重病情。膈下脓肿的传统治疗方法是手术切开脓腔、清除脓肿并留置引流管。近年来由于超声和CT技术的广泛应用,膈下脓肿的治疗亦有改进,如经皮穿刺抽吸(PCA)和经皮穿刺引流术(PCD)。实践证明,PCA或PCD治疗有效且相对安全。其优点是损伤较小,危险性小,也无围手术期并发症。特别是当患者情况太差时,麻醉和手术危险性均大,则可先PCA减压,待病情改善如有需要再行手术。而当PCA无安全进路,或者穿刺后脓液太稠引流不畅,以及多个或两侧肠下脓肿则仍应考虑外科手术。

2. 抗生素治疗及对症治疗。在持续高温,白细胞明显增高时应考虑脓毒血症,应给予足量、有效抗生素,注意调整水、电解质紊乱,积极处理并发症,同时在病程中对体质差患者给予支持治疗。

本病的并发症均发生在胸部。早期诊断早期治疗,与防止胸部并发症,减少死亡率,为本病治愈的重要环节,50岁以上者患本病死亡率增高。

五、膈肌疲劳

既往将膈肌疲劳定义为:膈肌收缩不能产生维持足够肺泡

通气量所需的压力。新的定义认为:膈肌疲劳是指肌肉在负荷下活动而导致其产生力量和(或)速度的能力下降,这种能力的下降可通过休息而恢复。膈肌在呼吸肌中起主要作用,目前对膈肌的研究也最全面而深入,故本节主要讨论膈肌疲劳(diaphragm fatigue)。

【病因】

导致膈肌疲劳的因素很多,例如:①呼吸中枢驱动力不足:各种中枢神经系统疾病、昏迷、中枢抑制药物过量等;②神经肌肉疾病:如重症肌无力、吉兰-巴雷(格林-巴利)综合征和膈神经损害等;③气道阻力增加:主要是慢性阻塞性肺病(COPD),因吸气负荷增加和缺氧、酸中毒等,既影响中枢驱动力,又涉及神经肌肉接头传导障碍,还导致肌肉营养不良、代谢失常、膈肌形状改变等;④营养及代谢紊乱:慢性病常可有营养摄取不足、能耗超量、缺氧、二氧化碳潴留、电解质紊乱、酸中毒等。另外,肺气肿时膈肌形状和肌纤维初长度的改变、COPD患者存在的营养不良所引起的膈肌萎缩也不同程度的参与了膈肌疲劳。综上所述,膈肌疲劳常为多种因素相互作用的结果。CDPD是最常见的原发基础病。

【病理】

膈肌在组织学上属于骨骼肌,由两种类型的肌纤维组成:Ⅰ类(慢收缩纤维)和Ⅱ类(快收缩纤维)。Ⅱ类纤维又分两个亚类:ⅡA类和ⅡB类。正常人膈肌中三者的比例Ⅰ:ⅡA:ⅡB约为48%:37%:15%,而重症COPD患者膈肌中的Ⅰ类纤维比例明显增加,这可能是膈肌的一种适应性反应,有利于增强其抗疲劳能力。膈肌疲劳时膈肌肌块变小萎缩,Ⅰ类纤维显著减少,线粒体肿胀变性,神经肌肉运动终板突触前膜内囊泡减少,突触间隙模糊、终板膜电子密度降低,胆碱酯酶(ChE)活性减弱。肺气肿患者膈肌低平,收缩力下降。

【诊断】

(一)临床表现

膈肌疲劳时除原发基础病的临床表现外,膈肌收缩力明显下降,致呼吸更加浅而快,胸、腹呼吸运动失去正常的同步状态,呈现胸、腹矛盾呼吸运动模式。通气量下降,二氧化碳潴留加重。

(二)特殊检查

膈肌或呼吸肌功能的测定法:

1. 跨膈压(Pdi)的测定:即胸(食管)内压与腹(胃)内压的差值。正常值:$8.82 \sim 21.0kPa(90 \sim 215cmH_2O)$。优点是最准确(金标准)。缺点是需在食管和胃内插管,并要求患者用力呼吸配合,重患者难以耐受。

2. 最大吸气压(MIP)和最大呼气压(MEP)测定:即测定残气量(RV)或功能残气量(FRC)时最大吸气的口腔压。成人正常值 MIP:男性 RV 位时$(11.74 \pm 3.58)kPa[(119.8 \pm 36.51)cmH_2O]$,FRC 位时$(11.60 \pm 3.64)kPa[(118.41 \pm 37.19)cmH_2O]$;女性 RV 量时$(8.20 \pm 2.95)kPa[(83.7 \pm 30.11)cmH_2O]$,FRC 时$(8.28 \pm 2.97)kPa[(84.45 \pm 30.31)cmH_2O]$。优点是较简便,缺点是仍需患者用力呼吸配合。

3. 肌电图(EMG)频谱分析:即测定肌纤维膜产生去极和复极过程的肌电信号。膈肌疲劳时 EMG 频谱的低频成分$(20 \sim 48Hz)$增加,高频成分$(150 \sim 350Hz)$相应减少,中位数频率降低。优点是简便易行,缺点是正常值受实验室条件不同和个体差异大的影响,故以动态观察其变化更有意义。

4. 胸腹呼吸模式的观察:正常人吸气时胸、腹同步向外运动,呼气时同步向内运动。膈肌疲劳时则呈胸、腹部反常的矛盾运动模式,重者肉眼即可观察到,一般应用电阻抗呼吸图仪进行测定(参考第五十章)。优点是简便易行,不需患者配合,轻重皆可定性定量测定和床边监护。缺点是需要专门的仪器。

5. 其他:呼吸肌耐力测定(包括运动膈肌功能试验)、膈神经电刺激法等。

【治疗】

原发疾病的治疗是基础,对症治疗有以下方法可参考:

(一)增加呼吸中枢的驱动力

例如应用呼吸兴奋剂:烯丙哌三嗪(almitrine)$50 \sim 150mg$,

每日 2~3 次;或多沙普仑(doxapram)140mg 稀释后滴注,2~2.8mg/min。

（二）减轻呼吸运动负荷

休息、抗感染、清除气道分泌物、解痉剂的应用(参考第五章)、输氧等,必要时行人工通气,减轻呼吸肌负荷。机械辅助通气能使严重疲劳的膈肌得以充分休息,已成为目前治疗 COPD 急性加重期呼吸衰竭的重要手段。经鼻罩、面罩间歇正压通气,同步压力支持通气等已广泛应用于临床上治疗 COPD 患者的通气功能不全。

（三）增强膈肌的收缩力

增加营养,重症患者应注意给以足够的热量,特别是蛋白质、氨基酸的补充,纠正水、电解质失衡及其他并发症。也可用药物疗法。其他对膈肌具有正性肌力作用的药物有 olprinone(其作用可被 Ca^{2+} 通道阻滞剂尼卡地平阻断)、米力农(milrinone)(其作用不能被尼卡地平阻断)等。此外,动物实验还表明,烯丙哌三嗪(almit rine)、多沙普仑(do xapram)、咖啡因均对膈肌具有直接的正性肌力作用,并能促进疲劳膈肌的恢复。

（四）体外膈肌起搏器(external diaphragm pacemaker,EDP)

EDP 是一种无创伤性膈肌起搏通气方法,可改善膈肌疲劳,增加通气量,消除呼吸困难;其最大的长处是毫无创伤的增加 COPD 患者的潮气量,促使 CO_2 排出从而降低高碳酸血症的危险。也就是说 EDP 可降低重症 COPD 患者氧疗的危险。同时,应用 EDP 由于无创伤性,无需气管切开或气管插管,避免感染机会,还会提高患者的生活质量。

（五）辅助药物治疗

氨茶碱、参麦(人参、麦冬)注射液皆可增强膈肌收缩力,但不能与钙通道阻滞剂并用,以免抵消其作用;使用方法:参麦注射液 40ml 稀释为 250ml,每日静脉滴注,2 小时内滴完,或氨茶碱 0.25g/d,稀释为 100ml 静脉滴注。β_2 受体兴奋剂、咖啡因等也可应用。强心苷类药物虽可增强膈肌收缩力,但不良反应大,不宜常规应用。辅酶 Q_{10}(coenzyme Q_{10})10mg/d 是膈肌的重要能源,需长期应用。此外,抗氧自由基药物也可改善膈肌疲劳,如维生素 E、C,肾上腺皮质激素或过氧化物歧化酶(SOD),以及中药丹参、赤芍、参三七、川芎嗪等可试用。

(六)康复治疗

急性期后呼吸肌并未得到完全恢复,仍应行康复治疗。方法有:①呼吸运动锻炼,尤其是行腹式呼吸练习(参考第七十三章);适当的锻炼能增强膈肌的肌力和耐力。普遍认为,轻至中度 COPD 患者在疾病的缓解期,在有经验的医师指导下,以适当的运动或呼吸负荷(达最大耐受量的 50%～60%)循序渐进地进行特定方面的膈肌功能锻炼,有助于增强膈肌的抗疲劳能力。推荐的呼吸方式锻炼的量为每天 2 次,每次 15 min,5～7 天/周。②家庭氧疗:长期夜间氧疗(1～2L/min,每日 10h 以上),对 COPD 导致的呼吸衰竭患者大有益处,有利于降低肺动脉压,减轻右心负荷,提高患者的生活质量和 5 年生存率。③戒烟。④纠正营养不良。⑤原发病的防治等。

(赵建平　魏　双)

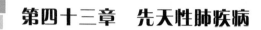

第四十三章 先天性肺疾病

一、肺发育不全

先天性肺未达到正常发育程度称肺发育不全(pulmonary hypoplasia),是先天性肺疾病中较多见的一种。

【病理】

胚胎后期发育发生障碍,此时已形成支气管、肺实质和血管系统,但支气管末端为结缔组织或囊肿样结构,无肺泡或虽有肺泡但存在不同程度的发育不全。肺发育不全可发生在一侧肺或一叶肺,多见于左上叶、右上叶合并中叶。常伴有先天性心脏病、膈疝、脊柱侧弯等先天性畸形。

【诊断】

1. 临床表现:可无症状。多数患者易患呼吸道感染、咳嗽、咳痰,重时伴呼吸困难。

2. X线:上叶发育不全,多呈现气囊肿样阴影,水平裂或斜裂上移。中下叶发育不全则表现为气性囊肿或心膈角处呈三角形密度增高影。必要时应行心导管检查或心血管造影。

3. 鉴别诊断:此病需与中叶不张、肺囊肿、肺隔离症或支气管扩张相鉴别。

【治疗】

无症状者不需治疗,长期随访。有症状者行选择性肺叶或肺段切除。

二、肺未发生和肺未发育

胚胎肺发育障碍,导致肺、支气管、血管系统缺如,称肺未发生(pulmonary agenesis)。肺胚芽已发生,但停滞在初级阶段,称肺未发育(pulmonary aplasia)。两者仅在组织学上有所差异(后者可看到支气管残迹,亦无肺实质及血管系统)。

【病因】

胚胎发育障碍所致。

【病理】

双侧肺未发生或未发育多伴无脑畸形或其他畸形,产下即死亡。单侧者左右患病率大致相等,仅有一侧肺,一个主支气管,无隆突,一侧有动脉,肺泡代偿性增生,肺体积增大,但无气管分支、肺动脉分支稀少。

【诊断】

1. 临床表现:新生儿期即有缺氧表现,气促、呼吸困难、发绀,常夭折。也有患者无症状,可正常生活,体检时偶尔发现。多数患者有反复呼吸道感染病史。体检患者胸部不对称,患侧呼吸音低。但可由于健侧肺代偿肥大疝入患侧,致双侧肺呼吸音无明显差异。可能伴有其他先天性畸形。

2. X线检查:胸片显示患侧均匀一致不透光,肋间隙缩小,气管、心脏移位。断层及支气管造影均见单一主支气管与气管相连。纤维支气管镜能发现无隆突,而血管造影则仅见一侧肺动脉。

3. 鉴别诊断:需与先天性心脏病、新生儿透明肺、单侧肺不张、严重纤维胸相鉴别。

【治疗】

无症状者无需治疗,有感染者抗生素治疗,伴有其他先天性畸形可进行手术治疗。

三、透　明　肺

肺组织对X线的透过率过高,肺血管影稀疏而少即称透明肺(hyperlucent lung)。它不是一个独立的病名,可见于多种疾病,如阻塞性肺气肿、代偿性肺气肿、肺大疱、单侧透明肺综合征等。本节主要叙述特发性和先天性透明肺。

【病因】

先天性单侧或单叶透明肺为大气管发育异常或感染所致,特发性单侧或单叶透明肺病因不明。

【病理】

1. 先天性单叶或单侧透明肺或新生儿性单叶透明肺,约一半合并先天性心脏病。如为一叶性则左上叶最多见,其次为右中叶。病理类型有三种:①肺泡数目多;②肺泡发育和数目正常,仅有局部肺气肿;③肺发育不全伴局部肺气肿。

2. 特发性单叶或单侧透明肺,推测与婴儿期反复感染继发肺动脉发育不全有关。病理为慢性炎症。

【诊断】

(一)临床表现

1. 先天性单侧透明肺:约 1/4 患者出生后即有症状,50% 的患者在产后 1 个月出现症状,极少数在半岁以后发病。表现为呼吸困难进行性加重,伴咳嗽、发绀,严重时喂食困难。呼吸、心率增快。体征有胸廓不对称,病例叩诊呈过清音,呼吸音低,气管向健侧移位。

2. 特发性单侧透明肺,可无症状,在体检时发现。也可有反复咳嗽、发热、咯血、呼吸困难等,其进展较先天性透明肺慢。体征同先天性透明肺。

(二)特殊检查

1. X 线平片:一侧或一叶肺过度透光。病变部位容积增大,血管纹理稀少。透视下病变部位不随呼吸运动舒缩。因呼气时病变部位不能很好排空,保持膨胀状态,以致可能出现纵隔摆动。

2. 心导管和血管造影:对先天性透明肺可了解异常血管和有无心脏畸形。特发性透明肺血管稀少纤细。

3. 核素肺扫描:肺实质灌注减少。

4. 支气管造影:特发性单侧透明肺表现出特殊型支气管扩张,病变一般在 4～6 级支气管,远端突然截断或呈枪尖状,有囊状或柱状扩张,5～6 级以下支气管及肺泡不充盈,呈干树枝样,借此可与先天性透明肺相鉴别。先天性透明肺支气管造影示受累支气管远端不完全充盈。

5. 纤维支气管镜:特发性单侧透明肺显示支气管黏膜充血、水肿、增厚。

(三)鉴别诊断

特发性单侧透明肺需与先天性单侧透明肺相鉴别。前者发病年龄多大于 20 岁,病情较轻,支气管造影表现出特殊型支气管扩张。后者发病年龄多小于半岁,病情较重。特发性单侧透明肺还需与肺动脉先天性不发育或发育不全相鉴别。后者肺动脉造影即可发现缺如的或发育不全的肺动脉。放射性核素扫描肺动脉未发育者,肺血流减少,支气管通畅,通气功能正常。而前者肺血流及通气功能均减低。

【治疗】

1. 先天性单侧透明肺:若有严重呼吸困难及发绀,考虑为张力性肺气肿时,需紧急手术切除肺叶。术后效果良好。

2. 特发性单侧透明肺:无症状者无需治疗,症状轻者给予对症治疗。症状重、反复咯血者手术切除病变部位。手术预后良好。

四、肺隔离症

肺隔离症(pulmonary sequestration)是呼吸系统中较常见的先天性畸形,由于胚胎时期部分肺组织与正常肺分离造成。

【病因】

可能是胚胎时异常血管牵拉所致。

【病理】

肺隔离症依其所在部位分为叶内型和叶外型。叶内型存在于肺内,上叶少见,2/3 位于左下叶,1/3 位于右下叶,60%～70%与支气管树相通。血供来自降主动脉、腹主动脉、肋间动脉、主动脉弓。部分为多支动脉供血,异常动脉多在肺下韧带内。静脉回流多入肺静脉。叶外型有自身独立的脏层胸膜,其中 90%与左膈肌有关,常封闭于左下叶与膈肌之间或膈下。血供多来自腹主动脉,静脉回流多入下腔静脉,产生左右分流,可与食管或胃相通。

【诊断】

(一)临床表现

无特异性。与正常支气管相通者反复发生同部位肺部感染为特点。可有发热、咳嗽、胸痛、乏力、咯血。叶外型常合并膈疝、先天性心脏病、先天性结肠重叠畸形等。

(二)X线表现

(1)胸部平片多表现为长椭圆形囊状或肿块状病变。囊状病变可为1个或多个囊腔,部分囊腔可有小液平,与支气管相通者常有感染,周围有炎性浸润。不通者囊腔边缘光滑。囊肿可随呼吸运动变形。肿块状病变可呈多种形态,边缘清楚,与良性肿瘤相似。

(2)正常肺脏支气管受隔离肺压迫而移位,支气管部分充盈不全、粗细不等。造影剂很少进入囊腔。

(3)异常动脉影:若异常动脉来自胸主动脉,胸片上表现为直径约10mm的指向后方的血管影。可借助透视观察其有无搏动而加以证实。

(4)动脉造影:包括数字减影血管造影,这是确诊手段,可以直接显示异常动脉的来源、行程、数目等,对手术治疗参考意义很大。

(三)鉴别诊断

肺隔离症需与肺囊肿、支气管扩张、肺脓肿、肺肿瘤、肺包囊虫等相鉴别。与前三种疾病不易鉴别。肺肿瘤的患者一般年龄较大,而肺包囊虫患者有接触史。

【治疗】

根治方法为手术切除。病变切除后恢复良好,但手术应小心细致,异常动脉弹性差,可能引起致命性大出血。若无症状可暂不手术。急性感染时用抗生素治疗。

五、先天性支气管囊肿

先天性支气管囊肿(congenital bronchogenic cyst)是较为常

见的一种呼吸系统先天性畸形。由于胚胎时期,支气管肺组织局限伴发育障碍所致。

【病因】

胚胎发育期间,在某种因素影响下,支气管的一段或多段与肺芽分离成为盲囊,其内含黏液或空气。有人认为发育异常早的位于纵隔和肺门,发育异常较晚的位于肺内。

【病理】

囊肿为单个或多个,肺内者多在上肺,与支气管相通者易合并感染。5%的患者伴有其他先天性畸形,如多囊肾、多囊肝。

【诊断】

1. 临床表现:临床表现的有无及轻重,与囊肿的大小、位置和有无并发症相关。小囊肿、不与支气管相通的囊肿可无任何症状,多是做 X 线检查或尸解时偶尔发现。而大囊肿,离支气管较近的可出现压迫症状,如咳嗽、喘鸣、呼吸困难。与支气管相通的囊肿易继发感染,发热、咳嗽、脓痰、咯血。若囊肿与支气管相通部位为活瓣形,则囊内压力升高,形成张力性囊肿,引起呼吸循环障碍,出现发绀、呼吸困难,甚至危及生命。囊肿破溃入胸腔,引起自发性气胸或脓气胸。

2. X 线表现:X 线是诊断的重要手段。单个黏液囊肿呈界限清晰的圆形或椭圆形致密影。气囊肿为薄壁透亮影。直径2~10cm,其形状及大小用 X 线动态观察,无明显变化。电视透视对单个囊肿诊断是一种有效的手段。与支气管相通的囊肿吸气时增大,呼气时缩小;不与支气管相通者则吸气时块影受压变形,呼气时复至原状;多囊性病变表现为蜂窝状阴影。囊内可有液平。

3. 鉴别诊断:含液囊肿需与肺癌、结核球、错构瘤相鉴别。含气囊肿需与结核空洞和支气管扩张相鉴别。张力性囊肿需与张力性气胸相鉴别。合并感染的囊肿需与肺脓肿相鉴别。

【治疗】

明确诊断的,除无症状的单个小囊肿可由内科观察外均应手术。有症状的,与其他疾病难以鉴别的也应手术。多发性囊肿并感染的,在感染控制后,若肺功能允许,可做选择性切除。

六、肺动静脉瘘

肺动静脉瘘(pulmonary arteriovenous fistula)多为先天性血管畸形。末梢性肺微血管发育缺陷,肺动脉肺静脉之间无正常毛细血管网,两者直接吻合,形成异常沟通,造成右向左分流。亦称动静脉瘤、肺血管瘤、肺血管扩张、血管性错构瘤。偶见后天获得性动静脉瘘。

【病因】

先天性的如前述,获得性的可见于某些疾病(如甲状腺瘤、肺气肿等)引起的血管间异常交通,本节主要讨论先天性动静脉瘘。

【病理】

胚胎发育过程中,血管间隔形成障碍,肺动脉分支不经毛细血管网,直接与肺静脉分支相通。偶尔注入的血可来自支气管动脉和其他体循环动脉(胸主动脉、乳房内动脉、肋间动脉或冠状动脉)。此处血管壁较薄,逐渐扩张形成囊状。肺动静脉瘘多为单发(约2/3),亦有多发。10%位于两侧。半数病例伴遗传性出血性毛细血管扩张症。肺动静脉瘘多位于下叶。流经此处的血液未经肺泡气体交换即进入体循环。可使动脉血氧分压降低,但动脉血二氧化碳分压不高。

【诊断】

(一)临床表现

微小的肺动静脉瘘无症状,亦无明显体征。较大者可有缺氧症状,如易感疲劳、气短,少数患者可出现咯血、血胸。合并遗传性出血性毛细血管扩张症者可有鼻出血、血尿、消化道出血、脑血管意外,体检时可见发绀、杵状指(趾),病变邻近的胸壁可闻及连续性血管杂音,以收缩期明显。

(二)X线表现

1. 病变呈圆形或卵圆形阴影,多位于中下肺野,其密度均匀、边界光滑。直径1~10cm,以3~6cm多见。其内侧可能见到与肺门相连的血管阴影。透视下肿块大小随呼吸运动有所改变。

2. 少数肺动静脉瘘呈弥漫状,多在一侧肺内出现广泛血管纹理增粗、扭曲,若加断层则能看到一支或多支血管影。

3. 血管造影:常用选择性右心室及肺动脉造影,可确定肺动静脉瘘部位、数目、大小、形态。此为确诊手段。

(三)鉴别诊断

1. 肺结核瘤:可能有阳性结核病史,病变多位于上叶,常有钙化,周围有卫星灶。

2. 炎性假瘤:不易鉴别。部分炎性假瘤出现空洞,有的可显出支气管气相。

3. 肺癌:年龄较大,病变周围有毛刺,可能引起阻塞性肺炎。

4. 支气管腺瘤:多见于青年,易合并远端感染。纤维支气管镜有助于明确诊断。

5. 其他:需排除先天性心脏病和肺动脉高压以及胸壁肿瘤等。

【治疗】

诊断明确的肺动静脉瘘,除两肺多发、广泛分布的病变无法手术外,一般应手术切除。手术切除预后良好。也可以选择经导管栓塞治疗。

(刘　瑾　王坚苗)

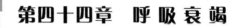

第四十四章　呼吸衰竭

呼吸衰竭(respiratory failure)是指各种原因引起的肺通气和(或)换气功能严重障碍,以致在静息状态下亦不能维持足够的气体交换,导致低氧血症[PaO$_2$低于8.0kPa(60mmHg)]伴或不伴有高碳酸血症[PaCO$_2$高于6.7kPa(50mmHg)],进而引起一系列病理生理改变和相应临床表现的综合征。

【病因】

呼吸的全过程很复杂,临床上常见的病因有以下几个方面:

1. 气道阻塞性病变:气管支气管的炎症、痉挛、肿瘤、异物、纤维化瘢痕等引起气道阻塞和肺通气不足,或伴有通气/血流比例失调,导致缺氧和二氧化碳(CO$_2$)潴留。常见疾病如慢性阻塞性肺疾病(COPD)、重症哮喘、支气管扩张等。

2. 肺组织病变:肺炎、肺气肿、重度肺结核、弥漫性肺纤维化、肺水肿、急性呼吸窘迫综合征(ARDS)等各种累及肺泡和(或)肺间质的病变。

3. 肺血管疾病:各种血管炎、血管栓塞、原发性肺动脉高压、结缔组织病等。

4. 胸廓与胸膜病变:如严重的脊柱畸形、强直性脊柱炎、大量胸腔积液或气胸、广泛胸膜增厚、多处肋骨骨折、外伤等。

5. 神经肌肉疾病:包括各种脑、脊髓、外周神经和肌肉疾病以及神经系统感染(如吉兰-巴雷综合征等)、药物中毒等。

【病理生理】

通气不足是导致缺氧和二氧化碳潴留的主要原因;弥散障碍、通气/血流比例失调、氧耗量增加等主要引起缺氧。缺氧和二氧化碳潴留及其引起的酸碱失衡和电解质紊乱等又导致心血管、肺、脑以及肝、肾、血液、消化系统等多脏器功能障碍,出现一系列临床症状。

【分类】

(一)按照动脉血气分析分类

1. Ⅰ型呼吸衰竭:血气分析特点是 $PaO_2 < 8.0kPa$ (60mmHg),$PaCO_2$ 降低或正常。

2. Ⅱ型呼吸衰竭:血气分析特点是 $PaO_2 < 8.0kPa$ (60mmHg),$PaCO_2 > 6.7kPa(50mmHg)$。

(二)按照发病急缓分为急性和慢性呼吸衰竭。

一、急性呼吸衰竭

呼吸功能原来正常,由于某些突发的致病因素引起肺通气和(或)换气功能迅速出现严重障碍,在短期内引起的呼吸衰竭。

【病因】

如脑炎、脑外伤、电击、休克、药物中毒以及神经肌肉疾病,如脊髓灰质炎、急性多发性神经炎、重症肌无力、严重肺疾病等。

【病理生理】

参考前述内容及各种原发病章节。

【诊断】

临床表现参照"慢性呼吸衰竭"。诊断:有上述病因和临床表现,经血气分析检查有缺氧(PaO_2 低于8kPa)或伴二氧化碳潴留($PaCO_2$ 高于 6.67kPa)者即可诊断。如患者在吸氧条件下行血气分析,低氧血症可不明显,应注意。

【治疗】

(一)病因治疗

治疗造成呼吸功能衰竭的原发病至关重要。因此,必须充分重视治疗和去除诱发急性呼吸衰竭的基础病因,如重症肺炎时抗生素的应用,哮喘持续状态时支气管解痉剂和肾上腺皮质激素的合理使用,均各具特殊性。又如上呼吸道阻塞、严重气胸、大量胸腔积液、药物中毒等所引起的呼吸衰竭,只要上述原因解除,呼吸衰竭就有可能自行缓解。对于原因不甚明了的急性呼吸衰竭,也应积极寻找病因,针对病因进行治疗。

(二)呼吸支持疗法

1. 保持呼吸道通:患者突发呼吸衰竭应立即设法消除口咽部分泌物、呕吐物或异物,置于仰卧位,头向后倾斜,下颌前伸。必要时经口咽或鼻道行气管插管,短期不能好转者行气管切开。插管或气管切开后应注意气道的湿化。

2. 氧疗:一开始可给以高浓度甚至纯氧,待 PaO_2 高于 8kPa(60mmHg)后逐渐减低氧浓度至 50% 以下维持量。如吸氧后不能使 PaO_2 上升(或呼吸骤停时)即应行机械通气,而不可长期应用高浓度吸氧,以防中毒。

3. 机械通气:当机体出现严重的通气功能和(或)换气功能障碍时,需用人工辅助装置(呼吸机)来改善通气和(或)换气功能。清醒能够合作,能耐受鼻/面罩的轻中度患者可行无创通气治疗。无创通气治疗不能改善的患者,需行气管插管或气管切开呼吸机辅助呼吸改善缺氧和二氧化碳潴留。

(三)控制感染

严重感染、败血症、感染性休克以及急性呼吸道感染等往往是引起呼吸功能衰竭的主要原因,不仅如此,在急性呼吸衰竭病程中,常因气管切开、机体抵抗力下降等原因而并发肺部感染,甚至全身感染。因此,控制感染是急性呼吸衰竭治疗的重要方面。存在感染时需合理地选用抗生素。无感染的临床症候时,不宜将抗生素作为常规使用。但危重患者,为预防感染,可适当选用抗生素。原则上,抗生素选择应根据病原菌的性质和患者培养物中微生物的药物敏感试验结果来加以选择。但临床上,因病情不允许,等待结果为时过晚,一般是根据肺部感染菌属特点,选用抗生素。对严重感染、混合感染及中枢神经系统感染,均应联合应用抗生素,并兼顾患者全身状况及肝、肾功能状态,以增加疗效及减少不良反应。对应用多种作用强、剂量足、疗程够,而效果不显的病例,应考虑抗生素选择是否合理、细菌是否耐药、有无产生菌群失调或二重感染如霉菌感染、机体是否严重衰弱、反应差等因素,从而影响抗菌效果。

（四）激素治疗

"早期、中小剂量、延长时间逐渐减量"应用糖皮质激素治疗急性肺损伤。在 ARDS 晚期或 ARDS 病情得不到改善时,肾上腺皮质激素的"营救治疗"往往能使肺功能得到快速的改善,这种改善可能源于激素的抗炎效应、减少毛细血管渗出和抑制肺纤维化的形成而在 COPD 等慢性呼吸衰竭的防治中,糖皮质激素可减轻气道病症,通畅气道及提高应激能力。

（五）一般支持治疗

增加营养,应注意给以高蛋白、高脂肪、低碳水化合物及适量多种维生素和微量元素的流质饮食,必要时鼻饲,其中碳水化合物 45%~50%、蛋白质 15%~20%、脂肪 30%~35% 循序渐进、先半量、渐增至理想需要量,必要时予静脉高营养,纠正水、电解质和酸碱失衡及其他并发症。

（六）监测病情变化

对重症患者需转入重症监护病房(ICU),集中人力物力积极抢救。测量血压、心率和血氧饱和度及液体出入量,必要时还应在肺动脉内放置 SwanGanz 导管监测肺动脉压及楔嵌压,一般楔嵌压应保持正常($0.67 \sim 1.00$kPa,即 $5 \sim 10$mmHg),不可超过 2.0kPa(15mmHg)。

（七）防治并发症

注意防治急性肺源性心脏病、肺性脑病、肾功能不全及消化道功能障碍的发生。特别要防治多器官功能障碍综合征(MODS)。

二、慢性呼吸衰竭

有慢性肺、胸部疾病患者,其呼吸功能逐渐损害,经过较长时间发展为呼吸衰竭。虽有缺氧,或伴有二氧化碳潴留,但通过机体代偿适应,仍保持一定的生活活动能力,称为代偿性慢性呼吸衰竭。一旦合并呼吸道感染等情况,病情急性加重,在短时间内出现 PaO_2 显著下降和(或)$PaCO_2$ 显著升高,称为慢性呼吸衰竭急性加重。

【病因】

同前一部分,常见于 COPD 患者。

【病理生理】

同前一部分。

【临床表现】

除引起慢性呼吸衰竭的原发疾病症状外,主要是缺氧和二氧化碳潴留所致的多脏器功能紊乱的表现。

1. 缺氧的典型表现为判断能力障碍及动作不稳,重者烦躁不安、神志恍惚、谵妄、昏迷而死亡。呼吸困难常见(但呼吸困难不一定代表呼吸衰竭存在)。可见发绀、心动过速、血压升高。亦可有心动过缓、血压下降甚至休克。伴肺心病者可见心律失常、右心衰,还可伴多脏器功能损害。

2. 高碳酸血症可致中枢神经系统紊乱。可见全身血管收缩和 CO_2 所致的局部血管扩张(如脑、皮肤)混合存在。还可有心动过速、出汗、血压升降不定、头痛、嗜睡、肌肉震颤、粗大的阵挛性抽搐动作和扑翼样震颤等。

3. 缺氧和二氧化碳潴留所致的中枢神经系统综合征称作肺性脑病。

4. 呼吸衰竭时还伴有血液、消化和泌尿系统症状以及电解质、酸碱失衡等。

【诊断】

根据患者呼吸系统慢性疾病,有缺氧和二氧化碳潴留的临床表现,结合有关体征,诊断并不困难。明确诊断有赖于血气分析。

鉴别诊断:应鉴别脑动脉硬化、梗死以及低钾、低钠、低渗透症等引起的神经精神症状。

【治疗】

1. 给氧:开始时应给以低流量氧(1~3L/min),以防 $PaCO_2$ 进一步升高,$PaCO_2$ 达到 6.67~8.0kPa(50~60mmHg)即可。定期行血气分析监测而调整给氧量(参考"氧疗"一章)。长期夜间氧疗(1~2L/min,每日 10 小时以上),对 COPD 导致的呼吸衰竭患者大有益处,有利于降低肺动脉压,减轻右心负荷,提高患者的生活质量和5年生存率。现在认为慢性呼吸衰竭患者每日吸氧时间应达到15小时以上才能达到有效的康复治疗作用。

2. 机械通气:经上述给氧疗效不佳而$PaCO_2$过高引起的酸血症明显时,应给以人工机械通气治疗。可选用BiPAP(双水平气道正压)型面(鼻)罩式机械通气,如仍不满意应行气管插管(甚至气管切开,但应严格掌握适应证),配合机械通气。具体方法参考第六十七章。

3. 抗感染:慢性呼吸衰竭时常伴有呼吸道感染,可根据痰培养和药物敏感试验或革兰染色确定细菌种类或按经验选用适当的抗生素,此外还应防止二重感染,特别是白色念珠菌感染。

4. 促使呼吸道分泌物排出:患者常因进水量不足而致痰不易咳出。一般祛痰药可试用,但效果不确切。可鼓励饮水或增加输液量以保证体液充足(但不能过量而增加心脏负担)。也可拍击背部助痰排出,酸中毒时禁用氯化铵制剂。

5. 支气管扩张剂的应用:大多数COPD患者呼吸衰竭时都可能伴有气道阻力升高,故皆应试用支气管扩张药物,如茶碱类、β_2受体激动剂,重者还应应用肾上腺皮质激素(参考第七章)。有报告认为抗胆碱能药物——溴化异丙托品(爱喘乐)吸入对COPD更好一些,但起效慢。

6. 纠正水、电解质紊乱和酸碱平衡失调:慢性呼吸衰竭时常可因护理不周致进食、进水不足,因肺性脑病或右心衰竭使用脱水剂过量或限制进水过严,可存在潜在或明显的失水情况。应认真记录出入水量以估计应补充多少水分。为了防止补液过多,应监测肺毛细血管楔嵌压。CO_2潴留可致呼吸性酸中毒,缺氧又可引起代谢性酸中毒,而机械通气过度可致呼吸性碱中毒,利尿或输碱性药物过度可引起代谢性碱中毒。在复杂的过程中甚至可出现三重酸碱失衡(参考第四十八章)。所以,呼吸衰竭时应适时监测血气分析和电解质,以便及时处理和调整治疗方案。据我国肺心病专业会议上的统计,最常见的电解质紊乱顺序为低氯、低钾、高钾、高钠、高钠、低镁、低磷、低钙等。即低的多,高的少,所以出现低渗透压的也多,应根据情况调整或补充。

7. 右心衰的治疗:呼吸衰竭出现右心衰时一般在给氧、休息和治疗基础病后,多可自行缓解,不需洋地黄类药物。如浮肿明显,特别又伴肺性脑病者可用利尿剂,但一般宜用缓慢的利尿药,如氢氯噻嗪(也可加用保钾的氨苯蝶啶)等。如伴有左心衰、肺水肿和肺性脑病时可用快速利尿剂,如呋塞米等。尿多时应注意补充电解质。必要时试用洋地黄类药物,一般用快速作用类,如毛花苷丙 0.2~0.4mg 静脉注射,或毒毛花苷 K 0.25mg 静脉注射(配以葡萄糖液稀释)。有关降肺动脉压的药物,不作为常规应用。

8. 呼吸兴奋剂的应用:当呼吸中枢兴奋性降低或抑制时,呼吸幅度变小、频率减慢,或有明显的二氧化碳潴留时,可给予呼吸兴奋剂。COPD 呼吸衰竭时,因支气管-肺病变、中枢反应性低下或呼吸肌疲劳而引起低通气者,此时应用呼吸兴奋剂并不能真正提高通气量,但对于有明显嗜睡状态者有一定益处,而对于神经传导与呼吸肌病变、肺炎、肺水肿和肺广泛间质纤维化所致的换气功能障碍者,则呼吸兴奋剂有弊无利,不宜使用。应用呼吸兴奋剂的前提是保持气道通畅和已解除气道痉挛,在氧疗的同时运用。常用尼可刹米,可先静脉推注 0.375~0.75g,然后以 1.875~3.75g 加入 500ml 液体中,按 25~30 滴/分钟静脉滴注,并观察意识、呼吸频率、幅度、节律及动脉血气变化以调节剂量。也可用洛贝林:静脉注射常用量:成人一次 3mg;极量:一次 6mg,一日 20mg,作用迅速但呼吸兴奋时间很短暂,一次给药其作用仅维持数分钟,常需持续给药。当Ⅱ型呼吸衰竭 PaO_2 接近正常或 pH 基本代偿时,应停止使用,以防止碱中毒。如经治疗病情未见好转,应中断使用呼吸兴奋剂,并说服患者和家属采用机械通气。

9. 镇静剂慎用:即使是地西泮类轻型镇静剂也有致死的报道,必须应用时要做机械通气的准备。

10. 其他

(1)补充足够的营养和热量。

(2)抗自由基药物:①维生素 E;②辅酶 Q_{10},10mg/d;③维生素 C;④肾上腺皮质激素;⑤过氧化物歧化酶(SOD);⑥中药类:如丹参、川芎嗪、参麦注射液等。

(3)抗膈肌疲劳药:参麦抗自由基类药物应用,参麦注射液40ml 稀释为 250ml,每日静脉滴注,2 小时内滴完,或氨茶碱0.25g/d,稀释为 100ml 静脉滴注。此两者有较肯定的增强呼吸肌的作用。

(4)呼吸肌的锻炼:恢复呼吸肌的功能是慢性呼吸衰竭康复治疗的重要内容。常用的方法是腹式呼吸。膈肌是呼吸运动的主要力量来源,承担约 70% 的呼吸功。腹式呼吸主要是帮助提高膈肌的功能。每日锻炼 3~5 次,持续时间因人而异,以不产生疲劳为宜。此外,全身运动,如步行、登楼梯、体操等均可增强全身肌肉力量,提高通气储备。

【呼吸衰竭的肺功能监护和康复治疗】

参考第四十六章、第七十三章。

【预防】

主要是原发疾病的防治。COPD 患者应防止受凉感冒,一旦有症状出现应及时就医。平时进行耐寒锻炼,中医药"扶正固本"、"冬病夏治"可能有一定辅助作用。

【预后】

COPD 患者一旦发生呼吸衰竭,预后不良。5 年生存率平均为 15% ~25% ,在家长期吸氧(每天 15 小时以上)可能延长生命和提高生活质量。

(赵建平 魏 双)

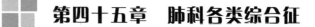

第四十五章　肺科各类综合征

一、急性肺损伤与急性呼吸窘迫综合征

急性肺损伤(acute lung injury,ALI)和急性呼吸窘迫综合征(acute respiratory distress syndrome,ARDS)是指由心源性以外的各种肺内、外致病因素导致的急性、进行性呼吸衰竭。ALI和ARDS具有性质相同的病理生理改变,都以肺顺应性降低、肺内分流增加以及通气/血流比例失调为主。ALI和ARDS是同一疾病过程的两个阶段,ARDS是严重的ALI。

【病因及高危因素】

(一)肺内因素

1. 吸入性肺损伤:如吸入胃内容物、烟雾、可卡因或腐蚀性气体等。

2. 肺炎:如细菌性肺炎、病毒性肺炎、真菌性肺炎等。

3. 溺水。

4. 高原性肺水肿。

5. 肺挫伤。

6. 放射性肺损伤。

(二)肺外因素

1. 神经系统病变:如蛛网膜下腔出血、创伤、缺氧、癫痫或颅内压升高等。

2. 革兰阳性或阴性细菌引起的感染中毒症。

3. 休克。

4. 非胸部创伤。

5. 烧伤。

6. 急性胰腺炎。

7. 尿毒症。

8. 糖尿病酮症酸中毒。

9. 白细胞凝集反应。

10. 弥散性血管内凝血。

11. 大量输血。

12. 体外循环。

13. 药物中毒:如镇痛药、抗肿瘤药、噻嗪类利尿药或乙酰水杨酸等。

14. 肺栓塞:如血栓栓塞、脂肪栓塞或空气栓塞等。

15. 妊娠。

16. 肿瘤扩散。

【病理】

ALI 和 ARDS 的主要病理变化为肺广泛性充血水肿和肺泡内透明膜形成。病理过程可分为三个阶段:渗出期、增生期和纤维化期,三个阶段常重叠存在。若合并肺部继发感染,可出现肺小脓肿等相应感染性炎症改变。病理机制主要为肺泡上皮和肺毛细血管内皮通透性增加所致的非心源性肺水肿。肺泡水肿、肺泡塌陷导致严重通气/血流比例失调,特别是肺内分流明显增加,从而产生严重的低氧血症。大量炎性介质,如炎症性细胞因子、过氧化物、白三烯、蛋白酶、血小板活化因子等,参与了肺损伤过程。

【临床表现】

ALI 和 ARDS 多在上述病因后 5 天内发生,约半数发生于24 小时内。

1. 症状:开始出现呼吸增快,并出现进行性加重的呼吸困难及发绀,常伴有烦躁、焦虑、出汗等。本病呼吸困难的特点是呼吸深快、费力、胸廓紧束感及憋气等,也就是呼吸窘迫。

2. 体征:早期体征无明显异常,也可在双肺底闻及少量细湿啰音。后期可闻及水泡音,有时可闻及管状呼吸音。

【实验室及其他检查】

1. X 线胸片:早期可无明显异常,或呈轻度间质性炎症改变,如肺纹理增多,边缘模糊。继之出现小片状阴影,进而出现散在大小不等的浓密斑片状影,可融合成大片毛玻璃样变化,以中下肺野及肺外带为主(心源性肺水肿则靠近肺门)。最后发展到两肺弥漫均匀密度增高影,心缘不清,即"白肺"样改变。也可伴有肺部感染的各种表现。并且胸腔积液、肺叶/肺塌陷或结节不能完全解释。如病情好转,阴影可完全吸收,有时可能留下一些纤维化改变。

2. 动脉血气分析:典型的改变为 PaO_2 降低, $PaCO_2$ 降低, pH 升高。目前临床上多用氧合指数,即 PaO_2/FiO_2(吸入氧浓度)来评价 ALI 和 ARDS 的血气。PaO_2/FiO_2 正常值为 400 ~ 500,ALI 时≤300,ARDS 时≤200。国外根据氧合状态对 ARDS 病情严重程度分级如下:轻度:PaO_2/FiO_2 = 201 ~ 300mmHg,且呼气末正压(PEEP)或持续气道正压(CPAP)≤5cm H_2O;中度:PaO_2/FiO_2 = 101 ~ 200mmHg,且 PEEP ≥5cmH_2O;重度:PaO_2/FiO_2 ≤100mmHg,且 PEEP≥10cm H_2O。如果海拔高于 1 000 米,校正因子应计算为 PaO_2/FiO_2×(大气压力/760)。

3. 床旁肺功能监测:ARDS 时肺顺应性降低,死腔通气比例(VD/VT)增加,一般无呼气流速受限。

4. 血流动力学监测:在床旁经静脉置入漂浮导管至肺动脉测定肺动脉楔压(PAWP),一般 ARDS<1.60kPa(12mmHg),而心源性肺水肿一般则>2.40kPa(18mmHg)。

【诊断】

中华医学会呼吸病学分会制定的最新诊断标准为:

1. 具有可引起 ALI 和 ARDS 的病因及高危因素(如前述)。

2. 急性起病、呼吸频数(>28 次/分)和(或)呼吸窘迫。

3. 低氧血症:氧合指数 ALI 时≤300,ARDS 时≤200。

4. 胸部 X 线征象:包括肺纹理增多,边缘模糊,斑片状阴影或大片阴影等肺间质或肺泡性病变。

5. PAWP≤2.40kPa(18mmHg),或临床上能除外心源性肺水肿。

具备以上 5 项者即可诊断为 ALI 或 ARDS。

【鉴别诊断】

需排除大片肺不张、自发性气胸、上气道阻塞、急性肺栓塞和心源性肺水肿等。重点应与心源性肺水肿相鉴别。心源性肺水肿一般有心血管病史，呼吸困难在卧位时加重，咳粉红色泡沫痰，湿啰音集中在肺底部，对利尿剂、强心剂、血管扩张剂等的疗效好；而 ARDS 则有前述病因及高危因素，呼吸困难与体位关系不大，多咳白色泡沫痰、湿啰音少而分布广泛且不固定，对利尿剂、强心剂、血管扩张剂等的治疗反应差。

【治疗】

1. 吸氧：对轻症患者尽快给予鼻导管或面罩给氧，或试用高频通气，一般均需高浓度给氧。多数患者需机械通气。

2. 机械通气：一旦诊断为 ARDS 应尽早进行机械通气。轻症患者可试用 BiPAP（双水平正压通气）型经面（鼻）罩通气。若无效或重症患者应尽快行气管插管或气管切开进行有创机械通气。目前，ARDS 的机械通气治疗采用肺保护性通气策略，主要措施为同步间歇指令通气（SIMV）加 PEEP（呼气终末正压）。一般采用低潮气量（$6 \sim 8ml/kg$），将吸气压控制在 $3.43kPa(35cmH_2O)$ 以下，可允许一定程度的 CO_2 潴留和呼吸性酸中毒（pH $7.25 \sim 7.35$），酸中毒严重时可适当补碱。PEEP 从 $0.490kPa(5cmH_2O)$ 开始逐渐增加至合适水平，但不超过 $7.77kPa(18cmH_2O)$，使 $PaO_2 > 8.00kPa(60mmHg)$ 而 $FiO_2 < 60\%$，注意对血容量不足的患者先补足血容量。根据病情变化还可进一步选择反比通气、俯卧位通气、压力释放通气（具体操作方法详见"机械通气"章）等，并可联用肺复张手法。

3. 液体管理：ARDS 时肺水肿严重，应合理限制液体入量，在血压稳定的前提下液体出入量宜轻度负平衡，也可用利尿剂促进水肿消退，必要时可监测 PAWP 使之保持在正常范围。早期宜输晶体溶液，不宜输胶体溶液。

4. 营养支持和监护：ARDS 时机体处于高代谢状态，应补足热量和营养（包括蛋白质、脂肪、维生素等），以全胃肠营养为主，静脉营养为辅。ARDS 患者应置于 RICU 中，监测生命体征、血氧饱和度、血气变化、电解质及酸碱平衡、心电图等。

5. 积极治疗原发病。

6. 控制感染:感染是 ARDS 死亡的最主要原因,应根据血培养或分泌物培养和药物敏感试验结果选用抗生素治疗。在培养结果出来之前可按经验选用广谱抗生素。

7. 其他治疗:糖皮质激素、肺泡表面活性物质替代治疗、吸入 NO 等可酌情使用。

【预后】

尽管目前 ARDS 的疗效有所提高,但其死亡率仍高达40% ~ 70%。

(熊维宁)

二、Hamman-Rich 综合征

参见第二十九章"特发性肺间质纤维化"。

(熊维宁)

三、Löffler 综合征

参见第二十五章"单纯性肺嗜酸粒细胞浸润症"。

(熊维宁)

四、Kartagener 综合征

Kartagener 综合征又称家族性支气管扩张。它是一种内脏转位、鼻窦炎和支气管扩张三者并存的先天性疾病。

【病因】

与遗传因素有关,或是胎儿期受到某种不利因素的影响,可能属先天性常染色体隐性遗传。

【临床表现】

本病多见于 10~21 岁青少年,无性别差异。咳嗽、咳痰多见,随年龄增长而加重,易并发肺炎、鼻炎、鼻窦炎(上颌窦炎、筛窦炎多见)和鼻息肉。本病常合并其他畸形,如鼻窦发育不全、乳突发育不全、耳聋、结肠冗长症、心脏先天性缺陷、肌萎缩侧索硬化症,偶可伴有无生育症、上肢及锁骨发育不全、视网膜炎、多指(趾)畸形等。

【诊断】

胸部 X 线片或高分辨 CT 可观察到支气管扩张,多呈柱状或囊状扩张,以双肺下叶多见。X 线摄片还可发现鼻窦炎、内脏转位等先天性缺陷即可诊断。

【治疗】

急性期控制肺部感染,积极治疗鼻窦炎。若支气管扩张为局限性可考虑手术治疗,做肺叶切除应先根治副鼻窦炎。其他异常详见各专科治疗。

【预后】

本病一般预后良好,如反复感染可使病变加重导致全身消耗和衰竭。

(熊维宁)

五、Meig 综合征

Meig 综合征又称为卵巢-腹水-胸腔积液综合征,即卵巢良性肿瘤如浆液性或黏液性囊腺瘤合并胸腔和(或)腹腔漏出液。若后者为恶性肿瘤所致则为假性 Meig 综合征。

【病因】

胸腔积液来源于腹水。腹水的产生机制有:肿瘤的血管扭转、受压或通透性增加;肿瘤形成囊肿使间质水肿明显,液体渗入腹腔;性激素增加等。

【临床诊断】

本病好发于 40~60 岁中老年妇女,即绝经后早期。有卵巢肿瘤、腹水及胸腔积液的相应症状和体征。单侧胸腔积液多见,右侧多见,为漏出液。

【治疗】

尽快手术切除卵巢肿瘤,术后胸腔积液、腹水即消失。术前若胸腔积液、腹水多有压迫症状时应先穿刺抽液。

(熊维宁)

六、Wegener 综合征

参见第二十六章"Wegener 肉芽肿病"。

(熊维宁)

七、Rosen-Gastleman-Liebow 综合征

参见第三十二章"肺泡蛋白沉积症"。

(熊维宁)

八、Behçet 综合征

参见第二十六章"白塞病"。

(熊维宁)

九、不动纤毛综合征

不动纤毛综合征(immotile cilia syndrome)是一种由纤毛结构缺陷引起多发性异常的遗传病。

【病因】

常染色体隐性遗传病。

【病理生理】

上、下呼吸道、耳咽管、脑、脊髓的室管膜、输卵管等处、精子尾部等皆有纤毛。当纤毛结构发生异常时其清除、运动功能障碍造成局部感染,或精子失去生育能力等。

【临床表现】

多在新生儿或婴儿期即发病,呼吸道感染、支气管扩张时有咳脓痰、咯血、呼吸困难等。慢性鼻炎、鼻窦炎时有脓鼻涕等,中耳炎时有鼓膜穿孔、流脓等。脑室管膜受损时有慢性头痛等。

还可有成年男子不育症及皮肤、消化道症状等。

【诊断】

根据临床表现和黏膜活组织检查即可确诊。

【鉴别诊断】

应与慢性呼吸道感染、支气管扩张以及与免疫缺陷有关的疾病相鉴别。

【治疗】

对继发感染进行治疗,应用抗生素和祛痰药。病灶局限者可考虑手术切除。

(熊维宁)

十、汗-许-克综合征

汗-许-克综合征(Hand–Schuller–Christran)见第三十一章。

(熊维宁)

十一、莱-西综合征

莱-西综合征(Letter-Swie syndrome)见第三十一章。

(熊维宁)

十二、泰齐综合征

泰齐综合征(Tietze syndrome)又称肋软骨交界部综合征(chondrocostal junction syndrom)。

【病因】

上呼吸道感染引起咳嗽,使关节面和韧带产生极微小的损伤,胸骨韧带有炎症性缩短,使肋软骨突出。

【病理】

多数病理上无明显改变,有时可见软骨骨膜呈纤维性增厚或软骨组织增生。

【诊断】

好发于年轻女性,左侧第2肋软骨处疼痛且逐渐加重,局部隆起,有触痛。少数为第2、3肋软骨受累,其他肋软骨几乎不发病。多数单发,双侧病变极少。皮肤无急性炎症反应。极少有全身症状。2~3个月后可自行缓解。

【鉴别诊断】

应与结核、肿瘤等相鉴别。

【治疗】

肾上腺皮质激素口服反应极好。轻症也可服吲哚美辛类止痛,或使用中药活血化瘀制剂。局部可注射0.25%普鲁卡因或加用泼尼松龙。必要时可试用理疗。

【预后】

良好,大多3~6个月内可自愈。罕有需要切除受累肋骨的。

(熊维宁)

十三、潘 综 合 征

潘综合征(Poncet syndrome)又称结核性过敏性关节炎或结核性风湿症,系结核杆菌引起的过敏性关节滑膜炎症。

【病因】

系结核杆菌引起机体的变态反应在关节处的表现。

【病理】

主要表现为滑膜炎与关节渗出,不波及骨骼。

【诊断】

多见于青少年。急性期可有低热、乏力等结核毒性症状，也可伴皮肤结节性红斑。关节痛为多发性游走性，活动时加重，甚至与气候变化有关。局部可有红、肿、热、痛等现象，但无关节强直和畸形。其症状可时好时坏，呈周期性。诊断要点为：①肺或其他脏器有结核病灶；②有多发性关节症状，抗风湿治疗无效，而抗结核治疗有效；③结核菌素试验阳性；④关节 X 线摄片无骨质破坏。

【治疗】

抗结核药物治疗（参见第十五章）。症状严重者可短期应用肾上腺皮质激素。

（熊维宁）

十四、Nozelof 综合征

Nozelof 综合征系 T 淋巴细胞免疫缺陷伴随胸腺发育不全。免疫球蛋白值可正常或升高。有的伴有一种或多种免疫球蛋白选择性缺陷，即使免疫球蛋白浓度正常，特异性抗体反应常受累及。

【病因】

常染色体隐性遗传的原发性免疫缺陷病。

【病理】

胸腺发育不良，淋巴结及脾脏依赖区缺乏淋巴组织。

【诊断】

多于婴幼儿时起反复发生感染性疾病，如肺炎、白色念珠菌症、病毒、革兰阴性杆菌、铜绿假单胞菌、卡氏肺孢子虫、非结核性分枝杆菌感染等。口腔鹅口疮、发热、消化不良等可致患儿发育不良。还可有扁桃体发育不良。实验室可见淋巴细胞明显减少，血清 IgG、IgM、IgA 总量可正常，但个别成分可增多或减少，且抗体形成有缺陷。对各种抗原的皮肤迟发过敏试验不反应（如结核菌素等）。植物血凝素、异体细胞抗原等均不易促成患者淋巴细胞转化。X 线检查看不到胸腺,淋巴结活检见胸腺依赖区发育低下。

【鉴别诊断】

本病系 DiGeorge 综合征的一个类型,但无该综合征的先天性畸形。

【治疗】

补充免疫球蛋白、转移因子,胸腺移植可临时有效,如能行骨髓移植可能有持久的疗效。有感染时给以相应的治疗。

【预后】

多因严重感染不能控制于 1～2 年内死亡,少数可生存数年以上。

(熊维宁)

十五、通气不足综合征

通气不足综合征或低通气综合征(hypoventilation syndrome)表现为动脉血二氧化碳分压($PaCO_2$)高于正常范围,但临床上有意义的通气不足综合征其 $PaCO_2$ 一般高于 6.67kPa(50mmHg),急性起病者见第四十四章"急性呼吸衰竭"。本节主要涉及慢性通气不足综合征。通气不足的病因很多(见第四十四章)。通气不足综合征主要包括:①原发性肺泡通气不足;②呼吸性神经肌肉系统疾病;③肥胖-通气不足综合征;④睡眠呼吸暂停综合征(见本章"二十二、睡眠呼吸暂停综合征")。现将①～③分述如下:

(一)原发性肺泡通气不足

本病原因未明,其特征是慢性缺氧和高碳酸血症,而找不到神经肌肉疾病或通气机械运动方面的原因。可能与代谢性呼吸控制系统缺陷有关。起病潜隐,常于应用镇静剂后出现严重呼吸抑制才引起注意。神志淡漠、疲劳、嗜睡、头痛,重者出现发绀、肺动脉高压、肺心病等。尽管血气分析明显异常,患者可不感到气急,可能与化学感受器不敏感或通气驱动力障碍有关。经数月、数年而死亡。

【诊断】

根据上述典型表现,找不到病因,多次血气分析异常,患者呼吸屏气长时间而不感已呼吸停止即可诊断。如睡眠后频繁出现中枢性呼吸浅慢或暂停又称为 Ondine 灾难。

【鉴别诊断】

认真排除脑干或自主神经功能异常。

【治疗】

给氧,采用呼吸兴奋剂较好,必要时行膈肌电起搏或机械通气治疗。

(二)呼吸性神经肌肉系统疾病

原发性脊髓或管理呼吸的周围神经和肌肉疾病可引起通气不足。起病缓慢,可因某种原因(如气道阻塞)而致呼吸衰竭。膈肌无力疲劳时(见第四十二章)可见胸、腹部呼吸矛盾运动征象,应治疗原发病。对症治疗为给氧和呼吸兴奋剂。膈神经受累时不宜用膈肌电起搏。

(三)肥胖-通气不足综合征

高度肥胖时胸壁顺应性减低,呼吸负荷增加,特别是卧位时功能残气明显减少。常见肺底通气不足。只有加大呼吸驱动力以维持 $PaCO_2$ 正常。部分患者严重时可引起Ⅱ型呼吸衰竭、肺动脉高压、右心衰竭。若白天嗜睡,则称 Pick Wickian 综合征,可出现阻塞性睡眠呼吸暂停,治疗措施主要是减肥,其他参考本章第二部分。

十六、鼻窦支气管综合征

鼻窦支气管综合征(Mounier-Kuhn syndrome)是指慢性鼻窦炎同时合并有慢性支气管炎、支气管扩张症。可参考本章不动纤毛综合征。

(熊维宁)

十七、蜂窝肺综合征

蜂窝肺综合征(honey comb lung syndrome)是指肺内有多个肉眼可见的小囊肿样结构。多在 X 线胸片上被发现,直径约数毫米不等,常见于各种弥漫性间质性肺病,如特发性弥漫性肺间质纤维化或继发性间质性肺病,其诊治可参考第二十九章。

(熊维宁)

十八、Caplan 综合征

Caplan 综合征又名类风湿性尘肺症(rheumatoid pneumoconiosis),为类风湿关节炎在肺部的表现,血清学检查阳性与典型的进行性广泛的纤维化相伴出现。其发病与免疫损伤有关。多见于矿工尘肺患者。血沉增快,类风湿因子阳性,血清抗核抗体可阳性,免疫球蛋白增高。胸片上见广泛的结节影和大片纤维化特征。也可有空洞形成,以后可收缩、钙化。患者可出现呼吸困难、咳嗽、咳黑色痰,重者可并发肺心病。具体防治参考第二十一章。

(熊维宁)

十九、Marie-Bamberger 综合征

Marie-Bamberger 综合征又称肥大性肺性骨关节病。大多继发于慢性病,如肿瘤、支气管扩张,极少数患者有遗传因素或为自发性,也可能与心、肝或胃肠道病有关。总之,发病原因不明。表现为全身性肥大性骨关节病、杵状指,也可伴长骨远端骨膜增生、炎症等。治疗无特异方法,如为肺癌所致,切除肺癌后可缓解。

(熊维宁)

二十、通气过度综合征

通气过度综合征或高通气综合征（hyperventilation syndrome）是由于通气过度超过生理代谢所需而引起的一组综合征。其特征是临床症状可由过度通气激发试验复制出来。本综合征的概念包括三个含义：有躯体症状；有可以导致过度通气的呼吸调节异常；躯体症状与过度通气之间存在因果联系。

【病因】

可见于各种低氧血症、肺部疾病、心血管疾病、代谢性疾病、神经精神性疾病以及发热、败血症、疼痛、妊娠或由药物引起等。

【病理生理】

通气过度综合征除原发病的病理生理变化外，皆伴气急，但不一定感到气短。过度通气时常伴呼吸驱动力、肌肉做功和每分钟通气量增加。由于 $PaCO_2$ 下降而导致呼吸性碱中毒。

【临床表现】

本病多见于 25 岁左右年轻女性，患者可出现呼吸加深加快、呼吸困难、胸闷、胸痛、心动过速，并伴四肢末端、颜面、口周有麻木等异样感觉。此外，还可有头晕、头痛、腹痛、呕吐、腹泻、视力障碍等。重症者手足搐搦、强直性痉挛甚至癫痫样发作，意识模糊甚至丧失等。有时与原发病的症状混在一起而难以区别。

【诊断】

诊断标准为：第一，有典型的症状和动脉血气分析结果，Nijmegen 症状学问卷积分达到或超过 23；第二，过度通气激发试验阳性；第三，发病前有精神创伤史或过度劳累、精神紧张或应激等心因性诱因。符合以上三个条件可诊断为典型通气过度综合征；符合第三条，仅部分满足前两条诊断为可疑通气过度综合征；三个条件均不符合可除外通气过度综合征。

【治疗】

主要是原发病的治疗，特别是癔症患者经暗示治疗可立竿见影。急性期可嘱患者向一100~200ml的纸袋或纸筒中重复呼吸,使吸入气体中CO_2提高而减轻症状,必要时给予面罩重复呼吸。对不明原因的通气过度综合征可采用腹式呼吸训练疗法。

(熊维宁)

二十一、Churg-Strauss 综合征

Churg-Strauss 综合征的特点是广泛性肺血管炎和上皮肉芽肿形成,临床上常有发热和嗜酸粒细胞增多。现称为过敏性肉芽肿性血管炎。

【病因】

病因不明。主要由Ⅲ或Ⅳ型变态反应引起。

【病理】

主要为组织嗜酸粒细胞浸润、小动脉和小静脉的坏死性血管炎和血管外的肉芽肿病变。病理过程分为变性期、炎症期、肉芽肿形成期和纤维化期。

【诊断】

多见于中年男性,既往无哮喘病史而突然出现哮喘样发作,伴有不规则发热、消瘦、贫血、过敏性鼻炎、关节痛、肌肉痛等,也可伴有紫癜、红斑、结节等皮肤表现和腹痛等消化道症状。实验室检查可见血沉增快、血嗜酸粒细胞增多及 IgE 升高。胸片上病变大小不一,可呈结节状或弥漫性浸润,也可呈肺炎样阴影。根据这些表现应考虑本病的可能。确诊依赖于肺活检。胃肠道和皮肤活检也有诊断意义。

【治疗】

泼尼松 40~60mg/d,直至症状消失、血沉正常后逐渐减量。也可试用免疫抑制剂和对症治疗。

(熊维宁　王正云)

二十二、睡眠呼吸暂停综合征

【概述】

睡眠呼吸暂停综合征(sleep apnea syndrome,SAS)是指各种原因导致睡眠状态下反复出现呼吸暂停,引起低氧血症、高碳酸血症、睡眠中断,从而使机体发生一系列病理生理改变的临床综合征。成年人中患病率为 2%～4%,老年人更常见。长期 SAS 可造成多个系统功能损害,除可导致或加重呼吸衰竭外,还是脑血管意外、心肌梗死、高血压病的危险因素,应尽早治疗。

【分型及病因】

(一)阻塞型睡眠呼吸暂停(obstructive sleep apnea,OSA)

由于上呼吸道阻塞,腹壁肌和膈肌虽出现持续性运动,但鼻腔、口腔却无有效的气流通过。阻塞性呼吸暂停主要发生于上气道狭窄或阻力增大时,临床上可见于下列情况:①鼻腔阻力增加:如过敏性鼻炎、鼻中隔弯曲、鼻息肉等;②口、咽部病变:腺样体增殖、咽壁肥厚、扁桃腺肥大、腭垂过长或肥大、巨舌症等;③喉部的异常如会厌水肿、声带麻痹等;④某些先天性颌面部发育畸形:如先天性或获得性小颌畸形等;⑤全身性疾病:如肢端肥大症引起舌体增大,甲状腺功能减退所致的黏液性水肿,女性绝经期后的内分泌紊乱以及肥胖症等,均易导致 OSA。

(二)中枢型睡眠呼吸暂停(central sleep apnea,CSA)

呼吸气流与膈肌运动均出现暂停,测量时,口、鼻腔均测不出气流,亦记录不到胸腹部运动,不伴有明显鼾声。病理性中枢性睡眠呼吸暂停可见于多种疾患:①神经系统病变:脊髓前侧切断术、血管栓塞或变性病变引起的双侧后侧脊髓的病变;②自主神经的功能异常:如家族性自主神经异常、胰岛素相关的糖尿病;③肌肉病变:如膈肌病变、肌强直性营养不良、肌病等;④某些肥胖者、慢性充血性心力衰竭;⑤部分阻塞性呼吸暂停综合征患者行气管切开或腭垂腭咽成形术后。

【发病机制】

(一)阻塞性睡眠呼吸暂停

睡眠时上气道狭窄、软组织松弛、舌根后置等,在吸气时胸腔负压的作用下,软腭、舌根坠入咽腔紧贴咽后壁,造成上气道阻塞,是导致阻塞性睡眠呼吸暂停的主要原因,但其具体机制目前仍不十分清楚。

(二)中枢性睡眠呼吸暂停

中枢性睡眠呼吸暂停的发生机制不是很清楚,下列因素均可能参与发病:①由醒觉转入睡眠时,呼吸中枢对各种不同的呼吸刺激(如对高碳酸血症、低氧血症、肺牵张反射、胸壁和上气道的机械受体和呼吸运动的阻力负荷等)的反应性减低,尤以在快速眼动睡眠期明显。②中枢神经系统对低氧血症和其他病理状态下引起的呼吸反馈控制的不稳定。③呼气与吸气转换机制异常等。

【临床表现】

OSA 较为常见,主要临床表现如下:

1. 打鼾:最常见、最典型的症状之一是打鼾,一般来说鼾声越响标志着气道狭窄越明显,但睡眠呼吸暂停综合征患者的鼾声不同于普通的打鼾者。这类患者的鼾声响亮而不规律,时断时续,声音忽高忽低。

2. 白天嗜睡:即白天不分时间、不分地点和不可抑制地打瞌睡,甚至在开会、看书、听课时也会不由自主地进入梦乡,病情严重者在与别人谈话时都会不自觉地酣然入睡。患者还会自觉疲劳,记忆力减退,激动易怒等表现。

3. 呼吸系统:反复呼吸暂停可导致低氧血症和高碳酸血症,严重者出现呼吸衰竭,长期发作可导致肺动脉高压,部分患者可诱发慢性肺源性心脏病。

4. 心血管系统表现:反复呼吸暂停患者易并发高血压病,同时可出现各种心律失常尤其是心动过缓、心动过速或室性早搏,此外还易诱发冠心病。

5. 血液系统:长期低氧血症可刺激肾脏、分泌促红细胞生成素、循环血中红细胞增加,引起继发性红细胞增多症,导致血黏度增加,影响血流速度与循环功能。

6. 神经系统:由于缺氧和循环障碍,神经系统特别是中枢神经系统可受到损害,出现头胀、头痛、头晕、耳鸣等症状,还可引起智力减退、记忆力下降等。部分患者可诱发脑血管疾病。

7. 泌尿系统:可出现夜尿增多,肾脏浓缩稀释功能下降,男性可出现性功能下降。

相对于 OSA,CSA 在临床上较少见,它与 OSA 临床表现各具特点(表 45-1)。

表 45-1　CAS 和 OSA 的临床表现特点

中枢型	阻塞型
正常体型	多数肥胖
失眠,嗜睡少见	困倦,白天嗜睡
睡眠时经常醒觉	睡眠时很少醒觉
打鼾轻度、间歇性	打鼾鼾声很大
轻微性功能障碍	性功能障碍

【诊断】

(一)临床诊断

睡眠时打鼾,白天嗜睡,入睡后观察 15 分钟以上受试者出现暂停呼吸 10 秒以上,可作推测性诊断。

(二)初筛

可用简易初筛仪测量患者睡眠时口、鼻气流及血氧饱和度。患者口鼻气流停止,血氧饱和度下降呈周期性变化。

(三)确诊

患者如有白天嗜睡,夜间打鼾病史,结合多导睡眠图检查(PSG),当睡眠呼吸紊乱指数 ≥5 时,就可做出诊断。按 AHI 及血氧饱和度(SaO_2)下降的程度将病情分为 3 级:轻度 $5 < AHI \leq 15$ 次/分及 $SaO_2 \geq 86\%$;中度:16 次/分 $\leq AHI \leq 30$ 次/分及 $80\% \leq SaO_2 \leq 85\%$;重度:$AHI > 30$ 次/分及 $SaO_2 \leq 79\%$。

(四)病因诊断

通过鼻咽镜、X线、CT、MRI等手段,可了解上气道有无解剖结构异常所致上气道狭窄、阻塞,并注意有无甲状腺功能低下等病症。

【治疗】

(一)阻塞性睡眠呼吸暂停综合征(OSAS)

1. 治疗与OSAS有关的基础疾病:如对于肥胖症患者可采取减肥治疗,如当体重减轻5%~10%以上,可明显减少夜间呼吸暂停次数、提高血氧饱和度、改善白天嗜睡等症状。原发性甲状腺功能减低症合并睡眠呼吸暂停患者,予以补充甲状腺素治疗后,睡眠呼吸暂停可显著改善或完全消失。肢端肥大症患者经手术切除垂体肿瘤或服用抑制生长激素药物治疗后,睡眠呼吸暂停也有不同程度的改善。

2. 药物治疗:现在还没有针对OSAS的特效药物,如伴有上气道阻塞的患者可使用降低上气道阻力药物,如鼻塞的患者睡前用血管收缩剂如麻黄素等滴鼻。上呼吸道感染或急慢性扁桃体炎者要及时控制,以减低上呼吸道阻力及吸气时咽部负压,改善症状。

3. 氧气治疗:单纯经鼻吸氧并不能明显改善OSA的夜间低氧,且可缓解低氧对呼吸中枢的刺激,延长呼吸暂停的时间。

4. 无创通气

(1)经鼻持续气道正压通气(CPAP):现已成为治疗SAS的首选治疗措施,尤对中、重度OSAS或合并有高碳酸血症性呼吸衰竭的患者,治疗时可使上气道保持通畅,消除呼吸暂停,氧分压升高,二氧化碳分压降低,睡眠结构改善及降低血压及肺动脉高压,具有无创、高效、可携机回家长期治疗,改善呼吸调节功能等优点。

(2)自动调节持续气道内正压通气(Auto-CPAP):睡眠时上气道阻力受多种因素影响,包括:体位、睡眠时相、使用镇静剂等。Auto-CPAP能够根据反馈的压力、流速或鼾声等变化而自行调整压力,提高患者的舒适程度,改善长期治疗的依从性。

(3)双水平气道正压通气(BiPAP):BiPAP通气机吸气、呼气正压可分别调节,同步性能好,患者较 CPAP 治疗易于接受,可用于辅助通气,也可用于控制通气,但是,价格远较 CPAP 治疗机昂贵。适用于不能耐受 CPAP 或合并有 COPD、肥胖低通气的患者。

5. 手术治疗

(1)腭垂软腭咽成形术(UPPP):是治疗 OSAS 的有效方法,此法经口摘除扁桃体,切除部分扁桃体的前后弓、部分软腭后缘,包括腭垂,增大口咽和鼻咽入口直径、减少腭咽括约肌的容积,以防止睡眠时的上气道阻塞。如果对适应证不加选择的手术效果较差,AHI 减少到 50% 的有效率不足 50%。

激光辅助腭垂腭咽成形术适于腭垂粗长、软腭低、非肥胖的单纯打鼾或轻度 OSAS 患者。

低温等离子射频是软组织微创手术的一项新技术,可用于治疗非肥胖的单纯打鼾或轻、中度 OSAS 患者。

(2)下颌骨前移术:据统计,OSAS 的患者有 0.6% 有不同程度的下颌畸形。因为手术较大,患者多不易接受。

(3)气管造口术:对严重的 OSAS 伴严重的低氧血症,导致昏迷、肺心病心衰或心律紊乱的患者,实行气管切开保留导管术,是防止上气道阻塞、解除致命性窒息最有效的措施;也可用于拟行 UPPP 的严重 OSAS 患者。主要缺点是长期保留导管会造成患者的心理负担以及气管切口周围及下呼吸道的感染。

6. 其他开放气道措施

(1)齿用器具(阻鼾器):可以在夜间配戴来改变舌根和下颌的位置,从而减轻 OSAS 患者的疾病程度。这些器具中有的可以抬高软腭,有的可以将舌根向前推,有的可以将下腭向前推。这些器具具有使用方便,并发症少,价格低廉的优点,其缺点是患者不舒服,50% 以上不能耐受。

(2)鼻咽气道:使用一个不带套囊的鼻咽导管,经鼻插入达会厌上 5mm,导管绕过阻塞的口咽作为气流的通道,主要用于等待行上气道外科手术而又不能接受 CPAP 治疗的患者。

7. 其他辅助治疗措施:OSAS 患者常易罹患高血压、心、脑血管疾患,除对上述疾患予以相应的治疗外,还应戒烟、睡前勿饱食、不饮酒,尽量侧卧位、勿服安眠药等。

(二)中枢性睡眠呼吸暂停

1. 应查找发病原因,积极治疗原发病。

2. 无创正压通气治疗:选用双水平气道内正压通气(BiPAP)S/T 模式可显著改善患者睡眠时症状和低氧血症。经在睡眠时压力滴定后,可携机回家长期应用。

3. 吸氧:可消除或减少中枢性睡眠呼吸暂停及其相应的低氧血症。

4. 药物治疗:茶碱(theophylline)可以兴奋呼吸中枢,对脑干损害引起的睡眠呼吸暂停可能有效。乙酰唑胺(acetaylamine)125~250mg,2~4 次/日,1~2 周,个别报告亦可减少中枢性睡眠呼吸暂停。抗抑郁药普罗替林(protriptyline),可抑制快速眼动睡眠,从而改善低氧。长期治疗应注意避免药物的不良作用。

5. 其他治疗方法:体外膈肌起搏可用于因膈肌瘫痪或疲劳而引起呼吸暂停的患者。

总之,SAS 是临床上常见病症,睡眠时反复的呼吸暂停引起频繁低氧和二氧化碳潴留,导致神经调节功能失调、内分泌紊乱及血流动力学改变,造成多系统多器官损害,严重时可导致患者猝死。及时明确诊断和有效治疗,可以显著改善预后。

(刘辉国 刘 旭)

二十三、肺出血肾炎综合征

肺出血肾炎综合征(Goodpasture syndrome)是以突发性肺出血伴有其他肺部症状,同时合并进行性肾小球肾炎和贫血以致发生尿毒症和呼吸功能衰竭为特征的病症,好发于青中年男性。

【病因】

肺出血肾炎综合征可能是由于多种病因引起的一种自身

免疫性疾病,如吸入某种化学物质,或肺部病毒感染,使机体同时产生抗肺泡、肾小球基底膜抗体(抗 GBM 抗体),循环抗GBM 抗体与 GBM 和肺泡基底膜上暴露的Ⅳ型胶原 α_3 链羧基端球形非胶原区(NCI)的位点结合,激活补体链接反应,引起多形核白细胞和单核细胞浸润。动物实验证实循环抗 GBM 抗体可通过于 GBM 直接结合或激活补体产生趋化因子,吸引中性粒细胞或巨噬细胞,释放一些有害物质而引起肺肾损害。但目前对于抗 GBM 抗体是如何产生的尚不明确。

【病理】

肺体积增大,呈斑片状红棕色。镜检:肺泡毛细血管基底膜破裂、溶解,肺间质和肺泡内出血。肺泡隔膜增厚、间质纤维化、多形核细胞浸润。双肾体积增大,色苍白,软,表面有出血点。镜检:皮质下点状出血,上皮细胞增生,呈急性增生性肾小球肾炎,为抗基底膜抗体及补体在肾小球基底膜沉积的结果。病变发展,肾小球进行性纤维化,新月体形成。

【诊断】

(一)临床表现

1. 肺部表现:咯血是最常见的肾外表现,也可为本病的首发症状,见于 72%~94% 患者。咯血的严重程度不等,从痰中带血到大量咯血不止,严重时危及生命,窒息死亡。50%~80% 患者在肾病发生前几个月或几年已有发作性咯血等肺部改变,痰中可见很多含铁血黄素细胞。咳嗽,呼吸困难,肺部啰音常见。

2. 肾脏表现:常见镜下血尿,病情迅速进展时可有肉眼血尿及红细胞管型,伴有中等量蛋白尿,血肌酐升高,往往在几天或几周内肾功能进行性恶化。大量蛋白尿及肾病综合征少见。

部分患者有轻度血压升高。疾病后期可出现少尿,往往提示预后不佳。

3. 全身症状:乏力,体重下降,贫血比较常见,贫血程度与咯血及肾功能受损程度不一致,常更为严重。另外,也常见发热,常为肺部出血吸收热,但应警惕肺部继发感染。

（二）实验室检查

尿中可见蛋白质,尿沉渣有红白细胞管型。78%~100%有血红蛋白下降,贫血常呈小细胞低色素缺铁性。50%~90%患者血清肌酐升高。痰检可发现含铁血黄素细胞。

（三）特殊检查

(1)X线检查:胸部X线呈肺间质、肺泡和肺门浸润,时显时消的斑片状浸润。同时可见有纤细的不规划的条索状阴影。随病程延长,病变越加明显。

(2)肾脏病理改变为新月体肾炎,血中抗GBM抗体阳性。

(3)诊断根据血清中抗GBM抗体出现,结合临床做出诊断。有时还要靠活体组织检查才能确认。

（四）诊断标准

1976年,Teichman提出的诊断标准为:①反复咯血;②血尿、管型尿等肾小球肾炎样改变;③小细胞、低色素性贫血,用铁剂治疗有效;④肺内有吸收迅速的游走性斑点状浸润影;⑤痰中可发现有含铁血黄素的巨噬细胞(以上表现提示诊断);⑥血中存在抗肾小球基底膜抗体;⑦肾脏或肺活检,于肾小球或肺泡囊基底膜有免疫球蛋白沉着,且呈线状排列。

（五）鉴别诊断

本征需与尿毒症性肺炎、急性肾炎并肺水肿、Wegener肉芽肿病、系统性红斑狼疮、结节性多动脉炎、充血性心力衰竭和肾静脉血栓形成致肺梗死以及继发性含铁血黄素沉着症、过敏性紫癜等相鉴别。这些疾病缺少肺肾综合征的临床、病理学和免疫特征的诊断标志,肺与肾共同受累是本病的突出表现(详见有关章节)。

【治疗】

本病可以急速发展致命,所以需要尽快早期诊断和治疗。大剂量肾上腺皮质激素冲击疗法是主要治疗方法,如用甲泼尼龙(methylprednisolone)30mg/kg,20分钟滴完,隔日1次,共3次;继而用口服泼尼松2mg/(kg·d)数月,可缓解症状,但只能延长平均寿命约半年。也可并用环磷酰胺(cyclophosphamide)

1mg/(kg·d),出现尿毒症可行血液透析,大咯血患者除使用止血药物外应给予输血,可补铁剂,抗生素治疗仅用于有感染者。有条件时可试用血浆置换疗法,效果良好,也可行肾切除和肾移植等。

【预后】

在患者尚未出现少尿,血肌酐<530μmol/L时开始治疗,预后可能较好。临床已出现少尿,肾穿刺显示大量肾小球硬化和新月体形成则预后不良。

(熊维宁)

二十四、Marfan 综合征

Marfan 综合征(Marfan syndrome,MFS)的特点是指(趾)细长和全身管状骨过长,常伴有肌肉营养不良,韧带松弛及脊柱侧弯以及视力障碍或晶状体移位,部分并发先天性心脏病,可并发肺损害,主要是自发性气胸,也可并发肺大疱、支气管扩张和肺部感染。有明显的家族性。

【病因】

MFS 是一种常染色体显性遗传的全身性结缔组织疾病,发病率为 0.02%～0.03%。近年来的研究证实,MSF 是 FBN1 突变导致 Fib-1 结构和功能改变引起的遗传性疾病。

【诊断】

(一)临床表现

1. 骨的异常:蜘蛛足样指(趾),身高而细,双臂侧平伸时,两侧中指最大距离大于身高,下部大于上部。脸狭长、颧骨较高,有鸡胸、凹陷胸、脊柱侧弯和后弯,韧带和关节松弛,肌张力明显减低,关节过度伸展,腕部征阳性。

2. 眼的异常:常见的有晶状体脱位或半脱位,还有青光眼、斜视、严重近视、自发性视网膜脱离等。

3. 心血管异常:如升主动脉近端弥漫性扩张、房间隔缺损、室间隔缺损、动脉导管未闭等。

4. X 线表现:骨骼系统骨质较疏松,四肢骨细长。

5. 肺部表现主要是自发性气胸(男多于女,单侧或双侧皆有),支气管扩张和肺感染等。

(二)诊断标准

根据上述典型的表现,诊断不难做出,如仅有部分症状,而家系中有典型患者时,也可做出诊断。

【治疗】

本病主要是对症处理,手术治疗在研究中,并发气胸、支气管扩张或肺部感染时参考有关章节。

【预后】

预后较差,平均寿命明显低于正常人群,80% ~ 90% 患者死于心血管并发症——主动脉夹层动脉瘤破裂和充血性心力衰竭。女性患者应避孕。

(熊维宁)

二十五、Pancoast 综合征

Pancoast 综合征(Pancoast syndrome)系指患者发生肺尖部肿瘤,侵犯臂神经丛和局部组织,引起患侧肩、前胸、上臂和手的持续顽固性剧痛,或伴同侧 Horner 综合征(同侧瞳孔缩小、上睑下垂、眼球下陷和额部少汗)。

【病因】

最常见的病因是肺癌,其次为其他肿瘤,如颈部原发癌、甲状腺癌、胸膜间皮瘤、乳腺癌、食管癌等。肺癌中以鳞癌为最多见。

【诊断】

1. 临床表现:发病年龄一般较大,右侧病变比左侧稍多。表现为病侧肩、前胸、肩胛骨部、上臂、颈、腋部、手持续顽固性剧痛,进行性加剧,需要麻醉性止痛剂方可缓解。当侵犯颈部交感神经和星状神经节时,可出现同侧的 Horner 综合征。

2. 特殊检查:X 线胸片于病侧肺尖部可见一致密的块影,

周围骨组织可有侵犯、破坏的现象。患者出现上述典型病征，即可考虑本征的可能，当临床出现这一征象时，应进一步寻找病因，结合胸片、CT等检查明确肿瘤类型。

【治疗】

参考肿瘤治疗章节，必要时可行放射治疗或化学药物治疗。疼痛剧烈时可给予吗啡类药物止痛，药物治疗疗效欠佳时可行第1、2胸神经切除等姑息性手术处理。

【预后】

不良，常由于广泛转移或恶病质而死亡。

（熊维宁）

二十六、肺中叶综合征

肺中叶综合征(middle lobe syndrome)又称 Brock 综合征或 Graham-Burford-Mayer 综合征，是指由于支气管管外肿大的淋巴结压迫阻塞，引起右肺中叶(或左肺舌叶)肺不张、肺叶缩小，或并发炎症实变。单纯性炎症等引起的肺中叶收缩性不张不属此综合征。

【病因】

由于右中叶(或左舌叶)的支气管细长，且与主支气管成锐角，易发生炎症和阻塞，以及中叶支气管肺门部周围有三组淋巴结与之相邻，且汇集右肺和左肺2/3的淋巴液，因此，受累肿大的机会较多，易压迫中叶支气管而导致本征。引起本征的病因依次为：肺部炎症、恶性肿瘤、结核和支气管扩张。其他如结节病、错构瘤、异物阻塞等。

【病理】

阻塞的右肺叶容积缩小，阻塞远端可伴发肺炎或纤维组织增生。阻塞的支气管可见炎症、变形、扩张或肿瘤等相应的病理改变。

【诊断】

1. 临床表现：可有反复咳嗽、咳痰，有时伴有咯血或发热。

右前中胸部浊音、呼吸音减弱,右胸前有时可闻少许湿啰音。

2. 特殊检查

(1)X线:右侧位胸片可见中叶区三角形密度增高阴影,中叶容积缩小。

(2)纤维支气管镜及断层或CT检查可发现肺门淋巴结及支气管狭窄、肿瘤阻塞等。

【治疗】

根据不同的病因行针对性治疗。肿瘤所致者应早期手术切除或放射治疗。如为结核或炎症,应抗结核或抗感染治疗。通过纤维支气管镜冲洗以及局部给药,对黏液、脓栓所致阻塞可解除阻塞而起治疗作用。

【预后】

预后好坏取决于病因。

(熊维宁)

二十七、咳嗽晕厥综合征

咳嗽晕厥综合征(cough syncope syndrome, CSS)指由于剧咳引起的一过性意识丧失的临床综合征,发生后多能自行醒转而无后遗症。但易因摔倒而受伤,因此,对其应及时做出诊断和治疗,以减少其并发症。

【病因】

该综合征多见于患慢性呼吸道疾病(如慢性支气管炎、肺气肿等)的男性患者,约96.3%。亦可见于房室传导阻滞、梗阻性心肌病、颈动脉窦过敏、动脉粥样硬化等。实际各年龄组均可发生本病,平均52.6岁。具体致病原因目前不明。

【病理机制】

脑循环障碍学说:认为剧咳导致脑循环障碍,引起发病。剧咳不仅可使胸内压,腹内压迅速升高,而且可使升高的压力通过硬脊膜下腔传递到颅内,使脑脊液压力显著升高,压迫颅内血管,而使血液从颅内挤出,造成脑缺血。这一学说目前已被大多数人接受。另外,尚有脑震荡学说,认为晕厥发作可能是因为咳嗽时脑脊液压力迅速升高,脑细胞缺血而使大脑受压产生震荡样作用等。

【诊断】

主要根据临床表现进行诊断。患者多于咳嗽(常为连续性咳嗽)之后,出现一过性意识丧失,持续时间多在10秒内,少数也可长达30秒或1分钟者,可伴轻度的抽搐,清醒后不留任何后遗症。应排除:①颈动脉窦过敏症,患者也可出现一过性意识丧失,但多在偏头或仰视时发生,主要感头晕、无力、耳鸣、面色苍白、血压下降等,急查心电图示窦缓或窦性停搏。②不典型癫痫,本综合征与咳嗽无关,仔细询问既往发作史、脑电图检查有助于鉴别。

【诊断标准】

一般根据典型的发作史(反复于咳嗽时发生短暂的良性晕厥)即可诊断。

【治疗】

无特异治疗方法,主要应针对原发病进行治疗,消除诱发因素如吸烟、饮酒、过劳等,防止肺部疾病恶化,控制体重。在咳嗽时寻找安全位置,以免意外。咳嗽剧烈者可给予镇咳药,但应避免使用中枢性镇咳药。

【预后】

预后良好。

二十八、干燥综合征

干燥综合征(sicca syndrome)亦称 Sjögren 综合征,是以外分泌腺主要是泪腺、唾液腺进行性损害为特点的自身免疫性结缔组织病。主要症状是口腔黏膜及眼结膜干燥,且可引起间质性肺炎和气道病变。

【病因】

本病可见于任何年龄,中年女性多见。本病为一种自身免疫性疾病,常可与其他结缔组织疾病同时存在。

【病理】

淋巴细胞增生及免疫复合物的沉积是外分泌腺受损的主要原因。

【诊断】

1. 症状与体征:主要症状为角膜、结膜、鼻及口腔干燥,视物不清。多数病例有关节痛,约 1/4 有雷诺现象。病变侵犯呼吸道表现为气管和支气管黏膜干燥,临床上可出现干咳、声嘶,患者易并发气管和支气管炎等。侵犯肺部时表现为间质性肺炎和肺不张。其中以慢性弥漫性肺间质纤维化较常见,表现为咳嗽、进行性呼吸困难、发绀和杵状指。少数患者肺部表现为大量淋巴细胞浸润,胸片上呈弥漫性粗糙的大小不等的结节,可伴肺门淋巴结肿大,称之为肺假性淋巴瘤。

2. 血常规检查:示轻度贫血,可有白细胞减少,嗜酸粒细胞增多。

3. 血沉增快。

4. 免疫学检查:可出现类风湿因子、抗核抗体、抗 DNA 抗体、抗 SSA 抗体及抗 SSB 抗体阳性,总补体、补体 C 低于正常。

5. X 线检查:腮腺造影示腮腺导管分支点状或囊状扩张。胸片检查双肺野网状结节影及散在小片状浸润。此外,还可表现为肺纹理增多、盘状肺不张、胸腔积液。

6. 肺功能检查:主要为限制性通气功能障碍、弥散障碍和肺顺应性降低。

7. 活组织检查:有条件可行下唇颊黏膜唾液腺活检,表现为大量淋巴细胞或单核细胞浸润。

8. 支气管肺泡灌洗检查:可表现为淋巴细胞增多、中性粒细胞和白介素 2(interleukin 2)增高。

9. 鉴别诊断:以弥漫性肺间质纤维化为主要表现者应与特发性肺纤维化、结节病和其他风湿性疾病进行鉴别。表现为肺假性淋巴瘤时要与结节病或淋巴瘤进行鉴别,后者无口、眼干燥症状,下唇活检无单核细胞浸润。

10. 诊断标准

诊断标准见表 45-2。

表 45-2　干燥综合征国际分类标准（2002）

Ⅰ. 口腔症状:3 项中有 1 项或 1 项以上:

1. 每日感到口干持续 3 个月以上

2. 成人后腮腺反复或持续肿大

3. 吞咽干性食物时需用水帮助

Ⅱ. 眼部症状:3 项中有 1 项或 1 项以上:

1. 每日感到不能忍受的眼干持续 3 个月以上

2. 每日反复的沙子进眼或砂磨感

3. 每日需要人工泪液 3 次或 3 次以上

Ⅲ. 眼部体征:下述任何检查 1 项或 1 项以上阳性:

1. Schirmer Ⅰ试验(+)(≤5mm/5min)

2. 角膜染色(+)(≥4 van Bijsterveld 计分法)

Ⅳ. 组织学检查:小唇腺淋巴细胞灶≥1

Ⅴ. 唾液腺受损:下述检查任何 1 项或 1 项以上阳性:

1. 唾液流率(+)(≤1.5ml/15min)

2. 唾液造影(+)

3. 唾液腺核素检查(+)

Ⅵ. 自身抗体:抗 SSA 或抗 SSB(+)(双扩散法)

诊断具体条例:

1. 原发性干燥综合征:无任何潜在疾病情况下,按下述 2 条诊断:

A. 符合上述标准中 4 条或 4 条以上,但条目Ⅳ(组织学检查)和条目Ⅵ(自身抗体)至少 1 条阳性。

B. 标准中Ⅲ、Ⅳ、Ⅴ、Ⅵ 4 条中任何 3 条阳性。

2. 继发性干燥综合征:患者有潜在的疾病(如任何一种结缔组织病),符合条目Ⅰ和Ⅱ中任何 1 条,同时符合条目Ⅲ、Ⅳ、Ⅴ中任何 2 条。

3. 诊断 1 或 2 者必须除外颈、头面部放疗史、丙型肝炎病毒感染、艾滋病、淋巴瘤、结节病、移植物抗宿主病、抗乙酰胆碱药的应用(如阿托品、溴丙胺太林、颠茄、莨菪碱等)。

【治疗】

1. 一般治疗:注意口腔卫生,餐后用含氟牙膏刷牙,减少龋齿和口腔继发感染的可能。防止上呼吸道感染。

2. 局部治疗:含患者自身血清配制成的人工泪液和唾液治疗口咽干燥征明显优于传统的人工泪液或唾液,但由于制作和保存问题不易使用。常用 0.5% ~ 1% 甲基纤维素眼液点眼,每 0.5~0.3 小时 1 次,也可用硫酸软骨素溶液、润舒滴眼液等。若有角膜上皮脱落及溃疡可用四环素眼膏等。除非有特殊指征,应避免局部使用皮质激素类药物,以免角膜变薄,甚至穿孔。戴防护眼镜,保持居室湿润,避光避风。适当饮水,保护牙齿等;鼻干燥、皮肤干燥、阴道干燥都要相应进行专科治疗,使用润滑保湿的药物。以眼干为主要症状者,经内科治疗无效,可进行包括泪小管在内的上下泪点凝固封锁术,以保存泪液。溴己新(必嗽平)16mg 口服,每月 3 次,具有黏液溶解作用,也被用来减轻口、眼干燥,但疗效尚难肯定。

3. 新研制的口服胆碱酯酶受体激动剂有 Salagen(匹罗卡品片) 及 Evoxac(化学名 cevimeline),其治疗口咽干燥的疗效已引起广泛注意。

4. 糖皮质激素的治疗:主要用于伴有肾脏病变、间质性肺炎或其他风湿性疾病时,并可抑制腮腺肿大,改善其外分泌功能。

5. 自体外周血干细胞移植,前景看好。

【预后】

本病病程缓慢,一般预后良好。但如并发其他风湿性疾病和恶性淋巴瘤,则预后差。

(熊维宁　王正云)

二十九、上腔静脉阻塞综合征

上腔静脉阻塞综合征(superior vena cave obstruction syndrome,SVCS)是由各种病因引起的完全或不完全性上腔静脉阻塞,致使血液回流受阻,从而导致颜面部、颈部和上肢发绀、水肿及浅表静脉曲张的一组综合病征。

【病因】

导致上腔静脉阻塞的原因很多,包括纵隔的原发的或转移性肿瘤、炎症或上腔静脉血管本身栓塞。其中以支气管肺癌及其淋巴结转移压迫引起的最常见,其次是慢性纤维素性纵隔炎,而上腔静脉血栓形成较少见(主要见于各种导管插入引起的血栓形成)。

【病理】

由于上腔静脉阻塞,机体可出现下列方面的表现:

1. 上腔静脉支配的区域及脏器组织淤血、水肿和缺氧。

2. 侧支循环形成并开放:其方向是血液绕过阻塞的静脉经奇静脉、胸内静脉、胸外侧静脉或椎静脉等回至上下腔静脉,再回至右心房。

【诊断】

(一)临床表现

1. 原发病的症状与体征:如肺癌时患者可出现咳嗽、痰中带血、胸痛等临床表现。其他原发病也有相应的表现。

2. 患者多伴有咳嗽、声嘶、呼吸急促,喜坐或立位,卧位时呼吸困难加重,严重者甚至端坐呼吸。

3. 头、面、上肢及上半身皮肤发绀、浮肿,同时胸壁有曲张的静脉,严重者呈网状分布。

(二)诊断标准

1. 患者有头、颈部、上肢、前胸及背部上半身水肿、淤血或发绀,胸腹壁静脉曲张,血流方向向下。

2. 患者可有气急,伴头沉、头胀,在平卧或弯腰时加重,站立后缓解。

3. 静脉压上肢明显高于下肢。

4. 影像学检查:除原发病表现外,可显示右上纵隔增宽。

5. 上腔静脉造影:可明确阻塞的部位、范围或侧支循环情况。

（三）诊断与鉴别诊断流程

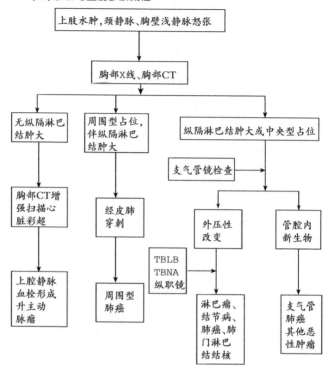

上腔静脉阻塞综合征诊断与鉴别诊断流程

【治疗】

1. 治疗原发病：如系纵隔良性肿瘤，可手术切除；如为支气管肺癌或其他疾病做相应治疗。

2. 对症治疗：如必要时可给予利尿治疗以减轻颜面部水肿。

【预后】

如为支气管肺癌引起者多为肿瘤晚期，预后不良。

（黄　宏）

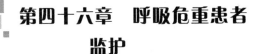

第四十六章 呼吸危重患者监护

危重监护病房(intensive care unit, ICU)开始的主要监护对象是患脊髓灰质炎发生呼吸肌麻痹而需要进行机械通气来维持生命的患者,以后 ICU 的工作范围逐渐扩大,包括各种重症患者。近些年来各种专科性 ICU 逐步发展起来。呼吸危重监护病房(RICU)重点提供呼吸监护和呼吸支持治疗。人体正常的与外界气体交换过程包括外呼吸(外界与肺泡毛细血管血液之间的气体交换)、血液气体运输和内呼吸(毛细血管血液与组织间的气体交换)三个环节,因此,RICU 的监测范围必然要涉及与血液循环有关的内容。此外,RICU 的患者除了有呼吸系统的严重疾病外,常常同时还有其他系统的功能紊乱。因此,在工作中还要强调对患者的全面监测和处理。本节重点介绍呼吸监护有关的内容。

【有关参数的正常参考值】

某些与呼吸监护有关的参数及其正常参考值范围见表 46-1。其他如心率(HR)、心搏量(SV)、心排血量(CO 或 QT)、肺动脉平均压(PAPm)、肺小动脉楔嵌压(PAWP)和肺血管阻力(PVR)等指标请参阅第五十三章。

表 46-1 与呼吸监护有关的参数及其正常参考值

参数	常用符号	正常参考值范围
动脉血 CO_2 分压	$PaCO_2$	$4.67 \sim 6kPa(35 \sim 45mmHg)$
动脉 O_2 分压	PaO_2	$12 \sim 13.33kPa(90 \sim 100mmHg)$
氧耗量	VO_2	$225 \sim 275ml/min$

续表

参数	常用符号	正常参考值范围
每分钟通气量	VE	5~7L/min
潮气量	VT	400~500ml
死腔通气量(每次呼吸)	VD	125~175ml
死腔与潮气量之比	VD/VT	0.30~0.35
呼吸系统静态顺应性	Cstat	510~612 ml/kPa (50~60ml/cmH_2O)
pH	pH	7.35~7.45
碳酸氢根浓度	$[HCO_3^-]$	22~26mmol/L
动脉血氧饱和度	SaO_2	96%~100%
动脉血氧含量	CaO_2	190~210ml/L(19~21ml/dl)
混合静脉血氧分压	PvO_2	5.06~5.6kPa(38~42mmHg)
混合静脉血氧含量	CvO_2	140~160ml/L(14~16ml/dl)
混合静脉血氧饱和度	SvO_2	72%~78%
动脉-混合静脉血氧含量差	$C(a-v)O_2$	40~60ml/L(4~6ml/dl)
分流率	QS/QT	<7%
最大吸气压	MIP	−5.88~−7.84kPa(−60~−80cmH_2O)
肺活量	VC	40~60ml/kg
第1秒用力呼气量	FEV_1	占VC的70%~80%

【一般项目的监测】

1. 意识状况:意识状况的好坏对于判断病情轻重很有意义,需要认真观察记录。与呼吸系疾病有关者如轻至中度缺氧可导致患者兴奋多语、定向力障碍等,而严重缺氧可导致意识模糊、嗜睡甚至昏迷；CO_2 潴留常导致昏睡、昏迷，如伴有代谢性碱中毒则也易见兴奋躁狂者。

2. 皮肤情况：虽然皮肤黏膜发绀与机体氧合状况之间的关系不是简单的平行关系，但在大多数情况下观察发绀的程度对于判断呼吸和循环功能状况仍有帮助。皮肤弹性是反映身体液体平衡状况的有用指标，由于液体平衡在诸如哮喘危重发作和慢性呼吸衰竭等呼吸系急、重症的抢救中有非常重要的意义，故应仔细观察皮肤弹性的变化。

3. 呼吸道通畅状况：喉鸣、声嘶、呼吸用力、呼吸加快、心率加快，甚至出现三凹征、鼻翼扇动、大汗淋漓、发绀等均提示有可能呼吸道阻塞，应认真监测，一旦发现要立即寻找原因，及时处理。

4. 胸廓运动的变化除有助于了解呼吸幅度、判断有无大气道阻塞外，对于胸外伤患者尚有助于观察有无气胸、血胸、多根多发肋骨骨折等，以便及时处理。

5. 呼吸频率、节律：这是 RICU 中重点监测的指标之一，发现异常应立即寻找原因，如呼吸加快可见于发热、感染、左心衰等，亦可见于呼吸道阻塞、代谢性酸中毒等，呼吸节律改变可见于颅内压增高等。

【通气的监测】

1. $PaCO_2$：$PaCO_2$ 是了解通气状况的可靠指标，$PaCO_2$ 上升反映通气不足，$PaCO_2$ 下降反映通气过度。该指标的缺点是需要行动脉穿刺，采取动脉血标本。

2. 呼出气体潮气末 CO_2 分压（$PETCO_2$）：使用专门的红外线仪器于患者平静呼吸时检测，可在一定程度上反映 $PaCO_2$ 的高低，且测定简单无创。$PETCO_2$ 一般稍低于 $PaCO_2$。有条件时可先同时测定 $PETCO_2$ 和 $PaCO_2$，以后再依据 $PaCO_2$ 对 $PETCO_2$ 进行校正。

3. 潮气量（VT）：可用呼吸阻抗仪测定，亦可用肺量计测定。VT 乘以呼吸频率即得每分钟通气量（VE）。VE 过低表明通气不足，如常见于中枢抑制者；VE 过高表明通气过度，常提示肺内气体交换效率下降，如常见于 ARDS 较早期的患者。

4. 死腔量(VD)和死腔率(VD/VT):不能直接测得,可根据下式间接求得死腔率:

$$VD/DT = \frac{PaCO_2 - PETCO_2}{PaCO_2}$$

死腔量或死腔率增高则肺部气体交换效率下降。

【肺内分流率监测】

在受试者吸纯氧条件下,可按以下简化公式计算肺内分流率 QS/QT:

$$QS/QT = \frac{0.0031 \times P(A-a)O_2}{5 + 0.0031 \times P(A-a)O_2}$$

式中 $P(A-a)O_2$ 为肺泡动脉血氧分压差,单位为 kPa(mmHg)。

QS/QT 增高亦表明肺内 V/Q 比例不合理,气体交换效率下降。

【呼吸肌功能的监测】(参考第四十二章)

1. 最大吸气压(MIP):可用床边肺功能仪测定。MIP 下降反映呼吸肌功能下降,MIP 负压值不到 $-1.96kPa(-20cmH_2O)$ 常需行机械通气。

2. 肺活量(VC):可用床边肺功能仪测定。VC 若低于 10ml/kg,提示应该使用机械通气。

【呼吸系统顺应性】

最常用的指标为呼吸系统静态顺应性(Cstat),现在一般的呼吸机上均可显示潮气量(VT)以及送气平台压(Pstat)和呼气末正压(PEEP),根据它们即可计算出 Cstat:

$$Cstat = \frac{VT(ml)}{Pstat - PEEP(kPa \text{ 或 } cmH_2O)}$$

Cstat 主要反映肺和胸廓的顺应性,受气道阻力的影响不大。多种疾病可使 Cstat 下降,若 Cstat 低于 $25ml/cmH_2O$,则患者不易脱离呼吸机。

机械通气患者的内源性 PEEP 可用以下方法测定:于呼气末期下一次吸气即将开始之前中断呼吸气流,待气道内与呼吸机管道中的压力达到平衡后,由通气机的压力表上读取压力数值即可。

内源性 PEEP 常见于慢阻肺患者,由于气道阻力较高,不能于呼气期彻底呼出气体,气体陷闭所致。内源性 PEEP 与医师有意使用的外源性 PEEP 一样,也有减少回心血量和心排血量的效应。有人认为使用等量的外源性 PEEP,可维持气道通畅,减少气体陷闭,减轻心血管效应。

【动脉血氧合状况】

监测指标包括 $PaCO_2$、$SatO_2$、CaO_2(详细说明见第四十八章"血气分析")。

【氧输送量】

经动脉血液输送到组织的氧量(TO_2)为心排血量(QT)与动脉血氧含量(CaO_2)的乘积。即

$$TO_2 = QT \times CaO_2$$

正常时 TO_2 约为 1L/min。

由于 TO_2 既包含有动脉血携氧量,又包含有动脉血流量,因此,是反映机体向组织输送 O_2 的能力的较好的综合性指标。

【氧摄取量】

组织的氧摄取量(VO_2)等于心排血量与动脉-混合静脉血氧含量差[$C(a-v)O_2$]的乘积,即

$$VO_2 = QT \times C(a-v)O_2$$

心排血量多用热稀释法测定,CaO_2 采取动脉血用血气分析仪测定,CVO_2 经右导管采取混合静脉血用血气分析仪测定。VO_2 正常约为 250ml/min。

某些危重患者尽管 QT 和 CVO_2 正常甚至高于正常,氧输送量正常甚至高于正常,但仍出现无氧代谢和乳酸堆积,VO_2 明显降低,称为氧摄取衰竭。典型者见于氰化物中毒,临床常见者包括某些休克、ARDS 以及多器官功能衰竭。

现将机体与外界气体交换障碍的常见类型、主要监测指标及临床常见病归纳于表 46-2。

表 46-2　机体与外界气体交换功能衰竭的种类及其特征

衰竭种类	定义	监测指标的变化	临床常见疾病
通气衰竭	肺泡通气不足	$PaCO_2$ 升高	麻醉药或镇静药过量、哮喘、慢阻肺、神经肌肉疾病等
动脉血氧合衰竭	体动脉血氧合不足	PaO_2 下降	肺炎、哮喘、ARDS
氧输送衰竭	供给组织的氧合血液不足	$CaCO_2$ 降低, 或 QT 降低, 或两者均降低; PvO_2、SvO_2 和 CvO_2 降低; $C(a-v)O_2$ 升高; 乳酸酸中毒	贫血、一氧化碳中毒、低血容量性休克、心源性休克、心跳呼吸骤停
氧气摄取衰竭	组织摄氧不足	VO_2 降低, PvO_2、SvO_2 和 CvO_2 上升; $C(a-v)O_2$ 降低; 乳酸酸中毒	氰化物中毒, 某些休克、ARDS, 多器官功能衰竭

(徐永健　曹　勇)

第四十七章　肺功能测定

一、肺容积测定

【肺容积各指标的定义】

由于呼吸肌肉的运动,肺内气体的容量随胸廓扩张和收缩而改变。平静呼吸时,胸廓运动的幅度较小,故肺内气体容积的改变也较小;深呼吸时,肺脏的扩张收缩较大,因而肺内气体容积的改变也较大。肺容积是反应外呼吸的容积空间,即呼吸道与肺泡腔的总容积,是具有静态解剖意义的指标。

肺内的总气体量可分为以下4个基础容积:

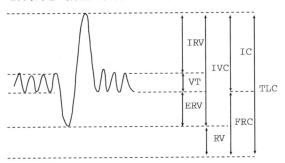

1. 潮气量(VT):平静呼吸时,每次呼出或吸入的气体容量。

2. 补吸气量(IRV):于平静吸气末行最大限度深吸气所能吸入的气量。

3. 补呼气量(ERV):于平静呼气末行最大限度深呼气所能呼出的气量。

4. 残气量(RV):最大呼气末肺内仍残留的气量。

由2个或2个以上的基础容积组成以下4个肺容量:

1. 深吸气量(IC):于平静呼气末行最大限度深吸气所能吸入的气量,由潮气量和补吸气量组成,即 IC=VT+IRV。

2. 肺活量(VC):于最大限度吸气末行最大深度呼气所能呼出的气量,VC=VT+IRV+ERV。亦可测定于最大限度呼气末行最大限度深吸气所能吸入的气量,前者又称为呼气肺活量,后者又称吸气肺活量。

3. 功能残气量(FRC):平静呼气末肺内所含的气量,FRC=ERV+RV。

4. 肺总量(TLC):最大限度吸气后肺内所含的气量,TLC=IRV+VT+ERV+RV。

【测定方法】

潮气量、深吸气量、补呼气量和肺活量可直接通过肺量计测得,而残气量、功能残气量与肺总量均无法直接通过肺量计测得,需要引入其他检测方法。目前常用的有气体稀释法和体积描记法。气体稀释法包括氮冲洗法和氦稀释法,体容积描记法测定原理则采用了波尔定律,在密闭的体描箱内测定。

【临床应用】

正常的肺容积值与受检者身高、年龄、性别有关,与身高成正比,与年龄成反比,男性要大于女性,种族与体重也会影响测定值。肺容量的测定通常可以反映胸廓的活动情况及肺和胸廓的弹性变化。因此,胸、肺部疾病引起的呼吸生理机制的改变常反映为肺容量的变化。反映肺部异常最有意义的指标是肺活量、残气量、功能残气量、肺总量:

1. 肺活量反映肺脏最大扩张和最大收缩的呼吸幅度,在临床上无论何种情况,凡使得这一呼吸幅度受到限制时,肺活量即会降低,这种情况可出现于胸腔外、胸膜及肺内等部位的病变。例如胸廓畸形、气胸、胸腔积液、胸膜炎、肺间质性疾病及肺内占位性病变。

2. 残气量和功能残气量的增多表示肺内充气过度,主要见于肺气肿和支气管部分阻塞及胸廓畸形等情形。

3. 肺总量的增加主要见于肺气肿,肺总量的降低见于一些肺胸限制性疾病及广泛肺部疾患,如肺水肿、肺充血、肺不张、肺部肿瘤等。残总比(RV/TLC%)对肺总量的评价也是有帮助的,如正常青年正常值应在 20%~35%,超过 35% 提示阻塞引起的气体滞留。

二、肺通气功能测定

肺通气指肺脏吸入外界含氧量较高的新鲜空气,同时将肺泡内含氧量较低而 CO_2 较高的气体排出体外,是机体与外界气体交换过程中的重要一环。肺通气功能是一个动态的概念,它涉及肺容积的改变和相应所需的时间。肺通气功能包括每分钟静息通气量、最大通气量、时间通气量、肺泡通气量、通气储量等指标。

【每分钟静息通气量】

所谓每分钟静息通气量(MV)就是在静息状态下,每分钟所呼出气量的总和,也就是维持静息状态下代谢所需要的每分钟通气量,它等于潮气量乘以呼吸频率。正常值为 6~8L/min,MV>10~12L/min 为通气过度,MV<3~4L/min 为通气不足。由于通气功能有巨大的储备,故除非为严重通气障碍,一般静息通气量不会出现异常。

【最大通气量】

最大通气量(MVV)指在单位时间内,用最大的力量进行深而快的大呼吸所得的通气量。它反映的是呼吸动态功能,是通气功能测定中较有意义的一项指标,用来衡量肺组织的弹性、气道阻力、胸廓弹性和呼吸肌的力量,并能反映肺脏通气的储备功能和代偿能力的大小。测定方法为在限定的时间内(12s 或 15s)做深而快的大呼吸,将所测得的呼出气量乘以 5 或 4,即为每分钟的最大通气量值。正常的最大通气量取决于下列各项因素:①胸廓的完整及正常呼吸肌的健全;②气管、支气管的通畅;③肺组织的健全和正常的弹性。任何临床情况或病理变化,凡能影响以上三个因素,均可引起最大通气量降低,常见者如下:

1. 肺活动度受限：如肺间质纤维化、大量胸腔积液、肺水肿及肺实质病变等。

2. 气道阻力增加：如慢性阻塞性肺病、哮喘、支气管肿瘤以及上呼吸道狭窄、梗阻。

3. 呼吸肌力量减弱或丧失：如脊髓灰质炎和重症肌无力。

4. 胸廓畸形：如脊柱侧凸等。

最大通气量被认为是胸部手术前预计肺部并发症发生风险的重要预测指标。有学者指出胸部手术患者的死亡率与 MVV 有关，其中 50% 的死亡者 MVV<50% 预计值，至今 MVV 仍被临床外科医师用作 COPD 患者能否进行胸部手术的主要指标。一般认为 $FEV_1<1L$、MVV<50% 预计值提示多数患者不能耐受手术切除尚具有功能的肺组织，而且是术后发生合并症的高危指标。但任何单一的肺功能测定值均不能成为能否进行手术的绝对可靠指标。应对病情综合判断，必要时可联合肺弥散检查、心肺运动试验等进行综合评估。

【用力肺活量和第一秒用力呼气容积】

用力肺活量(FVC)指最大吸气至肺总量位后用最大的力量、最快的速度呼气至残气位所能呼出的气量。第一秒用力呼气容积(FEV_1)是最大吸气至肺总量位后用 1 秒内快速呼出的气量，又叫 1 秒量。1 秒量与用力肺活量或肺活量的比值为 1 秒率，一般用 FEV_1/FVC 或 FEV_1/VC 表示。大部分正常人的第一秒可以呼出 FVC 的 70%～80% 以上。其临床意义主要是反映支气管有无阻塞，$FEV_1/FVC<70\%$ 说明气道阻塞。正常人 3 秒内能呼出 FVC 的 98% 以上，而阻塞性障碍的患者则需 5 秒～6 秒甚至更长的时间才能全部呼出，限制性障碍患者的呼出时间则缩短。

【最大呼气中期流速(FEF 25%～75% 或 MMEF)】

将 FVC 平均分为四等份，除掉开始和结束的两份，测定中间 50% 的肺容量并计算它与呼出这段肺容量所用的时间之比，即得到 FEF 25%～75%。FEF 25%～75% 主要取决于 FVC 的非用力依赖部分，因为在开始用力呼气时，呼气流速可以很快达到峰值，这时流速与用力的大小有关；但是当继续用力呼气时，流速开始下降,并随着肺内容积的减小而降低,直至流速为零。此段肺容量的流速与用力无关。用力呼气中段流速的测定有助于早期发现小气道阻塞。

【峰值呼气流速(PEF)】

峰值呼气流速指用力肺活量测定过程中,呼气流速最快时的瞬间流速,此流速主要用以反映呼吸肌有无力量及气道有无阻塞。正常人一日内不同时间点 PEF 值可略有差异,但一般不超过 20%。哮喘患者该差异可明显增大,若 PEF 日内或昼夜波动率≥20%,即可作为诊断不典型哮喘的主要依据。哮喘患者应长期监测 PEF 的变化,若发现 PEF 测定值明显降低,或 PEF 一日内的变异增大,均提示病情加重,须行相应处理。

【通气功能测定的评价】

(一)肺通气功能测定可以判断通气障碍的类型及程度

通气功能障碍有三种类型:

1. 限制性肺通气功能障碍:即由于肺泡扩张受到限制而引起的通气功能障碍,常见于:①肺间质性疾病,如间质性肺炎、肺纤维化、肺水肿、矽肺等;②肺内占位性病变或肺叶切除后,如肺部肿瘤、肺囊肿等;③胸膜疾病,如胸腔积液、气胸、胸膜肿瘤等;④胸壁脊柱疾病,如脊柱畸形、强直性脊柱炎、胸廓成形术后等;⑤其他,如肥胖、腹水、妊娠及神经肌肉疾病等。

2. 阻塞性肺通气功能障碍:指由于气道狭窄或堵塞而引起的肺通气功能障碍,常见原因有:①气管及支气管疾病,如气管肿瘤、狭窄、支气管哮喘、慢性支气管炎等;②肺气肿、肺大疱;③上呼吸道疾病,如咽喉感染、肿瘤等。

3. 混合性肺通气功能障碍:即阻塞性通气功能障碍和限制性通气功能障碍同时存在。现将不同类型通气功能障碍的肺功能检测指标的变化特点归纳于表47-1中。

表 47-1　不同类型通气功能障碍的肺功能检测指标变化特点

	VC	RV	TLC	FEV_1/FVC	MVV	FEF25%~75%
限制性通气功能障碍	↓	正常↓	↓	正常↑	正常↓	不定
阻塞性通气功能障碍	不定	↑	↑	↓	↓	↓
混合性通气功能障碍	↓	不定	不定	↓	↓	↓

不同协会、组织之间对肺功能损害的程度评估标准有所差异。通气功能障碍程度的判断应结合临床治疗进行具体分析和综合判断。下表为 ATS/ERS(2005)有关肺功能检查的联合指南建议:不论阻塞性、限制性或混合性通气功能障碍,均可按照 FEV_1 占预计值的百分比对肺功能的损害程度做出判断。

表 47-2

严重程度	FEV_1% 预计值
轻度	≥70%,但<正常预计值下限或 FEV_1/FEV 比值<正常预计值下限
中度	60%~69%
中重度	50%~59%
重度	35%~49%
极重度	<35%

(二)用力肺活量检查的禁忌证、质量控制标准

禁忌证:近 3 个月内患心肌梗死、休克者,近 4 周内严重心功能不稳定、心绞痛、大咯血、癫痫大发作者、未控制的高血压患者(收缩压>200mmHg,舒张压>100mmHg)、心率>120 次/分钟、主动脉瘤患者等禁忌用力肺功能检查。气胸、巨大肺大疱且不准备做手术治疗者、孕妇等慎做用力肺功能检查。

质量控制:评估用力肺活量检查完成的好坏可以通过肺功能检查的质量控制标准来实现。质控标准包括:①外推容积<5% FVC 或<150ml,取最大值;②呼气时间≥6s;③时间-容积曲

线出现平台且持续时间≥1s；④典型的流速-容量曲线，升支陡直，PEF 尖峰出现的时间≤0.12s，降支几乎呈直线均匀下降，呼气过程无咳嗽、漏气，吸气相呈半圆；⑤检查 3~8 次，最佳 2 次 FVC 及 FEV_1 的变异<5% 或<200ml，取最大值。

三、小气道功能测定

小气道是指直径小于 2mm 的支气管和细支气管。由于气道阻力与气管的横截面积成反比，而小气道的总横截面积比直径大于 2mm 的气道的总横截面积大得多，因此，小气管阻力仅占气道总阻力的 10%~20%，常用检查方法有：①肺量计用力呼气测定；②闭合容积、闭合气量测定；③频率依赖性顺应性测定；④呼吸阻抗测定；⑤动态肺顺应性测定；⑥影像学检查。其中以肺量计用力呼气测定最为常用。用以检测小气道功能的指标通常为 FEF50%、FEF75% 和 MMEF，如以上三个指标有两个小于正常预计值 65%，则可以认为此流量降低，提示小气道有阻塞。通过观察 MEFV 曲线的下降支斜率的形状对判断小气道功能也有很大的意义。

四、肺弥散功能测定

【原理】

弥散指分子由高浓度区向低浓度区移动，是一被动过程，不需要消耗能量。肺的弥散是肺泡气体中的氧和二氧化碳和肺泡壁毛细血管中的氧和二氧化碳，通过肺泡壁毛细血管膜进行气体交换的过程。影响肺泡毛细血管弥散的因素有：弥散面积、弥散距离、肺泡与毛细血管的氧分压差。弥散量是指气体在单位时间(1min)和单位压力差 0.133kPa(1mmHg)条件下所能通过的气体量。临床上弥散功能是指氧而言，测定时则通常采用一氧化碳气体。

【测定方法】

弥散的测定方法有三种：一口气呼吸法、恒定状态法和重复呼吸法。一口气呼吸法是临床上较为常用的一种测定方法。

受试者在残气位吸入 0.3% CO、10% He、20% O_2(以 N_2 为平衡气体)的混合气体至肺总量位,屏气 10s 后呼气至残气位。在此过程中连续测定 CO 和 He 的浓度,然后计算出肺弥散量(不同的仪器,其所用的混合气体的浓度及比例不尽相同)。肺弥散量与年龄、性别、体位、身材等相关,男性大于女性,青年人大于老年人。

【临床意义】

1. 弥散量如小于正常预计值的 80% ,则提示有弥散功能障碍。弥散量降低常见于:①弥散距离增加,如肺间质纤维化、石棉肺等;②肺泡毛细血管容积减少,如肺气肿、肺结核、气胸、肺部感染、肺水肿等;③循环系统障碍,如先天性心脏病、风湿性心脏病、贫血等。

2. 弥散量增加可见于红细胞增多症(因红细胞摄取 CO 增加)、肺出血(血管外血液中血红蛋白可摄取一定量的 CO)等。

五、肺顺应性测定

【原理】

顺应性是指单位压力改变时所引起的容积变化,用以反映肺组织的弹性,通常包括肺顺应性、胸壁顺应性和总顺应性。

肺顺应性 CL=肺容积改变 ΔV/经肺压

单位为 L/kPa。

【测定方法】

肺顺应性可以分为静态顺应性和动态顺应性。静态顺应性指在呼吸周期中气流被短暂阻断时测得的肺顺应性,动态顺应性则是呼吸周期中气流未被阻断时测得的肺顺应性。静态顺应性反映了肺组织的弹性,而动态顺应性则还受到气道阻力的影响。保持肺脏于某容积所需要的压力称为弹性回缩力,弹性回缩力增加,则顺应性降低,反之则顺应性增加。

【临床意义】

(一)肺总量增加的疾病

1. 肺气肿:肺气肿患者的静态顺应性增加,而动态顺应性降低。

2. 支气管哮喘:有时表现为静态顺应性降低。

3. 肢端肥大症:伴有肺容积增加,静态顺应性成比例增加,而肺弹性回缩压正常。

(二)肺总量降低的疾病(限制性肺疾病)

1. 肺切除、肺不张:肺容积减少,肺顺应性降低。

2. 弥漫性肺间质纤维化:静态、动态顺应性均降低。

3. 肺外疾病:脊髓灰质炎、脊柱畸形等肺顺应性和胸壁顺应性降低。

4. ARDS、肺水肿等:由于正常肺泡气腔的减少,使肺容积减少,肺顺应性降低。

(三)小气道疾患的频率依赖性

在小气道疾患时,肺顺应性受呼吸频率的影响,呼吸频率增加时,顺应性降低,称为动态顺应性的频率依赖性。

(四)在机械通气和呼吸衰竭监护上的应用

有助于确定最佳 PEEP 水平,产生最大顺应性的 PEEP 压力为最佳的 PEEP 压力。

六、气道阻力测定

气体从外界进入肺内,需要呼吸做功,呼吸做功要克服三种阻力:黏性阻力、弹性阻力、惯性阻力,其中与气道通畅关系最为密切的是黏性阻力,常将其称作气道阻力(Raw)。

【原理和测定方法】

平静呼吸时,肺内气体在气道内流动时所产生的摩擦力,即为气道阻力,通常用产生单位流速所需的压力差来表示。气道阻力=压力差/流量(kPa·s/L)。气道阻力一般采用体容积描记法或强迫脉冲振荡法测定。

【临床应用】

由于气道阻力与气道的半径的 4 次方成反比,又由于小气道的总横截面积显著大于大气道的横截面积,故气道阻力的 80% 以上来自大气道的阻力。

（一）气道阻力增加见于下列疾患

1. 支气管哮喘：哮喘发作时气道阻力增加，缓解期气道阻力可正常。哮喘发作时气道阻力增加可以被支气管舒张剂缓解。

2. 肺气肿：呼气时气道萎陷可引起气道阻力增加；或呼气时胸内压过高，压迫气道，致使气道阻力增加。

3. 阻塞性通气功能障碍：慢性支气管炎、肿瘤以及其他原因引起的阻塞性通气障碍，也可以使气道阻力增加。

4. 医源性气道阻力增加：如气管插管或气管切开等。

（二）气道阻力与其他通气功能的关系

气道阻力增加，可以引起用力呼气流速、吸气流速、MVV 等的降低。

（三）气道阻力检查可用于支气管激发试验的评价，常以 Raw 增加≥35% 为阳性标准。同样也可用于支气管舒张试验，用药后 Raw 减少≥35% 为阳性标准，判断气道可逆性的改变。

七、运动心肺功能试验

【原理】

运动心肺功能试验检查心肺功能在运动状态下的动态变化，临床上有助于了解其在静息状况下所不能表现出的生理和病理情况。运动时会使死腔通气/潮气量比值下降，通气量增加，二氧化碳排出加快，氧摄取和氧耗量加大，当然也会增加心血管的负担。运动心肺功能试验是运动中或运动后出现呼吸困难的重要检查方法，此外，在外科手术前评估、运动医学、康复医学等领域也有广泛应用。

【检测方法】

运动心肺功能试验通常采用平板运动和功率自行车运动进行检查。受试者在有一定坡度和转速的活动平板上行走或在功率记踏车上骑踏，同时还监测心电图和血压变化等。平板运动方案常用改良 Bruce 方案或改良 Balke 运动方案，运动试验一般以受试者达到次极量心率作为试验终点，达到次极量心率后仍持续慢走，逐渐恢复到基础心率。功率自行车运动开始第一阶段为 3min 的热身，第二阶段为 25W/2min～25W/3min 的速度阶梯式递增至运动终止，目前主张以 15～50W/min 的速度斜坡式递增的方案。第三阶段为无功率负荷的恢复运动。在检查过程中出现明显呼吸困难、心肌缺血、心律失常或血压增高或降低应停止试验。

【准备工作】

开始运动试验之前，要给受试者讲清楚整个运动过程中各个步骤的注意事项，要受试者尽量放松，不要紧张，同时预备好急救药品及氧气等，以防发生意外。

【常用测试指标】

最大摄氧量或耗氧量（$VO_{2\,max}$）：$VO_{2\,max}$ 是反映人体在极量运动时心肺功能水平的一个主要指标。它表示氧转运系统能力的总和。

呼吸交换率：指肺内每分钟 CO_2 排出量和每分钟 O_2 摄取量的比值。

最大通气量（MVV）与运动时最大通气量 VE_{max} 之比（VE_{max}/MVV）为呼吸困难指数，是判断呼吸困难严重程度的一项客观指标。

无氧阈：指在运动负荷递增过程中，血乳酸急剧增加的起点所对应的运动强度，用以反映无氧代谢能力。当超过无氧阈时，继续增加运动强度将导致代谢性酸中毒。

代谢当量：是能量消耗的实用指标，一个代谢当量相当于每分钟每千克体重 3.5ml 的摄氧量，是在未达到无氧阈时衡量运动强度的重要指标。

【临床应用】

人体的心肺功能具有较大的储备能力。在静息状态下有些功能的降低不易表现出来，仅在功能出现严重障碍时才会表现出临床症状。故运动试验可以检测出静息时所不能检查出的病理生理机制，可以从运动量受限制的因素、运动时出现的有关症状中找出规律，早期发现心肺功能异常。

1. 可以对胸闷、气短、呼吸困难者进行鉴别诊断（心源性、肺源性)。

2. 预测胸部手术后并发症的风险:若 $VO_{2\,max}$ 明显降低,则术后出现合并症的风险较大。

3. 在心血管疾病中的应用:在运动负荷状态可以了解心肌供血情况及心律变化,有助于诊断冠心病及心律失常情况。

4. 运动诱发哮喘:运动 FEV_1 较运动前降低 15%～20% 即为阳性,是诊断运动性哮喘的重要指标。

5. 通过观察无氧阈可以预计人体运动耐力。

【禁忌证】

1. 心脏病、高血压等。

2. 肺功能已受损,例如 FEV_1 小于预计值的 70%。

3. 哮喘发作期。

4. 年老、体弱、行动不便者。

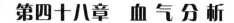

第四十八章 血气分析

血气分析(blood gas analysis)一般通过测定动脉血氧分压、动脉血二氧化碳分压、动脉血 pH,并据此推算出其他许多指标,从而为临床提供与人体呼吸、气体代谢及酸碱平衡状况有关的重要资料。随着仪器自动化程度的发展以及可以在床边检测的小型化仪器的出现,血气分析已十分方便、迅速、广泛应用于临床各有关科室。

【测定原理】

血气分析仪一般有三个基本的传感器,应用电化学传感原理分别感受检标本中的氧分压、二氧化碳分压和 pH,所产生的电信号经微电脑处理后迅速显示和打印出来,同时,根据以往研究所得的方程式由上述三个测定值计算出其他有关指标。

【测定步骤】

1. 抗凝剂:一般血气分析仪均要求对血液标本抗凝,血液凝固或部分凝固后一是会严重影响测量结果,二是会阻塞血气仪的有关通道,导致仪器故障。肝素为最常用的抗凝剂,一般稀释至 1000U/ml,抽入注射器后润湿注射器内壁,随后将多余的溶液全部推出丢弃,黏附在管壁上及遗留在注射器针头内的肝素即足够抗凝之用。如不将肝素溶液推净,遗留部分于注射器内,将导致测定结果发生严重偏差。

2. 穿刺点选用桡动脉或股动脉,常规消毒后依搏动点穿刺取血。为避免误采静脉血而导致诊断错误,一般应使用经严密消毒的玻璃注射器,穿刺进入血管后血液靠本身的压力推动注射器内芯后退而进入注射器内。由操作者主动抽吸所获标本有时甚难区分是动脉血还是静脉血。一次性塑料注射器的内芯与管壁阻力较大,即使穿刺进入动脉,有时血液亦不能自动流出。

3. 排气、密闭、混匀标本抽出后应迅速将针筒内的气泡排出,立即用橡皮塞封闭针头以使标本与外界隔绝,用双手掌搓动使标本与肝素混匀以保持不凝固状态。

4. 测定按有关仪器的说明书进行。标本应尽快送检,仪器应按厂家规定定期进行校准。

【适应证】

1. **呼吸衰竭的诊断**:对所有怀疑可能发生呼吸衰竭的患者(如支气管肺疾患、胸廓疾患、神经肌肉疾患患者)均应进行血气分析检测。

2. **呼吸衰竭患者治疗监护**:血气分析是判断各种抢救治疗呼吸衰竭的措施是否合适、有效的主要指标之一。尤其是在应用机械通气治疗时,应定时监测其变化,以指导调节各种通气参数。

3. **酸碱平衡紊乱的诊断和监测**:血气分析是目前协助临床诊断有无酸碱平衡紊乱(包括呼吸性和代谢性),并判断具体的酸碱平衡紊乱的种类及其严重程度最重要最有价值的实验室检查项目。因此,凡是临床怀疑有酸碱平衡紊乱而需要明确者均应进行血气分析检查。例如糖尿病出现酮症者、长期腹泻者、长期胃管引流者、长期肠瘘者、严重休克者、肾功能不全者以及严重呼吸系统疾病患者等。

静脉血二氧化碳结合力测定是一个传统的指标,对于判断单纯由代谢性因素所致的酸碱平衡紊乱有一定价值,但不易区别有呼吸因素参与的酸碱平衡紊乱。因此,凡有条件者还是应该行动脉血气检测。

【结果分析】

(一)血气分析的常用指标、正常参考值及其意义

1. **动脉血氧分压(PaO_2)**:PaO_2指物理溶解在血浆中的O_2所产生的张力,其正常值在成人随年龄增大而降低,20岁以上者其正常参考值范围为$PaO_2 = 100.1 - 0.323 \times$年龄(岁)$\pm 5$(mmHg)。

PaO_2 低于上述正常范围的下限即属低氧血症,应结合临床资料寻找原因。若受试者系因呼吸系统功能障碍导致与外界气体交换严重紊乱,在海平面附近、安静状态下、呼吸空气时其 PaO_2 测定值低于 8kPa(60mmHg),且可除外其他因素(如心脏内分流)所致的低氧血症,即可诊断为呼吸衰竭;不伴 $PaCO_2$ 升高超过 6.67kPa(50mmHg)者为 Ⅰ 型呼吸衰竭,伴 $PaCO_2$ 升高超过 6.67kPa(50mmHg)者为 Ⅱ 型呼吸衰竭。

2. 动脉血氧饱和度(SaO_2):SaO_2 指动脉血中氧合血红蛋白量与血红蛋白总量的比值,即 $SaO_2 = HbO_2/(HbO_2 + Hb) \times 100\%$,正常参考值为 95% ~ 98%。

SaO_2 也是反映机体是否缺氧的一个指标。由于血红蛋白氧离曲线的特性,SaO_2 反映缺氧并不敏感,较轻度的缺氧时尽管 PaO_2 已有明显下降,SaO_2 可无明显变化,故单独观察 SaO_2 有可能掩盖病情。

目前临床已广泛使用无创伤性方法测定 SaO_2,传感器夹于手指上,不需抽血,且可持续实时动态监测,临床使用十分方便。但使用时应注意其上述缺陷。另外,如果无创法测得的 SaO_2 降低,除了要注意心脏或呼吸系统疾病外,还要注意与因为外周血液循环障碍而导致的手指局部缺氧相鉴别。

3. 动脉血氧含量(CaO_2):CaO_2 指单位容积的动脉血液中所含有的氧的量,包括与血红蛋白结合的氧和物理溶解的氧两个部分。当已知 PaO_2、SaO_2 和血红蛋白(Hb)浓度时,可依下式计算 CaO_2。

$$CaO_2(ml/dl) = 0.0031 \times PaO_2(mmHg) + 1.34 \times Hb(g/dl) \times SaO_2$$

CaO_2 的正常参考值范围为 19~21ml/dl(190~210ml/L)。

CaO_2 是反映动脉血携氧量的综合性指标。低张性缺氧(如高原缺氧、慢阻肺缺氧)患者 CaO_2 因 PaO_2 降低而降低,而患者的 Hb 浓度并不下降,部分患者反可高于正常。等张性缺氧(如贫血、CO 中毒、高铁血红蛋白血症)患者 PaO_2 正常,CaO_2 因 Hb 含量减少,携氧能力降低而降低。

4. 动脉血二氧化碳分压($PaCO_2$):$PaCO_2$ 是指物理溶解在

动脉血中的 CO_2 分子所产生的张力。其正常参考值的均值为 5.33kPa(40mmHg);正常变动范围各家记载略有差异,下限为 4.4~5.07kPa(33~38mmHg),上限为 5.6~6.27kPa(42~47mmHg)。

$PaCO_2$ 是反映肺泡通气量与机体的 CO_2 生成量是否匹配的最重要的指标。$PaCO_2$ 上升表示通气量降低,可以由与呼吸系统相关的疾病(如慢性阻塞性肺病、哮喘、呼吸肌麻痹)引起,也可能是机体对于代谢性碱中毒的代偿性反应。相反,$PaCO_2$ 下降表示通气量增加,如见于癔症过度通气者,也可以是机体对于代谢性酸中毒的代偿性反应。

5. pH:动脉血 pH 是指血浆中氢离子浓度($[H^+]$)的负对数。由于 pH 与血浆中最重要的一对缓冲对 $[HCO_3^-]$/$[H_2CO_3]$ 之间的关系可用下式来表示:

$$pH = pKa + lg\frac{[HCO_3^-]}{[H_2CO_3]} = 6.1 + lg\frac{[HCO_3^-]}{0.03PaCO_2}$$

因此,血浆中的 pH 主要决定 $[HCO_3^-]$/$[H_2CO_3]$ 这一比值,认识这一点对于根据血气分析测定值来诊断有无酸碱失衡及其具体类型具有十分重要的意义。

pH 的正常参考值为 7.40 ± 0.05。

血浆 pH 低于正常表示有酸中毒,高于正常表明有碱中毒,但单凭 pH 无法区别代谢性与呼吸性酸碱失衡,尚需结合其他指标进行判断。此外,还应着重指出 pH 正常并不总是意味着体内没有酸碱平衡紊乱存在,当机体同时具有酸中毒和碱中毒时(如慢性呼吸衰竭患者有时可出现呼吸性酸中毒合并代谢性碱中毒),或机体的酸碱平衡紊乱经有关脏器调整功能而得到代偿时,pH 可表现正常。

6. 标准碳酸氢盐(SB):SB 是指在标准状态下[38℃,血红蛋白完全饱和,经 PCO_2 为 5.33kPa(40mmHg)的气体平衡后]所测得的血浆 $[HCO_3^-]$ 浓度。之所以要用 PCO_2 为 5.33 kPa(40mmHg)的气体平衡,是因为血浆中存在着下述反应:

$$CO_2 + H_2O \underset{}{\overset{CA}{\rightleftharpoons}} H_2CO_3 \rightleftharpoons H^+ + [HCO_3^-]$$

当 CO_2 增多时,反应式平衡右移,$[HCO_3^-]$ 增多;相反,当 CO_2 减少时,平衡左移,HCO_3^- 减少。为使所测得的 $[HCO_3^-]$ 不受呼吸因素的影响,故用 PCO_2 为 5.33kPa(40mmHg)的气体进行平衡。

SB 的正常参考值为 22~27mmol/L。

SB 是单纯反映代谢因素的指标。SB 增高见于代谢性碱中毒,亦见于呼吸性酸中毒经肾脏代偿时;SB 降低见于代谢性酸中毒,亦见于呼吸性碱中毒经肾脏代偿时。

7. 实际碳酸氢盐(AB):AB 是指在实际 PCO_2 和血氧饱和度条件下所测得的 $[HCO_3^-]$,正常参考值为 22~28mmol/L。

AB 主要反映酸碱平衡中的代谢性因素,意义与 SB 大致相同。与 SB 的不同之处在于 AB 尚在一定程度上受呼吸因素的影响,其机制与上文"SB"中所述者相同。当 $PaCO_2$ 大于 5.33kPa（40mmHg）时,AB>SB;当 $PaCO_2$ 小于 5.33kPa（40mmHg）时,AB<SB。

8. 缓冲碱(BB):BB 指血液中一切具有缓冲作用的碱性物质的总和,包括 HCO_3^-、Hb^- 和 Pr^- 等。正常参考值为（50±3）mmol/L。BB 是反映代谢性因素的指标,呼吸性因素对其影响甚小,其意义与 SB 者相同。

9. 碱剩余(BE):BE 是指在标准状态(与 SB 者相同)下用酸或碱将人体 1L 全血滴定至 pH 等于 7.40 所需要的酸或碱的 mmol 数。需用酸滴定表示血中有多余的碱,BE 为正值;相反,需用碱滴定表明血中缺失碱,BE 为负值。BE 的正常参考值为（0±3）mmol/L。

BE 与 SB 一样也是单纯反映代谢性因素的指标,其升高或降低的意义与 SB 者相同。

10. 阴离子间隙(AG):AG 是指血浆中的未测定阴离子(UA)与未测定阳离子(UC)的差值(即 AG=UA−UC)。由于血浆中的阴离子总量和阳离子总量是相等的,因此:

$$[Na^+]+UC=([Cl^-]+[HCO_3^-])+UA$$

将此式进行移项后即得到 AG 的计算式:

$AG=UA-UC=[Na^+]-([Cl^-]+[HCO_3^-])$

AG 的正常参考值为 10~14mmol/L。

AG 的意义在于区分 AG 增大的代谢性酸中毒与 AG 正常的代谢性酸中毒,有助于判断三重酸碱平衡紊乱。

(二)临床常见的酸碱平衡紊乱的血气变化特点

1. 代谢性酸中毒:临床可引起代谢性酸中毒的原因甚多,常见者如各种原因导致缺氧时出现乳酸酸中毒,糖尿病时发生酮症酸中毒,肾脏疾病致排酸障碍,丢失肠液、胰液、胆汁,摄入过多酸性药物等。其血气改变的特点为:

(1)急性期机体未代偿时 AB、SB、BB 下降,BE 负值增大,$PaCO_2$ 大致正常,pH 下降。多伴有高血钾。

(2)机体通过呼吸系统发挥代偿功能后,AB、SB、BB 下降,BE 负值增大,$PaCO_2$ 下降,pH 接近或达到正常。

2. 呼吸性酸中毒:慢性阻塞性肺疾病、哮喘、异物阻塞、胸廓异常、呼吸肌麻痹、呼吸中枢抑制以及其他可以累及呼吸系统的疾病均可降低肺泡通气量,致 CO_2 潴留,产生呼吸性酸中毒。其血气改变的特点为:

(1)急性期机体未代偿时 $PaCO_2$ 增高,AB、SB、BB、BE 大致正常,pH 下降。

(2)机体通过肾脏等发挥代偿功能后,$PaCO_2$ 增高,AB、SB、BB 等增高,BE 正值增大,pH 接近或达到正常。

3. 代谢性碱中毒:临床常见的可导致代谢性碱中毒的原因包括大量丢失胃液、严重低血钾或低血氯、库欣综合征等、肾脏丢失 H^+ 以及输入过多碱性物质等。其血气改变的特点为:

(1)机体未代偿时,AB、SB、BB 增高,BE 正值增大,$PaCO_2$ 大致正常,pH 上升。

(2)机体通过呼吸系统发挥代偿功能后,AB、SB、BB 增高,BE 正值增大,$PaCO_2$ 上升,pH 接近正常。

4. 呼吸性碱中毒:精神性通气过度(如癔症)、某些中枢系统疾病(如某些颅脑损伤、脑炎、脑肿瘤等)以及缺氧等均可导致过度通气,体内 CO_2 减少,发生呼吸性碱中毒。机械通气应用不当亦易引起呼吸性碱中毒。其血气改变的特点为:

（1）机体未代偿时，$PaCO_2$ 下降，AB、SB、BB 和 BE 大致正常，pH 上升。

（2）机体通过肾脏等发挥代偿功能后，$PaCO_2$ 下降，AB、SB、BB 减小，BE 负值增大，pH 接近正常。

5. 呼吸性酸中毒合并代谢性酸中毒：如见于慢性阻塞性肺疾病患者，由于气道阻塞，肺泡通气量下降，CO_2 潴留，导致呼吸性酸中毒；又由于缺氧，体内乳酸堆积，导致代谢性酸中毒。其血气改变的特点为：$PaCO_2$ 上升，AB、SB、BB 减少，BE 负值增大，pH 明显降低。

6. 呼吸性酸中毒合并代谢性碱中毒：如见于慢性阻塞性肺病患者，除有 CO_2 潴留、呼吸性酸中毒外，还可因利尿不当、低血钾、低血氯等引起代谢性碱中毒。其血气改变的特点为：$PaCO_2$ 上升，AB、SB、BB 增加，BE 正值增大，pH 大致正常。

呼吸性酸中毒合并代谢性碱中毒应与呼吸性酸中毒机体发挥代偿功能相鉴别，可根据下式计算机体的代偿限度：

慢性呼酸：$\Delta[HCO_3^-]$（mmol/L）＝ $0.35 \times \Delta PaCO_2$（mmHg）±4（1mmHg = 0.133 kPa）

急性呼酸：$[HCO_3^-]$ 增加不超过 3~4mmol/L。

若 $[HCO_3^-]$ 的变动量在上述范围内则属机体代偿功能，若超出上述范围则同时存在代谢性碱中毒。

7. 呼吸性碱中毒合并代谢性酸中毒：如革兰阴性杆菌败血症患者，因发热、过度通气可产生呼吸性碱中毒，同时因肾功能障碍、机体排酸减少而产生代谢性酸中毒。其血气改变特点为：$PaCO_2$ 下降，AB、SB、BB 减少，BE 负值增大，pH 大致正常。

呼吸性碱中毒合并代谢性酸中毒应与呼吸性碱中毒机体发挥代偿功能相鉴别，可根据下式计算机体的代偿限度：

慢性呼碱：$\Delta[HCO_3^-]$（mmol/L）＝ $0.49 \times \Delta PaCO_2$（mmHg）± 1.72（1mmHg = 0.133kPa）

急性呼碱：$\Delta[HCO_3^-]$（mmol/L）＝ $0.2 \times \Delta PaCO_2$（mmHg）± 2.5（1mmHg = 0.133kPa）

若 $[HCO_3^-]$ 的减少量在上述范围内则属机体代偿功能，若超出上述范围则有代谢性酸中毒同时存在。

8. 呼吸性碱中毒合并代谢性碱中毒：如见于肝硬化患者合并肝肺综合征时，因肺内分流、低氧血症致过度通气、体内 CO_2 减少而发生呼吸性碱中毒，同时又因利尿剂治疗而发生代谢性碱中毒。其血气改变的特点为：$PaCO_2$ 下降，AB、SB、BB 增加，BE 正值增大，pH 明显上升。

9. 三重酸碱失衡：以往在 AG 的概念提出之前，一般认为代谢性酸中毒与代谢性碱中毒是不能在同一个体中同时存在的。但自 AG 的概念提出后，高 AG 型代谢性酸中毒合并代谢性碱中毒的诊断逐步得到承认，但正 AG 型代谢性酸中毒合并代谢性碱中毒仍不能诊断。在代酸合并代碱的基础上再加上呼酸或呼碱即构成三重酸碱失衡。因此，三重酸碱失衡有两种类型。

(1)呼吸性酸中毒合并高 AG 型代谢性酸中毒和代谢性碱中毒。如慢性呼吸衰竭患者因 CO_2 潴留出现呼吸性酸中毒，因缺氧致代谢性酸中毒，又因输入碱性液体和利尿等致代谢性碱中毒。其血气改变的特点为：$PaCO_2$ 升高，AB、SB、BB 增加，BE 正值增大，[Cl^-]降低、AG 增高，pH 多下降。

(2)呼吸性碱中毒合并高 AG 型代谢性酸中毒和代谢性碱中毒。

临床实际工作中对于三重酸碱紊乱的判断应密切结合病史、血气指标和血电解质测定值进行分析，具体方法较复杂，需要者可参阅有关书籍。

（徐永健　曹　勇）

第四十九章　心电图在肺科的应用

一、心电图检查

(一)慢性肺源性心脏病

慢性肺源性心脏病的心电图特点为右室增大、右房增大以及肺气肿的心电图表现。全国肺心病学术会议制定的诊断标准(1977年修订)为:

1. 主要条件

(1)额面平均电轴≥+90°。

(2)V_1导联R/S≥1。

(3)重度顺钟向转位(V_5导联R/S≤1)。

(4)$R_{V_1}+S_{V_5}>1.05mV$。

(5)aVR导联R/S或R/Q≥1。

(6)$V_{1\sim3}$导联呈Qs、Qr、qr(需除外心肌梗死)。

(7)肺型P波:①P电压≥0.22mV,或②电压≥0.2mV,呈尖峰型,结合P电轴<+80°,或③当低电压P<1/2R,呈尖峰型,结合电轴<+80°。

2. 次要条件

(1)肢导联低电压。

(2)右束支传导阻滞(不完全性或完全性)。

具有一项主要条件即可诊断,两项次要条件为可疑肺心病的心电图表现。

注意事项:①有的肺心病患者其心电图可酷似心肌梗死心电图,应注意结合病史、体征、心肌酶谱动态变化等资料进行鉴别,心电向量图或立体心电图对鉴别诊断很有帮助。亦可将胸前电极置于上一个或下一个肋间复查,q 波可能消失;或定期随访心电图检查。②有资料提示,上述标准诊断肺心病尺度偏宽,即假阳性率较高,使用时应结合其他资料综合考虑。

（二）急性肺源性心脏病

急性肺源性心脏病发生于严重的肺栓塞之后,心电图呈现肺循环压力急剧上升,右心室扩张的各种表现:

1. $V_1 \sim V_3$ 的"室壁激动时间"增长,甚至可以引起不完全性右束支传导阻滞的图形。

2. $V_1 \sim V_3$ 的 T 波倒置。

3. V_5 的 S 波增深,致使 R/S 比例降低。

4. 在标准导联中常呈现 I 导联 S 波增深,I、II 导联 ST 降低,III 导联中出现 Q 波和 T 波倒置。

5. aVR 常呈显著的 R 波;ST 段升高。

6. aVL 及 aVF 中 ST 降低。

假若患者病情可以恢复,上述心电图异常改变也往往在较短的时期内恢复正常。

二、心电向量图检查

1980 年修订的全国肺心病学术会议所订立的慢性肺源性心脏病心电向量图诊断标准如下述。

（一）肺心病

在胸肺疾病基础上,心电向量图（vectorcardiogram,VCG）有右心室及(或)右心房增大指征者均符合诊断。

1. 右心室肥厚

（1）轻度右心室肥厚

1）①横面 QRS 环呈狭长形,逆钟向运行,自左前转向右后方,其 S/R>1∶2;或②X 轴上（额面和横面）右/左向量比值>0.58;或③S 向量角<-110°伴 S 向量电压>0.6mV。

2）①横面 QRS 环呈逆钟向运行,其右后面积占总面积20%以上,伴额面 QRS 环呈顺钟向运行,最大向量方位>+60°;或②右下;或③右上面积占总面积 20% 以上。

上述1)、2)两条(六项)中具有一项即可诊断。

(2)中度右心室肥厚

1)横面QRS环呈逆钟向运行,其向前+右后面积>总面积70%以上,而右后向量>0.6mV。

2)横面QRS环呈"8"字形,主体及终末部均向右后方位。

以上两条具有一条即可诊断。

(3)重度右心室肥厚:横面QRS环呈顺钟向运行,向右向前,T环向左后。

2. 右心房增大

(1)额面或侧面最大P向量电压>0.18mV。

(2)横面P环呈顺钟向运行。

(3)横面向前P向量>0.06mV。

(二)可疑肺心病

横面QRS环呈"肺气肿图形"(环体向右,最大QRS向量沿+270°轴后伸,环体幅度减低和变窄),其额面最大QRS向量方位>+60°,或肺气肿图形其右后面积占总面积的15%以上。

合并右束支传导阻滞或终末传导延缓为参考条件。

(徐永健　曹　勇)

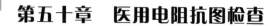

第五十章 医用电阻抗图检查

一、肺循环电阻抗血流图检查

【原理】

电阻抗的改变可以反映人体内容积的变化,特别是血液含丰富的电解质,其电阻抗较小,当心脏收缩时外周血管充盈,血容量增大,血液流速加快阻抗则降低。心脏舒张期则相反,阻抗又升高,故电阻抗图仪可记录心脏每个心动周期变化曲线及由其衍变而来的微分图和心动周期各个间期,以及阻抗环和导纳图(和环等)。

【适应证】

1. 辅助诊断早期肺心病、肺气肿。无创伤性换算平均肺动脉压及负荷后肺动脉压。初步估测肺毛细血管楔嵌压。

2. 辅助诊断二尖瓣闭锁不全或狭窄。

3. 与心阻抗血流图对比,综合分析早期诊断甲状腺功能亢进及甲亢心。结合临床可辅助诊断甲状腺功能减退的有关疾患。

4. 与心阻抗血流图对比,综合分析并结合临床鉴别先天性心脏病的房间隔缺损及室间隔缺损。

5. 与心阻抗血流图对比,综合分析以早期发现左心舒张功能减退。

【操作方法】

1. 体位为仰卧位。

2. 电极位置:前右胸电极上缘与右第 2 肋骨下缘相平,供电电极置锁骨中线内 1.5cm,探测电极置锁骨中线处 1.5cm。后右胸电极上缘平肩胛角水平线,供电电极距脊柱旁 3cm,探测电极在供电电极外 3cm。要注意:以上所有电极须涂生理盐水或 75% 乙醇,使其紧贴皮肤。

3. 电极板大小:长方形铜板(或镀银板),大小为 2.5cm× 3.5cm,前后各 2 块,共 4 块。

4. 记录要求:嘱患者平静呼吸,在呼气末暂停呼吸开始记录,纸速要求 100mm/s,用微机阻抗仪器同步记录患者的心电图、心音图、阻抗血流图及其微分图。

【辅助诊断要点】

1. 诊断肺心病要点:Q-B 期≥0.14s;B-Y 间期≤0.26s;Q-B 指数≥0.18;B-YI≤0.27;Q-B/B-Y≥0.43;HS≤0.15Ω;肺阻抗微分环的总面积<1u 而Ⅲ环面积=0。

2. 诊断二尖瓣疾患(以风心病为主)要点:Q-B 间期>0.16s;B-Y 间期<0.25s;Q-B/B-Y>0.52;HD/HS>0.8;肺阻抗微分环的Ⅲ环面积相对增大。

3. 诊断甲状腺功能亢进:Q-B 间期<0.1s;HS>0.27Ω;Cdz/dt$_{max}$>2.7Ω/s;Cdz/dt/B-C>50;肺阻抗微分环的总环面积>3.5u 而Ⅲ环面积=0。

4. 诊断甲状腺功能减退:Z0(基础阻抗)<25Ω;HS<0.15Ω;Cdz/dt$_{max}$<1.0Ω/s;Cdz/dt/B-C<25;肺阻抗微分各环的面积均显著缩小。

5. 诊断先天性心脏病的房间隔缺损:Z0(基础阻抗)<27Ω;HS>0.27Ω;S 波顶点位于 P2 之后;Cdz/dt$_{max}$=3.0~4.0Ω/s;肺阻抗微分总环的面积>4u;心阻抗血流图以上各项无明显小于肺循环阻抗血流图。

6. 诊断先天性心脏病的室间隔缺损:Z0(基础阻抗)<27Ω;HS>0.25Ω;S 波顶点位于 P2 之前;Cdz/dt$_{max}$>4.0Ω/s;Cdz/dt/B-C>45u;心阻抗血流图以上各项均明显小于肺循环阻抗血流图。

【注意事项】

1. 凡病危患者或神志不清者暂停此项检查,病情缓解后才可进行。

2. 凡右侧气胸、胸腔积液及右上包块或大范围右上肺结核等患者不能行此检查,因为以上疾病严重影响右上胸的电极板接受来自肺循环的容积波幅信息。

3. 以上的诊断标准还需密切结合临床症状、体征与病史进行综合分析。

4. 电极的位置要求标准,并需与皮肤紧贴,以防影响基础阻抗(Z0)。

二、电阻抗呼吸图检测膈肌疲劳

【原理】

电阻抗呼吸图仪(impedance respirograph,IRG)是根据生物电阻变化能够反映容积变化的原理,设计出可以测量胸、腹部容积的变化曲线和环,以判断膈肌疲劳的方法。正常人胸、腹部呈同步呼吸,膈肌疲劳时则呈非同步(矛盾)运动模式。

【适应证】

一切可能引起膈肌疲劳的病症患者(参考第四十二章)均可进行此项测定,需要时还可进行床边监护。

【操作规程和要点】

体位:一般采取仰卧位。电极置放:电极板为 2.5cm×3.5cm 铜和银制成。胸前两块分别置于平右侧第 5 肋骨的锁骨中线两侧;腹前电极板置于脐上 3cm 正中线两侧;胸和腹后电极板置于胸腹前电极板相对应部位。每两电极间距 2cm,内侧为电流电极,外侧为探测电极。胸、腹电极板分别用两根胶带固定于胸、腹部(不能用粘接电极代替)。皮肤应洗净,涂匀导电糊,但避免涂太多使两极间相连。患者在平静呼吸下描记。清醒患者出现阴性结果时还可行最大自主呼吸若干次,即有可能诱发而出现病理图形。必要时还可行卧位踏车负荷试验,25W 和 50W 负荷各 2min,停止(或不能耐受而中止)后即刻、2、4、6、8 和 10min 后各记录 IRG 1 次。

【诊断标准】

1. 正常图形

(1)IRG 曲线图(一维图):胸腹部呼吸运动曲线完全同

步,主波方向一致。腹部运动曲线呼气和吸气段相对称。

(2)IRG 环(二维图):狭窄的长环,逆时针运行,M 值(胸、腹部两曲线峰值时间之差与呼吸周期的比值)1.0% ~ 13.0%。α 角度(最大 X 值和最小 X 值连线与 X 轴的夹角)20°~50°。

2. 非同步呼吸 Ⅰ 型

(1)一维图呈胸、腹部矛盾呼吸运动,主波完全相反。

(2)二维环呈不定形椭圆形,顺时针运行,M 值约 25% ~ 65%,α 角 120°~170°。

3. 非同步呼吸 Ⅱ 型

(1)一维图胸、腹部呼吸运动曲线峰值错位,腹部运动曲线吸气和呼气段不对称。

(2)二维图呈不规则椭圆形,逆时针运行,M 值在 13% ~ 23%,α 角 43°~100°。

4. 非同步呼吸 Ⅲ 型

(1)一维图腹部曲线呈双峰,吸气和呼气段不对称。

(2)二维图呈"8"字形,先逆后顺时针运行,M 值小于 15%,α 角 40°~65°。

非同步 Ⅰ、Ⅱ、Ⅲ 型皆属膈肌疲劳图形。

【注意事项】

IRG 罕有假阳性图形出现,但假阴性图形约有百分之十几,应结合临床判断,如能行卧位踏车试验则可明显减少假阴性出现。应用抗膈肌疲劳药物时可用 IRG 监测其疗效及维持有效时间。IRG 检测与肺阻抗检测结合应用,还可用于研究肺心病与膈肌疲劳之间的关系。

(张希彤　赵建平)

第五十一章 呼吸系统的影像学检查

一、胸部 X 线检查方法

胸部 X 线检(chest roentgenography)在胸部疾病的诊断中具有公认的重要价值。由于胸部具有自然的良好的 X 线对比度,多数病变仅需常规透视或摄片即可显现,临床选用十分方便。对于少数常规摄片不能清楚显示的病变或诊断有困难时,可酌情选择其他较复杂和费用较高的检查方法,如体层摄影、CT 或造影检查等。

胸部 X 线检查虽可为临床提供十分有价值的资料,但应注意在很多情况下病变影像学改变的特异性并不十分强,同一种疾病可以出现不同的 X 线影像学改变,而不同的疾病可以出现相同的 X 线影像学改变。因此,如果仅凭 X 线胸片诊断疾病,就易造成误诊和漏诊。正确的做法是将 X 线影像学资料与临床资料紧密结合,综合分析,以提高诊断正确率。

【胸部透视】

胸部透视(fluororoentgenography)主要适用于了解胸内结构的运动状况。

1. 怀疑膈肌麻痹时,可透视以了解深呼吸动作时横膈的活动幅度及有无矛盾运动。

2. 怀疑有纵隔摆动时。

3. 肺门及纵隔内块影与心脏大血管关系不清时,透视观察心血管搏动可有助于诊断。

4. 怀疑食管有受压移位时,食管吞钡透视可证实。

5. 怀疑气道有阻塞时,有时可通过观察深呼吸时双侧肺野透亮度的改变而帮助诊断。

胸部透视的缺点：

(1)影像清晰度较低,对早期粟粒性肺结核以及肺内小结节等较为细小的病变常难以发现。

(2)没有永久记录,不利于随访对比。

【普通摄影】

(一)后前位胸片

后前位胸片(posteroanterior film)是胸部 X 线检查中最基本的投照位置,在进行其他较复杂或较昂贵的 X 线检查前一般均要先摄一张后前位胸片。

拍摄时患者取站立位,前胸部贴近片盒,两手叉腰,双肘尽量前移以使肩胛骨移出肺野之外,于深吸气末屏气时摄片。X线自背部第 5 胸椎水平射入,片距2m 左右。投照质量良好的后前位胸片应达以下标准：

1. X 线片大小适当,能包括全部肺野、胸廓、肋膈角、横膈及颈下部。

2. 曝光适当,能见到较清楚的第 1~4 胸椎及其棘突,第 5 胸椎以下见不到棘突,仅可隐约见到胸椎的整体轮廓。

3. 吸气充分,屏气完全,肺野清亮,对比鲜明,可清楚显示肺纹理的细微结构,纵隔、横膈边缘清楚。

4. 两肩胛骨不重叠于上部肺野内。

5. 站立位置正确,两侧胸锁关节到中线距离相等。若左侧距离小而右侧距离大,提示左侧胸部贴片较近而右侧距片较远,相反则提示右侧胸部贴片较近而左侧距片较远。

6. 对比度好,胸廓骨骼影与周围软组织能分清,四角无软组织处应变黑。

相同的病变在投照条件不同的胸片上其影像可有差异,因此,读片时尤其是在对不同时间所摄胸片进行比较时一定要将胸片投照条件和质量的差异考虑在内。

(二)侧位胸片

严格说,侧位胸片(多为左侧位片)与后前位胸片一样属常规检查项目,但目前一般仍仅限用于后前位胸片发现异常者,如肺内块影、肺不张、纵隔肿块等,加拍侧位片对明确诊断很有帮助。

为尽量减小投照时对病变的放大效应,并使病变轮廓清晰,应根据后前位胸片上病变的位置来选择左侧位或右侧位片,原则是使病变部位尽可能靠近胶片。

(三)前弓位片

立位、挺腹、肩背靠片,X线从前向后射入。主要适用于:

1. 显示肺尖病变:肺尖病变(如结核灶)在常规后前位胸片常因被锁骨和第1肋骨遮盖而显示不清,而前弓位胸片则可清晰显示。

2. 显示右中叶肺不张:右中叶肺不张有时在后前位胸片上不能得到很好的显示,对有疑问者加拍前弓位片常可明确诊断。现较少用。

(四)斜位胸片

多根据放射科医师的建议加照,常于透视下转动患者身体以确定对明确诊断价值最大的角度进行投照。

(五)侧卧位水平方向摄影

患者取患侧卧位,X线水平投照,主要适用于:

1. 检查少量胸腔积液和肺底积液:在常规后前位胸片上少量胸腔积液有时不易与胸膜肥厚粘连相鉴别,肺底积液有时易漏诊,而侧卧位水平方向摄片,则可较好地显示积液,明确诊断。近年来超声检查已广泛应用于临床,亦可准确、快捷、方便地证实少量胸腔积液和肺底积液,故该投照位置已较少使用。

2. 了解肺组织空腔内是否随体位移动,如空腔内合并曲霉菌球,其位置可随体位改变而滚动,后前位胸片结合侧卧水平方向摄片常可明确诊断。

(六)仰卧前后位摄影

仰卧前后位摄影多用于危重患者床边摄片。由于病房空间限制,故球管与胸片的距离常较小,加之心脏偏前,故其放大效应较大,不利于显示肺内病变。床边X线机容量多较小,危重患者呼吸配合多不佳。这些因素均可明显影响床边胸片的质量,阅片时应加以考虑。仰卧时胸腔积液散开于胸腔内,胸片见肺野透亮度普通降低,与常规站立后前位胸片上胸腔积液的影像学改变完全不同,应予注意。

【高千伏摄影】

高千伏摄影(high kilovoltage radiography)指使用 120kV 以上的电压摄片。与常规后前位胸片(电压约为 70kV)相比,高千伏摄片具有一些独特的优点:

1. 骨性胸廓及胸廓软组织影变淡,肺内病变显示较清楚。

2. 纵隔结构显示较好,气管和主支气管显示清楚。

3. 纵隔后的病变较易显示。

4. 肺野内病变层次较清楚。

5. 因曝光时间短,故成像轮廓较清楚,伪影较少。

在发达国家高千伏摄片已成为常规摄片法。该法尤其适用于肺部肿瘤、纵隔肿瘤、肺部和纵隔块影、肺广泛病变、大量胸膜增厚等的诊断和鉴别诊断。

高千伏摄片的缺点是,因肋骨阴影显著变淡,对肋骨的病变不易显现,故检查肋骨时仍应使用低千伏摄影。

【体层摄影】

常规后前位胸片上胸部前后各层组织的影像均重叠在一起,有时会给阅读分析带来困难,体层摄影(conventional tomography)即是为解决该问题而设计的。该技术的基本原理并不复杂,在曝光过程中 X 线球管和 X 线片围绕胸部选定的层面做相反方向的移动,所选层面因持续曝光于 X 线片的固定部位而清晰显像,其他层次的结构在运动中分散曝光于 X 线片的不同部位,结果均不能清晰显影。放射学术语称为"抹消"。胸部体层摄影具体又分为下述数种:

1. 正位倾斜体层摄影可较清楚地显示气管、两侧主支气管和叶支气管,部分人可显示肺段支气管近端,尚可显示气管隆突及其下方肿大的淋巴结、奇静脉球、两下肺静脉等结构。

2. 右后斜位体层摄影对右中间段支气管显示最清楚,尚可清楚地显示右上叶前段支气管、后段支气管、中叶支气管、下叶支气管、下叶的背段和前、外、后基底段支气管以及肿大的肺门淋巴结等结构。

3. 左后斜位体层摄影对左主支气管及上、下叶支气管干显示最清楚,尚可显示左侧各段支气管及肿大的肺门淋巴结。

4. 病灶体层摄影用于显示病灶内部及外周的详细结构,如内部有无空洞及其位置、有无钙化、外周轮廓是否有分叶或切迹等,并有助于了解病变处与周围组织结构的关系。

体层摄影的主要适应证包括:

(1)肺内肿块病变:它可清楚地显示肿块的形态、大小、边界、密度高低及有无钙化、毛刺等,有助于肿块的定位和定性诊断。

(2)肺空洞空腔病变:它可帮助确定有无空洞或空腔及其数目、大小、壁的厚薄以及引流支气管等,常用于肺结核、肺癌空洞、肺脓肿、肺囊肿、支气管扩张等疾患的诊断和鉴别诊断。

(3)支气管病变:它可显示主支气管、叶支气管和段支气管起始处的狭窄、阻塞和压迫移位等,尤其常用于支气管肺癌的诊断。

(4)肺门阴影增大:它对于鉴别血管扩张、肿块、淋巴结肿大等很有价值。

(5)肺血管异常:对于肺不张、肺气肿、先天性肺血管异常、动-静脉瘘等的诊断均有帮助。

(6)对于确定心瓣膜钙化、心包钙化等也有帮助。

体层摄影的主要局限性为:

(1)对于肺内较淡薄的密度增高阴影(如肺结核渗出性病变的阴影),体层摄影可使其与正常组织的密度差减小甚至消失,不利于诊断分析。

(2)对亚段以下支气管显示常不满意。

(3)对于有胸廓严重变形、支气管移位的患者,常不易获得满意的气道体层像。

近年来,随着胸部 CT 检查逐步在临床普遍使用,体层摄影的临床应用范围也在逐渐缩小。

【造影检查】

（一）支气管造影

将造影剂(contrast examination,碘油或钡胶浆)注入支气管树后,与周围肺组织含气结构形成鲜明的人工对比,从而清楚地显示支气管的结构。应用碘油造影时术前必须行碘过敏试验。

1. 支气管造影的主要适应证

(1)各种原发病所致的支气管扩张症的确诊。目前支气管造影仍为临床诊断支气管扩张最准确最可靠的方法,可明确支气管扩张的部位、类型、范围等,为手术治疗提供依据。

近年来发展的高分辨率薄层 CT 检查亦可较好地显示支气管扩张病变,且可避免造影给患者带来的痛苦。现一般主张对于不准备手术切除治疗的支气管扩张患者不做支气管造影检查;而对于准备行手术切除者意见尚有分歧,有人认为高分辨率薄层 CT 检查可以代替支气管造影检查,而有人则认为对于拟行手术治疗者支气管造影仍为术前必须完成的检查项目。

(2)怀疑有支气管胸膜瘘者。

(3)怀疑有先天性支气管变异、肺发育不全或肺不发育者。

(4)怀疑中央型肺癌者,支气管造影可显示病变支气管管腔的充盈缺损、狭窄或中断,有助于肺癌的诊断。

(5)肺不张。随着纤维支气管镜广泛应用于临床,上述 4 和 5 两种情况多可经纤维支气管镜检查而明确诊断,已很少行支气管造影检查。

(6)胸内病变难以明确系肺内或肺外病变者,支气管造影检查有助于鉴别。

2. 支气管造影的主要禁忌证

(1)肺或支气管的急性炎症期。

(2)严重活动性肺结核、病变有播散者。

(3)心、肺和肾功能不全者,或严重衰弱者。

(4)近期大咯血者。

(5)造影剂或麻醉剂过敏者。

3. 支气管造影术后注意事项

(1)使用钡剂作造影剂者应鼓励患者轻咳,以利排出钡剂。

(2)应卧床休息24h,密切观察有无不良反应出现并及时处理。

(3)术后发热者可给少量解热镇痛药。

(二)血管造影

1. 肺动脉造影的主要适应证

(1)怀疑肺动脉栓塞或血栓形成者。肺动脉栓塞的临床表现特异性不强,诊断常需要进行实验室检查,其中公认肺动脉造影为诊断的金标准。

(2)怀疑肺血管先天性疾病,如肺动脉发育不全、肺动脉狭窄、肺动-静脉瘘、肺静脉回流异常的肺静脉曲张等。

2. 主动脉造影:与呼吸科有关的适应证主要是怀疑肺隔离症时,主动脉造影证实异常供血动脉的存在对诊断有决定性意义,对于指导手术治疗、预防术中大出血具有重要价值。

3. 支气管动脉造影:选择性支气管动脉造影的主要适应证:

(1)不明原因的大咯血,该检查除可显示异常的出血的支气管动脉分支,从而协助明确诊断外,尚可同时进行支气管动脉栓塞治疗以控制大咯血,近期疗效多较好。

(2)肺癌经支气管动脉灌注化疗。

4. 上腔静脉造影:主要适应证为证实上腔静脉阻塞综合征。

(三)诊断性气胸

诊断性气胸的主要用途为:

1. 有助于区别胸壁、胸膜和肺内病变。

2. 有助于区别纵隔与肺内病变。

3. 有助于区别膈上与膈下病变。

【CT 检查】

(一)适应证

由于胸部不同结构对 X 线的吸收具有良好的自然对比,故很多病变在常规 X 线片上即能得到良好显示,加之 CT 检查费用较常规 X 线检查高很多,因此,并非所有患者均需行 CT 检查。一般情况下,仍应首先选用常规 X 线胸片,发现问题后若常规 X 线检查不能完全解决诊断问题再考虑行 CT 检查;或常规 X 线检查虽未发现病变,但根据临床表现怀疑有病时,亦应考虑 CT 检查。近年来,CT 设备不断改进,开发了多排 CT 等新的检查机器,成像速度越来越快,图像质量越来越好,临床使用价值也越来越大。下述适应证供选用 CT 时参考:

1. 各种纵隔病变,如纵隔内肿瘤、纵隔淋巴结肿大、大血管疾病等,CT 对于定位及定性诊断均有较大价值。

2. 咯血病因不明,常规 X 线胸片未发现病变者。

3. 对原因不明的咳嗽、胸痛、胸闷、气促、喘鸣、消瘦、声嘶、骨痛、关节痛等症状,需排除肺癌,而常规 X 线胸片未发现病变者。

4. 对原因不明确的发热需要排除胸内疾病而常规 X 线检查阴性者。

5. 痰细胞学检查发现癌细胞而常规 X 线胸片阴性者。

6. 临床怀疑有转移性肺肿瘤而常规 X 线检查阴性者。

上述 2~6 项之所以选用 CT,是因为 CT 在发现心脏后、脊柱旁沟、肺的边缘、胸膜下等部位的病灶以及在发现肺野内小病灶方面其价值显著优于常规 X 线胸片。

7. 临床怀疑支气管扩张症而常规 X 线胸片不能明确诊断者。高分辨率 CT 薄层扫描常可解决诊断问题。

8. 常规 X 线检查虽然发现了病变,但明确诊断仍有困难者,也可考虑 CT 检查。例如:

(1)常规胸片发现结核病变,结合临床资料仍不能明确其活动性者,CT 在发现小的厚壁空洞病变方面价值明显优于常规胸片。

(2)下肺病变怀疑有不典型结核可能者,CT 常可较清楚地显示病变的不均匀性,如散在的小的钙化灶、增生灶、纤维条索影、小的空洞等,尚可较好地显示支气管引流征。

(3)肺内块影定性不明者,CT 可进一步显示肿块的外部及内部结构以及周围的改变,如分叶、毛刺、空洞及其位置、子灶、供血血管等,对诊断可能会有一定帮助。

(4)胸腔积液病因不明者,CT 有助于发现常规 X 线胸片上被胸腔积液所遮盖的肺内病变或纵隔内病变,CT 尚可发现小的胸膜转移灶及较小的胸膜钙化灶。

(5)肺不张原因不明者,CT 可发现肿大的淋巴结等病变。对于球形肺不张,CT 可清楚地显示"彗星"样改变(亦称"章鱼"样改变),诊断特异性较高,从而避免误诊为肺内肿块而行手术治疗。

(6)肺门增大性质不明者,CT 增强扫描有助于鉴别血管病变与淋巴结病变。此外,下叶背段病变在后前位胸片上由于影像前后重叠有时会被误认为系肺门病变,而 CT 可清楚地区分开来。

(7)心包积液原因不明者,CT 有助于发现心包增厚、钙化等。

此外,近年开展较多的在 CT 引导下行肺、胸膜或纵隔穿刺活检,有助于一些疑难病例的诊断。

(二)检查方法

1. 平扫:平扫利用胸部的骨骼、软组织、空气、液体及脂肪在 CT 图像上的良好的自然对比对胸部疾病进行诊断,主要适用于肺内疾病的诊断。平扫有关的主要参数包括:

(1)层厚:一般常规层厚定为 10mm。

(2)层距:指两切层中央平面之间的距离,为了不遗漏病变,一般层距不应大于层厚。

(3)扫描位置:一般取仰卧位,从胸骨切迹扫描到横膈。

2. 造影增强:注射造影剂后在有关组织结构形成人工对比,提高诊断价值。主要适用于纵隔内肿块性质的鉴别、肿大淋巴结的检出、异位血管的识别等。

因造影剂含碘,故在做 CT 增强扫描之前应行常规碘过敏试验。

3. 螺旋 CT 扫描:螺旋 CT 扫描也包括平扫与增强两种。螺旋 CT 与普通 CT 的不同点在于它在整个扫描过程中球管不停地发出 X 射线,扫描床持续同步前移,从而大大加快了扫描速度,缩短了扫描时间,一般胸部扫描可在 20~30s 即全部完成,从而大大减少或消除了常规 CT 因呼吸不匀造成的细微病灶的丢失,有利于肺内小结节病变的检出。

4. 高分辨率 CT:高分辨率 CT 是指较常规 CT 具有更清晰的空间和密度分辨率的 CT 扫描技术,它包括薄层扫描和小视野技术。它能够显示以次级肺小叶为基本单位的肺内细微结构,主要适用于弥漫性肺间质病变、支气管扩张、肺气肿、肺内孤立性小结节病灶等的诊断。一般先做常规 CT 平扫,发现可疑部位后再进一步加薄层扫描。高分辨率 CT 主要适用于观察肺内病变,一般只做平扫,不做增强造影。

（三）CT 检查的局限性

与其他任何检查一样,CT 检查亦有其局限性,主要包括:

1. 对于支气管形态改变(如扭曲变形、狭窄、阻塞等),因 CT 需将多个横断面联系起来判断,故不如常规断层直观。近年采用计算机图形重建技术以克服该问题,但目前尚存在着图像空间分辨率不够高的问题。另外,对于较大气道内的病变,纤维支气管镜常可直接观察病变,并可取病理学标本、微生物学培养标本等,诊断价值显著高于 CT 等影像学技术。

2. 对于肺内血管病变 CT 图像不如血管造影图像诊断价值高。

3. 对于体积较小的病灶 CT 也不易发现。螺旋 CT 及高分辨率 CT 在这个方面较常规 CT 有明显改进。

4. 对实质性肿块的良、恶性定性诊断仍不能十分准确,仅凭影像学进行诊断仍然容易出错。

二、胸部磁共振成像

【原理】

磁共振成像(magnetic resonance imagine,MRI)属于生物磁自旋成像技术,它通过收集磁共振现象所产生的信号,经计算机处理而成像。其影像具有特殊的组织特异性分辨率(表 51-1)。

表 51-1 胸部不同组织的 MRI 信号强度特征

项目	T_1 加权像	T_2 加权像
脂肪	白	灰白
肌肉	灰	灰白
肺	黑	黑
骨皮质和钙化灶	黑	黑
流动的血液	黑	黑
不流动的血液	灰黑	白(甚至强于脂肪者)

【适应证】

1. 颈、胸、臂交界区病变如肺上沟癌,MRI 可以显示正常组织结构与病变之间的关系,为选择手术治疗方案提供重要的参考资料。其价值远大于 CT 者。

2. 纵隔(包块肺门区)病变:MRI 的流通效应使纵隔内的血管易于与肿大的纵隔肺门淋巴结或其他肿块相区别,且能观察心脏房室的腔、壁结构,是其优于 CT 之处。

3. 胸膜和胸壁病变:肺癌累及胸壁早期,常规 X 线胸片和 CT 均难以发现,而 MRI 则可明确地显示胸膜外脂肪的白色信号线中断。

4. 鉴别中心型肺癌肿块与肺不张:当中心型肺癌合并阻塞性肺不张时,常规 X 线胸片和 CT 均不易区分其分界,而 MRI 可以清楚地显示两者的界面。

5. 鉴别实质与囊性病变:由于囊性病变中不流动的液体在 T_2 加权像上呈白色信号,极易辨认,故对于肺内超声波不易达到的部位的块影需鉴别属实质性或囊性病变时 MRI 的价值甚高。

【MRI 的局限性】

目前 MRI 对肺野内病变显示的空间分辨率尚不如 CT,信号强度分辨率亦不如 CT 的密度分辨率,故对于肺内病变一般应首选 CT 检查。

【禁忌证】

患者体内有金属异物(包括心脏起搏装置)者不宜进行此项检查。

(徐永健)

三、呼吸系统疾病的超声检查

【适应证】

1. 胸腔积液:大多数情况下超声检查是诊断有无胸腔积液最可靠的方法,并能提供积液量、深度、黏稠与否、有无分隔等许多重要信息,对于选择最佳穿刺点十分有用。尤其是对于胸壁上局限性的包裹性积液,有时需要在超声波的引导下才能穿刺。

2. 胸壁包块:超声检查有助于判断包块是囊性或是实质性病变,从而有助于其定性诊断。

3. 胸膜肿瘤:胸膜间皮瘤或胸膜转移瘤除可见胸腔积液外,部分患者尚可见胸膜软组织影。

4. 紧贴胸膜的肺内病变:超声检查有助于判断病变为含液的囊性或实质性,部分病例尚可在超声引导下行经皮肺穿刺或活检以明确病变性质。

5. 纵隔疾病:超声检查有助于判断纵隔包块为含液的囊性或实质性,对其定性诊断有一定帮助。

6. 肺动脉高压、肺心病超声检查可以测定肺动脉、右心室、右心房等的有关径线,多普勒超声波尚可测定与肺动脉内血流速度有关的指标,根据这些指标即可判断有无肺动脉高压和肺心病。

7. 肺动脉血栓栓塞:超声检查可以显示较大肺动脉内的血栓,对于诊断肺栓塞有重要意义。

【局限性】

造成超声检查在呼吸系统疾病应用中的局限性的一个主要因素是超声本身的物理特性。因胸廓组织(包括胸膜)与含大量气体的肺组织所形成的界面对超声波的反射能力特别强，基本上将所有的超声波均反射回去，故凡是被含气的肺组织所遮盖的结构，应用超声检查均难以显像。临床常见的问题包括：

1. 对于叶间包裹性胸腔积液，若含液结构与胸壁之间有肺组织间隔，则超声检查不能显示。

2. 肺内包块若与胸壁无直接接触则超声检查不能显示。

3. 我国慢性肺心病患者最多见继发于慢性阻塞性肺疾病，此类患者由于肺内含气多，可使超声检查在部分患者不能显示肺血管和心脏结构，造成失检，是影响其对肺动脉高压和肺心病诊断的临床实用价值的重要因素之一。

4. 对于胸壁、胸膜和紧贴胸膜的肺组织内的包块，超声除有助于判断囊性或实质性外，并不能从其他方面提供有较高特异价值的资料以协助判断包块的良、恶性。少数情况下因囊性包块病变内液体十分黏稠，超声检查亦有可能将其误判为实质性者。如超声仪器质量不好，近场效果差，也不能很好显示。

5. 少量包裹性胸腔积液经超声波检查定位后，穿刺时患者体位若稍有变动即可使原先的体表定位标志与胸腔内的包裹性积液的位置关系产生明显的变化，造成穿刺失败，甚至刺伤肺脏，造成气胸。对此类患者应强调超声定位时与穿刺时患者的体位(包括上肢的位置)完全相同，必要时可到超声波室进行穿刺。

【诊断标准】

我国肺心病学术会议 1980 年修订的"慢性肺源性心脏病超声心动图诊断标准"：

1. 主要条件

(1)右心室流出道内径≥30mm。

(2)右心室内径≥20mm。

(3)右心室前壁厚度≥5.0mm，或有前壁搏动幅度增强者。

(4)左/右心室内径比值<2。

(5)右肺动脉内径≥18mm，或肺动脉干≥20mm。

(6)右心室流出道/左心房内径比值>1.4。

(7)肺动脉瓣曲线有肺动脉高压征象者（α波低平或<2mm,有收缩中期关闭征等）。

2. 参考条件

(1)室间隔厚度≥12mm,搏幅<5mm或呈矛盾运动征象者。

(2)右心房增大,≥25mm(剑突下区)。

(3)三尖瓣曲线DE、DF速度增快,E峰呈尖高型,或有AC间期延长者。

(4)三尖瓣前叶曲线幅度低,OE<18mm,CD段上升缓慢、延长,呈水平位,或有EF下降速度减慢,<90mm/s。

说明:①凡有胸肺疾病的患者,具有上述两项条件者(其中必具一项主要条件)均可诊断肺心病;②上述标准仅适用于心前区探测部位。

近年来超声诊断学仪器有了很大进展,特别是彩色二维超声和多普勒超声仪的应用对心脏疾病的检查和诊断颇有帮助,有关肺动脉高压和肺心病的常见征象有:

(1)右室肥厚和扩大:右心室肥厚是慢性收缩期负荷过重的直接后果,不仅与肺动脉高压的程度和时间有关,也可能与个体对肥厚反应的调节有关。右室游离壁在轻度肺动脉高压时已增厚,室间隔也增厚,运动幅度减弱,或呈矛盾性运动。78%原发性肺动脉高压患者有右室增大。正常右室游离壁厚度≤4mm,右室内径小于20mm。

(2)肺动脉内径增宽和扩展性下降:肺动脉高压患者中心肺动脉扩张,二维和M型超声心动图可清楚显示。正常主肺动脉内径小于25mm,右肺动脉内径小于18mm。肺动脉壁顺应性随压力的增加而下降,收缩期扩展也随之变小。

(3)三尖瓣和肺动脉瓣反流:心脏增大和瓣环扩张可引起三尖瓣和肺动脉瓣反流。多普勒超声心动图测出的三尖瓣反流率和程度与造影所见有良好相关,然而正常人三尖瓣轻度反流发生率为0%~44%,因此,多普勒超声心动图检出的轻微三尖瓣反流的意义应结合其他检查综合判断更为稳妥。同样,正常人肺动脉瓣反流发生率约为13%~90%,检出轻度反流的意义需全面衡量。肺动脉高压时反流峰和时限增加,并随压力波动而改变,反流速度与舒张期肺动脉-右室间压差相关。

(4)肺动脉瓣活动异常:在早期有关肺动脉高压M型超声心动图改变的研究中已注意到肺动脉瓣活动的变化,正常情况下舒张晚期肺动脉瓣后叶有一小负向波,称"a"倾斜,紧接着心电图P波之后发生,反映正常肺动脉舒张末期心房收缩引起较小的右室-肺动脉压差增加,当肺动脉舒张压轻微增加时可阻止"a"波的出现。正常"a"波幅度平均为3~5mm,小于2mm可有轻度肺动脉高压,"a"波消失通常提示肺动脉平均压大于5.3kPa(40mmHg),但需注意当右室舒张末压增加时,"a"波可重新出现。肺动脉瓣开放速率增加是肺动脉高压另一个传统超声征象,它与收缩早期右室-肺动脉高压差的大小有关,而与肺动脉压无关。M型超声心动图肺动脉高压的特征性所见是收缩期切迹或呈"w"图形,反映肺动脉瓣收缩期部分关闭,发生率约60%,该征象有时在无肺动脉高压存在时也可能出现。

(5)肺动脉压定量化测定常用的指标有:①三尖瓣反流峰速,与右室收缩压间有良好的相关性,相关系数达0.90以上。②右室流出道或主肺动脉血流加速度或高峰流速提前,血流加速时间或高峰时间与射血时间比与肺动脉压的相关系数在0.7~0.8。③用M型超声心动图或多普勒血流信号测量右室收缩时间间期发现肺动脉高压患者射血前期延长,射血期变短,两者的比率增大,后者与肺动脉高压相关系数约0.7,80%正常儿童比率<0.3。>0.4者中90%肺动脉平均压>3.3kPa(25mmHg)。④右室等容舒张时间(肺动脉瓣关闭到三尖瓣开启时间)延长,等容舒张时间与肺动脉收缩压的关系决定于肺动脉瓣关闭到三尖瓣开放间的右室压下降幅度,但也受心率、右房压和舒张率的影响。因此,其更多用于正常与轻度肺动脉高压的鉴别。

虽然有许多定量化肺动脉压超声检测方法,相关系数甚至高达0.90以上,但其可解释的肺动脉压变量也只有0.6左右,因此,"定量化"检查只能做一参考。尽管如此,超声心动图和多普勒超声心动图检查对动脉高压的诊断仍是一有用的无创性检测方法。

（徐永健　曹　勇）

四、核素显像在呼吸系统的应用

肺灌注显像

【原理】

　　直径略大于肺毛细血管管径的放射性颗粒被注入静脉后，将随血流经过右心、肺动脉而随机地一过性嵌顿于肺毛细血管床内。其在肺内的分布与局部肺血流灌注量成正比，因此，通过体外显像，可判断局部肺血流灌注的分布状况和受损情况。常用显像剂为^{99m}Tc-大颗粒聚合人血清白蛋白（macroaggregated albumin，MAA），颗粒直径 $10\sim60\mu m$。

【适应证】

　　1. 肺动脉栓塞症的诊断及疗效评价。

　　2. 肺叶切除手术、肺减容手术适应证的选择和术后肺功能预测。

　　3. 判断各种肺部疾病的肺血运受损程度及疗效评价。

　　4. 先天性心脏病右向左分流量的定量分析。

　　5. 全身性疾病（大动脉炎、结缔组织病等）可疑累及肺血管者。

　　6. 原因不明的肺动脉高压或右心负荷增加。

【禁忌证】

　　1. 严重肺动脉高压及肺血管床极度受累。

　　2. 有明确过敏史或过敏体质者。

　　3. 孕妇及哺乳期妇女。

【影像分析】

（一）正常影像

　　1. 平面影像各体位双肺影像清晰，形态同 X 线胸片，放射性分布基本均匀。由于肺尖部受重力影响血流量较低，因而放射性略稀疏。

2. 断层影像 各方向肺断层影像其放射性分布基本均匀,肺影外缘完整无缺,心脏和纵隔处无放射性。

(二)异常影像

1. 局限性放射性减低或缺损为最常见的异常影像。如一侧肺不显影(见于先天性一侧肺动脉发育不全、一侧肺动脉栓塞、肺门肿瘤等);肺叶、段、亚段性放射性减低(主要见于肺动脉栓塞)。

2. 弥散性放射性分布异常:双肺放射性分布不均匀,呈多发散在的放射性减低或缺损区,常见于 COPD。

3. 放射性分布逆转:双肺上部放射性增加,甚至超过下部,为肺动脉高压的表现。

肺通气显像

【原理】

经呼吸道充分吸入放射性气体或放射性气溶胶后,将沉积在有通气功能的末梢小气道和肺泡内使之显影。由于放射性在肺内的分布与局部肺通气量成正比,因此通过体外显像可以了解局部气道的通畅性,评估肺局部通气功能。当气道局部狭窄或阻塞,则阻塞部位以下呼吸道至肺泡出现放射性缺损区。常用显像剂为锝气体(Technegas)和 ^{99m}Tc-DTPA 气溶胶。

【适应证】

1. 和肺灌注显像鉴别肺栓塞和 COPD 等。

2. 评估呼吸道的通畅情况及各种肺疾患的通气功能。

3. 评估药物或手术治疗前后的局部肺通气功能,以指导治疗和观察疗效。

【影像分析】

(一)正常影像

平面及断层影像基本上与肺灌注像相似,不同之处可因吸入颗粒不够均匀及气溶胶受气道内气流影响较大、大气道内混积较多,从而使喉头、大气道显影,如有放射性通过食管进入胃,则在胃区可见放射性浓聚。锝气体肺通气显像图像质量要好于气溶胶显像,段以上大气道内无放射性沉积,不出现喉头和大气道等显影。

（二）异常影像

（1）肺内局部放射性减低或缺损：肺实质性病变或气道阻塞。

（2）气道狭窄不畅：因流体动力学改变使狭窄部位两侧形成涡流，流经该处的气溶胶雾粒部分沉积下来，呈现放射性浓聚的"热点"，而狭窄部远端的气溶胶雾粒分布正常。

（3）气道完全性阻塞：气溶胶雾粒不能通过阻塞部位，因而呈放射性缺损区。

肺灌注显像和肺通气显像的临床应用

1. 肺动脉栓塞：肺栓塞为临床急症，常可危及生命。其肺灌注显像的特点：多呈肺段或肺叶分布的放射性缺损区，甚至一侧肺不显影；与同时进行的 X 线胸片检查或肺通气显像不匹配。这是由于肺栓塞早期肺组织尚未发生形态学改变，因此，X 线胸片或肺通气显像多正常。故肺灌注显像可早期诊断肺动脉栓塞，其灵敏度和特异性达 90% 左右，并可重复显像，以观察病情、监测溶栓治疗。同时常规进行核素下肢深静脉造影，其阳性结果不仅支持肺栓塞的诊断，还可确定栓子来源，以便积极治疗，预防复发。近年来，SPECT/CT 的出现，可以做到肺灌注断层显像与肺 CT 图像的同机融合，有效地提高了肺灌注显像对肺栓塞诊断的敏感性、特异性和准确性。

2. 肺部疾病手术决策及术后评估：COPD、肺癌、支气管扩张等肺部疾病都有可能压迫邻近肺血管导致其灌注区血流减少，在肺灌注显像上出现边缘清楚的放射性稀疏或缺损区，根据放射性稀疏或缺损区的大小估计肺血管的受累程度，对决定能否手术切除、手术切除范围和术前准确预测术后残肺的功能、术后监测肺功能均有重要的指导意义。

3. 慢性阻塞性肺部疾病（COPD）的辅助诊断：典型表现为散在的肺灌注与通气显像基本匹配的放射性稀疏或缺损区，并常伴有肺动脉高压所致的肺灌注放射性逆分布表现。

4. 心脏及肺内右向左分流患者的诊断和定量分析。

5. 肺动脉畸形及肺动脉病变的诊断。

6. 全身性疾病累积肺动脉的诊断。

肺肿瘤 ^{18}F-FDG PET 显像

【原理】

^{18}F-FDG 为脱氧葡萄糖,在细胞中分解为 6-磷酸脱氧葡萄糖后,由于其分子结构有别于天然葡萄糖,不能被继续分解而滞留于细胞内。恶性肿瘤细胞生长活跃、增殖加速,葡萄糖利用率及葡萄糖酵解明显增高,因此,^{18}F-FDG 在恶性肿瘤细胞内的浓聚明显高于正常细胞和良性肿瘤细胞。

【适应证】

1. 肺内局限性病变良恶性鉴别。

2. 肺癌的临床分期(判断肿瘤大小及局部侵及范围、有无局部淋巴结和远处转移)。

3. 鉴别治疗后肿瘤瘢痕、放射性坏死与肿瘤残余或复发。

4. 评价治疗效果及预后。

5. 寻找转移性肺癌原发灶及其他转移灶。

【临床意义】

1. 肺部单发结节(SPN)的鉴别诊断:文献报道 ^{18}F-FDG PET 鉴别诊断 SPN 的灵敏度为 90% ~ 100%,特异性为 60% ~ 100%。FDG PET 灵敏度和阴性预测值高,但特异性相对较低,这是因为其假阳性率较高,活动期炎症或肉芽肿等都可摄取 FDG。一般认为高分辨 CT 检查结合 ^{18}F-FDG PET 显像是评价肺部结节最可靠及最经济的无创性诊断方案。

2. 早期检出肺癌原发灶及纵隔淋巴结及其远处肿瘤转移灶,提供准确的临床分期,为临床制定治疗方案提供科学依据。非小细胞型肺癌(NSCLC)有无淋巴结转移对诊断、治疗和患者的预后至关重要,准确的分期可以避免不必要的治疗,减少医疗费用,延长生存期和提高生活质量。

3. 监测治疗效果:在部分小细胞肺癌,某些化学药物的治疗可导致癌细胞产生耐药性,这类患者在化疗后虽然 X 线胸片可显示肿瘤范围的缩小,但如果 FDG 在肿瘤局部的摄取异常增高,常提示化疗无明显效果,并可能产生肿瘤的耐药性;相反,另一些患者在化疗后肿瘤范围未见明显变化,但局部 FDG 摄取明显减低,仍提示治疗方案有良好的效果。

4. 肺癌治疗后肿瘤的纤维化瘢痕或放射性损伤与肿瘤残余及复发的鉴别诊断:在肺癌放射治疗后出现肺的纤维化时,CT 检查较难与肿瘤的残余或复发进行鉴别,FDG PET 有助于对两者的鉴别诊断。

5. 预后评价:PET 阴性者无病灶生存的时间较 PET 阳性者长,FDG PET 阴性与低病死率和无病灶生存时间长相关。

6. 寻找转移性肺癌原发灶及其他转移灶。

呼吸道黏膜纤毛清除功能测定

【原理】

呼吸道黏膜纤毛具有清除呼吸道内分泌物及异物的功能,吸入不具有渗透性且不被呼吸道黏膜分解代谢的放射性气溶胶后,通过体外显像可观察气溶胶与黏液形成“热团”的时间、“热团”的运动方式及排出速度,以了解呼吸道黏膜纤毛的清除功能(MCC)。常用显像剂为^{99m}Tc-DTPA 气溶胶,颗粒直径 $5\sim10\mu m$。

【适应证】

1. 了解肺部疾患的 MCC。

2. 评价某些药物如 β_2 受体激动剂、组胺、茶碱、阿托品、阿司匹林、麻醉剂等对 MCC 的影响。

肺上皮细胞通透性测定

【原理】

吸入具有渗透能力的放射性气溶胶,在体外测定其从肺泡内弥散越过“气血屏障”进入血液循环的能力。由于肺泡上皮的屏障能力远远高于毛细血管内皮的屏障能力,因此,所测得的清除半衰期($t_{1/2}$)主要反映肺泡上皮的通透性。常用显像剂为^{99m}Tc-DTPA 气溶胶,颗粒直径 $2\sim3\mu m$。

【适应证】

1. 间质性肺疾病、急性肺损伤、急性呼吸窘迫综合征等疾病。

2. 评价吸烟对肺上皮通透性的影响。

肺代谢显像

【原理】

肺可以激活或灭活许多血液循环中的生物活性胺,如肾上腺素、血管紧张素等。将放射性标志胺类化合物引入体内可显示肺对胺类物质可能的代谢方式及变化。显像剂如^{123}I 或^{131}I 标志的 IMP、MIBG 等。

【适应证】

评价肺疾患对胺类代谢的影响。

(朱小华)

第五十二章　纤维支气管镜检查

一、常规纤维支气管镜检查

【适应证】

(一)诊断方面

1. 不明原因的咯血:纤维支气管镜(纤支镜)检查有助于明确出血部位和出血原因。但应注意选择适当的检查时机,多认为以大量出血已停止而仍有少量痰中带血时检查易获阳性结果。

2. 不明原因的慢性咳嗽:纤支镜检查对于诊断支气管结核、气道良性和恶性肿瘤、异物吸入等具有重要价值,对于诊断支气管扩张症等慢性炎性疾病具有一定参考价值。

3. 不明原因的局限性喘鸣:纤支镜检查有助于查明气道狭窄的部位及其性质。

4. 肺炎:怀疑有基础疾病(如肿瘤致气道阻塞)的肺炎患者或肺炎与其他疾病(如肺结核)进行鉴别诊断。

5. 不明原因的胸腔积液:对于经其他检查不能明确原因的胸腔积液应考虑行纤支镜检查,有时可发现气道内新生物病变。

6. 长期疑难发热:对于不能除外呼吸系疾病的长期疑难发热患者应考虑行纤支镜检查,以除外支气管结核、肿瘤等病变。

7. 不明原因的骨关节疼痛:纤支镜检查有助于发现肺部肿瘤。

8. 不明原因的声嘶:纤支镜检查可明确有无声带麻痹,并可发现气道内新生物等可致喉返神经麻痹的原因。

9. 痰细胞学检查见"癌细胞"者。

10. 肺不张原因不明者。

11. 肺部块影性质不明,尤以偏中心部位者较易获阳性结果。

12. 其他临床有理由怀疑支气管肺疾病者。

13. 临床已诊断肺癌,决定行手术前一般应行纤支镜检查,以了解肿瘤在气道内漫延的范围,对于决定手术方式具有重要价值。

14. 下呼吸道感染病原不明者可经纤支镜在双套管保护下采取下呼吸道标本送培养,以避免上呼吸道微生物的污染。

(二)治疗方面

1. 嵌取支气管异物。

2. 胸部或上腹部手术后不能咳痰致痰液潴留者,纤支镜可有效地清除痰液。

3. 较严重的呼吸系统感染、分泌物浓厚黏稠者,纤支镜可吸出痰液,并可局部用药。

4. 因脓栓、血栓导致肺不张者,纤支镜可吸出栓子,从而使肺复张。

5. 咯血患者在纤支镜检查过程中若明确了出血部位,可局部止血,如灌注冰盐水或灌注凝血酶溶液或稀释的肾上腺素溶液等。

6. 肺癌患者可在纤支镜引导下将细导管插入瘤体内,再装入放射治疗剂进行局部放疗。

7. 其他:经纤支镜行激光治疗(见本章第四节),支气管结核可局部给药,尚可在纤支镜引导下行经鼻气管插管,经纤支镜行单侧肺灌洗(见本章第五节)。

【禁忌证】

1. 活动性大咯血。

2. 肺功能严重损伤。

3. 心功能严重损伤。

4. 严重心律失常。

5. 全身情况极度衰竭。

6. 凝血功能严重障碍。

7. 疑有主动脉瘤。

8. 严重的上腔静脉阻塞综合征(因纤支镜检查易导致喉水肿和严重的出血)。

9. 局部曾经施行放射治疗使组织易大出血者。

【并发症】

1. 麻醉药物过敏。

2. 心跳骤停。

3. 喉痉挛或喉头水肿。

4. 严重的支气管痉挛。

5. 术后发热。

6. 出血。

7. 缺氧。

上述1~4项的发生率极低,一般均见于原有各种严重的器质性疾病或全身情况极差者。术后发热多见于年纪较大者,除了与组织损伤等因素有关外,部分患者可能尚有感染因素参与。术中和术后出血较常见,施行组织活检者均有出血,量多少不等,尚有因插入纤支镜过程中患者较剧烈咳嗽而诱发大咯血者。动脉氧分压降低很常见,有报道在插入纤支镜时 PaO_2 一般下降 2.67kPa(20mmHg) 左右,故对原来已有缺氧者应在给氧条件下进行检查。

纤支镜检查总的来说是十分安全的,但也确有个别病例因严重并发症而死亡,一组 24 521 例检查的统计数字中,一般并发症的发生率约为 0.3‰,较严重并发症的发生率约为 0.1‰,死亡率约为 0.04‰。

【局限性】

和其他任何检查项目一样,纤支镜检查也有其局限性,主要包括:

1. 一般纤支镜只能进到段支气管,由此可窥视到亚段支气管,距此更远部位的病变常不易发现。

2. 纤支镜活检所取材料的范围及其大小均很有限,有时并不能代表病变的真实情况。如肿瘤表面若有坏死物或继发性感染,有时活检检查病理仅能发现坏死改变或炎症改变。对于肺癌病理类型的诊断,纤支镜取材与术后检查的结果不一致也不少见。

3. 咯血或吸入异物时经纤支镜虽可吸取,但远不及硬质气管镜的效果可靠。

4. 纤支镜下直接观察虽可对结核、肿瘤、炎症等提出初步意见,但仍需依靠活检、刷检、培养等方面确诊。

5. 经纤支镜冲洗培养对于明确下呼吸道感染的病原学诊断价值明显高于痰培养,但常规检查标本仍可被鼻腔、咽部等的细菌污染。在导管保护下取标本则可基本解决该问题。

【检查步骤】

1. 术前检查:①详细询问病史;②拍摄胸部正、侧位片,必要时摄常规断层片或CT片,以确定病变部位;③有出血倾向者必须做出凝血时间和血小板计数等检查;④对部分疑有肺功能不全者行肺功能检查。

2. 患者准备

(1)向患者详细说明检查的目的、意义、大致过程和配合方法等,取得患者的信任。

(2)术前禁食水一餐。

(3)按规定进行麻醉药过敏试验。

(4)术前30min用少许镇静剂和M受体阻断剂,地西泮10mg和阿托品0.5mg肌内注射;咳嗽较剧烈者可用哌替啶50mg肌内注射,而不用苯巴比妥。

(5)有假牙者应取下。

3. 局部麻醉:常用1%丁卡因溶液或2%利多卡因溶液,可选用气管内滴入法,也可选用环甲膜穿刺法。

4. 体位:一般多选用仰卧位,病情需要者亦可选用半卧位或坐位。

5. 插入途径:可经鼻插入,亦可经口插入,亦可先经口插入气管插管后再经其中插入纤支镜。

6. 直视观察:应有顺序地全面地将可见范围内的鼻、咽、气管和支气管普查一遍,然后再重点对可疑部位进行观察。

7. 活检:在病变部位应用活检钳夹活检,尽量注意所取组织的代表性。活检出血时可用下列方法止血:

(1)经纤支镜注入冰盐水。

(2)经纤支镜注入稀释的肾上腺素(肾上腺素 2mg,加入 20ml 生理盐水内)。

(3)经纤支镜注入稀释的凝血酶(凝血酶 200U,加入 10ml 生理盐水内,注意该制剂绝对不能注射给药)。

(4)必要时同时经全身给止血药物,尚可输血、输液等。

(5)纤支镜的负压抽吸系统一定要可靠有效,以保证及时将出血吸出,不使其阻塞气道。

8. 刷检:对可疑部位可刷检送细胞学检查,并可行抗酸染色以寻找抗酸杆菌。尚可用防污染导管保护毛刷取培养标本。

9. 冲洗留培养标本:可注入生理盐水 20ml 后经负压吸出,送细菌培养、结核杆菌培养和真菌培养。

10. 对感染严重,分泌物黏稠者可反复冲洗以达到清除脓性分泌物的目的,并可局部注入抗生素,配合全身给药治疗,常可获较好疗效。

11. 术后患者应安静休息,一般应在 2h 之后才可进食进水,以免因咽喉仍处于麻醉状态而导致误吸。应注意观察有无咯血、呼吸困难、发热等。对疑有结核或肿瘤者术后可连续几日送痰细胞学检查或痰抗酸杆菌检查,有报道其阳性率较一般送检者高。

二、支气管肺泡灌洗

【适应证】

1. 感染性疾病病原学诊断不明者,尤其是宿主免疫功能低下者。

2. 疑肺周围性肿瘤者,或疑细支气管肺泡癌者。

3. 间质性肺疾病患者,如结节病、特发性肺间质纤维化、外源性变态反应性肺泡炎、肺含铁血黄素沉着症、肺泡蛋白沉着症等。

【禁忌证和并发症】

与常规纤支镜检查相似。

【检查步骤】

患者准备、麻醉、插镜等同常规纤支镜检查。但对麻醉要求较高，应能较满意地抑制患者的咳嗽反射。

一般选择右肺中叶或左肺舌叶，将纤支镜嵌入段或亚段支气管内，保证灌注液不反流至近端支气管内，以免引起较剧烈咳嗽以及影响支气管肺泡灌洗液的质量和最终检测结果。将无菌生理盐水预热至37℃，每次灌入30ml左右，总量100~300ml，抽吸负压以6~10kPa(45~75mmHg)较好。

支气管肺泡灌洗液用双层纱布过滤后贮存于硅化容器内，经离心分出细胞成分和上清液成分，再根据诊断需要及本单位的实验条件分别对上清液和细胞成分进行有关检测。

三、经纤维支气管镜肺活检

【原理】

在X线透视的监测下，经纤支镜的活检孔插入活检钳，将活检钳送到预定的外周肺进行活检。该技术克服了常规纤支镜一般只能对3~4级支气管内的组织取材的缺点，可对纤支镜直视范围内看不见而X线可以显示的外周肺组织内的病变进行取材。

亦有人认为在没有X线透视监测的条件时，仅根据胸片病灶定位及纤支镜下各段支气管开口的正常解剖位置即可进行经纤支镜肺活检，也能获得满意的结果。但由于纤支镜下所见各段支气管开口位置常出现变异，加上患者呼吸幅度深浅不一，故此法活检定位的准确性不甚可靠。

【适应证】

1. 普通纤支镜检查可见范围以外的肺组织内的孤立结节病变经其他检查未能定性者。

2. 肺部弥漫性病变定性不明者。

【禁忌证】

1. 病变不能除外是血管畸形所致者。

2. 怀疑病变为肺包虫囊肿者。

3. 其余与常规纤支镜检者相似。

【并发症】

1. 气胸：有报道发生率约为 3%，约 1% 需行胸腔闭式引流。

2. 出血：有报道发生率约为 4%。同济医院的经验提示对孤立性病灶检查时出血量常比弥漫性病变要多。

其他并发症与常规纤支镜检查者相似。

【注意事项】

1. 对于紧贴胸膜的病变经皮肺穿刺可能较经纤支镜肺穿刺要容易一些。

2. 对于穿刺病理结果一定要结合其他资料全面分析，以判断其代表性及可信性程度。

3. 对于肺部弥漫性病变应根据影像学表现选择病变较密集的部位穿刺，但应尽量避开纤维化严重的区域，因为这些区域的组织常只能显示多种疾病均可导致的纤维化病理改变，对于明确诊断帮助较小。

四、经纤维支气管镜激光治疗

【原理】

对在纤支镜可视范围的病变应用激光（以 YAG 激光及 Nd-YAG激光较好）以清除病变。

【适应证】

1. 恶性肿瘤阻塞较大气道而又丧失了手术机会者，可经纤支镜行姑息激光治疗，以求缓解气道阻塞。病情需要时可重复多次应用。

2. 对气道良性肿瘤而手术耐受性不好者可经纤支镜用激光技术去除病变。

3. 对慢性炎症和结核瘢痕收缩所致气道阻塞可试用，以图解除阻塞。

【并发症】

1. 出血,个别病例可发生致命的大出血。

2. 气胸。

其余并发症与常规纤支镜检查相似。

五、经纤支镜单侧全肺灌洗

【原理】

患者侧卧位,拟灌洗的肺处于低位。在全麻下,双腔导管(Carlen 管)通气下,一侧肺通气管理,一侧肺以 37 度无菌生理盐水反复灌洗和引流。肺泡蛋白沉积症、尘肺等疾病可视病情采用多次单侧肺灌洗以有效去除肺泡异常沉积物。吸入性肺炎经气道局部处理和有效抗感染后咳嗽咳痰等仍不能缓解可分次行大容量单侧肺灌洗治疗,可以有效清除气道里小颗粒异物、痰栓以及炎性介质。

【适应证】

1. 肺泡蛋白沉积症。

2. 尘肺及类似粉尘沉积。

3. 多种药物治疗无效的吸入性肺炎。

【禁忌证】

1. 血流动力学不稳定。

2. 未治疗的气胸。

3. 活动性肺部感染。

4. 常规纤支镜检查的禁忌证。

【并发症】

单侧肺灌洗的可能并发症主要有肺水肿、低氧血症、灌洗液流入对侧、低血压、支气管痉挛、液气胸、肺部感染等。

【注意事项】

灌洗全程行心电监护并行血气分析,并根据 PaO_2、$PaCO_2$ 调整机械通气量和吸入氧浓度。术中要检查双肺分隔情况。灌洗要保证出入量的平衡;注意洗出液清亮度的变化;撤管前残留液体要清除彻底。麻醉复苏后要鼓励患者主动咳嗽和深呼吸。

六、经纤支镜针吸活检

【原理】

采用细胞针(奥林巴斯)或王氏针中的组织针 MW-319 经超声支气管镜(EBUS)对病变进行针吸活检,可以有效地避免对周围大血管的损伤,安全性和准确性提高。与传统 TBNA 相比,EBUS-TBNA 可清楚地显示气道外纵隔内血管、淋巴结以及占位性病变的关系,在肺癌诊断和纵隔淋巴结分期中的应用价值引起了关注。

【适应证】

1. 气管、支气管黏膜下病变。

2. 靠近大气道(如气管旁)的病变。

3. 不明原因肿大的纵隔淋巴结。

【并发症】

同常规纤支镜检查。

七、经纤支镜冷冻术

【原理】

常规纤支镜加一个冷冻探头可用于内镜下组织活检、异物嵌取、肿瘤引起的气道狭窄的姑息性治疗,以及良性气道狭窄治疗。经纤支镜冷冻术安全性高。

【适应证】

1. 支气管内壁局限性隆起、孤立状新生物等采用冷冻活检钳取组织结构完整,样本大,阳性率高。

2. 易碎或难以钳夹的异物(如果仁、药丸、果冻等)、普通异物钳无法钳取干净,只要异物稍能水合,即可冷冻取出。

3. 气管支气管内肿瘤可考虑冷冻切除肿瘤,良性病变或损伤引起的瘢痕组织增生可采用冷冻疗法抑制增生。

【并发症】

同常规纤支镜检查。

八、经纤支镜热疗

【原理】

经纤支镜热疗包括微波热凝、高频电切割或电刀以及 APC (氩等离子体凝固)。热疗使局部组织出现变性凝固坏死,微波热凝镜下表现为组织为灰白色,APC 则可使局部组织出现钙化。气道肿瘤或良性增生可在纤支镜直视下通过高频电刀灼伤、切割及圈套治疗,再用活检钳取出碎块焦痂。APC 又称氩气刀,是一种应用高频电流将氩气流(等离子体)电离,以非接触性方法使达到组织凝固的方法,同时 APC 也具有出色的止血功能。值得注意的是经纤支镜热疗多在吸氧状态下进行操作,为了避免氧浓度过高引起燃烧,操作过程中需要限制氧流量。另外,热疗易刺激肉芽组织进一步增生,热疗之后的一些坏死组织纤维斑块的清理工作非常重要,热疗多考虑与冷冻术结合使用。

【适应证】

1. 不能手术的恶性肿瘤引起的气管支气管狭窄。

2. 良性病变或损伤所致的瘢痕狭窄或肉芽组织。

3. 气道内出血可考虑经支气管镜 APC 止血。

4. 气管支气管瘘可考虑经纤支镜 APC 治疗。

5. 乳头状瘤。

6. 支架阻塞。

【并发症】

迟发的支气管壁坏死、严重出血或早期穿孔、呼吸衰竭等。亦有报道可出现卒中发作、心肌梗死、低血容量性休克、过敏性休克、肺栓塞、肺水肿、三度房室传导阻滞、心动过缓。此外尚有热疗特有的"闪火"、支气管镜燃烧、支气管内燃这些并发症。

九、球囊扩张气道成形术

【原理】

根据较细纤支镜检查的狭窄部位及胸部 CT 气道三维重建,选用合适的球囊导管。采用 OlympusBF-T20 型纤支镜,将选择好的球囊导管,通过操作孔道通过导引钢丝引导送到狭窄段气管或支气管,确定导管上球囊远近两端的位置正好位于狭窄段两端的位置后,开始用枪泵向球囊内注水从而对狭窄部位施压扩张。

【适应证】

近端良性气道狭窄、损伤性瘢痕狭窄以及异物刺激引起的增殖性狭窄。

【并发症】

除常规纤支镜检查的并发症之外,球囊扩张后部分患者出现胸痛。尚有远端正常支气管黏膜出现轻度撕裂性损伤的报道。此外单侧少量气胸、纵隔气肿也少有发生。

十、气道内支架置入

【适应证】

1. 恶性气道狭窄:包括气管及气管周围的恶性肿瘤所导致引起的气管内狭窄、外压性狭窄。

2. 良性气道狭窄:气管支气管良性肿瘤;结核、外伤、异物性肉芽肿;气管切开后瘢痕狭窄;肺移植后吻合口狭窄等。

3. 气管食管瘘:如支气管胸膜瘘、气管纵隔瘘。

【禁忌证】

1. 右主支气管粗短,支架置入后易滑脱。各叶、段支气管均细短,狭窄后对呼吸功能影响较小,可采取其他方法治疗。

2. 全身情况差,气道狭窄尚未危及生命,支架置入困难,应慎重考虑支架置入。

3. 气管或伴有主支气管重度狭窄(狭窄口小于 0.5cm),同时狭窄段过长或纤支镜难以下窥了解狭窄具体状况者,不宜急于行支架置入术。

4. 气管支气管软化症及少见的复发性多软骨炎、原发性支气管肺淀粉样变等疾病,如果发展到气管及支气管广泛狭窄者,支架置入治疗效果不佳。

【并发症】

1. 术中并发症:缺氧、心律失常、心跳骤停、出血、窒息;通气量下降。

2. 近期并发症:咯血、血痰、咳嗽、胸痛、发热、肺炎、支架断裂、支架移位、支架内痰液阻塞。

3. 远期并发症:肉芽及肿瘤长入支架网眼导致支架内再阻塞;气道壁穿孔或大出血。

【注意事项】

气管狭窄手术难度高、风险大,务必在充分的应急准备条件下进行。医院需具备一些必要的硬件设施如对付各种困难气道的工具。手术、麻醉人员要有经验,并且要高度的合作。术前要注意评估患者心肺功能、气道情况,必要时需要事先进行狭窄气道的预扩展(采用冷冻、电刀、微波、氩气刀、球囊扩张、扩张后造影等办法),术后患者气道内支架及其周围痰痂等的清理工作很重要。

十一、纤维支气管镜用作胸腔镜

【适应证】

1. 不明原因的胸腔积液,经验性治疗疗效不佳者。

2. 不明原因的胸膜肥厚,尤其是须除外肿瘤性病变时。

3. 气胸经常规治疗疗效不佳者。

4. 弥漫性肺疾病除可考虑行经纤支镜肺活检取材外,亦可考虑经胸腔镜检查取材。

5. 其他胸膜病变,如弥漫性胸膜结节定性不明者。

【禁忌证】

1. 脏、壁层胸膜广泛粘连,不能造成人工气胸者。

2. 其他禁忌证与常规纤支镜检查者相似。

【并发症】

1. 胸腔内出血。

2. 胸腔内感染。

3. 不易闭合的气胸,甚至形成支气管胸膜瘘。

4. 其他:如发热、胸痛等。

十二、硬质支气管镜

纤支镜应用以来,已基本取代了硬质支气管镜在临床的应用。但由于纤支镜的一些局限性,在下列情况下仍应选用硬质支气管镜:

1. 大咯血窒息:硬质支气管镜能较有效地清除气道内的血块,保证气道通畅,挽救患者生命,而此时应用纤支镜则难以奏效。

2. 气管内较大的异物:纤支镜常不易取出。

十三、纵隔镜检查

【适应证】

1. 各种纵隔占位性病变定性不明者。

2. 纵隔淋巴结肿大定性不明者,尤其是肺癌患者纵隔淋巴结肿大不能区别系反应性淋巴结增生还是肺癌纵隔淋巴结转移者。

【禁忌证】

1. 病变位于纵隔镜盲区,如隆突后和主动脉弓下者。

2. 严重心肺功能不全者。

3. 全身情况衰竭者。

4. 有出血倾向者。

【并发症】

1. 大出血:因损伤纵隔内大血管所致,最为严重。

2. 纵隔感染。

3. 其他:如气胸、血气胸、术后发热等。

(徐永健　饶晓玲)

第五十三章 肺循环血流动力学检测

一、右心漂浮导管检查

【适应证】

测定或监测肺动脉压、心排血量、肺小动脉楔嵌压、混合静脉血氧分压等。

【仪器设备】

1. 右心漂浮导管又称 Swan-Ganz 导管或血流引导导管（now-directed catheter）。其顶端气囊充气后，即可在血流带动下由中心静脉进入右心房、右心室和肺动脉，最终可嵌顿于肺小动脉。

2. 压力传感器将感受到的压力信号转变为电信号，是右心漂浮导管检查中最关键的仪器，其质量好坏直接影响到测定值的准确性。需定期应用标准物理量（如水银柱）对其进行核准。

3. 生理记录仪：将由压力传感器输入的电信号放大处理后，显示并记录下来，监视器应能实时显示压力曲线变化，以便术者判断导管顶端位置。平均压应为由压力曲线下面积求得。应能同时显示心电图实时曲线，以便术中持续监测其变化，及时发现并处理心律失常。

其余如穿刺针、扩张套管、三通接头、消毒药品、手术器械、敷料等。

【检查过程】

1. 仪器连接：将导管测压腔与压力传感器连接，整个管道系统内均应充满含肝素的无菌生理盐水，应特别注意彻底排除测压系统中的气泡,并确保系统密闭,否则可严重影响测量结果。调节压力传感器的零点使其位于右心房水平,卧位患者一般定为胸骨角处至腋中线水平。同时,应将心电图电极等妥善连接。

2. 体位:患者可取卧位或坐位。

3. 穿刺点:可选择肘前静脉、锁骨下静脉、颈静脉或股静脉等处作为穿刺点。股静脉较粗大,位置亦较恒定,易于穿刺,但若检测中要求行下肢运动负荷试验,则不能选用股静脉。若需较长时间监测,因股静脉穿刺点暴露不方便,又妨碍患者翻身、排尿排便、下肢活动等,也不常选用。肘前静脉中多选用正中静脉或贵要静脉,它们暴露方便,亦较易穿刺,且不妨碍下肢运动,但少数患者此静脉过细,或位置变异较大,穿刺不易成功;还须注意有的患者肘前外侧头静脉虽较粗大,易于插入导管,但导管前行至上臂顶部后极不易弯曲进入锁骨下静脉,故一般不宜选用。锁骨下静脉临床亦常选用,穿刺时需注意进针不可太深,以免损伤肺脏,造成气胸。选用颈静脉的优点在于上、下肢均可自由活动,但应严防发生空气栓塞。

4. 常规消毒铺巾后,用套管针穿刺,插入引导钢丝后退出套管针,再沿引导钢丝插入扩张导管,拔出内管和引导钢丝后插入漂浮导管。

5. 漂浮导管腔内应先充满含肝素的液体,插入静脉后采用柔和的手法将其向前推进,到达腔静脉后将气囊充气,根据压力曲线的波形判断导管顶端的位置,将导管依次送入右心房、右心室和肺动脉,最终到达肺小动脉形成嵌顿。

6. 导管前端位置判断:主要依靠观察压力曲线的形状来判断导管前端的位置,操作者对于各部位压力曲线的形态应十分熟悉,具体请阅有关专著。

右心室压力曲线具有以下特点:压力波幅明显较右房者高大;舒张期多为负压;无重搏波出现。

肺动脉压力曲线具有以下特点:舒张期压力多为正压,明显高于右室舒张期压力,当导管由右室进入肺动脉时可见压力曲线的下端骤然升高;多可见明显的重搏波形。

肺小动脉楔嵌压曲线具有以下特点:波形较小,且不规则;将气囊放气后即转变为肺动脉压力波形,再将气囊充气后肺动脉压力波形消失,代之以上述较小的不规则波形;平均肺动脉楔嵌压一般低于肺动脉舒张压。

7. 压力监测:如所用导管具有分开的测压腔和输液腔,则可持续监测肺动脉压,如测压腔与输液腔共用一个管腔,则仅能间断监测。肺小动脉楔嵌压不能持续监测,仅能间断监测。测定时将气囊充气使其嵌顿,测定完成后立即放气,每次嵌顿的时间不宜过长。

8. 拔管:当临床不再需要监测时即可拔管。先核实气囊确实已放气。再缓慢地将漂浮导管拔除。拔除扩张导管外管后压迫止血。

【正常参考值】

见表53-1。

表 53-1 肺循环血流动力学常用指标的
缩略词、常用单位及正常参考值

指标	缩略词	常用单位	正常参考值
心率	HR	次/分	60~100
中心静脉压	CVP	kPa(mmHg)	<1.33(10)
右心房平均压	RAPm	kPa(mmHg)	<0.8(6)
右心室收缩压	RVPs	kPa(mmHg)	<4.0(30)
右心室舒张压	RVPd	kPa(mmHg)	<0.8(6)
肺动脉收缩压	PAPs	kPa(mmHg)	<4.0(30)
肺动脉舒张压	PAPd	kPa(mmHg)	<2.0(15)
肺动脉平均压	PAPm	kPa(mmHg)	安静时≤2.7(20)
			运动时≤4.0(30)
肺小动脉楔嵌压	PAWp	kPa(mmHg)	<1.6(12)
心排血量	CO	L/min	3.5~6.5
心指数	CI	L/(min·m²)	2.5~4.0

续表

指标	缩略词	常用单位	正常参考值
心搏量	SV	ml/搏	70~185
心搏指数	SVI	ml/(搏·m²)	40~55
右室搏出功指数	RVSWI	gm·meters/m²	7~12
肺血管阻力	PCR	kPa·s/L(dyn·s·cm⁻⁵)	<16(160)
肺循环总阻力	TPR	kPa·s/L(dyn·s·cm⁻⁵)	<26.6(266)

注:1mmHg=0.133 322kPa

1 dyn·s·cm⁻⁵=0.1kPa·s/L。

【临床意义】

1. 诊断肺动脉高压:我国第三次全国肺心病心功能专题座谈会议(1989年,武汉)建议将肺动脉高压的标准定为肺动脉平均压于安静时超过2.67kPa(20mmHg)或运动时超过4kPa(30mmHg)。

2. 判断肺动脉高压的可逆性:如为了解原发性肺动脉高压患者是否适合应用某种扩血管药(如硝苯吡啶),应首先在右心导管监测下观察该药降低肺动脉高压的效果,有效者表明肺动脉高压尚有一定的可逆性,长期应用扩血管药能取得延长生存期的疗效;而无效者则不应使用该方法治疗。

3. 危重患者监测:监测肺小动脉楔嵌压对于指导危重患者的救治具有重要价值。如指导合理输液、合理应用血管活性药物以及协助诊断和鉴别诊断等(表53-2)。

表53-2　危重患者PAWP监测的适应证及主要目的

适应证	主要目的
有并发症的急性心肌梗死	
低血压	指导输液、使用血管活性药物或强心剂等PAWP以1.87~2.40kPa(14~18mmHg)为宜
充血性心力衰竭	指导扩血管药物的应用

续表

适应证	主要目的
窦性心动过速	鉴别原因
血压过高	指导应用 β 受体阻断剂及其他扩血管药
急性二尖瓣关闭不全	与室间隔穿孔鉴别。于肺动脉压波或肺楔压波上见反流性的 V 波
室间隔穿孔	与急性二尖瓣穿孔鉴别。右室右房有氧饱和度梯度(>1%)
心包填塞	诊断。右房、右室、肺动脉压及 PAEP 等波型均相似,舒张压基本相等
休克	鉴别原因,指导输液及血管活性药物的使用
肺部疾患	
心源性肺水肿	鉴别诊断(PAWP 升高),指导治疗
非心源性肺水肿	鉴别诊断(PAWP 正常),指导治疗
原因不明的呼吸困难	鉴别原因,如左心衰见 PAWP 升高,肺栓塞见 PAWP 升高,ARDS 见 PAWP 正常等
外科患者	
心肺功能不佳者	监测心肺功能,及时处理急性左心衰等并发症,指导输液
心脏直视手术后	指导治疗

　　从理论上说,肺小动脉楔嵌压可代表左室舒张末期压,后者则可准确地反映左室舒张末期容积,故肺小动脉楔嵌压是反映左室前负荷较好的指标。但这种关系在很多情况下可以发生改变,从而使肺小动脉楔嵌压作为反映左心室的负荷指标的准确性降低(表 53-3)。在对监测结果进行解释时应考虑到这些影响因素。

表 53-3 影响 PAWP 的因素

PAWP 低于左室舒张末期压

  主动脉瓣关闭不全

  左心室顺应性下降

PAWP 高于左室舒张末期压

  导管顶端位于肺脏的第一或第二区域

  机械通气

  二尖瓣狭窄或关闭不全

  左房黏液瘤

  左心室顺应性升高

PAWP 等于左室舒张末期压,但左室舒张末期压与左室舒张末容

  积不呈相关关系

  左室顺应性降低

    右心室容量增加

    心包填塞

    某些药物,如异丙肾上腺素

    左室舒张末期容积增高

    心动过速

    呼气末正压通气(PEEP)

    心肌缺血或心肌梗死

    心肌肥厚

左心室顺应性增高

    右心室容量减少

    去除心包者

    某些药物,如硝酸甘油

    左室舒张末期容积降低

    心动过缓

【并发症】

右心漂浮导管术一般是十分安全的,并发症极少。文献中报道的并发症包括三尖瓣或肺动脉瓣破裂、气胸(多见于经锁骨下静脉穿刺者)、肺动脉栓塞、肺动脉破裂出血、右心损伤(出血、栓塞、感染)、导管打结或绞缠、穿刺静脉内血栓形成、心律失常甚至心跳骤停、感染、气囊破裂、导管折断于静脉内等。

二、心排血量检测

【适应证】

当临床需要了解心排血量或心指数时,均可进行心排血量测定。最多用于危重患者监测,如表53-4所列举的Forrester分级对于急性心肌梗死的病情判断就很有帮助,对于治疗亦具有指导意义。

表53-4 急性心肌梗死患者的Forrester分类法

血流动力学类型	CI	PAWP	临床类型	病死率(%)
I	2.7±0.5	12±7	正常	3
II	2.3±0.4	23±5	左心功能不全	9
III	1.9±0.4	12±5	血容量不足	23
IV	1.6±0.6	27±8	心源性休克	60

注:CI = 心指数 L/(min · m^2) , PAWP = 肺动脉楔嵌压(mmHg) , 1mmHg=0.133kPa) 。

【测定方法】

1. 直接Fick法(测氧法):Adolph Fick 于1870年提出Fick原理,认为机体单位时间内的耗氧量应等于单位时间内的血流量与单位容量血液中携氧量的乘积。若已知机体的耗氧率,且已知单位容量血液在流经肺脏时所增加的携氧量(即动脉–混合静脉血氧含量差),即可求得心排血量。其公式为:

$$心排血量(L/min)=\frac{耗氧量(ml/min)}{动脉–混合静脉血氧含量差(容量\%)×10}$$

动脉血标本经股动脉穿刺获取,混合静脉血标本经右心漂浮导管获取,随后用血气分析仪便可迅速测得其各自的血氧含量,并计算出血氧含量差。氧耗量的测定则较麻烦,传统方法采用 Douglas 袋收集受试者的呼出气体,根据单位时间内呼出气体的容积及其氧含量与空气氧含量的差值推算出氧耗量。氧耗量测定需在机体的稳态下进行,故耗时较多,且可受多种因素干扰。

直接 Fick 法测定心排血量的重复检测误差率一般为 $\pm5\% \sim \pm10\%$。

2. 染料稀释法:采用指示剂稀释法测定心排血量的原理提出于 1897 年,其基本公式称为 Stewart-Hamilton 方程式:

$$心排血量(L/min) = \frac{注入的染料量(mg) \times 60}{染料平均浓度(mg/L) \times 曲线持续时间(s)}$$

该式亦可表达为:

$$心排血量 = \frac{注入的染料量}{染料浓度-时间曲线下面积}$$

一般经外周静脉或中心静脉注入染料,在外周动脉采取血标本测定染料浓度。亦可用光密度耳件间接测定染料浓度变化。现在的仪器均配有计算机,直接处理测得值,求出心排血量。

该技术受染料的质量、染料的重复循环、给药量是否准确等多种因素影响。重复检测误差一般为 $\pm10\%$ 左右。

3. 热稀释法:热稀释法亦为一种指示剂稀释法。因其使用方便,耗时少,目前为使用最广泛的方法。测定时需要配有温度传感器的右心漂浮导管。经右心导管的近端孔(开口于右心室内)注入一定容量、一定温度的低温液体(如 0℃生理盐水 10ml),位于肺动脉内的温度传感器连续测定流过的血液温度的变化,计算机根据温度随时间变化的曲线,并结合注入液体的比重、容量和温度、血液的起始温度、导管的长度及其他校正因素,自动计算出心排血量。与染料稀释法相似,温度-时间曲线下面积越大则心排血量越小,而曲线下面积越小则心排血量越大。

影响测定准确性的因素很多。心排血量过低时因心肌等组织与血液间的热交换可使测得值高于实际值。心排血量过高(>10L/min)时测定结果亦不准确。其他如血液温度在呼吸和循环周期中的波动、呼吸不规则、低温液体在进入心室前温度升高等因素均可影响测量结果。该技术的重复检测误差为±10%~±15%。

4. 经食管超声多普勒法:超声多普勒法测定心排血量的基本原理为采用多普勒超声技术测定血流速度,同时采用M型超声测定血管的口径,据此推算出血流的流量。将超声探头置于食管内,以降主动脉为测量对象。现已知降主动脉的血流量约占心排血量的70%,因此,通过测定降主动脉血流量和降主动脉口径来推算心排血量的计算式为:心排血量=降主动脉血流量×降主动脉口径÷70%。该技术的优点在于它的无创性,而且可以持续监测。临床应用结果表明其测定结果与热稀释法之间有很好的相关性。

5. 经气管超声多普勒法:其原理与经食管超声多普勒法相同,只是超声探头置于气管内。临床初步使用结果发现其影响因素较多,测定结果的稳定性较经食管超声多普勒法稍差。

6. 部分二氧化碳重复吸入法:该技术的基本原理仍为Fick原理。与直接Fick法不同的是,它不是使用耗氧量作为标志,而是以二氧化碳清除率为标志,而后者的检测技术较前者简单。这种心排血量测定法的优点在于其无创性,临床应用方便,结果也比较可靠。

以上各种心排血量测定方法都已经有市售的商品化仪器可供选用。

衍生指标计算公式:

当测得了压力指标及心排血量后,即可根据下列公式计算出其他肺循环血流动力学的衍生指标(式中缩略词的意义及单位等请参见表53-1)。

体表面积(m^2) = 0.0061×身高(cm) + 0.0128×体重(kg) −0.1529

CI=CO/体表面积;

SV=CO×1000/HR;

SVI＝CI×1000/HR；

PVR＝（PAPm－PAWP）×60/CO；

TRP＝PAPm×60/CO

（徐永健　曹　勇）

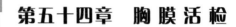

第五十四章 胸膜活检

胸膜活检(pleural biopsy)对于原因不明的胸膜疾病是一种有价值的诊断手段。胸膜活检的方法包括经胸壁皮肤针刺胸膜活检、经胸腔镜胸膜活检及剖胸胸膜活检等。经胸壁皮肤针刺胸膜活检创伤性小、安全可靠,是最为常用的一种胸膜活检方法。

【适应证】

1. 不能确定病因的渗出性胸腔积液,尤其是疑为恶性胸膜病变者。

2. 不明原因的胸膜肥厚者,即使无胸腔积液也可做针刺胸膜活检。

【禁忌证】

1. 有出血倾向、应用抗凝剂、出血时间延长或凝血机制障碍者。

2. 血小板减少(低于 $50×10^9/L$),不能用常规治疗方法纠正者。

3. 严重心律失常。

4. 新近 6 周内发生心肌梗死的患者。

5. 未经治疗的活动性肺结核患者。

6. 脓胸患者进行胸膜活检时要防止感染扩散。

7. 呼吸功能不全、肺动脉高压、心肺功能储备低下及肺大疱和肺囊肿患者均为相对禁忌证。

【术前准备】

1. 征得患者同意,使患者能配合操作。

2. 复习近期 X 线胸片。对胸腔积液患者先进行诊断性胸腔穿刺术,取胸腔积液标本送常规检查,明确胸腔积液为渗出液还是漏出液,若为漏出液可不行胸膜活检,因为此种情况不能提供有诊断意义的资料。

3. 做好各种化验检查,包括出血时间、凝血时间、凝血酶原时间、血小板计数等,呼吸功能不全者应做血气分析。

【操作要点】

(一)Cope 针胸膜活检

Cope 针包括四部分,即外套管、中空的钝头钩状活检套管针、中空的斜面套管和实心的针芯(探针)。国内将 Cope 针进行改良后行胸膜活检。改良 Cope 针分三部分,即外套管、实芯的尖头穿刺针和中空的钝头钩针。

1. 患者取坐位,在超声波定位点行皮肤常规消毒,用 2%利多卡因溶液 2ml 做局部逐层麻醉。

2. 将套管连同穿刺针刺入胸膜腔,拔出穿刺针,迅速将已接好引流皮管的中空钝头钩针送入胸膜腔,引流皮管接 30ml 或 50ml 注射器抽胸腔积液,见胸腔积液抽出后将套管略微后退至未见胸腔积液溢出处,移动套管,从上、下、左、右四个方向分别钩取壁层胸膜两小块,放入已配好固定液的瓶内,送组织学检查。

(二)Abram 针胸膜活检

Abram 针由三部分组成,即外套管、内切割管与硬质针芯(探针)组成。外套管顶部有一缺口,与内切割管形成闭合的活检室。

1. 患者取坐位,在超声波定位点行皮肤常规消毒,用 2%利多卡因溶液 2ml 做局部逐层麻醉。

2. 将 Abram 针外套管、内切割管及针芯依次套好,内切割管逆时针转动,使处于关闭位置。做皮肤小切口,将针推进至胸腔。

3. 进入胸腔后,拔出内部探针,内切割管与注射器连接,并逆时针转动内切割管,使处于开放位置,抽取胸腔积液送化验检查。随后顺时针方向转动内切割管,接上已更换了的 10~20ml 注射器后,再次逆时针转动内切割管,使外套管的缺口向下打开,在注射器抽吸维持负压状态下,缓慢外拔,直到钩住胸膜。

然后一手固定外套管,另一手顺时针转动内切割管,随之拔出穿刺针。

4. 用注射针管吸出穿刺针顶端的活检标本,放入已配好固定液的瓶内,送组织学检查。

【并发症及处理】

1. 气胸:发生的原因主要是操作过程中空气通过套管进入胸膜腔或钩针损伤脏层胸膜所致。其发生率与操作者技术有关。发生明显气胸时,应认真观察患者的反应,需做胸腔闭式引流者仅1%,一般可自行愈合、吸收。

2. 出血:出血的原因主要是由于穿刺时损伤肋间血管所致,也可因穿刺位置太低,尤其是左侧胸腔积液,可误刺肝脏、脾脏或肾脏,造成损伤。若操作时定位准确、认真细致,此并发症是完全可以避免的。一旦发生,需严密观察,必要时行急诊手术治疗。

【注意事项】

选择患者需严格掌握适应证和禁忌证,操作时应做好胸膜的麻醉。穿刺时在穿刺针尾部,带一有夹的橡皮管,可避免气体进入,进针后先抽除部分胸腔积液,因胸腔积液太多不利于取材,同时对胸膜的厚度应有估计,方能确保取材的准确性,取材后应常规抽胸腔积液,在此同时可抽出部分气体,这样可预防气胸的发生。

(熊盛道　马　静)

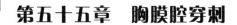

第五十五章　胸膜腔穿刺

【适应证】

1. 诊断性穿刺：为鉴别胸腔积液性质或明确病因。

2. 治疗性穿刺：抽液（脓）或引流；抽气以解除压迫症状；胸腔内注射药物等。

【禁忌证】

1. 有严重心脏病或一般情况极差者。

2. 有严重出血倾向者属相对禁忌证。

【抽液】

（一）操作方法

1. 通过体检并结合 X 线及超声检查决定穿刺部位（局部用颜色标记穿刺点）及深度，一般在肩胛下角线第 7、8 肋间或腋中线第 6~7 肋间进针。

2. 患者反向坐于椅子上，前胸伏于椅背。病重者可半坐位向健侧侧卧，暴露穿刺部位。

3. 准备好留取标本的用具。

4. 穿刺部位皮肤常规消毒及铺洞巾。2% 利多卡因溶液局部麻醉深达胸膜。

5. 穿刺针接橡皮管，尾端用止血钳夹牢，左手食指与中指固定穿刺部位皮肤，右手持穿刺针，在穿刺部位肋骨上缘进针，刺破胸膜时有抵抗消失的感觉，即停止进针，尾端橡皮管接 50ml 针筒，放开钳子，用针筒抽液，抽满后用止血钳夹住橡皮管，取下注射器排除液体，或留作标本，如此反复进行；或用三通接头抽液。根据需要可于抽液后注入药物。

6. 抽毕，拔出穿刺针，压紧针眼片刻，覆盖无菌纱布，胶布固定。大量抽液后最好卧床休息。

7. 观察患者(心率、呼吸、血压、脉搏)有无不良反应至少半小时以上。

(二)注意事项

1. 穿刺前向患者解释,争取其配合,穿刺过程中尽量不移动体位及咳嗽。

2. 必要时术前半小时可口服可待因 30mg 或地西泮 10mg 肌内注射以止咳、镇静。

3. 密切观察患者反应,如有面色苍白、出汗、剧烈疼痛、晕厥等胸膜过敏反应,或出现连续性咳嗽、咳泡沫痰,应立即停止抽液,平卧、吸氧,必要时皮下注射 0.1% 肾上腺素溶液 0.5ml。

4. 抽液不宜过多、过快,首次不超过 600ml,以后每次不超过 1000ml,否则可能引起复张性肺水肿。

5. 脓胸穿刺部位在腋前线,避免患者卧床时因重力作用脓液外溢,每次应尽量抽净,根据需要可用生理盐水反复冲洗。

6. 如需注入药物,应以 5~10ml 生理盐水稀释后再注入。

7. 避免在第 9 肋间以下穿刺,以免穿过横隔损伤腹腔脏器。

8. 操作过程中注意无菌操作,动作轻巧,进针缓慢,防止空气进入胸腔或损伤内脏。

【抽气】

(一)操作过程

1. 检查人工气胸箱测压表,并试运转通路开关是否通畅或漏气。

2. 通过 X 线检查确定穿刺部位,一般在锁骨中线处第 2 肋间或腋前线第 4~5 肋间。

3. 穿刺方法同上,有落空感后连接气胸箱,嘱助手将通路开放置于测压处,可见表内液面上下波动,酌情再将穿刺针进 2~5mm 并测压,运转通路开关至抽气处抽气。一般抽气使胸腔内压力接近零即可(每次抽气一般不超过 1000ml),停止抽气后留针 3~5min,观察压力有无变化,若压力迅速回升很高提示为张力性气胸,需改用肋间插管闭式水封瓶持续排气或用吸引器负压吸引排气。如胸腔压力总是接近大气压力,抽气也不变,则可能是开放性(交通性)气胸。也可试用 50ml 注射器直接抽气。

(二)注意事项

参考抽液部分。

【并发症及处理】

1. 血胸:①停止抽液,向病侧卧;②较长时间观察血压脉搏有无变化,如有继续出血现象,应请外科会诊。

2. 气胸:因皮管未夹紧漏入空气时应尽量抽气。如因穿破脏层胸膜,发生气胸、纵隔气肿时,按自发性气胸处理。

3. 内脏损伤:外科处理。

(方慧娟　李开艳)

第五十六章　经胸壁肺穿刺 活检组织检查

【适应证】

1. 位于胸膜下或距胸膜不远的肺外周局限性病变性质不明者。

2. 弥漫性肺部疾病性质不明者。但经胸壁肺穿刺对这类疾病的诊断价值多不高。

【禁忌证】

1. 呼吸功能或心脏功能极差,估计不能耐受或可能因穿刺而造成气胸者。

2. 有出血倾向者。

3. 病变不能除外是血管畸形所致者。

4. 怀疑病变为肺包虫囊肿者。

5. 肺大疱位于穿刺部位附近或有严重肺气肿者。

6. 穿刺点皮肤有化脓性感染者。

【并发症】

1. 气胸:其发生率与病变位置有关,病变紧贴胸膜者发生率最低,病变距胸膜越远发生率越高。经胸壁肺穿刺吸引者气胸发生率低于经胸壁肺穿刺活检者。

2. 出血:针刺吸引者发生率低,活检者发生率高。

3. 其他:如感染。

【操作步骤】

1. 向患者解释检查的必要性、配合方法等。

2. 术前可用少许镇静剂,如地西泮 10mg,肌内注射。

3. 根据病变部位选择体位及穿刺点,常规消毒铺巾。

4. 应用器械经胸壁针刺吸引时可用腰穿针代替。经胸壁穿刺活检可选用 Trucut 活检针或 Silvermann 活检针。

5. 一般在 X 线透视下进行穿刺,亦有在 CT 定位后或 B 超监测下施行。确定穿刺针准确到位后即可行负压抽吸或活检等。

6. 术后应安静卧床休息,密切监测生命体征,一旦发生并发症应及时进行相应的处理。

(徐永健 曹 勇)

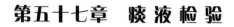

第五十七章 痰液检验

生理状态下,正常人的痰量很少,当下呼吸道和肺泡受到理化、感染、过敏等刺激时,痰量增多,其性质也有改变。痰液的检查对肺结核、肺部肿瘤、肺吸虫病等有确诊作用,对支气管哮喘、支气管扩张症、慢性支气管炎等有辅助作用。痰液标本的收集一般以清晨咳出的第一口痰为宜,咳痰前先用清水漱口,以免口腔杂菌污染,然后用力咳出气管深处痰液,盛于灭菌容器内送检。一般送检3~5次,挑选标本可疑部直接涂片检查或进行细菌培养。

【细菌学检查】

1. 涂片不经染色直接检查,应注意以下物体:

(1)红、白细胞:大量脓细胞表示呼吸道有感染,大量红细胞则表示支气管内出血。

(2)上皮细胞:大量出现见于肺部炎症。

(3)寄生虫及虫卵:以肺吸虫病最常见,还可出现于包囊虫病和阿米巴肺脓肿患者的痰中。

(4)结晶:最常见的为夏科-莱登结晶,主要见于肺吸虫病等。在支气管扩张患者的痰中偶见胆固醇结晶、脂肪酸结晶和菱形血晶。

(5)弹力纤维:见于肺组织破坏性病变,如肺脓肿、肺坏疽、肺结核和支气管扩张等疾病。

(6)放线菌块(硫黄颗粒):见于肺放线菌病患者的痰内。

2. 革兰染色:多用于一般细菌涂片检查,革兰阳性菌呈紫色,阴性菌呈红色。痰液中可见到的细菌种类很多,多属非致病菌。临床上肺部感染常见的细菌如肺炎球菌、链球菌、葡萄球菌等均可由此检出。确诊须经细菌培养和鉴定。

3. 抗酸染色:主要用于检验抗酸杆菌。抗酸杆菌为红色,其余皆为蓝色。

4. 细菌培养:为了鉴别细菌的种类和性质,根据不同的需要,可分别选择普通培养、结核培养、真菌培养等,还可以进一步进行细菌生物化学反应试验。培养前应先涂片镜检以筛选合格的痰标本(鳞状上皮细胞<10个/低倍视野,白细胞>25个/低倍视野,或两者比例<1:2.5)。

【细胞学检查】

一般直接涂片,用瑞氏染色法染色后进行检验。

1. 炎性细胞:正常痰液中可存在上皮细胞、中性粒细胞、嗜酸粒细胞、浆细胞和红细胞等,一般无临床诊断价值。当某种细胞异常增多时,则提示可能有病变存在。

2. 结核病细胞:当结核发生时,除淋巴细胞大量增生外,还会出现两种特异性细胞:类上皮细胞和朗罕巨细胞,特别是后者具有较肯定的细胞学诊断价值。

3. 肿瘤细胞:呼吸道分泌物内的癌细胞,从形态上大致分三类。

(1)鳞状细胞癌:癌细胞大小、形态各异,通常分散,为不规则圆形。胞质呈粉红色,核染色极深,裸核多见,为大小不一的不规则圆形。

(2)腺癌:癌细胞呈腺样排列,圆形或不规则圆形。胞质嗜碱性,有空泡。核呈圆形或卵圆形,偏心位。染色质浓密,常见核仁。

(3)未分化小细胞癌:癌细胞小,紧密排列成片,核为不规则圆形,胞质极少,似裸核。染色质致密、粒状、浓染。

(陈仕新 徐永健)

第五十八章　胸腔积液检验

正常情况下,人体的胸腔内仅含有少量液体,不易采集。病理情况下,胸腔内大量液体潴留而形成胸腔积液。根据产生原因和性质不同,胸腔积液可分为渗出液和漏出液。

【物理检查】

1. 漏出液为非炎症性的,多因循环障碍所致。一般为清澈透明液体,无色或微黄,静置不凝固,比重常小于1.015。

2. 渗出液由炎性或肿瘤等病变所致,常呈混浊、深浅不一的颜色。结核多呈草黄色,恶性肿瘤可呈血性,铜绿假单胞菌感染可呈绿色,化脓性感染呈黄脓样,胆固醇性胸腔积液呈黄白色等。渗出液易凝固,比重常大于1.018。

【显微镜检查】

1. 细胞计数:漏出液白细胞数常<100×10^6/L,多为淋巴细胞及间皮细胞。渗出液白细胞数多>500×10^6/L,红细胞计数大于$4 \times 10^9 \sim 5 \times 10^9$/L时胸腔积液多呈红色,>$100 \times 10^9$/L时为血性。白细胞计数一般在$0.5 \times 10^9 \sim 2.5 \times 10^9$/L,>$10 \times 10^9$/L常为化脓性感染的特征。

2. 细菌学检验:漏出液无细菌,渗出液沉淀后做病原体培养分离,有时可获阳性结果,可确定病因。

3. 细胞学检查:漏出液的细胞较少。渗出液中淋巴细胞大量升高提示慢性炎症和结核。白细胞升高常为化脓性感染的特征。嗜酸粒细胞增多,则提示过敏性或寄生虫疾病。红细胞增多常见于外伤、肺梗死和恶性肿瘤。胸腔积液中找到恶性肿瘤细胞是诊断肿瘤较可靠的依据。

【生化检查】

1. 黏蛋白定性试验(Rivalta试验):渗出液中黏蛋白含量

较高,在稀酸溶液中析出生成白色沉淀而呈阳性反应。漏出液多为阴性反应。

2. 蛋白定量:一般用双缩脲法测定。漏出液蛋白定量一般 $<25g/L$,渗出液一般 $>30g/L$。胸腔积液蛋白/血清蛋白 >0.5 亦支持渗出液诊断。

3. 葡萄糖:用邻甲苯胺法或氧化酶法测定。漏出液中葡萄糖含量与血糖近似。炎症性胸腔积液和类风湿病性胸腔积液葡萄糖多减少,结核性胸腔积液半数葡萄糖减少,癌性胸腔积液葡萄糖含量多与血糖相似。

4. 淀粉酶:多用碘比色法测定。胸腔积液淀粉酶升高多见于急性胰腺炎、原发性或继发性胰腺癌等出现胸腔积液者。

5. 乳酸脱氢酶(LDH):采用酶催化反应产物比色法测定。胸腔积液 LDH 与血清 LDH 之比 >0.6 支持渗出液诊断。肿瘤性胸腔积液 LDH 可明显升高。

6. 胸腔积液腺苷脱氨酶(ADA):ADA 催化腺嘌呤核苷水解产生次嘌呤核苷和氨,测定产氨量后即可推算出 ADA 酶活性。结核性胸腔积液 ADA 多上升,非结核性胸腔积液 ADA 水平较低,多以 40U/L 为界,作为两者鉴别的辅助依据。

7. 胸腔积液溶菌酶:胸腔积液溶菌酶活性以脓胸最高,癌性胸腔积液最低,结核性胸腔积液介于两者之间。对鉴别诊断有一定的参考价值。

8. 胸腔积液 β_2 微球蛋白测定:一组报道结核性胸腔积液 β_2 微球蛋白的胸腔积液测定值/血清测定值为 2.42,而癌性胸腔积液组为 1.62,差异有显著性意义,认为该指标有助于两者的鉴别诊断。

9. 胸腔积液抗核抗体(ANA):若胸腔积液中 ANA 滴度 $\geqslant$ 1:160,或胸腔积液 ANA/血清 ANA 比值 >1,则支持狼疮性胸膜炎诊断。

10. 碱性磷酸酶:胸腔积液碱性磷酸酶/血清碱性磷酸酶比值 >1 时提示有癌性胸腔积液可能。

11. 癌胚抗原(CEA):癌性胸腔积液 CEA 多升高,$>5\mu g/L$;非癌性胸腔积液多 $<5\mu g/L$。

12. **唾液酸**:一组报道癌性胸腔积液唾液酸测定值为 2.88mmol/L,显著高于非癌性胸腔积液者(1.32mmol/L)。

（陈仕新　徐永健）

第五十九章　结核菌素试验和卡介苗接种

一、结核菌素试验

【主要用品】

1. 结核菌纯蛋白衍化物(PPD)。

2. 无菌一次性 1ml 注射器。

3. 无菌生理盐水,以供稀释用。

【试验方法】

结核菌素试验是基于Ⅳ型变态反应原理的一种皮肤试验,用来检测机体有无感染过结核杆菌,主要用纯蛋白衍生物(PPD)作为试剂广泛应用。多采用皮内注射法(Mantoux 法)。在前臂屈侧皮内注射 0.1ml 结素稀释液,即注入 5IU(结素国际单位)或 1IU 的结素或 PPD,经 48~72h,观察注射部位反应。

【结果判断】

主要以局部硬结直径为准(直径取横纵径平均值),而非特异性的红晕没有诊断价值。

阴性(−):硬结直径<5mm 或仅有少许红晕。

弱阳性(+):硬结直径 6~10mm。

中度阳性(++):硬结直径 11~20mm。

强阳性(+++):硬结直径>20mm,或局部有水泡形成与坏死。

【临床意义】

1. 若注射 5IU 呈弱阳性反应,仅代表感染过结核杆菌或卡介苗接种后的反应。

2. 成人若注射 1IU 呈强阳性反应,可高度提示体内有活动性结核病灶。儿童若注射 5IU 呈强阳性反应,亦提示体内有活动性结核病灶。3 岁以内儿童未接种卡介苗者,如呈强阳性反应,则提示活动性病灶的意义更大。

3. 阴性反应可能为以下几种情况:

(1)未接触过结核菌或未接种卡介苗。

(2)某些严重粟粒性结核和脑膜结核患者可呈假阴性反应。

(3)全身使用高剂量皮质激素者可呈假阴性反应。

(4)急性传染病如流行感冒、肺炎、麻疹等患者可呈假阴性反应。

(5)结核感染后需 4~8 周才有变态反应的充分建立,在此期间结果可能为阴性。

【注意事项】

1. 急性传染病(如麻疹、百日咳、流感等)、急性眼结膜炎、急性中耳炎、广泛皮肤病患者不宜进行此试验。

2. 重度衰弱者、细胞免疫缺陷者不宜进行此试验。

3. 疑患活动性结核者,试验浓度不宜高于 1 : 10 000,即注入量不超过 1IU,以免诱发严重的变态反应,如皮肤坏死等。

4. 试剂于冰箱内 2~8℃保存,注射前摇匀药液,有沉淀、变色时应停止使用。

5. 有过敏体质者,不宜进行此试验。

6. 现场观察数分钟后,无不良反应方可离开。

【并发症及其处理】

结素试验很少有不良反应,如局部有水疱或溃疡者可涂 1% 甲紫溶液或用消毒敷料包扎,如有继发感染者给予抗生素治疗。出现全身反应者罕见,如晕厥、休克、关节痛、恶心、呕吐、粪隐血、血尿等,应做相应处理。

二、卡介苗接种

【适应证】

1. 出生 3 个月以内的婴儿或结核菌素试验阴性的儿童是

卡介苗接种的首要对象,儿童时期按国家规定时间复种。

2. 与活动性结核患者密切接触,有易感因素的结素试验阴性者。

3. 以往未接种过卡介苗的儿童。

4. 非特异性卡介苗还用于预防小儿感冒,治疗小儿哮喘性支气管炎以及防治成人慢性支气管炎。

【禁忌证】

1. 结素试验阳性者不需接种。

2. 各种急性传染病痊愈后不满 1 个月者。

3. 患有全身广泛皮肤病者。

4. 以往预防接种有过敏反应者。

5. 发热体温在 37.5℃ 以上者。

6. 免疫缺陷病患者。

7. 有哮喘、荨麻疹者。

8. 有严重心脏病、肾脏病、肝炎及活动性结核者。

【操作要点】

局部用乙醇棉球消毒,待干后,在左上臂三角肌上端行准确皮内注射 0.1ml,接种后应形成一黄豆大皮丘,可见汗毛毛孔,不可揉搓,8 周后起效,此时应看到注射处有一小瘢痕。接种后要与结核患者隔离 2 个月,以免在此期间受到感染。

【并发症及处理】

接种 2~3 周局部出现红肿破溃,数周内可自行结痂痊愈。若注射后出现瘢痕,在处理时切忌手术切除,可采用局部封闭疗法。少数有腋窝或锁骨上淋巴结肿大,偶有破溃,可用 5% 异烟肼溶液或 20% 对氨基柳酸软膏处理。

(张希彤　徐永健)

第六十章　分子生物学在肺科的临床应用

分子生物学的理论和技术在近年来取得了突飞猛进的发展,现除了用于探讨生命的奥秘以及研究疾病的发生机制之外,已开始逐步进入临床医学实际工作中。以下简介与肺科临床有关的一些内容。

【诊断】

可用于诊断的分子生物学技术很多,主要包括 Southern 印迹杂交、聚合酶链反应(PCR)、限制性片段长度多态性分析、限制性内切酶酶谱分析、单链构象多态性(SSCP)分析和寡聚核苷酸分子探针(ASO)杂交等。PCR 亦可与 ASO 结合使用而构成 PCR-ASO 技术,与 SSCP 结合使用而构成 PCR-SSCP 技术。目前仍有新的技术不断出现。

目前试用于呼吸系统疾病诊断的研究主要包括以下内容:

(一)呼吸系统感染

1. 结核病:①病原学诊断。应用 PCR 法将临床标本中的结核杆菌的 DNA 扩增后,再用特异性探针检测。其最大的优点为迅速、省时。理论上推测特异性和敏感性均应该很高,但目前临床实际工作中假阴性和假阳性都不少见,可能与多种因素有关,故对其结果应结合其他临床资料综合考虑。②菌型鉴定。目前非结核分枝杆菌病的发病率有上升趋势,受到高度重视。采用非结核分枝杆菌特异性的探针对培养生长的细菌进行鉴定,可明显缩短所需的时间,但亦存在误差。③耐药菌株检测。结核杆菌耐药菌株尤其是耐多药菌株对于人类健康的威胁极大,其快速准确的发现对于控制传播意义重大。国内文献报道应用 PCR 和 PCR-SSCP 技术可简便迅速地检测大部分结核分枝杆菌耐多药分离株的耐药基因型。

2. 卡氏肺囊虫肺炎：应用 PCR 技术检测痰液、支气管肺泡灌洗液以及血液中的特异性卡氏肺囊虫 DNA 片段国外均有研究报道，但国内使用经验尚少。

3. 巨细胞病毒肺炎：国外研究过应用 PCR 技术检测支气管肺泡灌洗液和血液中巨细胞病毒的特异性 DNA 片段以协助临床诊断巨细胞病毒肺炎，近年一组报道将该法与单克隆抗体免疫染色技术联合使用，诊断敏感性和特异性均达 100%，但尚待国内较大规模研究证实。

4. 其他如腺病毒感染，肺炎支原体感染等。

（二）囊性纤维化

囊性纤维化（CF）为常染色体隐性遗传病，多见于白种人群，我国罕见。CF 基因位于第 7 号染色 q31 区域，可利用限制性片段长度多态性分析或 PCR-ASO 技术等加以检出。

（三）α_1 抗胰蛋白酶缺乏症

该病为遗传性疾病，ZZ 型临床可表现严重的肺气肿。可用 PCR-ASO 技术检测出致病的突变基因。

【治疗】

国外正研究应用分子生物学技术对抗 α_1 胰蛋白酶缺乏症、囊性纤维化、肺部炎症性疾病、肺血管疾病和肺部肿瘤等进行基因治疗，但均尚未常规用于临床患者。

（徐永健　曹　勇）

第六十一章 支气管反应性测定

支气管反应性是指支气管对各种刺激所发生的收缩或舒张反应。通常正常人对各种刺激反应较小或无明显反应,但是在某些病理状况下有的则有过强或过早出现的反应,这就是支气管高反应性。支气管高反应性是哮喘的特征之一,因此,在临床上支气管反应性测定是鉴别诊断哮喘的一个重要手段。支气管反应性测定常用的有支气管激发试验和支气管舒张试验。

一、支气管激发试验

支气管激发试验系采用某种刺激物使支气管平滑肌收缩,通过测定相应的肺功能指标以定量反映平滑肌收缩的强度,再将刺激物的剂量与平滑肌收缩的强度联系起来进行分析,即可得知气道的反应性。支气管激发试验采用的刺激方法一种是特异性的,如变应原;另一种是非特异性的,如药物、冷空气、运动试验等。现在一般多采用非特异性的支气管激发试验,临床上常采用药物激发的药物为组胺和乙酰甲胆碱。它们两者的作用机制不同,组胺是具有生物活性的介质,吸入后直接刺激支气管平滑肌收缩,同时也刺激迷走神经末梢,反射性地引起平滑肌收缩;乙酰甲胆碱为胆碱能药物,吸入后直接与平滑肌细胞上的乙酰胆碱受体结合使平滑肌收缩。乙酰甲胆碱的不良反应少,故更为常用。

【适应证】

一般临床怀疑哮喘,需鉴别诊断者,或一些原因不明的咳嗽、胸闷、呼吸困难者,可申请支气管激发试验。

【试验方法】

1. 药物吸入顺序和剂量见表 61-1。

表 61-1　支气管激发试验激发剂吸入顺序和剂量表

顺序	累计剂量(μmol)	
	组胺	乙酰甲胆碱
1	0.03	0.05
2	0.06	0.1
3	0.12	0.2
4	0.24	0.4
5	0.49	0.8
6	0.98	1.6
7	1.96	3.2
8	3.90	6.4
9	7.80	12.8

上表中每次吸入剂量的次数和浓度由其雾化装置而定。通常是将药物配成四种不同的浓度,使其在每一剂量吸入的次数不太多。

2. 测定步骤:一次试验使用 5 个雾化器,分别注入生理盐水和四种不同浓度的药液。①受试者尽量放松,保持安静,测定 FEV_1,重复 3 次,取高值(用于气道反应性的指标有 FEV_1、PEF、Raw、FEF50%、sGaw 等,以 FEV_1 最常用)。②经雾化器吸入生理盐水,由功能残气位开始缓慢吸气至肺总量位,屏气 3 秒后呼气,生理盐水于吸气开始后(手动或自动)立即给予。2 分钟后测定 FEV_1,记录其高值。③按上表中顺序依次吸入药物(方法同上),每一剂量吸完后测定 FEV_1,然后再吸入下一剂量,至 FEV_1 较吸盐水后 FEV_1 降低 20% 或以上,或达到最高剂量,试验终止。再吸入支气管扩张剂(常用定量吸入器给予 β_2 受体兴奋剂)以防止发生严重的支气管痉挛。④受试者无哮喘史,小剂量药物吸入后无反应或 FEV_1 下降不到10%者,试验进程可以缩短,3、4剂量或5、6剂量合并,即连续吸完。

3. 结果判断:气道反应性指标常用 PD20-FEV_1(FEV_1 降低20%所需药物的累积量),His PD20-FEV_1<7.8μmol(组胺)或 Mch PD20-FEV_1<12.8μmol(乙酰甲胆碱)为气道反应性增高。

【注意事项】

1. 支气管激发试验对一部分敏感性极高的患者具有一定的危险性。试验时吸入药物浓度应从小浓度、小剂量开始,逐渐增加浓度和剂量。同时应备有急救药品,如氨茶碱、β_2 受体兴奋剂的吸入剂、注射用肾上腺素、地塞米松、氧气与输液设备。试验时需有临床医师在场,及时发现并处理可能出现的危险。

2. 受试者在接受检查之前需排除不宜做本项检查的疾病,且其 FEV_1 占预计值应一般大于70%。

3. 试验前避免剧烈运动,试验前应停用可能影响检查结果的药物。

4. 组胺和乙酰甲胆碱用生理盐水或磷酸缓冲液稀释;低温(低于4℃)保存,有效期可达2周至3个月,避免污染,由于温度会影响雾化排出量,使用前应于室温下放置30分钟。

【临床意义】

1. 协助哮喘的诊断

(1)对症状不典型或未达到预期疗效,临床难以确诊的哮喘患者,该试验提供客观的诊断依据。有些哮喘患者在缓解期既无症状,肺功能又正常,经支气管激发试验若为阳性,即可协助诊断,因为哮喘患者绝大部分有气道高反应性,在缓解期气道高反应性也存在。但气道高反应性者不一定都是哮喘。

(2)鉴别原因不明的咳嗽、呼吸困难、哮鸣、胸闷、胸部紧缩感的患者是否有哮喘存在。

(3)观察已知哮喘患者气道反应性变化和治疗效果,哮喘患者虽有气道高反应性,但患者敏感性不尽相同,有高有低。气道高反应性的敏感性与哮喘的轻重相平行,敏感性高者说明病情较重,须积极治疗,轻者可减少用药。

2. 产生气道高反应性的其他原因,除哮喘外,尚有许多原因可导致受检者的气道反应性增高,如近期呼吸道病毒感染和吸入刺激性气体等,在解释测定结果时应予注意。

二、支气管舒张试验

支气管舒张试验系使用一定剂量的扩张支气管的药物使收缩狭窄的支气管舒张,以测定其扩张程度的肺功能试验。临床上该项检查常用来判断支气管狭窄的可逆程度,作为支气管哮喘诊断的一种辅助方法,或用来评价某种支气管扩张药物的疗效。

【试验设备和药物】

可根据各单位的现有设备,使用峰值流速仪、电子肺量计、体积描记仪以及脉冲振荡阻力测定仪等,以确定其观察指标。观测指标有 FEV_1、PEF、FVC、Raw 等,以 FEV_1 最为常用。支气管扩张剂多采用 β_2 受体兴奋剂(如沙丁胺醇、特布他林等),通过定量型雾化吸入器吸入。

【试验方法】

试验前休息 20 分钟,然后测定其肺功能,重复 3 次,取最佳值为基础值。受试者吸入 200~400μg β_2 受体兴奋剂,常用 400μg,吸入 20~30 分钟后测定其肺功能,若 FEV_1 增加幅度 > 12%,且 FEV_1 绝对值增加 > 200ml,则为支气管扩张试验阳性。

【注意事项】

1. 受试者检查前应停用支气管舒张剂 24 小时。

2. 心脏病患者慎用。

3. 肺功能无阻塞者一般不需做此试验,如有必要,可改行支气管激发试验。

【临床应用】

1. 诊断哮喘:如支气管舒张试验达到阳性标准,有较明显的改善,说明支气管狭窄的可逆程度较大,支持哮喘诊断。

2. 指导用药:可以通过本试验了解和比较某种支气管扩张剂的疗效。

3. 对 COPD 患者的应用:COPD 合并哮喘或喘息型 COPD 患者有时可出现支气管舒张试验阳性,需结合病史做出正确判断。COPD 患者本试验阳性其意义与气道反应性增高一样,预示肺功能逐年下降的趋势比较快,应长期使用支气管舒张剂治疗。

(徐永健　倪　望　张　坤)

第六十二章　静脉压测定

【适应证】

静脉压是指在右心房水平上测得的静脉血压,一般肘静脉压正常值为 $0.296 \sim 1.42$ kPa($30 \sim 145$ mmH$_2$O),平均 0.97 kPa(99 mmH$_2$O)。静脉压用以判断右心功能,回心血容量及静脉血回心受阻情况。右心衰竭、缩窄性或渗出性心包炎、阻塞性肺气肿、上腔静脉阻塞综合征、血栓形成时静脉压升高;休克、昏厥时降低。静脉压也可用于观察药物的疗效。

【禁忌证】

严重出血倾向及局部有皮肤软组织感染者。

【操作方法】

1. 患者取平卧位,呼吸困难者半卧位,脱下衣袖,肌肉放松,保持上肢静脉血流通畅。

2. 用 3.8% 枸橼酸钠溶液冲洗带刻度的玻璃测压管(附 18 号针头)或向管内注满生理盐水,以防测定时凝血。冲洗时避免玻璃管内存留气泡而影响压力的准确性。

3. 患者上臂外展 $45°$ 角,使前臂置于右心房水平,即仰卧位时穿刺的静脉约在腋中线水平(静脉测压管零点刻度位置),坐位或半卧位时穿刺点置于第 4 肋软骨水平。

4. 常规消毒肘静脉区皮肤,穿刺肘正中静脉,连接测压管,测压管要保持垂直。观察血柱上升高度。如管内预先充满生理盐水者,当管内液体流入血管内而不再下降时,记录水柱高度,即为静脉压。

【注意事项】

1. 术前安静休息 15 分钟。使全身肌肉放松,以免肌肉紧张影响测定结果。

2. 测前脱下衣袖,尽量抑制咳嗽,但也不能憋气,以免阻碍静脉回流使压力升高。

3. 穿刺时用手指轻压静脉上端后穿刺,且应于穿刺成功后立刻松开压迫,以免影响测量结果。

4. 周围静脉压力受静脉瓣及其他机械因素等的影响,往往不能准确反映血容量和心功能,故仅供临床粗略估计。

(方慧娟　李开艳)

第六十三章　三大常规在肺科的临床意义

尽管现在有多种特殊检查可以帮助诊断呼吸系疾病,但三大常规检查在呼吸系统疾病的诊断和治疗中仍有不可忽视的价值。

【血常规】

1. 红细胞(RBC)计数及血红蛋白(Hb)测定:RBC 及 Hb 增加常见于继发性红细胞增多,如慢性阻塞性肺疾病(COPD)患者因组织缺氧,其增多与缺氧成正比,严重肺气肿、肺心病患者可出现 Hb 绝对量增多,甚至可高达 180~240g/L(18~24g/dl)。外周血可找到幼稚红细胞。此时临床上即使轻度缺氧即可出现明显发绀;而极度贫血患者即使严重缺氧也可不呈现发绀。肺结核、肺部肿瘤等肺部慢性疾病患者贫血时亦见 RBC 及 Hb 减少。

2. 白细胞总数与分类计数:肺部细菌感染患者可出现白细胞总数增高,分类中性粒细胞所占比例高,伴明显核左移,以上可说明机体反应性良好。老年人机体反应差,白细胞总数也可能不高,但此时如出现核左移很明显,说明感染过于严重,患者反应性差。病毒及结核病患者白细胞计数一般正常,但可见淋巴细胞增多,活动性肺结核患者单核细胞增多。严重肺炎、肺结核病、肺癌患者可出现类白血病反应,并出现少量幼稚细胞。白细胞总数不高,嗜酸粒细胞计数增多,对肺部过敏性疾病如支气管哮喘以及寄生虫等的诊断尤为重要。

【红细胞沉降率】

红细胞沉降率(血沉,ESR):血沉加快,主要用于监测肺部疾病发展趋势。肺结核病患者由于纤维蛋白原及免疫球蛋白含量增加,血沉加快,可用来观察结核病有无活动性及动态变化:活动性结核血沉加快;病变逐渐静止,血沉也逐渐正常;如病变再活动,血沉再次增快。有些肺结核患者血沉增快可先于X线表现。血沉加快并无特异诊断价值,也可见于恶性肿瘤、贫血以及各种炎症等,应加以区别。

【尿常规】

尿常规检查对肺部疾病的诊断及治疗均有帮助,肺转移癌患者查尿常规异常可考虑为泌尿系肿瘤可能;咯血患者伴肾小球肾炎可考虑为 Goodpasture 综合征;肺结核患者如同时合并糖尿病亦可在尿常规中发现。肺部疾病应用抗生素治疗时要考虑肾功能而适当减量,尤其在应用肾脏毒性抗生素时要监测尿常规改变。此外,肺部疾病并发真菌、葡萄球菌等感染或肾结核时尿液中可找到病原体而明确诊断。

【粪常规】

粪便显微镜检查可找到虫卵,如肺吸虫、血吸虫、蛲虫、钩虫的虫卵等,可帮助诊断肺部寄生虫病。

(方慧娟　李开艳)

第六十四章 呼吸系统疾病常用血清学检查

【军团菌血清学检查】

1. 间接荧光抗体试验:用以检测受检者血清中有无针对军团菌的特异性抗体。正常滴度<1:64。若滴度升高,尤其是恢复期滴度与急性期相比增加4倍或更多则支持近期有军团菌感染。

2. 直接荧光抗体检查:本试验测定受检者血清中军团菌抗原,故可用于军团菌感染的早期诊断。一般如每张染膜上见25条以上发荧光的细菌则判为阳性反应,支持军团菌感染的诊断。

【支原体血清学检查】

1. 补体结合试验:用以检测受试者血清中有无支原体的特异性抗体。正常滴度<1:8。若滴度升高,尤其是恢复期滴度与急性期相比增加4倍或更多则提示近期有支原体感染。

2. 酶联免疫吸附试验:检测受试者血清中有无特异性抗体。以受检者OD值/正常OD值≥2.1为阳性,提示支原体感染。

3. 冷凝集试验:本试验检测受试者血中的冷凝集抗体,正常效价<1:32。当滴度>1:32,或恢复期滴度与急性期相比增加4倍或更多,提示有肺炎支原体感染。本试验的特异性和敏感性均不甚好。

【呼吸道病毒感染的血清学检查】

具体方法较多,正常参考值一般需各实验室自己建立,均有一定的假阴性和假阳性。

1. 流感病毒和副流感病毒可选用病毒中和试验、补体结合试验、间接荧光抗体或直接荧光抗体试验等。

2. 腺病毒可选用补体结合试验或荧光抗体试验。

3. 呼吸道合胞病毒可选用补体结合实验、病毒中和试验或荧光抗体试验等。

4. 巨细胞病毒:可选用补体结合试验或凝集试验。

【白色念珠菌的血清学检查】

可用琼脂凝胶免疫扩散试验检测受检者血清中有无特异性抗体,出现沉淀线且与对照血清沉淀线相吻合者为阳性反应,支持白色念珠菌感染的诊断。

【新型隐球菌的血清学检查】

可选用间接荧光抗体试验检测受试者血清中有无特异性抗体。

【肺吸虫的血清学检查】

可选用补体结合试验、间接血凝试验、对流免疫电泳试验或琼脂双向扩散试验等测定受试者血清中的特异性抗体,以协助临床诊断。

【肺包虫的血清学检查】

可选用补体结合试验或间接血凝试验检测受试者血清中有无特异性抗体。

(徐永健　曹　勇)

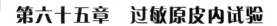

第六十五章　过敏原皮内试验

【适应证】

过敏原皮内试验是对Ⅰ型变态反应疾病特异性诊断的一种方法,适用于过敏性鼻炎、过敏性皮炎以及支气管哮喘等疾病的辅助诊断。

【主要用品】

1. 吸入性、食入性或接触性过敏原(即抗原)系列。一般浓度为1:100,特殊为1:1000或1:10。

2. 若干一次性无菌1ml注射器,不宜选用大容量注射器,以便吸取浸液准确。

3. 无菌生理盐水(或稀释液)做阴性对照用。有条件时备0.01%组胺碱溶液,做阳性对照用。

【试验方法】

1. 皮内试验部位一般选用上臂伸侧,用75%乙醇溶液消毒皮肤,对乙醇过敏者可选用肥皂水替代。

2. 按皮试单抗原排列顺序,自上臂左侧开始,由上而下依次进行皮试,每种抗原浸液注入皮内0.01~0.02ml,产生大约3mm的丘疹。

3. 每排可做5个,每个皮试点至少相距2.5cm,继而再从左侧顶端开始,与第一排间隔5cm左右做另一直排的5个试验,以避免抗原相互交叉影响。如需做10个以上,可另取一臂以同样方法进行。

4. 用不含抗原的稀释液做阴性对照试验。

【结果判定】

15~20min观察皮试结果:

"–"阴性:试验部位无反应,或仅出现与对照试验类似的红晕。

"±"可疑:风团直径<0.5cm(可伴不太明显的红晕)。

"+"阳性:风团直径0.5~1.0cm(可伴较明显的红晕)。

"++"中阳性:风团直径1.1~1.5cm(可伴相当大的红晕。但无伪足)。

"+++"强阳性:风团直径>1.5cm,有明显红晕及伪足。

"++++"极强阳性:局部反应同强阳性。但同时出现周身反应,如发痒、皮肤潮红、憋气、哮喘发作等,甚至过敏性休克。

【临床意义】

1. 阳性反应提示患者对受试物质过敏,但需排除假阳性。如皮肤划痕阳性者,其阴性对照液皮试也为阳性,即为假阳性。

2. 阴性反应提示患者对受试物质不过敏,但需排除假阴性。必要时可用0.01%组胺溶液行阳性对照试验。另外,试验前应用过抗组胺药、茶碱类药及皮质激素等也可以不出现反应。

【注意事项】

1. 过敏症状在急性发作期(如哮喘发作、喉头水肿等)应暂缓皮试,以免引起严重反应。

2. 试验前1周应停用抗组胺药物及皮质激素等易引起假阴性反应的药物。

3. 患者受试部位应没有湿疹、荨麻疹或其他皮肤损害。

4. 抗原浓度不应过大或过小,要在有效期内使用。

5. 试验前应备有必要的抗休克药物(如肾上腺素)及抢救用品,以防万一。

6. 对已知有高度过敏史的患者,通过询问病史及临床表现,过敏原已基本明确的,则不必冒险再做特异性皮试。

7. 个别患者有晕针现象发生。

8. 对正处于过敏期的儿童,由于其对非特异性抗原刺激常发生全身反应,临床应加以注意,必要时缓解症状后再行皮试。

【严重过敏反应的处理】

如发生过敏性休克,应立即采取以下措施:

1. 用止血带在试验部位上端扎住,使淋巴管暂时阻塞,以阻止皮试药物吸收,而动脉血循环仍畅通,每隔3~5min放松半分钟,局部用冷湿敷。

2. 在另一臂皮下注射1∶1000肾上腺素溶液0.3~0.5ml。如必要,15min后可原量重复注射1次。

3. 根据具体情况给予吸氧或静脉滴注氨茶碱、血管活性药物和糖皮质激素等。

(徐永健　张希彤)

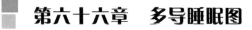

第六十六章 多导睡眠图

多导睡眠图(polysomnogram,PSG)是指通过记录全夜睡眠过程中的脑电、肌电、呼吸、血氧等生理信号,经处理分析后得出有关睡眠结构、呼吸事件、血氧饱和度、鼾声、体位和心电图动态变化具体数据,为睡眠呼吸障碍疾患的诊断提供客观依据的一种物理监测技术。

【术前准备】

检查前应向受试者做好指导工作,说明测定过程和意义,解除其顾虑和紧张情绪。检查前应戒酒,不宜服用镇静剂和咖啡、浓茶等。监护室环境应安静,以保证患者睡眠并监测 7 小时以上。

【适应证】

1. 睡眠时打鼾,白天嗜睡,疑有睡眠呼吸暂停的患者,特别是具有下列易患因素者:肥胖、鼻部疾患(如过敏性鼻炎、鼻息肉、鼻中隔弯曲等)、扁桃体肥大、咽壁肥厚、肢端肥大症、甲状腺功能减退、巨舌、先天性或获得性小颌、声带麻痹等。脑炎、脊髓前侧切除术、延髓型脊髓灰质炎、脑干梗死、多发性硬化等参与中枢性呼吸暂停的发病。

2. 某些心血管系统疾病,如高血压、冠心病患者发生猝死与睡眠呼吸暂停有关,也应行睡眠监测。

【操作要点】

现多采用多导睡眠图对患者进行监测,同时记录多项指标。

具体操作如下:

1. 导联电极安装

(1)脑电图:按国际脑电图学会建议 10~20 系统电极法,

多导睡眠图常采用一导或二导脑电图,电极放置则采用 C4/A1 和(或)C3/A2 等。

(2)肌电图:电极置于两侧颏或颏下。

(3)眼电图:电极置于左眼角/前听点和右眼角/前听点 (LDC-A,或 RDC-A)。

(4)口、鼻气流:将热敏电阻感应器置于口腔或鼻孔,测定口或鼻气流,与胸腹呼吸运动监测一起可判断呼吸暂停类型。

(5)胸、腹呼吸运动:将胸、腹带配合胸、腹呼吸感应器分别置于胸部和腹部,测定胸、腹呼吸运动模式以判断有无反常(矛盾)呼吸运动。

(6)血氧饱和度:将血氧饱和度感应器夹于手中指,用于了解睡眠过程中缺氧情况。

(7)鼾声:将微型拾音器置于甲状软骨上方记录鼾声。

(8)心电图:用心前电极记录心电图,记录睡眠中心率、心律情况。

(9)睡眠姿势:将睡眠姿势传感器置于胸前,记录睡眠时各种姿势,可了解在何种姿势下易发生呼吸暂停。

2. 仪器调试:检查导线有无脱落,数据记录是否灵敏,波幅是否适中。

3. 资料整理:记录完毕后对资料进行分析,计算呼吸暂停或低通气的次数和时间、血氧饱和度、心律和心率的变化等。

【诊断要点】

1. 单纯性打鼾:亦称为原发性打鼾、良性打鼾。其主要特点如下:

(1)打鼾不伴有呼吸暂停或呼吸暂停低通气指数<5。

(2)睡眠结构和血氧饱和度基本正常。

(3)日间无疲乏困倦症状,工作能力不受影响。

2. 上气道阻力综合征:上气道阻力综合征(upper airway resistance syndrome,UARS)是指由于上气道阻力增大,呼吸用力增加而导致睡眠中反复出现脑电觉醒的一种睡眠障碍。其特点主要是:①打鼾或不打鼾;②睡眠脑电图频繁出现微觉醒;③呼吸暂停低通气指数小于5;④血氧饱和度基本正常;⑤白天有困倦、瞌睡、疲乏症状;⑥在睡眠监测时同步测食管内压力可为 UARS 的诊断提供最可靠的指标。

3. 部分性上气道阻塞:部分性上气道阻塞(partial upper airway obstruction,PUAO)的特点,①呼吸紊乱以低通气为主;②睡眠脑电图出现与低通气相关的微觉醒;③日间有疲倦、无力、嗜睡等症状。

4. 睡眠呼吸暂停综合征:成人睡眠呼吸暂停综合征(sleep apnea syndrome,SAS)诊断标准,7h 睡眠过程中,睡眠呼吸暂停系指睡眠中口和鼻气流均停止 10s 以上,低通气则是指呼吸气流降低到正常气流强度的 50% 以下并伴有血氧饱和度下降 4% 以上,睡眠呼吸暂停综合征是指每夜睡眠中呼吸暂停反复发作在 30 次以上,或睡眠呼吸紊乱指数(AHI,即平均每小时睡眠的呼吸暂停+低通气次数)超过 5 次以上。儿童 SAS 诊断标准尚不统一。多数专家认为,1 岁以上的儿童出现每小时 1 次以上的呼吸暂停,无论持续多长时间均不正常。儿童呼吸暂停的指标应小于 10s,大于或等于两个呼吸周期时间无口鼻气流则为呼吸暂停。

【并发症】

睡眠监测安全可靠,无并发症发生。

(赵建平　魏　双)

第六十七章　机械通气

机械通气(mechanical ventilation)是采用特殊的机械装置(呼吸机)以辅助或替代患者通气的一项生命支持技术。近20余年来,该技术不断发展完善,现已广泛应用于临床,对于危重患者的抢救起着不可缺少的重要作用。

【机械通气的基本类型及其通气原理】

(一)负压通气

以往使用"铁肺",现多用有一定柔韧性的塑料装置,将胸廓包裹。吸气期通过机械方法将其中空间抽吸成为负压,该负压即可带动胸廓上抬,从而造成胸腔内负压增大,肺被扩张,而经口鼻吸入外界空气;呼气期该装置与胸廓之间的负压消失,胸廓由弹性回缩力带动而回复到呼气位,将肺内气体排出。

负压通气的优点为:

(1)由于通气较接近正常生理通气过程,故对循环系统无明显不利影响。

(2)不易造成气压伤或容积伤。

(3)不需要气管切开或气管插管等接口。

负压通气的缺点为:

(1)通气效果不如正压通气可靠。

(2)装置较笨重,患者活动受限。

由于以上特点,负压通气目前在呼吸衰竭(呼衰)等危重患者的抢救中应用较少,主要应用于患者的康复治疗,例如对慢性膈肌疲劳者应用负压通气可通过让膈肌休息而帮助膈肌恢复功能。

(二)高频通气

根据其通气频率和潮气量又可以细分为:

①高频正压通气:呼吸频率为60~150次/分,潮气量100~

300ml;②高频射流通气:呼吸频率为150~500次/份,潮气量低于100ml;③高频振荡通气:呼吸频率为500~3000次/分,潮气量仅数毫升。

1. 高频通气的特点

(1)呼吸频率远远超过生理情况下的呼吸频率。

(2)潮气量小,大多数情况下潮气量小于死腔量。

(3)开放式通气,与人体不需要密闭连接。

高频通气的原理较复杂,且尚有争论之处,此处不赘述。仅需指出它显然不同于一般正压通气的规律,因为按照一般正压通气的规律,若机械通气的潮气量低于死腔气量或机械与人体之间的连接不密闭,则都不能产生通气效果。

2. 高频通气的优点

(1)一般不需要气管切开或气管插管等接口,对已有气管切开或气管插管者亦可使用。

(2)由于潮气量小,且系开放式通气,故导致气压伤或容积伤的可能性较小。

(3)对循环功能影响较小。

3. 高频通气的缺点

(1)对有 CO_2 潴留的Ⅱ型呼衰患者,其清除 CO_2 潴留的效果在某些患者不很确实。

(2)现有的机器对气体的温化和湿化均尚不满意,较长时间使用时易因气道干燥而发生黏液清除不畅甚至黏液栓形成等问题。

4. 高频通气的临床适应证

(1)对Ⅰ型呼衰患者可先试用高频通气,除了可以输送较多的氧外,因其在使用中可产生内源性 PEEP,故亦有助于改善肺内的气体分布和通气/血流比值,有助于提高肺内气体交换效率。对疗效不满意者应及时换用正压通气。

(2)对于气胸、纵隔气肿患者使用一般正压通气较困难,可选用高频通气。

(3)对于休克患者一般正压通气可因减少心排血量而加重血流动力学紊乱,而选用高频通气则对循环的不利影响甚小。

(4)对于缺氧而又需行纤维支气管镜检查者(或行上呼吸道手术者),可在高频通气支持下进行操作,以避免导致缺氧加重而危及患者生命。

(三)正压通气

正压通气是机械通气中应用最多的通气方式。

正压通气的原理为在吸气期由机械造成一正压,通过与人体的密闭连接将新鲜气体压入肺内;呼气期该正压消失,胸廓依赖弹性回缩力回复呼气位,将肺内气体呼出。由此可见,正压机械通气在吸气期其工作原理与生理性吸气截然不同,后者是通过有关的肌肉收缩造成胸廓向外上抬高和横膈下移,使胸腔内负压加大,从而将外界空气吸入肺内的;相反,正压机械通气在呼气期的工作原理与生理性呼气是相似的。

【正压通气的效用】

1. 增加通气量:正压通气通过机械装置所产生的正压于吸气期把气体压入肺内,是目前认为增加通气量最为有效和可靠的方法。

2. 提高肺内气体交换效率:正压通气(尤其是当与呼气末正压结合使用时)可以明显减少肺内气体分布和血流灌注的不均匀性,改善 V/Q 比值,从而提高气体交换效率。

3. 减少呼吸功,缓解呼吸肌疲劳:正压通气部分或全部替代了人体自身呼吸肌的功能,从而可减少呼吸肌的做功和氧耗,使疲劳的呼吸肌获得休息和恢复的机会。但长期应用机械通气亦可造成人体自身呼吸肌的失用性萎缩,故长期使用机械通气者脱机时需要有一个较长时间的适应和锻炼过程。

4. 缓解支气管痉挛:近年发现,正压机械通气(尤其是吸气及呼气期均有正压者)在某些支气管痉挛的患者具有缓解支气管痉挛的效用,机制不清,有提示可能与肺内的神经牵张反射有一定关系。

【正压通气的适应证】

由上述正压通气的效用可见,正压通气的适应证原则上应包括各种原因所致的严重通气不足者和某些特殊情况下(如颅内高压患者需减少脑血流量时)需要造成过度通气者,各种原

因所致的肺内气体交换严重紊乱者,呼吸肌疲劳者以及某些经常规治疗效果不好的支气管痉挛者。具体可参考以下指标:

1. 急性高碳酸血症。

2. 每分钟通气量大于 10L/min(反映患者肺内气体交换效率极低)。

3. 肺活量小于 10~15ml/kg。

4. 最大吸气压负值不足-2kPa(-20cmH$_2$O)。

5. 死腔量与潮气量之比等于或大于 0.60。

6. 急性低氧血症[PaO$_2$ 小于 6.67~8kPa,即 50~60mmHg,特别是当吸入氧浓度为 0.4 以上而 PaO$_2$ 不能改善者,或当 FIO$_2$ 为 1.0,而 P(A-a)O$_2$ 大于 40kPa(300mmHg)]。

7. 需行过度通气治疗者(如颅内高压时)。

8. 某些经常规治疗效果不佳的支气管痉挛者。

对于慢性缺氧或 CO$_2$ 潴留者是否使用机械通气的问题应综合考虑患者和家属的意愿、原发病的可恢复程度和其他多种因素,慎重决定。若已决定使用机械通气,就应及早实施。

【正压通气的禁忌证】

由正压通气的原理可知正压通气对机体的不利作用在于有产生气压伤(亦称容积伤)的可能,并可减少回心血量。因此,正压通气的禁忌证为:

1. 严重肺气肿,有多发肺大疱或巨大肺大疱者。

2. 自发性气胸未行引流者。

3. 纵隔气肿未行引流者。

4. 休克血压低而未纠正者。

5. 大咯血者(正压通气有可能将气道内的血液驱赶到远端气道,造成或加重阻塞,导致窒息)。必要时可行双腔气管插管,将健侧血吸引干净后,于健侧行机械通气。

当病情确实需要行机械通气而又有上述情况时,可先试用高频通气。若确实需要正压通气时,应仔细权衡利弊。若决定使用正压通气,应使用较小参数,并严密观察,细心调节。

【正压通气的并发症】

1. 气压伤(容积伤):包括自发性气胸和纵隔气肿以及继

发于它们的皮下气肿。

2. 呼吸机相关肺损伤:呼吸机相关肺损伤(ventilator associated lung injury,VALI)亦称呼吸机所致肺损伤(ventilator induced lung injury,VILI),是近年来非常受重视的一个问题。与传统的气压伤不同,VALI 指因使用正压机械通气而发生的弥漫性肺损伤,其病理和病理生理学改变与急性呼吸窘迫综合征(ARDS)十分相似,其发病机制与多种因素有关:①大潮气量导致肺泡过度扩张;②萎陷肺泡的反复开放和闭合,导致肺泡反复受高剪切力的作用;③多种炎症细胞因子的作用。

3. 循环功能障碍:主要是因正压通气所致吸气期胸内压上升、静脉血回流障碍引起的心排血量下降(但时间一长,可能通过血液重新分配而改善),尚可引起肺动脉平均压上升。使用呼气末正压通气、反比率通气等该效应较明显;若吸:呼比率较小,呼气期充足,则该效应可减轻。

4. 其他:如呼吸机相关肺炎、肺不张和胃扩张、营养不良等。此外,还有通气过度而致呼吸性碱中毒,给氧过浓引起氧中毒,均应加注意。

【正压通气的呼吸切换模式】

1. 定压型切换:呼吸机送气过程中当气道压升高达到预设的压力水平时即停止送气,由吸气相切换为呼气相。

定压型切换的优点为:①由于送气压不会超过预设水平,故发生气压伤的危险性较小;②当人机连接不甚密闭,出现少量漏气时(常见于面罩连接者),定压型切换可以补偿性地增加机器的送气量;③在定压切换模式下,有一定自主呼吸的患者可以随机体对通气需求的不同而调节机械通气的潮气量。

定压型切换的缺点为由于患者的胸廓和肺的顺应性及气道阻力等均可受多种因素影响而不断变化,故恒定的气道压并不能保证恒定的潮气量,因而在有的患者不能保证合适的通气量。

2. 定容型切换:呼吸机按预设的潮气量送气,达到预设的气体容积水平时即停止送气,由吸气相切换为呼气相。

定容型切换的优点为可以可靠、恒定地送入预定容积的气体,从而保证合适的通气量。其缺点为随着患者呼吸系统顺应性和气道阻力的变化,输送恒定容量的潮气量所需的气道压亦在变化,因此,易因送气压过高而造成气压伤。

为了充分发挥上述两种切换模式的优点,避免其缺点,近年生产的呼吸机多采用综合切换模式。例如控制型通气的基本切换模式为定容型切换,可以保证恒定的潮气量。使用者又可设置一气道压上限,当患者气道阻力升高导致气道压过高,超过设定水平时,机器自动转换为压力切换模式,终止送气,牺牲潮气量而避免气道压超高。同时,报警装置工作,提醒医务工作者迅速查明气道压超高的原因并进行相应处理。这样,既保证了有效的通气,又减小了发生并发症的危险性。

【正压通气的常用工作模式】

1. 控制机械通气(controlled-mechanical ventilation,CMV):该模式一般属定容型切换。其特点为预先设置呼吸机的送气频率和潮气量,故每分钟通气量是恒定的,患者完全不能对通气量发挥调解作用。CMV的优点是医护人员完全控制了患者的通气,可以根据病情要求设置通气量。CMV的缺点也在于因医护人员完全控制了患者的通气,机体不能根据自身对通气需求的变化而调整通气量。CMV的另一缺点为在有自主呼吸的患者,人机对抗问题较突出。

CMV主要适用于昏迷患者、使用了大量镇静剂者和呼吸肌麻痹者。

2. 辅助机械通气(assisted mechanical ventilation,AMV):该模式一般属定容型切换。其特点为预先设置呼吸机送气的潮气量,但与CMV不同,送气频率并不预先设定,而是由机器通过感受到患者自身的吸气动作而启动送气的,称为"触发"。因此,AMV的每分钟通气量是随着触发频率的变化而发生变化的。AMV的优点为通气量可随患者的通气需求变化而变化。AMV的缺点在于若触发灵敏度设置过高,机器可将患者的吞咽、咳嗽、摆头等动作误认为患者有吸气动作而触发送气,造成触发过度;而如果触发灵敏度设置过低,则患者的吸气动作可能不足以被机器识别,造成触发不足。此外,对于自主呼吸很微弱或呼吸频率过慢的患者不可使用 AMV。

近年生产的呼吸机一般将 CMV 与 AMV 综合在一起,形成 CMV/AMV 模式。其特点为预先设置机器的潮气量和基本通气频率,从而决定了基本的每分钟通气量。在此基础上,患者若有更大的通气需求,可以通过自身的吸气动作触发机器额外送气,使通气量上调。需注意,在医护人员设置的基本每分钟通气量超出患者的通气需求时,患者并无办法使通气量下调。

CMV/AMV 模式的适用范围与 AMV 模式相似。

3. 间歇指令通气(intermittent mandatory ventilation,IMV): 该模式一般属定容型切换,近年也有定压型切换的机器投入使用。其特点为呼吸机按预置的潮气量和预置的送气频率(即指令时间间歇)送气,从而保证了预置的每分钟通气量;而在其余时间内,患者可以通过与外界开放的自主呼吸来提高每分钟通气量(IMV 和自主呼吸交替进行)。

IMV 模式与 CMV/AMV 模式的相似之处在于:①两者均通过预置机械通气的潮气量与送气频率而预置了基本的每分钟通气量;②两者均可在机体对通气需求增加的情况下上调通气量,但均不能使基本通气量下调。

IMV 与 CMV/AMV 的不同之处在于:①IMV 模式既有人机之间密闭的机械通气,又有人与外界直接交通的开放式自主呼吸,而 CMV/AMV 仅有人机之间的密闭的机械通气;②IMV 上调通气量是通过患者自主呼吸来完成的,而 CMV/AMV 仅需患者触发呼吸机,其通气量的上调仍然是由机械通气完成的。

IMV 与 CMV/AMV 相比具有一个明显的优点,即 IMV 不存在触发过度或触发不足的问题,人机对抗的现象较轻。因此,IMV 在临床的实用价值近年来已得到充分肯定。主要适用于:①无意识障碍或意识障碍较轻的患者,IMV 可显著减少非同步呼吸和人体对抗,从而减少镇静剂的用量;②长期使用机械通气者脱机时可选用 IMV,通过逐渐减少机械通气的送气频率,相应地逐渐增加自主呼吸所承担的通气任务而锻炼呼吸肌,最终完成脱机任务。

由于 IMV 模式下机械通气的参数不能随通气需求的增加

而上调,故有人认为对于呼吸肌麻痹者及中枢性呼吸抑制者仍以选用 CMV/AMV 模式较为可靠。

4. 同步间歇指令通气(synchronized intermittent mandatoryventilation,SIMV):SIMV 是 IMV 模式进一步改进的通气模式。其基本特点与 IMV 相同。SIMV 与 IMV 的不同之处在于通过巧妙的设计,呼吸机仅在患者自主呼气之后才会送气,从而避免了 IMV 模式下患者肺脏因同时接受自主呼吸所吸入的气体及呼吸机送入的气体而过度膨胀,发生各种并发症的危险性。

SIMV 的适用范围与 IMV 相同,或者说只要需选用 IMV 时均应选用 SIMV。实际上近年生产的呼吸机只设有 SIMV 模式,而不再有 IMV 模式了。临床实际工作中 SIMV 因其独特的优点而被广泛应用。

5. 压力控制通气(pressure control ventilation,PCV):属定压型切换。其特点为预先设置气道峰值压力和通气频率。其优缺点参见前述定压切换呼吸机的优缺点。PCV 不能随机体对通气需求的改变而改变通气频率。临床单独使用 PCV 者甚少,一般与 PSV 合用(见下文)。

6. 压力辅助通气(pressure support ventilation,PSV):属定压型切换。其特点为预先设置呼吸机送气时的气道峰值压力,通气频率则由患者通过自主呼吸触发机械送气而决定。因此,PSV 可随机体对通气需求的变化而改变通气频率,但同时也带来了触发不足或触发过度的问题。

PCV/PSV 模式由 PCV 提供基础的通气气道峰压和送气频率,PSV 则让患者在通气需求增加时可以通过自主吸气动作触发呼吸机送气而上调通气频率。

PCV/PSV 主要适用于辅助性的机械通气,PSV 尚可用于康复治疗及呼吸机脱机等。替代性的机械通气仍以选用 SIMV 或 CMV/AMV 者为多。

有些厂家出厂的呼吸机在操作面板上将 CMA 与 PCV 标记混用,将 AMV 与 PSV 标记混用,重点强调是控制型通气还是辅助型通气;而对于定容型切换或定压型切换则通过其他的按钮来确定。使用者应注意阅读其说明书。

7. 呼气末正压(positive end-expiratory pressure, PEEP)：指呼气末仍维持低水平的正压。它既可与定压型切换模式合用，亦可与定容型切换模式合用，尚能在自主呼吸时应用。PEEP 与定压型或定容型正压通气合用称为持续气道正压通气(continuous positive pressure ventilation, CPPV)，其中与 PCV/PSV 模式联合使用也称为双水平气道正压通气(bi-level positive airway pressure, BiPAP)；而在自主呼吸上加上 PEEP 称为持续气道正压(continuous positive airway pressure, CPAP)。

PEEP 的主要效用为：①提高肺内气体交换效率，改善动脉血氧；②预防和治疗肺不张。

PEEP 的主要适应证为：①弥漫性肺部疾病致严重低氧血症者(如 ARDS)，有时 0.5kPa(5cmH$_2$O)的 PEEP 即可起到明显提高 PaO$_2$、降低 FIO$_2$ 的功效；②对平卧的气管插管患者给予低水平(如 0.5kPa，即 5cmH$_2$O)的 PEEP 可明显减少肺不张的发病率。

PEEP 对机体的不利影响在于加剧一般正压通气使胸内压增高的效应，从而加重对循环系统的影响，增加发生气压伤的风险。

【正压通气的参数调节】

对使用正压通气的患者应进行密切的监测，根据各种资料来判断呼吸机参数是否适当，并进行相应调节，其中尤以动脉血气测定资料最为重要。以下参数值仅供一般情况下在开始应用呼吸机时参考使用，随后即应根据血气结果加以调节。

1. 潮气量 7~10ml/kg，目前多主张开始时宜选用较小潮气量。

2. 呼吸频率 16~20 次/分。

3. 吸∶呼比 1∶1.5~1∶3。

4. 吸气压为 1~3kPa(10~30cmH$_2$O)，一般不宜超过 4kPa(40cmH$_2$O)。无创通气时开始使用的压力较低。

5. 触发压为 -0.2~-0.50kPa(-2~-6cmH$_2$O)，根据实际触发状态调节，尽量减少触发不足或触发过度。

6. PEEP 一般在 0.49~2.0kPa(5~20cmH$_2$O)范围内调节，

在保证适当的 PaO_2 的前提下尽量用小参数。

7. FiO_2:一般不宜超过 0.6,在保证适当的 PaO_2 的前提下尽量使用较小的 FiO_2。

【通气机与人体的连接方法】

为了保证呼吸功能正常工作,呼吸机必须与人体相连接。目前常用的连接方式包括:

1. 面罩连接呼吸机通过鼻罩或口鼻罩与患者相联,有人将它称为"无创伤性"连接,通过该连接方式进行的正压通气称为无创正压通气。有关这种通气的详细介绍请见下文。

2. 气管内插管连接:传统的气管内插管一般只能维持 24～72h,限制了其应用。近年已普遍采用了低压气囊气管内插管,可持续使用数周甚至数月而不会对气管黏膜造成严重损伤,从而扩大了该方法的使用范围。

气管内插管的优点是:①连接较面罩可靠;②创伤性较气管切开小;③气囊除了起密闭气道的作用外,尚有阻挡上呼吸道及口腔分泌物进入下呼吸道的功效。该连接方法的缺点为:①与面罩相比患者有一定痛苦,多需使用镇静剂才能耐受,尤其是插管早期更为明显;②与气管切开相比清除下呼吸道分泌物较困难。

气管内插管可经鼻或经口插入。前者患者耐受性一般稍好一些,且便于清洁口腔,故需较长时间插管者多选用经鼻途径;经口插管一般仅限于患者鼻腔偏小,无法经鼻插入或插入后患者不能耐受时才选用。

气管内插管连接目前是病情较重的患者进行机械通气时较多选用的连接方法。

3. 气管切开连接:以往由于气管内插管的维持时间短,需较长期行机械通气的患者均需行气管切开术。目前随着可长期使用的低压气囊气管内插管的普遍应用,需行气管切开者已明显减少,一般只在患者气道分泌物较多或较黏稠,经气管内插管不易清除时才考虑行气管切开术。

【无创正压通气】

无创正压通气与一般的正压通气(有创正压通气)的关键

区别点在于其人-机连接方式的不同,无创正压通气采用鼻罩或口鼻罩进行人-机连接,而有创通气采用气管插管或气管切开进行人-机连接。近年来,无创正压通气在临床的应用价值受到高度重视。

(一)无创性人-机连接的特点

采用鼻罩或口鼻罩进行人-机连接的优点为:①简便易行;②患者多容易接受,常可不用镇静药物;③应用迅速,紧急情况下可立即应用该法,同时准备进行气管插管。

该连接方法的缺点为:①连接的可靠程度不如气管插管或气管切开,患者变动体位、张口呼吸(使用鼻罩时)等均可出现漏气而导致连接失败,严重影响呼吸机的工作效果;②与气管切开或气管插管相比,清除呼吸道分泌物较困难;③使用时间较长时易出现面部受压处皮肤损伤;④相当一部分患者可出现较明显的胃、肠胀气。

(二)无创正压通气常用模式

虽然从理论上说各种有创正压通气的模式均可应用于无创通气,但由于无创连接的特点(不紧密,多有漏气),在实际工作中最常使用定压型通气模式,例如多使用 BiPAP 模式或CPAP 模式。虽然各种供有创通气使用的呼吸机都可以用于无创通气,但近年来制造厂家生产了许多专供无创通气使用的呼吸机,其特点是有较好的漏气补偿功能,可以纠正由于连接不够紧密、漏气而带来的问题;此外,这种呼吸机的触发灵敏度很高,"触停"灵敏度(即感受患者呼气动作而停止通气机送气的灵敏度)也很高,因而使用时同步性能较好,容易为患者接受。

(三)无创正压通气的适应证

1. **阻塞性睡眠呼吸暂停综合征**:现有资料表明,通过无创连接施行 CPAP 或 BiPAP 正压通气是治疗重度阻塞性睡眠呼吸暂停综合征最为有效的方法。

2. 试用于尚不必立即施行有创通气的急、慢性呼吸衰竭的治疗如肺部感染、支气管哮喘等引起的急性呼吸衰竭以及 COPD 患者的慢性呼吸衰竭的急性发作。对病情较重者可先试用面罩连接,密切观察,无效时再改用气管插管或切开。实践证明,该法可使相当多的患者免受气管插管或气管切开之苦。

3. 撤离有创机械通气过程中:可用于有创-无创序贯通气治疗,缩短有创机械通气的时间,从而减少相关的并发症发生率。

4. 肺水肿的治疗:心源性和非心源性肺水肿都可以使用无创正压通气,常可取得显著疗效。

5. 对病情较轻的患者行辅助通气或康复治疗:例如用于慢阻肺稳定期时,可以减轻呼吸肌的工作负荷,使呼吸肌得到休息的机会,有助于缓解患者呼吸肌疲劳,改善症状,提高生活质量。

6. 由于无创连接可以迅速实施,对于急危重症患者,在情况紧急时应立即使用面罩连接,同时尽快完成气管插管,以尽量减少患者呼吸停止的持续时间。

(四)无创正压通气的禁忌证

1. 绝对禁忌证

(1)心跳呼吸停止,或自主呼吸微弱。因为无创连接不够紧密,只适合对尚有一定自主呼吸功能的患者进行辅助性机械通气。对于自主呼吸停止,或自主呼吸很微弱者,应该使用气管插管或气管切开(有创连接)进行替代性机械通气。

(2)昏迷。

(3)误吸可能性高。

(4)合并其他器官功能衰竭(血流动力学不稳定、消化道大出血/穿孔、严重脑部疾病等)。

(5)面部创伤、面部手术后或面部畸形。

(6)经反复训练仍不能配合。

2. 相对禁忌证

(1)气道分泌物多,或气道分泌物不易自主排除(如呼吸肌衰竭,无力咳嗽者)。

(2)严重感染。

(3)极度紧张。

(4)严重低氧血症[$PaO_2 < 6.0kPa(45mmHg)$],或严重酸

中毒(pH≤7.20)。

(5)近期上腹部手术后(尤其是需要严格胃、肠减压者)。

(6)腹胀,经采用各种措施(如增强肠蠕动的药物、调解电解质平衡、胃管减压、肛管排气等)仍不能缓解者;或原无腹胀,在应用无创通气过程中出现较明显腹胀,经各种措施处理后仍不能缓解者。

(7)严重肥胖。

(8)上气道机械性阻塞。

有绝对禁忌证的患者应该忌用无创正压通气。然而,对于相对禁忌证尚有待进一步探讨。在有比较好的监护条件和经验丰富的单位,在严密观察的前提下,可以试用。

(五)无创正压通气的实施步骤

1. 建立必需的工作条件和监护条件:有条件的单位以使用专用的无创呼吸机为好,没有专用无创呼吸机的单位也可以使用一般有创呼吸机代替,但应注意参数需要做适当的调整,如一般应使用定压切换模式,起始压力应小,触发灵敏度应较高。无论选用什么呼吸机,都要有可靠的温化和湿化设备,保证向患者输送的气体充分湿化,温度适宜。

2. 做好患者的解释工作:与有创通气相比,无创通气更需要得到患者的理解和配合,因此,做好患者的解释工作直接关系到无创通气使用的成败,也是造成无创通气在不同医院使用成功率差异很大的一个主要原因。

3. 选择和试配带合适的连接器:目前国内、外都生产了多种口鼻罩和鼻罩,连接性能、舒适性等差别很大,价钱差别也很大,使用者可根据具体情况选用。

4. 开动呼吸机,设置参数,连接患者开始时参数要小,待患者逐步适应后再逐步加大参数。

5. 严密监护:观察使用后的疗效以及有无腹胀、痰液潴留等问题发生。

【脱机】

1. 脱机的适应证:当本文所述使用机械通气的条件已消失,病情稳定,患者有能力咳嗽以清除气道内分泌物时,即可考虑脱机。

2. 脱机的步骤:对于短期使用机械通气者脱机多较容易,一般多于脱机后仍保留气管插管一段时间,观察各种指标,确认患者可完全依赖自主呼吸以满足机体的通气需求,并可有效地清除气道内的分泌物后,再拔除气管内插管。

对于长期使用机械通气者有时脱机十分困难。可选用 SIMV 或 PSV 通气模式,逐渐地减小机械通气的参数,从而逐步增加自主呼吸在满足机体通气需求中所占的份额,最终达到完全脱离机械通气的目的。

【注意事项】

1. 为避免人机对抗,除采用 SIMV 模式外,对于气管插管或切开者应酌情选用镇静剂,如地西泮和苯巴比妥,必要时可使用静脉麻醉药如氯胺酮,或使用人工冬眠合剂。随着 SIMV 的使用,近年骨骼肌松弛剂已少用。

2. 应充分清除气道分泌物以通畅气道。

3. 呼吸机管道应定期更换,严格消毒,以尽量减少呼吸机相关肺炎的发生。

4. 气管切开者对开口处应做好清洁消毒工作,定期更换内套管。

5. 保证呼吸机所送气体的温化和湿化。

6. 严密监护,严防意外脱机、脱管、管道内冷凝水大量灌入气道或其他事故发生。

7. 严密监测患者的有关指标(参阅第四十六章),适时调整有关参数。

【机械通气的某些进展】

近年来机械通气技术的发展十分迅速,以下简要介绍一些较受重视的问题:

1. 吸:呼比率通气:一般正压通气模式吸气时相均短于呼气时相,而该通气模式的吸气时相长于呼气时相。有认为该通气模式有助于提高肺内气体交换效率,临床多试用于 ARDS 经常规方法治疗效果不佳者。本法对循环系统功能的不利影响较大。

2. 伴可容许性高碳酸血症的低潮气量通气:这是近年来提出且颇受重视的一个观点。高潮气量通气可造成气胸和纵隔气肿等肺容积伤,且可引起肺内炎症介质和细胞因子的释放,导致 VALI 或 VILI。小潮气量通气有助于避免上述问题。对于因潮气量降低而发生的 CO_2 潴留,只要其水平在可容许范围之内即可不做特殊处理。但目前对于"可容许范围"的具体数值尚无统一意见,需视具体病情而定。

3. 液态通气:本法将相当于患者功能残气量的液态过氟碳经气管注入患者肺内,患者平静吸气末时肺内为气-液共存状态,平静呼气末时肺内仅有过氟碳液体。该液体的气体溶解性甚高,表面张力较低,且易于蒸发呼出,尚未发现对人体有害,理论推测及动物实验均表明可促进肺部气体交换,减轻肺不张。临床目前主要试用于较严重的 ARDS 患者。

4. 压力调节容量控制通气:为新一代智能化通气模式,其特点为预置通气机的潮气量,在每一吸气过程中机器自动测定胸肺顺应性,据此确定下一次送气时为达到预置潮气量所需的送气压,与一般容量控制型模式相比,该模式吸气时产生同样潮气量的气道压较低。

5. 容积支持通气:亦为新一代智能通气模式,预设每分钟通气量后,患者通过自主呼吸触发呼吸机送气,呼吸机自动测定每一次通气时的胸肺顺应性,据此自动调节下一次吸气时的压力支持水平,以维持潮气量相对恒定。

6. "肺开放"策略:"肺开放"指让肺内萎陷的肺泡都打开,并能保持于开放状况,这样,既可以提高肺内气体交换效率,又可以避免因肺泡在反复开放和关闭过程中受机械性剪切力作用而产生损伤。一般使用较高的呼吸机送气压[如 $3.92 \sim 5.88 kPa(40 \sim 60 cmH_2O)$],并保持一段时间(如数分钟),从而达到使萎陷的肺泡开放的目的,随后再使用 PEEP 维持肺泡开放状况。也有人对此有疑虑,担心较高的气道压有可能会导致肺损伤。

(徐永健 曹 勇)

第六十八章 氧 疗 法

【适应证】

1. **低氧血症**:目前公认的应用氧疗的标准是 $PaO_2 < 8.0kPa$（60mmHg），但可根据临床情况灵活应用。例如急性呼吸衰竭时 PaO_2 突然下降，机体对低氧血症代偿能力差，应及早给予氧疗。为了合理氧疗，可将低氧血症患者分为两类，即低氧血症伴高碳酸血症（Ⅱ型呼衰）和单纯低氧血症（Ⅰ型呼衰）。低氧血症伴高碳酸血症患者应控制性吸氧，即持续低流量吸氧。此时若吸入较高浓度氧，解除了缺氧对外周化学感受器刺激呼吸中枢的作用，将导致 CO_2 进一步潴留，尤以间歇给氧时更易发生。氧浓度一般为 24%～28%，不宜超过 35%，使 PaO_2 达到 8.0kPa（60mmHg）左右即可，不宜超过 10.64kPa（80mmHg）。有条件者可吸入氦氧混合气（如氧 20%，氦 80%），对 COPD 患者特别有益，因其可降低气道内气体流动时的阻力。单纯低氧血症患者可给予较高浓度吸入，可在 50% 以上，但要警惕氧中毒可能，长期应用一般不超过 40%。其 PaO_2 理想水平是 8.0～10.64kPa（60～80mmHg）。

2. **检测血氧"正常"的缺氧**:一般认为可见于急性心肌梗死、贫血、一氧化碳中毒等疾病。

【给氧装置及方法】

1. **鼻导管或鼻塞法**:这是临床最常用、简单、廉价、方便、舒适的给氧方法。鼻导管采用柔软胶质导管，前端有多个小孔，使气流分散并避免堵塞。缓慢插入一侧直达软腭水平（离鼻孔口 8～10cm，插入深度相当于患者鼻尖到耳垂的 2/3），每 12h 更换 1 根导管，并换另一侧鼻孔插入，还应防止导管误插入食管。吸入氧浓度与氧流量关系可用公式表示:氧浓度(%)= 21+

4×氧流量(L/min)。一般氧流量控制在 1～3L/min,可使氧浓度在 25%～30%。目前多主张鼻导管置于鼻前庭,以减少刺激及堵塞机会,且给氧效果不降低;或改用鼻塞,氧疗时塞于鼻前庭部分,与前庭壁基本密合,效果与鼻导管相当。慢性呼衰者氧疗一般不少于 3～4 周,以后根据病情决定是否需要家庭氧疗。但是使用这种方法其吸入氧浓度易受患者呼吸的潮气量、频率、鼻导管插入深度及是否张口呼吸等因素影响。当氧流量过大时患者不易耐受,且易导致鼻黏膜干燥,痰液黏稠不易咳出等。

2. 面罩、鼻罩给氧:普通塑料面罩可提供 50% 浓度的氧气,但影响呼吸、进食,部分患者感到气闷而难于接受。相对而言使用鼻罩则较舒适,通常用于连接 CPAP 或 BiPAP 呼吸机时。另有一种空气稀释面罩(Venturi 面罩),它可使纯氧与环境中空气混合成一定的浓度,可提供 24%～40% 的氧浓度。

3. 机械通气给氧:当常规氧疗不能将 PaO_2 升至安全水平或因 CO_2 潴留加重导致呼吸抑制,可应用机械通气(详见第六十七章)。

4. 高频通气给氧:高频通气可减少对心肺的压力性损伤,且易与自发呼吸配合,可用于 I 型呼衰的辅助呼吸(详见第六十七章)。

5. 高压氧疗:该方法是在高压氧舱内,将纯氧在 202.75～303.98kPa(2～3 个大气压)下给氧,可用于治疗一氧化碳中毒、减压病、心脑肺复苏等。对治疗呼吸系统疾病正处于实验研究及试用阶段。

【氧疗监测】

目前通常方法是动脉血气分析,近年发展一些非创伤性监测方法,如经皮血氧饱和度测定,细胞内氧评价等。

【氧疗的副作用】

1. CO_2 潴留:II 型呼衰患者若吸入较高浓度氧,解除了缺氧对外周化学感受器兴奋呼吸中枢的作用,可导致呼吸抑制,CO_2 潴留进一步加重。

2. 肺泡不张:当高浓度氧吸入使肺泡内氮气被大量置换

出去,一旦支气管阻塞,则氧被完全吸收而引起吸收性肺泡不张。

3. 氧中毒:氧中毒与氧浓度、氧分压、吸入时间长短等有关系。氧的毒性作用一般认为是产生活性氧,超过机体处理能力,而使细胞遭受损害,其中肺损伤出现早而突出。早期毛细血管通透性增加,随后毛细血管内皮细胞及肺泡上皮细胞破坏,逐渐发展为 ARDS 的病理变化。高浓度氧吸入还可诱发肺萎缩。中枢神经系统损害则表现为抽搐和昏迷。未成熟早产儿可引起支气管肺发育不良,视网膜病变而导致失明。故尤应慎用高浓度氧吸入。氧中毒无特殊治疗方法,关键在预防。除正确氧疗外,要严格进行血气分析监测,密切观察病情变化。目前正在研究内皮细胞功能实验用以检测控制氧中毒可能。

【家庭氧疗】

随着人们生活水平提高,便携式供氧装置面世,家庭用氧源发展,使一些慢性呼吸疾病患者及持续低氧血症患者可以长期在家庭中进行氧疗,称为家庭氧疗。家庭氧疗可使肺动脉压下降,延长存活期,避免夜间突发低氧血症,提高生活质量,并能控制红细胞增多症发生。长期氧疗带给患者生活上不便,增加经济负担,因此,要严格掌握其适应证:①慢性阻塞性肺疾病;②运动或睡眠时出现明显低氧血症;③肺心病患者慢性右心衰;④继发性红细胞增多症等。家庭氧疗给氧方法与医院内应用的方法相同:一般以 2L/min 鼻导管或鼻塞给氧,12~18h/d。大多数 COPD 患者通过住院期间氧疗及综合治疗后,再接受家庭氧疗可取得良好效果。

【氧疗注意事项】

1. 密切观察病情,检查氧流量是否过大,有无漏气,导管有无阻塞。

2. 吸氧必须湿化和温化,一般用气泡式湿化瓶,每天消毒并换水,液面高度 10cm,即瓶高的 2/3 高度左右。

3. 预防交叉感染,所有装置均应定期消毒,专人使用。

4. 注意防火和安全,氧疗区严禁接近火源、电源。氧钢瓶内高压经氧流量表减压后,仍高达 100kPa,应接氧气表后才能吸入。注意安全卸装,防止倾倒。

　　5. 氧气瓶用到压力<500kPa 则不要再用,以防尘土进入钢瓶内,避免再次充氧引起爆炸。

(方慧娟　李开艳)

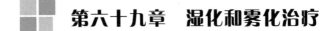

第六十九章　湿化和雾化治疗

　　湿化治疗(humidity therapy)是应用湿化器产生水蒸气,提高吸入气中水蒸气的含量,达到湿化气道、稀化痰液的目的;雾化治疗(aerosol therapy)是用雾化装置将药物或水分散成雾粒或微粒悬浮于气体中吸入肺部起湿化和治疗作用。

一、湿 化 治 疗

【适应证】

1. 高热、脱水。

2. 呼吸急促或过度通气。

3. 吸入气体过于干燥,如吸纯氧。

4. 气管旁路(如气管插管或气管切开)。

5. 痰液黏稠或咳痰困难。

6. 其他,如夜间或呼吸冷空气诱发哮喘者;低温冻伤者。

【常用湿化器】

1. 气泡式湿化器:通过此种湿化器经水下导管将气流分散成小气泡,增加气水接触面积以提高气体相对湿度,此方法在低流量导管氧疗中最常用。

2. 热湿化器:通过电热装置增加水温使水蒸发,再由流经水面的气流将水蒸气输出,再给患者吸入,也可通过连接面罩或呼吸机进行湿化。有时可在水中加入安息香酊、鱼腥草素等,对呼吸道黏膜有一定的消炎和祛痰作用。

【常用湿化剂】

　　蒸馏水、高渗盐水、生理盐水、0.45%盐水(较常用)。如已行气管插管或切开的患者每日湿化不应少于200ml,视病情还应增加。

二、雾化治疗

雾化吸入作用迅速,药物剂量小,全身副作用小。其效果与雾化装置有关,由雾化器产生的雾粒以直径 $1\sim5\mu m$ 微粒最理想,可降落于各级气道及肺泡,达到最佳效果。

【常用雾化装置】

1. 定量手压式气雾器(MDI):此方法是将雾化液置于有助动剂雾化器中,其内腔为高压,倒置向下用拇指按压顶部,喷嘴可定量喷出药雾。有携带方便、无继发感染等优点。约 10% 药液能沉降在肺内,但需患者配合。正确的吸入方式很重要。摇匀、呼气、将喷嘴放入口内,以慢速度深吸气,同时指压喷嘴,吸气末屏气 10s,然后缓慢呼气,休息 $1\sim3min$ 可再重复吸入。可应用于任何药物吸入。婴幼儿、老弱患者协调动作困难的可将 MDI 与储雾罐(spacer)相连接,患者吸罐内药物,可提高吸入效果。

2. 干粉吸入器:有都保、准纳器等,将带有药粉装置胶囊置于吸入器中,通过针刺使胶囊开放而后吸入,较易掌握,如色甘酸钠干粉吸入、皮质激素吸入等。

3. 雾化器:有喷射式雾化器及超声雾化器两类。喷射式系通过压力泵或高压氧为动力通过雾化器而发生雾化。超声雾化器系通过超声发生器产生高频振荡,使液体分为雾粒,吸入可达到末梢气道。各种雾化器的质量,直接影响药物的疗效。

【临床应用范围】

1. 气道阻塞性疾病,如哮喘、COPD 患者吸入 β_2 受体激动剂、皮质激素、异丙阿托品、色甘酸钠等药物。

2. 肺部感染性疾病,可雾化吸入化痰祛痰剂或抗生素。前者主要有蒸馏水、0.45% 盐水、生理盐水、2%～4% 碳酸氢钠溶液等,其他尚有 α 糜蛋白酶 5mg 加生理盐水 10ml,每日 2～3 次;20% 痰易净溶液 5～10ml,每日 3～4 次。抗生素则可选用青霉素 10 万～20 万 U、丁胺卡那霉素 0.2g 或制霉菌素 5 万 U 加生理盐水 30~50ml,每日 3~4 次。

三、湿化、雾化的不良反应及注意事项

1. 干结的分泌物吸湿后膨胀可引起气道阻塞,因此,对身体虚弱,咳嗽无力者,雾化吸入后要鼓励并帮助患者排痰。

2. 过度吸湿后可能增加全身水负荷,引起水中毒,加重心脏负担,故婴幼儿及心肾功能不全者要注意。过度湿化还可诱发支气管痉挛,引起肺泡萎缩或肺顺应性下降。

3. 监测吸入气温度,防止温度过高引起气道烧伤,体温增加,呼吸急促等。温度过低可致支气管痉挛,寒战反应等。

4. 定期消毒装置,防止交叉感染。加强患者口腔护理。病房环境定期消毒。

5. 注意吸入药物的各种不良反应。

(方慧娟 李开艳)

第七十章　胸膜腔引流

胸膜腔插管水封瓶闭式引流(drainage of pleural cavity)是利用内脏挤压及胸腔压力大于大气压而向外排的原理,以达到排气、排液促使肺复张,调节胸内压维持纵隔在相当固定位置,防止胸膜腔感染和减少胸膜粘连的目的。

【适应证】

1. 自发性气胸一侧肺压缩 50% 以上,且气胸存在较久,反复抽气肺仍不能复张。

2. 有液气胸、血气胸或脓胸。

3. 张力性气胸。

4. 气胸继发于明显肺功能不全患者。

5. 双侧气胸。

6. 反复发作的气胸。

【方法及步骤】

1. 根据体检、X 线检查或超声波检查确定插管部位,一般在患侧锁骨中线外侧第 2 前肋间;亦可在腋前线第 4、5 肋间(可同时排出胸腔积液和气体),有时需置上、下两管。局限性气胸及有胸膜粘连者,应透视定位,选择气量多,无粘连部位插管。

2. 局部皮肤常规消毒、局麻,沿肋骨上缘平行切开皮肤 1.5~2cm,插入带针芯的套管针进入胸膜腔,拔出针芯,沿套管腔插入导管。此法可减少软组织损伤,但排气效果欠佳,易堵塞。另外可钝性分离皮下组织及肌层,穿破壁层胸膜将导管直接送入胸膜腔。一般选用胸膜腔引流专用的硅胶管或外科胸腔引流管。16~22F 导管适用于大多数患者,如有支气管胸膜瘘或机械通气的患者应选择 24~28F 大导管。导管固定后另一端可连接 Heimlich 单向活瓣,或与大口水封瓶的玻管相连,玻管下端埋于水中深度 1~2cm。当胸膜腔内压力大于 0.1~0.2kPa($1~2cmH_2O$)时,气液体即由水面下玻管管口逸出。水封瓶引流管可防止空气回流入胸膜腔。一般 3~4 天可排尽气体,观察引流管口无气体逸出,做胸部 X 线检查患侧肺已复张,无余气或余气很少,用血管钳夹住导管,观察 24~48 小时,确定无气胸复发,再行拔管。若经水封瓶引流后未能使胸膜破口愈合,肺未复张,可加用连续恒定负压吸引装置。一般负压为 -0.98~-1.96kPa($-10~-20cmH_2O$)。如经 12 小时后肺仍未复张,应查找原因。

【注意事项】

1. 水封瓶放在床边低于胸膜腔位置 30~50cm,以防瓶内液体逆流进胸腔造成污染。

2. 水封瓶每日更换 1 次,伤口换药。

3. 排出渗液太多时要经常调节玻管在水封瓶水下深度。

4. 观察水封瓶水柱波动,警惕引流管因折弯或分泌物淤积而阻塞或漏气或导管脱出胸膜腔外的可能。

5. 引流 1 周,肺仍未复张,嘱患者深吸气后对阻力器吹气,使肺充分扩张,促使胸腔内气体排出。

6. 引流很少超过 10 天,否则应寻找原因,如存在肺粘连、穿孔较大等因素,必要时做手术治疗。

(方慧娟　李开艳)

第七十一章 体位引流

【适应证】

体位引流是排痰方法之一,适用于肺脓肿、支气管扩张等有大量痰液而排出不畅时。

【禁忌证】

1. 近两周内曾有大咯血史。

2. 呼吸功能不全,有明显呼吸困难及发绀者。

3. 严重心血管疾病或年老体弱不能耐受者。

【方法及步骤】

体位引流的原则是通过让患者采取适当体位,将病变部位置于高位,引流支气管开口朝下,以利于淤积在叶段支气管腔内的脓液因重力作用流入大支气管和气管而排出。首先通过X线或CT确定病变所在的肺叶或肺段,然后根据病变所在部位采取相应的引流体位。例如病变在下叶时,最适合体位引流法是垫高床脚,使患者俯卧,前胸靠近床沿,头向下,深呼吸、咳嗽和咯痰;病变在上叶时,可采取坐位,以利于引流。一般每日早晚各引流1次,每次约15~20分钟。在体位引流前可给支气管扩张剂吸入或生理盐水雾化吸入。在引流过程中辅以拍背,嘱患者深呼吸等以提高引流效果。若病变位于一侧或两侧不同部位时,先从病变严重或积痰较多部位开始,然后再引流另一部位。要注意引流过程中要保暖,且进食后不宜引流。

(方慧娟 李开艳)

第七十二章 脱敏疗法

【适应证】

1. 最适合于吸入过敏原引起的支气管哮喘,因为吸入性过敏原四处飘散,难以避免。

2. 无法替代的食物过敏患者可试用。

3. 虽经皮试显示有吸入性过敏原无明显反应,但从病史或激发试验等结果仍强烈怀疑有此类吸入过敏者,亦可酌情使用。

【禁忌证】

1. 重度哮喘,哮喘越严重,疗效越差。

2. 合并慢性支气管炎、慢性阻塞性肺疾病者。

3. 孕妇。没有证据显示有致畸作用,但合并妊娠患者一般不主张脱敏。

4. 合并高血压、冠心病等不宜使用肾上腺素治疗的患者。

5. 缺乏依从性的患者。

6. 反应过于剧烈,脱敏可能发生危险者。

【操作步骤】

1. 脱敏用抗原一般选用日常生活中经常接触又难以绝对避免的吸入性抗原,如室内尘土、螨、花粉、真菌、棉絮、羽毛等。

2. 选择适当浓度,皮试结果为一般阳性(+)者选用 $1:10^6$ 作为起始浓度,中度阳性(++)者选用 $1:10^8$ 作为起始浓度,强阳性(+++)一般应谨慎选择初始浓度,应相继采用皮试滴定的方法,测出患者对皮肤反应转为阴性的抗原浓度级,作为开始浓度。

3. 注射方法:脱敏注射一律采用上臂伸侧皮下注射法,每 1 个浓度级注射 10 次,为 1 个疗程,每周 2 次,间隔 3~4 天注射,每次递增 0.1ml,至 1ml 时即换高一级浓度注射。

4. 脱敏疗程:每一浓度级抗原注射 10 次为 1 疗程,需时约 5 周,下一疗程脱敏抗原浓度为原疗程的浓度的 10 倍,当脱敏疗程连续递增至 1∶100 时,达到常规脱敏最高浓度,即可过渡到维持量脱敏。

5. 维持量脱敏:当脱敏抗原浓度达到最高时,即不再增加浓度,而采用固定剂量进行维持脱敏,临床上常采用 $1∶10^2$ 浓度,每次 0.5ml,开始依旧采用每周 2 次,间隔 3~4 天,如病情持续稳定,以后逐渐延长脱敏注射间隔,由每周 2 次改为每周 1 次,2 周 1 次,每月 1 次,最后终止脱敏。有些患者多次原剂量注射,依旧不能增量,增量即出现局部或周身症状,则维持脱敏抗原浓度可适当降低至 $1∶10^3$,甚至 $1∶10^4$ 、$1∶10^5$ 。

【注意事项】

1. 脱敏注射应严格执行无菌技术。

2. 选用标准化的符合各项技术要求的脱敏抗原。

3. 抗原应置于 4~8℃ 冰箱内保存。

4. 注射采用 1ml 一次性注射器,以便准确掌握剂量。

5. 脱敏抗原每次使用前应做检查,如有沉淀混浊等情况,应马上更换新药。

6. 一般配取的脱敏抗原可以在冰箱内存放 3~4 个月,不宜久存,以免抗原性降解。

7. 如注射后有较重过敏或正遇患者病情发作,可以推迟注射日程,待好转后继续注射。

8. 终止注射 2 周以上再注射,剂量应较上次降低,为本次疗程初始剂量继续注射;终止 1 个月以上,再次注射应降低一个浓度级;终止 2 个月以上,应以初始浓度进行注射。

9. 出现局部症状时,下次脱敏时应维持原量或适当减少剂量。

10. 严防脱敏液直接进入静脉,以免产生强烈反应。

11. 脱敏治疗期尽量避免应用皮质类固醇药物,因其可抑制抗体合成。

12. 注意禁忌证。

13. 脱敏治疗后,应留院观察 30 分钟后再离开,以便紧急情况能够处理。

14. 需连续坚持两年左右,否则会花更多时间来完成治疗。

【并发症】

脱敏治疗时若发生过敏性休克等严重反应时,必须立即抢救(参见第六十五章)。

(徐永健　张希彤)

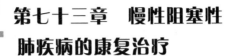

第七十三章 慢性阻塞性肺疾病的康复治疗

【目的】

慢性阻塞性肺疾病(COPD)常导致患者部分丧失劳动力,甚至影响生活能力,康复治疗虽不能治愈患者,但可以尽可能地发挥其残余的肺功能,改善活动能力和提高生活质量,是COPD患者一项重要的治疗措施。

【社会心理康复】

一般慢性病引起伤残后心理上的变化可归纳为 4 个类型:

1. 怀疑:患病初期患者不相信自己疾病的严重性,更不相信会丧失劳动和生活能力,病轻时,不认真看病,直至病情严重才去找医师,而且不愿承认长期的咳嗽、咳痰、气短、吸烟等病史。此时应对患者进行亲切的劝告(心理治疗),让患者了解疾病相关的常识,并认真采取预防和治疗措施。

2. 悲观:认识到病情严重,又产生悲观失望,不敢参加社会活动,越发加重了主观症状和体力活动的困难。这种过分的反应又迫使医师过多地用药。用药多了患者又怕不良反应或花费过大,停停用用,加重了处理上的困难。医师应当取得患者和亲属的信任,教育患者正确执行花费不大的康复治疗。鼓励患者适当参加一定的社会活动。当康复治疗取得一定疗效后,患者的悲观、抑郁、孤独情绪即可克服。

3. 适应:患者已能正确面对事实,并认真执行康复计划和治疗措施,这样预后较好。实际上所有患者都会有相当惊人的潜在能力,只要给以正确的康复治疗,都会取得一定效果,改善生活质量,增加患者信心。

4. 坚强:患者恢复了信心,就应乘机根据病情,与患者友好协商后,拟定一个确实可行的康复计划(也可说是一个合同)。避免太繁杂、太费力、太费时间和太贵重的仪器的检查和治疗,否则也难以坚持。如患者日常活动已很多,便不需另定医疗体操。患者戒烟困难时不要操之过急,更不要训斥或吓唬患者,否则将失去患者的信任和合作。

实际工作中此四种情况常交叉存在,医师应根据具体情况,和患者及其亲属协商,共同拟订合理的康复计划,一定会取得效果的。

【康复医疗措施】

1. 预防感冒和慢性支气管炎发作:锻炼身体,增强抵抗力。也可试用一些免疫调节剂,如气管炎菌苗、卡介苗提取物、核酸、流感疫苗等。感冒流行时避免外出。请中医指导下考虑用"扶正固本"、"冬病夏治"药物。

2. 家庭氧疗:慢性低氧血症患者,有条件时可用特制的"制氧仪"(一般氧枕、化学药物制氧器等产氧量很少,不能满足需要,桶装氧放在家里不安全,皆不宜长期用),在家长期吸入 1~2L/min 的氧,每天吸入 15 小时以上(时间短效果差),可以提高劳动能力和生活质量,延长寿命。

3. 排痰:如无心衰者可多饮水,稀化痰液,或试用一些祛痰药物和吸入支气管扩张剂等。无力咳出时可试用体位引流(详见第七十一章)或采取有效咳嗽方式(例如坐在床边,两腿下垂,手扶床边或桌上)。也可请家属用"空心拳"轻拍胸背。

4. 运动训练:包括上、下肢运动训练和呼吸肌康复训练,呼吸肌康复训练包括缩唇呼气和腹式呼吸。

(1)呼吸肌康复训练

1)缩唇呼气:当患者呼气时将口唇缩小些,以延长呼气时间,增加口腔压力,压力传至末梢气道,避免小气道过早关闭而减少肺泡塌陷,减轻肺充气过度。此外,还可在练习后减少呼吸频率,增加潮气量,从而改善肺泡有效通气量。

2)腹式呼吸:肺气肿明显时胸廓饱满而难以扩张,呼吸幅度下降,只有增加膈肌活动度进行代偿呼吸。方法是平卧床上,一只手平放在上胸部,另一只手放在腹部脐周,让腹肌放松,平静缓慢地用膈肌收和松进行腹式呼吸运动。吸气时腹部手感到向上抬,而胸部无明显移动感(呼气时腹移动相反)即证明是腹式呼吸。每天由数分钟起开始锻炼,逐步加长时间,久之便不自觉地习惯于腹式呼吸。有效的标志为:①呼吸频率下降;②潮气量增加;③肺泡通气量增加;④功能残气量减少;⑤咳嗽咳痰能力增强。如患者胸片上见膈肌已降至最低限度,呈平坦而无弧形存在则此法无效。

(2)上、下肢运动训练:上下肢运动常见有慢跑、步行、踏车、广播操、太极拳、八段锦等,能增加肌肉活动和增强呼吸功能。病情严重患者,可先进行上肢的协调活动,然后渐渐增加活动量。

运动训练可增加有氧代谢能力,提高全身耐力,呼吸肌锻炼可增加通气功能,并减少耗氧量,达到减轻气促的目的;两者配合,可有效改善心肺功能和患者日常生活活动能力,提高生活质量。

5. 戒烟:戒烟是必要的,也是困难的。以下措施可能有所帮助:①和戒烟成功的朋友交谈一下;②避免接触那些爱劝人吸烟的人和环境;③有条件时可试用含少量尼古丁的戒烟膏药,以减轻戒烟的痛苦和吸烟的心理依赖;④有毅力者可逐渐减少吸烟数量,以减轻戒断症状(决心不大者此法无效);⑤饮食热量要低,多吃水果蔬菜;⑥第一周多饮汤水以排除体内积累的尼古丁;⑦将家中、办公室的储存烟清除掉,吸烟的钱存入银行;⑧安排好生活、娱乐,有条件者可外出旅游一周;⑨有病时住院治疗是戒烟的最好机会;⑩认识到戒烟第一周最难过,只要坚持戒烟一周,即成功在望。

6. 营养支持:COPD 是一种慢性消耗性疾病,患者的营养状态直接影响疾病的预后,COPD 患者常常伴有营养不良,体重进行性下降。COPD 患者的营养状态与其基本病情密切相关,营养不良常使呼吸肌结构和功能受损,导致肺通气功能严重障碍,加之患者免疫功能下降而易出现肺部感染。如此反复极易形成恶性循环,因此营养支持疗法已成为 COPD 患者康复治疗措施的重要组成部分。饮食治疗因其简便易行、接受度高而成为营养支持疗法中最为重要的环节。COPD 饮食,强调高蛋白、高脂肪、低碳水化合物、易消化,避免食入高碳水化合物时过量的二氧化碳产生,减轻胃肠道负担等。

7. 生活方式:尽可能体力锻炼,以防肌肉萎缩,失去生活自理能力。睡前不宜做体操。常用物品如水杯、药品、台灯、卫生纸等要放在床边。室内要温暖适宜,被褥要轻、暖,衣服要宽松,毛衣要开胸式,淋浴要坐在凳子上,盆浴要低矮,方便出入,时间不宜过长,以防晕厥。平时培养一种娱乐项目,可以和他人交往,避免孤独。在床上也可做一些手工生产,既可消遣,又可增加点收入。按照医师的建议,储备些常用药物,如祛痰剂、支气管扩张剂、口服抗生素等。要记录其性能、用法、不良反应,保留好药物的说明书。一旦有痰量明显增加、变色或咳嗽性质变化,及早用药或去看医师。

(谢俊刚)

第七十四章 呼吸道感染时抗菌药物的应用

呼吸道感染包括上呼吸道感染和下呼吸道感染。前者包括普通感冒、流行性感冒、急性咽峡炎、急性扁桃体炎、急性喉炎、急性会厌炎、鼻窦炎、中耳炎等，主要病原体为病毒，其次是细菌，偶有支原体。下呼吸道感染包括急性支气管炎、慢性支气管炎急性发作、支气管扩张急性感染、急性细支气管炎、肺炎、肺脓肿、脓胸等，主要病原体为细菌，其次为病毒、真菌、支原体、衣原体、立克次体、原虫等。各种急性呼吸道感染的病原微生物见表74-1。

表 74-1 各种急性呼吸道感染的病原微生物

各种感染	细菌	病毒	其他
普通感冒		鼻病毒，冠状病毒、腺病毒、呼吸道合胞病毒、副流感病毒、腺病毒、水痘病毒、肠道病毒、风疹病毒等	
流行性感冒		各型流感病毒	
中耳炎	肺炎球菌、流感杆菌、卡他莫拉菌、溶血性链球菌、厌氧菌、金黄色葡萄球菌、革兰阴性杆菌等		
鼻窦炎	肺炎球菌、溶血性链球菌、流感杆菌、卡他莫拉菌、葡萄球菌等		
急性咽峡炎和扁桃体炎			

续表

各种感染	细菌	病毒	其他
疱疹性, 溃疡性		柯萨奇病毒、单纯疱疹 病毒	
渗出性	溶血性链球菌、白喉杆 菌、淋球菌等	腺病毒、EB病毒等	
伴结膜炎	溶血性链球菌、支原体、 衣原体、流感杆菌	各种病毒(同普通感冒)	
急性会厌炎	流感杆菌		
急性喉炎、气 管炎	白喉杆菌、流感杆菌	副流感病毒、呼吸道合 胞病毒、流感病毒、腺 病毒等	
急性支气管炎	流感杆菌、肺炎球菌、肺炎 杆菌、金黄色葡萄球菌、 革兰阴性菌、支原体等	流感病毒、副流感病毒、 呼吸道合胞病毒、鼻 病毒、冠状病毒等	
急性细支气 管炎	葡萄球菌、肺炎杆菌、铜 绿假单胞菌等	流感病毒、副流感病毒、 呼吸道合胞病毒、腺 病毒等	
急性肺炎	肺炎球菌、葡萄球菌、流 感杆菌、溶血性链球 菌、肺炎杆菌、支原体、 军团菌、革兰阴性菌等	腺病毒、巨细胞病毒、流 感病毒、副流感病毒、 呼吸道合胞病毒等	

【病原菌的诊断】

呼吸道感染时合理应用抗生素的前提是准确及时的病原菌的诊断。环甲膜穿刺或经纤维支气管镜保护毛刷取痰可获得合适的痰标本,但因属有创法,不易被患者接受。咳痰标本的正确获取仍然是主要手段。可嘱患者以无菌生理盐水漱口2~3次,做深咳嗽,或于拍背、采取不同体位或盐水气雾吸入后再咳嗽、咳痰于无菌器皿中。

痰涂片在低倍镜视野上皮细胞<10个,白细胞>25个为相对污染少的痰标本,;如中性粒细胞少而上皮细胞在每个低倍视野中超过 25 个,则为被唾液污染的标本,应重新采取标本送检。合格标本在每一油镜视野下如见到 10 个以上的革兰阳性卵圆双球菌,提示病原体为肺炎球菌;如革兰阳性菌成堆,可能为葡萄球菌。如在油镜下发现较多革兰阳性和革兰阴性球菌和杆菌,有混合感染可能,但均需经培养证实。

定量培养菌量 $\geqslant 10^7$ cfu/ml 可判定为致病菌。$< 10^7$ cfu/ml 但 $> 10^4$ cfu/ml 时可能为致病菌,需结合涂片是否为纯培养等做出判断;$< 10^4$ cfu/ml 时提示为口腔污染菌群。若经环甲膜穿刺气管吸引、或经纤维支气管镜(简称纤支镜)防污染双套管毛刷采样,可防止咽喉部寄殖菌的污染,此时培养菌量 $\geqslant 10^3$ cfu/ml 即有诊断意义。

【呼吸道感染的常用抗菌药物】

(一)药代动力学

对呼吸道感染具有较好药代动力学的抗菌药物,有大环内酯类(如红霉素、罗红霉素、麦迪霉素、乙酰螺旋霉素等)、喹诺酮类、氯霉素、甲硝唑、利福平、SMZ-TMP;其次为氨基糖苷类,如庆大霉素、妥布霉素、丁胺卡那霉素、卡那霉素、链霉素、乙基丙松霉素等;半合成四环素类如二甲胺四环素、多西环素、万古霉素等。呼吸道感染常用抗菌药物的药代动力学如表 74-2。

表 74-2　呼吸道感染常用抗菌药物的药动力学数据

药物	剂量	给药途径	平均血峰浓度(mg/L)	半衰期(h)	支气管分泌物中药物浓度(mg/L)	痰等中浓度约占血浓度的百分比	支气管穿透性
苄星青霉素	400 万 U	静脉	270 (U/ml)	0.5	0.1~1 (U/ml)	5	<0.1
氨苄西林	1.0	口服	3.1	1.0	0.1	<1	0.03
	2.0	静脉	70	1~1.5	4~8	8	
苯唑西林	1.0	静脉	10~40	1.0	0.1		<0.01
哌拉西林	1.0	静脉	142	1~1.5	0.05		

续表

药物	剂量	给药途径	平均血峰浓度（mg/L）	半衰期（h）	支气管分泌物中药物浓度（mg/L）	痰等中浓度约占血浓度的百分比	支气管穿透性
头孢唑林	0.1	静脉	118	1.8			
头孢噻吩	0.5	静脉	14~20	0.5~1	0.25		
头孢氨苄	0.5	口服	0.5~1	1~1.5	0.32	4	0.05
头孢呋辛	0.75	肌内	35	1.0	1~5.4		0.25
头孢噻肟	1.0	肌内	5.8	1.0	1~5.4		0.25
头孢他定	1.0	静脉	102	1.7			
红霉素	1.0	口服	4	1.5	5	3~9	0.05
克林霉素	0.3	口服	2~5	>2	1.6		0.62
四环素	0.25	口服	1~3	>8	0.2~0.5		0.2
氯霉素	50mg/kg	口服、静脉	10~20	1.6~3.3	5~10	50	0.5
庆大霉素	80mg	肌内	6~10	2~3	1~4	30	0.3
阿米卡星	0.5	肌内	11	1.9~2.3	2~7		0.24
奈替米星	120mg	肌内	6~10	2.5			0.19
TMP	0.16	口服	1.58	12.5	2.2		1.3
SMZ	0.8	口服	47.4	12	8.7		0.18
利福平	0.6	口服	15	2~5	3	20	0.2
万古霉素	0.5	静脉	2~15	6			
氧氟沙星	0.4	口服	3.5~5.6	5~7	5~6		1.03
环丙沙星	0.5~1.0	口服	2.56	3.3~4.9	1.2~2.3		0.35~0.79
莫西沙星	0.4	口服	3.1	12	5.4	170	

（二）抗菌谱作用原理及不良反应

1. 大环内酯类：本类药物主要作用于细菌细胞质内核糖体的 50S 亚单位，通过对转肽酰胺酶和(或)mRNA 位移的阻断而抑制细菌蛋白质的合成。主要拮抗对象为革兰阳性菌以及军团菌、空肠弯曲菌、支原体、衣原体、厌氧菌等。

大环内酯类的主要适应证为：①革兰阳性球菌如金黄色葡萄球菌、肺炎球菌、肠球菌、溶血性链球菌等所致的各种感染；②肺炎支原体肺炎；③军团病；④其他如白喉带菌者、空肠弯曲菌肠炎、非淋病性尿道炎、敏感菌所致前列腺炎等。

大环内酯类的每日口服和静脉滴注量为 20~40mg/kg，分 3~4 次给药，以空腹服用为妥，脂化物的口服吸收不受食物的影响。红霉素乳糖酸盐的静脉滴注浓度不宜超过 1mg/ml，桂晶白霉素酒石酸盐可以 200~400mg 溶于 10~20ml 葡萄糖液中缓慢静脉注射。口服后的主要不良反应为胃肠道反应。静脉注射的不良反应为静脉炎和局部疼痛。过敏反应为 0.5%~1%，主要为药物热、皮疹、嗜酸粒细胞增多症等。

2. 氨基糖苷类：氨基糖苷类主要作用于细菌蛋白合成的过程，抑制其合成和释放，并导致细菌细胞膜通透性增加，胞质内重要物质外漏，引起细菌死亡；对静止期细菌杀灭作用较强，与 β 内酰胺类合用常可获得协同或累加作用。氨基糖苷类为治疗革兰阴性杆菌感染的常用和有效的药物，适用于革兰阴性杆菌感染患者，对于严重革兰阴性杆菌感染者，如心内膜炎、败血症、脑膜炎、肺炎、腹膜炎等，宜与 β 内酰胺类联用。

氨基糖苷类的主要不良反应为第Ⅷ对脑神经和肾损害。前者有前庭功能失调和听力减退，一般均不可逆。婴儿、孕妇、高龄患者应避免应用。肾功能减退应减量和延长间隔用药时间。本品不宜与 β 内酰胺类抗生素同瓶静脉滴注。

庆大霉素、妥布霉素和乙基丙松霉素的冲击量为 1.5~2.0mg/kg，正常维持量为每次 1~1.7mg/kg。前两者为每 8 小时 1 次，后者为每 12 小时 1 次。卡那霉素、丁胺卡那霉素的冲击量为 7.5~10mg/kg，正常维持量为每次 7.5mg/kg，每 12 小时 1 次。

3. β内酰胺类(β-lactams):这是在各类感染包括呼吸道感染中常用的抗生素。一般可分为青霉素类(penicillins)、头孢菌素类(cephalosporins)和其他β内酰胺类(atypical β-lactmas)。

常用的青霉素类有苄星青霉素(青霉素G)、氨苄西林(ampicillin)、阿莫西林(amoxicillin)、苯唑西林(oxacillin)、氯唑西林(cloxacillin)、卡苄西林(carbecillin)、哌拉西林(piperacillin)等。头孢菌素类一般又可分为1、2、3及4代。第一代的主要代表有头孢噻吩(cephalothin)、头孢唑啉(cefazolin)、头孢拉定(cefradine)等;第二代头孢类主要代表有头孢呋辛(cefuroxime)、头孢孟多(cefamandole)、头孢呋辛酯(cefuroxime-axetil)、头孢克洛(cefa-clor)等。第三代头孢类的主要代表有头孢噻肟(cefotaxime)、头孢曲松(ceftriaxone)、头孢他啶(ceftazidime)、头孢哌酮(cefopera-zone)等。第四代头孢类的主要代表有头孢吡肟(cefepime)、头孢匹罗(cefpirome)、头孢克定(cefclidin)等。

其他β内酰胺类代表为青霉烯及碳青霉烯类,如亚胺培南(imipenem)、硫霉素(thienamycin)、帕尼培南(panipenem)和美洛培南(meropenem)等。其共同特点是抗菌谱极广,抗菌作用强,对革兰阳性与阴性菌、需氧菌与厌氧菌以及多重耐药或产β内酰胺酶的菌株有良好的抗菌活性。此外,有β内酰胺酶抑制剂类药,如克拉维酸(Clavulanic acid)、舒巴坦(Sulbactam)和他唑巴坦(Tazobactam)等。

苄星青霉素的主要抗菌对象是不产酶的金黄色葡萄球菌、溶血性链球菌、厌氧球菌、放线菌等所致的呼吸道感染。苯唑西林和氯唑西林的主要适应证是产酶金黄色葡萄球菌的各种感染。氨苄西林主要适用于流感杆菌等革兰阴性菌的感染。阿莫西林、呋苄西林和哌拉西林主要用于铜绿假单胞菌、大肠杆菌等革兰阴性菌感染。第一代头孢菌素的抗菌活性主要是革兰阳性菌,包括产酶的金黄色葡萄球菌,第三代头孢菌素主要对革兰阴性菌的作用加强了,包括肠杆菌科中的一些条件致病菌及铜绿假单胞菌,对革兰阳性菌包括产酶金黄色葡萄球菌有一定活性,但比第一、二代弱。第二代作用介于两者之间。第四代抗菌谱广,对金黄色葡萄球菌等革兰阳性球菌活性较第三代增强,与第二代头孢相似,对革兰阴性菌的作用与第三代头孢相当或更强。对广谱β内酰胺酶(AmpC酶)稳定,与酶的亲和力更低,对细菌细胞膜的穿透力更强。

β内酶胺类作用于细胞壁合成的后阶段。使黏肽的交叉联结受阻,并可与细胞膜上的不同青霉素结合蛋白(PBP)结合。引起细菌形态的改变,最终由于渗透压的影响致细菌被杀灭。

主要不良反应为:苄星青霉素易导致过敏性休克,皮疹发生率以氨苄西林最高。头孢菌素类也可发生过敏反应。可与青霉素类有交叉过敏现象。苄星青霉素对中枢神经系统有一定毒性,大剂量和鞘内注射有引起"青霉素脑病"的可能。第一代头孢如头孢唑啉、头孢噻吩具有一定肾毒性。第三代头孢应用时可引起二重感染、ALT升高、Coomb试验阳性等。某些头孢菌素(头孢哌酮或拉氧头孢)出现凝血功能障碍,注射维生素K可以纠正。有些饮酒者在用药后72小时内出现头痛、恶心、呕吐、面红、呼吸困难、低血压等"戒酒硫样反应"。碳青霉烯类亚胺培南对原有中枢神经系统、肾功能或有其他癫痫诱发因素的患者,剂量大于每日4g时,可诱发癫痫发作。美洛培南与亚胺培南相比,不易导致癫痫。

4. 磺胺药和甲氧苄啶(TMP):国内常用的磺胺药有SD和SMZ,常与TMP组成复方制剂,即SD-TMP和SMZ-TMP。其主要拮抗对象为脑膜炎球菌、肠杆菌属细菌如大肠杆菌、产气杆菌、肺炎杆菌、变形杆菌、伤寒杆菌等,霍乱弧菌、流感杆菌、溶血性链球菌、肺炎球菌、衣原体、某些原虫(疟原虫、卡氏肺孢子虫等),对痢疾杆菌、金黄色葡萄球菌也有相当活性。

磺胺药与TMP联合使敏感细菌的叶酸代谢受到双重阻碍,使二氢叶酸不能还原成四氢叶酸,从而阻断了细菌核酸的合成,并导致细菌死亡。

主要适应证为流脑、伤寒及副伤寒、尿路感染、呼吸道感染、肠道感染,其他如衣原体感染、卡氏肺孢子虫病等。

不良反应有结晶尿、血尿、管型尿、消化道反应和过敏反应,偶有溶血性贫血,粒细胞减少、血小板减少、中枢神经系统症状等。

5. 喹诺酮类:发展迅速,有第一代(萘啶酸)、第二代(吡哌酸)、第三代(氧氟沙星)、第四代(莫西沙星)为代表。对革兰阳性菌包括产酶金黄色葡萄球菌、肠球菌、溶血性链球菌、肺炎球菌等,革兰阴性菌包括肠杆菌科细菌、铜绿假单胞菌、不动杆菌属、流感杆菌、嗜肺军团菌、空肠弯曲菌、淋球菌等有强大抗菌活力;对支原体、衣原体也有效。对厌氧菌和结核杆菌也有一定疗效。氟喹酮类的左旋体对结核杆菌作用更强,不良反应减少,作用时间延长。四代喹诺酮,每天仅服1次。

氟喹酮类作用于细菌的 DNA 旋转酶,干扰了细菌的 DNA 合成而引起死亡。第一、二、三代无明显交叉耐药。

不良反应发生率低,常见为胃肠道反应如胃部不适、恶心、呕吐、食欲减退等,其次为中枢神经系统症状,如头晕、头痛、失眠、晕眩等,偶有白细胞减少、嗜酸粒细胞增多、皮疹、ALT升高等。

6. 四环素类:常用四环素类有四环素(tetracycline)、土霉素(oxytetracycline)、多西环素(doxycycline)等。主要用于革兰阳性球菌,由于耐药性日益增加,影响了临床应用。目前主要用于呼吸道感染的支原体、衣原体、立克次体、军团菌病等。

主要不良反应是口服引起胃肠道反应,静脉滴注引起静脉炎、皮疹等。幼儿应用后可致牙齿黄染,孕妇用后可引起肝损害,故7岁以下儿童及孕妇忌用。

7. 氯霉素类:有氯霉素(chloramphenicol),主要适用于伤寒、副伤寒、立克次体病、流感杆菌感染、厌氧菌感染等。对呼吸道感染的肺炎球菌、流感杆菌、金黄色葡萄球菌、溶血性链球菌、肠杆菌科细菌以及各种厌氧菌感染有效。

主要不良反应包括胃肠道反应、皮疹、白细胞减少、贫血等,偶可引起再生障碍性贫血、精神症状等。

8. 林可霉素类:常用的有林可霉素(lincomycin,洁霉素)和氯林可霉素(clindamycin,氯洁霉素)。

　　主要适应证为革兰阳性球菌(金黄色葡萄球菌、溶血性链球菌、肺炎球菌)所致的各种感染。

　　用药后腹泻的发生率较高,偶可引起假膜性肠炎。

　　9. 利福霉素类:常用的有利福平(rifampicin),除应用于抗结核杆菌、麻风杆菌外,对金黄色葡萄球菌、其他革兰阳性菌、各种厌氧菌感染有效。

　　主要不良反应为肝脏损害,可致 ALT 升高、肝大,甚至黄疸以及过敏反应,孕妇不宜使用。

　　10. 糖肽类抗生素:常用的有万古霉素和去甲万古霉素,主要对革兰阳性球菌有很强的抗菌活性,耐甲氧西林金葡菌(MRSA)、耐甲氧西林表皮葡萄球菌(MRSE)和肠球菌属对本品非常敏感。但对革兰阴性菌大多耐药。有明显的肾毒性和耳毒性,较纯的制剂(如稳可信)其不良反应的发生率明显降低。只要剂量正确,仍是一种较安全的抗生素。去甲万古霉素为国产品,不良反应发生率较万古霉素纯制剂要高。肾功能不全、老年人或原有耳、肾疾患者需慎重选用。

　　替考拉宁亦属糖肽类,其抗菌谱和抗菌活性与万古霉素相似,但不良反应较万古霉素为低,因此对某些感染可作为万古霉素的替代用药。

　　11. 恶唑烷酮类:利奈唑胺为近来上市的恶唑烷酮类,商品名为 Zyvox,对革兰阳性球菌如 MSSA、MRSA、甲氧西林敏感或耐药表皮葡萄球菌(MSSE、MRSE)、粪肠球菌及屎肠球菌(万古霉素敏感或耐药株)、链球菌属、青霉素敏感或耐药肺炎链球菌(PSSP,PRSP)均有强大作用。对厌氧菌、结核杆菌及其他分枝杆菌也有良好的作用。不良反应有头痛、腹泻、恶心、肝脏损害等。

　　12. 抗真菌药:主要的有多烯类(polyenes)如两性霉素 B(amphotericin B)和制霉菌素(nystatin);咪唑类如克霉素唑(clotrimazole)、米康唑(miconazole)、酮康唑(ketoconazole)、氟康唑(fluconazole)、伊曲康唑、伏立康唑、卡泊芬净等。

　　多烯类毒性较大,两性霉素 B 可供静脉滴注外,制霉菌素因不能吸收仅供局部和口服应用。用于皮肤或消化道真菌。

两性霉素 B 可与真菌细胞膜上的甾醇结合,使膜通透性增加从而使细胞内容物外漏而致死,是治疗深部真菌感染的主要药物,如念球菌属、新型隐球菌、曲菌等。因毒性作用太大,常需先滴注肾上腺皮质激素以减轻反应。咪唑类具有广谱抗真菌作用,对深部、浅部真菌感染具抗菌活性。主要通过对甾醇合成的抑制和对细胞膜脂质的干扰,使真菌的膜通透性发生改变和重要物质外漏而死亡。除酮康唑口服吸收以外,主要用于静脉滴注,抗菌谱与两性霉素 B 相似。

伊曲康唑抗真菌谱包括曲霉菌、念珠菌属、隐球菌属和组织胞浆菌等,对镰刀菌活性较低,对毛霉菌无效。伏立康唑具有广谱抗真菌作用,它对念珠菌属(包括耐氟康唑的克柔念珠菌、光滑念珠菌和白色念珠菌耐药株)有抗菌作用。对所有曲菌属、足放线病菌属和镰刀菌真菌有杀菌作用。卡泊芬净的抗真菌谱很广,对曲霉菌属(烟曲霉、黄曲霉、土曲霉、黑曲霉)、白色念珠菌属和非白色念珠菌属(光滑念珠菌、近平滑念珠菌、热带念珠菌、克柔念珠菌等)均有快速,有效的杀菌活性和较好的抗菌活性。

抗真菌药的主要不良反应有:口服有胃肠道反应,静脉注射可出现静脉炎如发热、畏寒、瘙痒、恶心等。ALT 升高、白细胞和血小板减少等。一般孕妇忌用。

13. 抗厌氧菌药:肺部厌氧菌感染多见,主要是吸入致病。常用药物有苄星青霉素、哌拉西林、氯霉素、氯林可霉素、替(甲)硝唑等。

不良反应参见前述同类药物。甲硝唑有胃肠道反应,偶有白细胞减少、头痛、膀胱刺激、排尿困难、肢体麻木和感觉异常等。

14. 抗结核药物:主要有利福平(RFP)、异烟肼(INH)及链霉素(streptomycin)等杀菌剂,常作为一线抗结核药,其他品种如乙胺丁醇(ethambutol,EMB)、吡嗪酰胺(pyrazinamide,PZA)、对氨水杨酸(para-aminosalicylicacid,PAS)、卷曲霉素(capreomycin,CPM)、紫霉素(viomycin,VM)、环丝氨酸(cycloserin,CS)等,主要为抑菌剂,因毒性较大或因效果较差,列为第二线用药,一般仅与第一线药物配合使用,或当第一线耐药或患者不能接受时采用。

利福平、异烟肼为杀菌药,主要不良反应是肝功能损害,可引起 ALT 升高,部分可出现黄疸。乙胺丁醇为抑菌药,主要不良反应是视神经炎,使患者视力下降、视野缩小、出现中央及周围盲点。对氨水杨酸的不良反应是肠胃道反应。吡嗪酰胺可引起肝损害(参考第十五章)。

(三)呼吸道感染常用抗生素的选择

呼吸道感染常用抗生素的选择可分为两部分,首先根据感染部位、感染的来源、患者的状况、疾病的急慢、病情的轻重选用抗生素,原则如表74-3。

表74-3 呼吸道感染常选用的抗菌药物

疾病	常见病原菌	首选药物	可选其他药物
急性咽炎	化脓性链球菌、溶血性棒状杆菌、支原体等	青霉素	红霉素、第一代头孢菌素
急性鼻窦炎	流感杆菌、肺炎球菌、卡他莫拉菌	阿莫西林、复方 SMZ 与 TMP、头孢克洛、头孢呋辛酯	阿莫西林+克拉维酸、红霉素
慢性鼻窦炎	厌氧菌、金黄色葡萄球菌	青霉素或氨苄西林	阿莫西林+克拉维酸、克林霉素
院外获得性肺炎	革兰阳性球菌(痰涂片)	青霉素、阿莫西林	头孢菌素、大环内酯、克林霉素、氟喹诺酮类、多西环素
	革兰阴性菌、革兰阳性与阴性菌或革兰阴性球杆菌轻症(无COPD)	头孢唑啉、阿莫西林+克拉维酸	环丙沙星、阿米卡星
	有 COPD、流感杆菌、中度或严重病例	第二、三代头孢、β-内酰胺类+氨基苷类、复方 SMZ-TMP、莫西沙星	环丙沙星、氨基苷类、万古霉素、克林霉素

续表

疾病	常见病原菌	首选药物	可选其他药物
院内获得性肺炎	肺炎支原体或军团菌、革兰阳性球菌	红霉素、大环内酯类、头孢唑啉	四环素、苯唑西林、万古霉素、克林霉素
	革兰阴性菌、革兰阳性+阴性菌或革兰阴性菌轻症	第二或三代头孢、复方 SMZ-TMP、莫西沙星	氧氟(环丙)沙星、氨基苷类
	中或重症	派拉西林(或第三代头孢)+氨基苷类	碳青霉烯类+氨基苷类或氟喹诺酮类、头孢哌酮舒巴坦+氨基苷类或氟喹诺酮类、万古霉素、替考拉宁、利奈唑胺
	有吸入肺炎、军团菌可能	加甲硝唑或克林霉素加红霉素	

当细菌培养结果出来后,根据细菌的药敏选用抗生素,可单独或联合应用数种抗生素,但由于痰培养结果有时仍不可靠,如用药3~5天仍无效时应考虑调换用药。

用药原则参阅表74-4。

(四)呼吸道感染的抗菌药物应用

呼吸道感染一般不主张预防用药。但也有人主张对明显免疫缺陷的患者和慢性支气管炎反复发作性感染者,按寄殖于支气管或上呼吸道的菌种,选用适宜药物。

选用抗生素治疗呼吸道感染时原则上轻、中度感染宜口服给药、静脉或肌内注射给药,采用窄谱抗生素有针对性地单独或联合用药,严重感染,或院内感染和免疫缺陷患者若细菌培养阴性,或尚未培养出结果,或无培养条件的单位,应选用广谱抗生素。

吸入性肺炎或慢性化脓性病变应加用抗厌氧菌药物。广谱抗菌药物治疗1周以上要防止二重真菌感染,尤其是具有慢性疾病或免疫功能低下的患者。短期口服氟康唑预防有较好效果。

(张珍祥 周 敏)

表74-4 呼吸道感染根据病原选用的抗菌药物

病原微生物	首选药物	可选其他药物	疗程及其他
肺炎球菌	青霉素	头孢唑啉、大环内脂类、氟喹诺酮类、万古霉素、替考拉宁、利奈唑胺	退热后3天老人退热后7天
流感嗜血杆菌	二、三代头孢菌素、β内酰胺类/β内酰胺酶抑制剂、氟喹诺酮	阿奇霉素、复方新诺明	
卡他莫拉菌	二、三代头孢菌素、复方新诺明、阿莫西林/克拉维酸	大环内脂、氟喹诺酮类	
肺炎支原体	多西环素、大环内脂、氟喹诺酮类		10~14天
立克次体	四环素、多西环素	氯霉素	
嗜肺军团菌	红霉素(2~4g/d)	复方SMZ-TMP、多西环素	21天
肺炎衣原体	多西环素、大环内脂、氟喹诺酮类	氯霉素	10~14天
类鼻疽杆菌	四环素、复方SMZ-TMP	氯霉素	2~6个月重症用注射、联合
放线菌属	氨苄西林、青霉素	四环素、克林霉素、红霉素	6~12个月
奴卡菌属	复方SMZ-TMP(6片,3~4次/天)	米诺环素	6~12天

病原微生物	首选药物	可选其他药物	疗程及其他
葡萄球菌			
MSSA	苯唑西林，氟喹诺酮类	头孢唑啉、头孢呋辛，万古霉素，克林霉素，复方新诺明	
MRSA	万古霉素	替考拉宁；利奈唑胺	
肺炎杆菌	第三代头孢菌素	头孢菌素＋氨基糖苷类，氟喹诺酮类	
铜绿假单胞菌	氨基糖苷类＋抗单胞菌β内酰胺类；头孢他啶、头孢吡肟或碳青霉烯类	哌拉西林他唑巴坦，抗单胞菌β内酰胺类＋环丙沙星	
革兰阴性杆菌			
院外感染	第三代头孢菌素＋氨基糖苷类，碳青霉烯类	β内酰胺类/β内酰胺酶抑制剂，氟喹诺酮类	
院内感染	第三代或四代头孢，或加用环丙沙星，或其他具有抗铜绿假单胞菌活性的氟喹诺酮类	哌拉西林/他唑巴坦，亚胺培南或美洛培南，或加用环丙沙星，或其他具有抗铜绿假单胞菌活性的氟喹诺酮类或＋氨基糖苷类，碳青霉烯类或＋氨基糖苷类	

病原微生物	首选药物	可选其他药物	疗程及其他
厌氧菌院内感染	青霉素 1000U/d 以上	克林霉素、氯霉素、甲硝唑	21 天
院内感染	克林霉素＋哌拉西林、伊米培南	克林霉素（或甲硝唑）＋氨基糖苷类（或氟喹酮类、第二、三代头孢）	
真菌（念珠菌、曲菌等）	氟康唑（或两性霉素 B）、伊曲康唑	伏立康唑、卡泊芬净	
卡氏肺孢子虫	复方 SMZ-TMP	戊烷脒	14 天，合并 HIV 者 21 天
巨细胞病毒	更昔洛韦	邻甲酸钠	21 天
流感病毒	金刚烷胺		10~14 天
呼吸道融合病毒	利巴韦林		10~14 天
鸟分枝杆菌	阿米卡星＋乙胺丁醇＋氯苯吩嗪＋利福平		<6 个月

第七十五章 糖皮质激素在呼吸系统疾病中的应用

一、呼吸系统疾病应用糖皮质激素的原则

糖皮质激素(简称激素)在临床广泛使用,主要用于抗炎、抗过敏、抗纤维化和免疫抑制。正确、合理应用激素是提高其疗效、减少不良反应的关键。其正确、合理应用主要取决于以下两方面:一是治疗适应证掌握是否准确;二是品种及给药方案选用是否正确、合理。

(一)严格掌握激素治疗的适应证

激素用于呼吸系统疾病,主要目的是抑制气道和肺部的非特异性炎症,一般仅用于常规治疗无效、迅速进展的疾病和严重致残的疾病。必须根据疾病的严重性、进展速度、功能受损情况、其他疗法的效果及激素治疗的可能疗效和不良反应的危害性等全面综合权衡激素治疗的利弊而定。

(二)合理制订激素的治疗方案

激素治疗方案应综合患者疾病及药物特点制订,治疗方案包括选用品种、剂量、疗程和给药途径等。

1. 品种选择:各种激素的药效学和人体药代动力学(吸收、分布、代谢和排出过程)特点不同,因此各有不同的临床适应证,应根据不同疾病和各种激素的特点正确选用激素的品种。

2. 给药剂量:按不同治疗目的选择剂量。

3. 疗程:不同的疾病激素疗程不同。

4. 给药途径:包括口服、静脉注射或静脉滴注等全身用药,以及气道局部吸入途径。

（三）重视疾病的综合治疗

激素应用时还需注意病因治疗和其他对症治疗的综合性治疗。

（四）客观评价激素的疗效

根据临床、肺功能、X线检查、实验室检查等综合客观评价激素的疗效。

（五）监测激素的不良反应

激素的不良反应与用药品种、剂量、疗程、剂型及用法等明显相关,在使用中应密切监测不良反应,如感染、代谢紊乱（水电解质、血糖、血脂）、体重增加、出血倾向、血压异常、骨质疏松、股骨头坏死等。

（六）注意停药反应和反跳现象

激素减量应在严密观察病情与激素反应的前提下个体化处理,要注意可能出现的以下现象:

1. 停药反应:长期中或大剂量使用激素时,减量过快或突然停用可出现肾上腺皮质功能减退样症状,轻者表现为精神萎靡、乏力、食欲减退、关节和肌肉疼痛,重者可出现发热、恶心、呕吐、低血压等,危重者甚至发生肾上腺皮质危象,需及时抢救。

2. 反跳现象:在长期使用激素时,减量过快或突然停用可使原发病复发或加重,应恢复激素治疗并常需加大剂量,稳定后再慢慢减量。

二、激素治疗呼吸系统疾病的作用机制

1. 抗炎作用

（1）激素能抑制多种炎症细胞,如抑制肺巨噬细胞释放介质;减少肺肥大细胞数量;减少嗜酸粒细胞在气道的聚集和介质的释放;减少淋巴细胞数量及抑制淋巴因子释放;抑制中性粒细胞游走等。

（2）激素能抑制炎性介质,如通过诱导生成抑制性蛋白如脂皮素,抑制磷脂酶 A_2 的活性及花生四烯酸的生成,使其分解产生的炎性介质如白三烯（LT）类、前列腺素（PG）类、血栓素

$A_2(TXA_2)$及血小板活化因子(PAF)减少。

(3)增加气道和血管平滑肌对儿茶酚胺的敏感性,使体内儿茶酚胺类物质舒张气道和收缩血管作用增强,有利于缓解气道痉挛和黏膜肿胀。

(4)稳定微血管渗漏,减轻气道黏膜肿胀。

(5)降低气道高反应性。

2. 抑制免疫和抗过敏作用:抑制免疫活性细胞,影响其分布和对抗原的处理;抑制肥大细胞、嗜碱细胞组胺合成;抑制淋巴细胞释放淋巴因子;抑制 B 细胞释放抗体;稳定溶酶体膜等。

3. 抗毒抗休克作用:提高机体对内毒素的耐受性,抑制导致休克的多因子的释放,减轻毒血症状,提高机体的耐受性等。但对外毒素则无防御作用。

三、常用激素药物剂型特点

(一)按作用时间分类

可分为短效、中效与长效三类,常用激素的特点见表 75-1。

表 75-1　常用糖皮质激素类药物比较

类别	药物	对糖皮质激素受体的亲和力	水盐代谢(比值)	糖代谢(比值)	抗炎强度(比值)	等效剂量(mg)	血浆半衰期(min)	作用持续时间(h)
短效	氢化可的松	1.00	1.0	1.0	1.0	20.00	90	8~12
	可的松	0.01	0.8	0.8	0.8	25.00	30	8~12
中效	泼尼松	0.05	0.8	4.0	3.5	5.00	60	12~36
	泼尼松龙	2.20	0.8	4.0	4.0	5.00	200	12~36
	甲泼尼龙	11.90	0.5	5.0	5.0	4.00	180	12~36
	曲安西龙	1.90	0	5.0	5.0	4.00	>200	12~36
长效	地塞米松	7.10	0	20.0~30.0	30.0	0.75	100~300	36~54
	倍他米松	5.40	0	20.0~30.0	25.0~35.0	0.60	100~300	36~54

注：表中水盐代谢、糖代谢、抗炎强度的比值均以氢化可的松为 1
计；等效剂量以氢化可的松为标准计。

（二）按给药途径分类

可分为口服、静脉和吸入。常用吸入型激素的每天剂量
（μg）与互换关系见表 75-2。

表 75-2　常用吸入型糖皮质激素的每天剂量（μg）与互换关系

药物	低剂量	中剂量	高剂量
二丙酸倍氯米松	200~500	500~1000	>1000~2000
布地奈德	200~400	400~800	>800~1600
丙酸氟替卡松	100~250	250~500	>500~1000
环索奈德	80~160	160~320	>320~1280

四、激素在呼吸系统疾病中的应用

（一）支气管哮喘

支气管哮喘（简称哮喘）是由多种细胞（如嗜酸粒细胞、肥
大细胞、T 淋巴细胞、中性粒细胞、气道上皮细胞等）和细胞组
分参与的气道慢性炎症性疾病。这种慢性炎症与气道高反应
性相关，通常出现广泛多变的可逆性气流受限，并引起反复发
作性的喘息、气急、胸闷或咳嗽等症状，常在夜间和（或）清晨发
作、加剧，多数患者可自行缓解或经治疗缓解。支气管哮喘如
诊治不及时，随病程的延长可产生气道不可逆性缩窄和气道
重塑。

【激素应用的原则】

1. 哮喘的治疗目标是达到并维持哮喘控制，激素是目前
最有效的控制气道炎症的药物。吸入型激素是哮喘长期治疗
的首选药物。急性哮喘发作可全身使用激素。

2. 给药途径包括吸入、口服和静脉应用。非应急治疗时吸
入给药为首选途径。

3. 吸入型激素通常需规律吸入一周以上方能生效。根据

非急性发作期哮喘病情,吸入剂量(倍氯米松或等效量其他皮质激素)在轻度持续者一般 $200 \sim 500\mu g/d$,中度持续者一般 $500 \sim 1000\mu g/d$,重度持续者一般 $> 1000\mu g/d$(不宜超过 $2000\mu g/d$)。为减少吸入大剂量激素的不良反应,可与长效 β_2 受体激动剂、控释茶碱或白三烯受体拮抗剂联合使用。当哮喘控制并维持至少 3 个月后,逐步减量,直至达到吸入激素的最小有效剂量,绝大多数非急性发作期哮喘患者吸入小剂量激素(相当于每天使用 $400\mu g$ 的布地奈德)即可较好地控制。在哮喘控制不理想时,需及时评估,上调治疗。

4. 哮喘轻中度急性发作可口服激素。参考剂量为:泼尼松或泼尼松龙 $20 \sim 40mg/d$,$5 \sim 7$ 天,症状缓解后逐渐减量至停用,可根据病情的严重度适当调整剂量和疗程,也可以雾化吸入布地奈德混悬液 $2 \sim 4mg/d$ 治疗。严重急性哮喘发作时,静脉及时给予琥珀酸氢化可的松($200 \sim 1000mg/d$)或甲泼尼龙($40 \sim 160mg/d$),无激素依赖倾向者可在短期内停药,有激素依赖倾向者可适当延长给药时间,控制哮喘症状后逐渐减量。不推荐长期使用地塞米松。对未控制和急性加重的难治性哮喘患者,可先给予较大剂量的全身应用激素控制症状,再逐渐减少剂量,用最低剂量维持治疗。此外,应同时给予大剂量吸入激素,以减少口服激素维持剂量。

5. 吸入激素全身性不良反应少,少数患者可引起口咽念珠菌感染、声音嘶哑或呼吸道不适,吸药后用清水漱口可减轻局部反应和胃肠吸收。长期使用较大剂量($>1000\mu g/d$)者应注意预防全身性不良反应。

(二)慢性阻塞性肺疾病

慢性阻塞性肺疾病(COPD)是一种具有气流受限特征的可以预防和治疗的疾病,气流受限不完全可逆、呈进行性发展,与肺部对香烟烟雾等有害气体或有害颗粒的异常炎症反应有关。

【激素应用的原则】

1. 吸入型激素适用于:①COPD 稳定期 1 秒用力呼气容积(FEV_1)<50% 预计值(Ⅲ级和Ⅳ级 COPD)并且有临床症状者;②反复急性加重的 COPD 患者。

2. 吸入型激素和长效 β_2 受体激动剂联合制剂比单用吸入型激素效果好。部分 COPD 急性加重期患者可选用激素联合 β_2 受体激动剂雾化吸入。

3. 全身应用激素对 COPD 急性加重期治疗有益。COPD 加重期住院患者宜在应用支气管舒张剂基础上,口服或静脉滴注激素,但要权衡疗效及安全性决定用量。参考剂量:泼尼松或泼尼松龙 20~40mg/d,口服,连用 5~10 天后逐渐减量停药。或静脉给予甲泼尼龙 40mg/d,2~5 天后改为口服,可根据病情适当调整激素剂量和疗程。对 COPD 患者不推荐长期口服激素治疗。

（三）特发性间质性肺炎

特发性间质性肺炎(idiopathic interstitial pneumonia,IIP)是一组原因不明的、以肺间质炎症和纤维化为主要表现的呼吸系统疾病。IIP 分为 7 种类型:①特发性肺纤维化(IPF/UIP);②非特异性间质性肺炎(NSIP);③隐源性机化性肺炎(COP);④急性间质性肺炎(AIP);⑤脱屑性间质性肺炎(DIP);⑥呼吸性细支气管炎伴间质性肺病(RBILD);⑦淋巴细胞性间质炎(LIP)。7 种类型的 IIP 对激素治疗的疗效反应和预后差别很大。目前认为对激素治疗效果较好的 IIP 类型有 COP 及 NSIP 等,而大部分 IPF 对激素治疗效果不理想。

【激素应用的原则】

1. IPF:目前对 IPF 尚无确实、有效的治疗方法。对病理确诊的典型 IPF 以及高分辨胸部 CT(HRCT)显示以蜂窝样改变为主要病变的典型 IPF,激素治疗基本无效,不主张使用。对 IPF 炎性渗出早期(胸部 CT 显示磨玻璃样病变)患者可考虑激素联合免疫抑制剂(如硫唑嘌呤)治疗。已明确大剂量激素 [0.5~1mg/(kg·d)]治疗不能改善生存率而且伴有较高的病死率。对部分 IPF 可考虑较低剂量激素[泼尼松 0.5mg/(kg·d)]联合 N-乙酰半胱氨酸及硫唑嘌呤,治疗 4~8 周评估疗效,若无效或病情恶化,应停止治疗,若有效,逐渐减至维持剂量 7.5~10mg/d,治疗至少维持 6 个月~1 年。

2. COP 及 NSIP:病理学将 NSIP 分为细胞型、混合型及纤维化型。细胞型及混合型 NSIP 对激素治疗效果满意,而纤维化型疗效较差。部分患者可能需要激素联合免疫抑制剂治疗。大部分 COP 患者对激素治疗效果良好。少数 COP 可急性发病,可在症状出现后短期内因急性呼吸衰竭而死亡。严重病例或复发患者可能需要较高剂量激素联合使用免疫抑制剂。

建议 COP 及 NSIP 起始剂量为泼尼松 0.75~1mg/(kg·d)(或等效剂量甲泼尼龙或泼尼松龙),4~12 周左右对病情和疗效进行评估,逐渐减量至维持剂量,一般疗程 6~12 个月。如治疗效果不佳,应停药或改用其他药物治疗。

3. AIP:大部分 AIP 患者激素治疗效果差,对早期 AIP 激素冲击治疗可能有效。

4. DIP:由于 DIP 有明显的肺功能损伤及病情进展较快,一般需要激素治疗,部分患者可能需要联合免疫抑制剂。建议治疗方案:起始剂量为泼尼松(或等效剂量甲泼尼龙/泼尼松龙)20~60mg/d,逐渐减量至维持剂量。

5. RBILD:激素治疗效果尚不清楚,部分患者激素治疗可能病情改善。

6. LIP:对于激素治疗反应存在个体差异,部分患者疗效较好,但有些患者疗效欠佳,可在数月内死于疾病进展或肺部感染等。建议起始剂量为泼尼松(或等效剂量甲泼尼龙/泼尼松龙)0.75~1mg/(kg·d),逐渐减量至维持剂量。

(四)变态反应性支气管肺曲菌病

变态反应性支气管肺曲菌病(ABPA)是人体对寄生于支气管内的曲菌抗原发生变态反应引起的一种疾病。ABPA 在急性发作期有喘息、发热、咳嗽、咳痰及咯血等症状,慢性期表现为肺纤维化和支气管扩张。

采用激素治疗并辅助抗真菌药物。

1. 首选口服激素治疗

(1)急性期推荐剂量:一般泼尼松 0.5mg/(kg·d),1 周后改为 0.5mg/kg 隔日口服,一般疗程 3 个月左右,可根据病情适当调整激素剂量和疗程。急性期症状严重者最初 2 周泼尼松剂量可提高至 40~60mg/d,疗程亦可视病情适当延长。减量应根据症状、胸部影像检查和总 IgE 水平酌定。

（2）慢性激素依赖期和肺纤维化期患者可能需要长期应用激素，慢性 ABPA 糖皮质激素剂量 7.5～10mg/d。其剂量和疗程根据情况决定。可酌情使用 β₂ 受体激动剂或吸入糖皮质激素。提倡隔日服药以减少药物不良反应。

2. 吸入型激素可改善哮喘症状，但不影响肺部浸润的吸收。

（五）结节病

结节病是一种原因不明、以非干酪性坏死肉芽肿为病理特征的系统性疾病。常侵犯肺、双侧肺门淋巴结，临床上 90% 以上有肺的改变，其次是皮肤和眼的病变，浅表淋巴结、肝、脾、肾、骨髓、神经系统、心脏等几乎全身每个器官均可受累。

【激素应用的原则】

1. 首选激素治疗，其适应证：①明显呼吸道症状（如咳嗽、气短、胸痛），或病情进展的 Ⅱ 期以及 Ⅲ 期患者；②胸部影像学进行性恶化或伴进行性肺功能损害者；③侵及肺外器官，如心脏或中枢神经系统受累，或伴视力损害的眼部受累，或持续性高钙血症。

建议激素应用方法：

（1）首选口服激素治疗：初始剂量为泼尼松（或等效剂量甲泼尼龙或泼尼松龙）20～40mg/d［或 0.5mg/（kg·d）］。治疗 4 周后评估疗效，如有效，则逐渐减量至维持剂量。疗程 6～24 个月，一般至少 1 年。

（2）如停药后病情复发，再次激素治疗仍然有效，必要时加用免疫抑制剂。

（3）吸入激素无明显获益，但对于有气道黏膜受累的患者可能有一定疗效。

2. 无症状的 Ⅰ 期患者不需要激素治疗。无症状的 Ⅱ 期或 Ⅲ 期患者，如果仅存在肺功能轻度异常而且病情稳定者不主张过于积极地应用激素治疗，可保持动态随访，有明显适应证时应及时应用。

3. 晚期肺纤维化患者，不主张激素治疗，治疗重点应加强支持和对症处理。

(六)嗜酸粒细胞性支气管炎

嗜酸粒细胞性支气管炎是一种以气道嗜酸粒细胞浸润为特征的非哮喘性支气管炎。临床表现为慢性咳嗽,诱导痰嗜酸粒细胞比例≥2.5%,无气道高反应性,支气管扩张剂治疗无效,对激素治疗反应良好。

【激素应用的原则】

1. 激素是嗜酸粒细胞性支气管炎的一线治疗。

2. 治疗方案:①通常采用吸入激素治疗,剂量为倍氯米松每次250~500μg或等效剂量其他激素,每天2次,持续应用4周以上。②初始治疗可联合应用短期口服激素,泼尼松每天10~20mg,持续3~5天。

五、激素的不良反应

长期应用激素可引起一系列不良反应,其严重程度与用药剂量、疗程及给药方法等有关,主要有:

1. 库欣样综合征:如向心性肥胖、满月脸、皮肤紫纹淤斑、类固醇性糖尿病(或已有糖尿病加重)、骨质疏松、自发性骨折甚或骨坏死(如股骨头无菌性坏死)、女性多毛月经紊乱或闭经不孕、男性阳痿、出血倾向等。

2. 并发感染或感染扩散:警惕结核、化脓菌、真菌等感染的发生。必须注意监测,尤其是对老年患者。

3. 精神症状:女性多见。焦虑、兴奋、欣快或抑郁、失眠、性格改变,严重时可诱发精神失常、癫痫发作。减量停药可消失。

4. 消化性溃疡出血、穿孔:可用制酸,保护胃黏膜药物预防和治疗消化性溃疡出血。有病史者应用激素需谨慎,注意监测。

5. 高血压、充血性心力衰竭和动脉粥样硬化、血栓形成。

6. 肌无力、肌肉萎缩、伤口愈合迟缓。

(许淑云)

第七十六章　平　喘　药

临床上常用平喘药可分为五大类。

一、β 肾上腺素受体激动剂

β 肾上腺素受体激动剂包括非选择性 β 肾上腺素受体激动剂(如肾上腺素、麻黄碱、异丙肾上腺素)和选择性 β_2 肾上腺素受体激动剂(如沙丁胺醇、叔丁喘宁等)。它们的主要作用机制是通过激动呼吸道的 β_2 肾上腺素受体,激活腺苷酸环化酶,使细胞内的环磷酸腺苷(cAMP)含量增加,游离 Ca^{2+} 减少,从而松弛支气管平滑肌,抑制过敏反应介质释放,增加纤毛运动,降低血管通透性,而起平喘作用。此类药物适用于哮喘、喘息性支气管炎和慢性阻塞性肺病。其主要不良反应是可有手颤、心悸、眩晕和不安等,大剂量时可出现心动过速。甲状腺功能亢进、高血压、心脏病、糖尿病患者以及孕妇、新生儿、乳幼儿慎用。不宜与其他 β_2 受体兴奋药合用。

1. 麻黄碱(ephedrine):对 α 和 β 受体均有激动作用。本品因不良反应较多,已很少使用。偶用于预防支气管哮喘发作和缓解轻度哮喘发作。

【剂型与规格】

每片 15mg、每片 30mg、每支 30mg。

【用法】

常用剂量:口服:每次 15~30mg,每天 3 次;肌内或皮下注射:每次 15~30mg,每天 45~60mg。

2. 盐酸丙卡特罗片(procaterol hydrochloride tablet):为第三代 β_2 受体兴奋剂,口服吸收良好,30 分钟可起效,可维持 12

小时。

【剂型与规格】

$25\mu g$/片,20 片/盒

【用法】

常用剂量:口服:每次 $25\sim50\mu g$,每天 2 次。

3. 特布他林(tebutaline):为 β_2 受体激动剂。

【剂型与规格】

每片 2.5mg,20 片/盒。

【用法】

常用剂量:口服每次 2.5mg,每天 $2\sim3$ 次。

4. 硫酸特布他林气雾剂(terbutaline sulphate aerosol):为吸入性 β_2 受体激动剂。

【剂型与规格】

每喷 0.25mg,200 喷/瓶,400 喷/瓶。

【用法】常用吸入剂量:每次 $1\sim2$ 喷,每天 $3\sim4$ 次。

5. 沙丁胺醇气雾剂(salbutamol inhaler):为选择性较强的 β_2 受体激动剂。

【剂型与规格】

每揿 $100\mu g$,200 揿/瓶。

【用法】

常用剂量:吸入每次 2 揿,每天 $3\sim4$ 次。

6. 妥洛特罗(tulobuterol):为长效选择性 β_2 受体激动药。

【剂型与规格】

每片 1mg。

【用法】

常用剂量:口服:每次 $0.5\sim2$mg,每天 3 次。

7. 瑞普特罗(reproterol):为 β_2 受体激动药,对 β_2 受体有较高的选择性。

【剂型与规格】

每片 10mg,每支 0.09mg。

常用剂量:口服:每次 $10\sim20$mg,每天 3 次,静脉注射:每次

0.09mg,缓慢。

8. 海索那林(hexoprenaline):为选择性 β_2 受体激动剂。扩张支气管平滑肌作用较沙丁胺醇强,对心血管系统影响小,对动脉血氧分压无不良影响。

【剂型与规格】

片剂:每片 0.5mg,气雾剂:0.5% 溶液。

【用法】

常用剂量:口服:每次 0.5~1mg,每天 2~4 次,气雾吸入:1日量 0.75~1.5mg。

9. 沙美特罗(salmetero1):为长效 β_2 受体激动剂。

【剂型与规格】

气雾剂:每瓶 1.5mg,每瓶 3mg。碟剂:每碟 0.2mg。

【用法】

常用剂量:吸入:每次 2 揿,每天 2 次,碟剂每次 1~2 个,每天 2 次(需配碟式吸入器使用)。

二、磷酸二酯酶抑制剂

磷酸二酯酶抑制剂主要有茶碱及其衍生物。其作用机制尚不完全清楚,较为公认的是茶碱能抑制磷酸二酯酶活性,使 cAMP 破坏减少,细胞中 cAMP 水平增加,而松弛支气管平滑肌,同时还能刺激肾上腺髓质释放内源性儿茶酚胺,间接发挥肾上腺素作用。另外,茶碱还能增加膈肌收缩力,改善膈肌疲劳、增强心肌收缩力,增加心排血量。舒张冠状动脉、外周血管和胆管。增加肾血流量,具有利尿作用;或称还有免疫调节作用,腺苷酸受体拮抗作用,甚至有一定抗炎作用。适用于支气管哮喘和慢性喘息性支气管炎、急性心功能不全和心源性哮喘、胆绞痛。主要不良反应有恶心、呕吐。静脉滴注过快或浓度过高(血浓度大于 25μg/ml)可出现心悸、心律失常、血压下降,严重者可致惊厥。急性心肌梗死伴有血压显著降低者应禁用。

1. 氨茶碱(aminophylline)

【剂型与规格】

每片 0.1g、每支 0.25g。

【用法】

常用量:口服:每次 0.1~0.2g,每天 3 次,静脉注射:0.125~0.25g 以 50% 葡萄糖注射液 20~40ml 稀释,静脉滴注:0.25~0.5g 以 5% 葡萄糖注射液 500ml 稀释。

2. 时尔平(theophylline controlled release capsules):本品为茶碱控释胶囊,作用较慢,需连续服药 2~3 天后才能达到治疗水平的平稳态血药浓度,故不宜用于治疗哮喘急性发作或哮喘持续状态。初次服药宜从小剂量开始。

【剂型与规格】

每胶囊 0.1g 或 0.3g。

【用法】

常用剂量:口服每次 0.2~0.3g,每天 2 次。

3. 舒氟美(shufumei):本品为茶碱控释片,茶碱血浓度波动小、维持时间延长,而增加了茶碱的疗效,减少其不良反应。

【剂型与规格】

每片 0.1g,24 片/盒。

【用法】

常用剂量:口服 0.1~0.2g,每天 2 次。

4. 茶碱缓释胶囊(theophylline slow release capsule):为一种长效缓释茶碱制剂,口服吸收良好。

【剂型与规格】

每胶囊 125μg 或 250μg。

【用法】

常用剂量:口服每次 250~500μg,每 12h 一次。

5. 甘氨酸茶碱钠(theophylline sodium):为平滑肌松弛药,口服吸收良好。

【剂型与规格】

每片 0.165g。

【用法】

常用剂量:口服每次 1 片,每天 3 次(饭后服)。

6. 无水茶碱缓释片(anhyclrous theophylline sustainecltablets):本品为茶碱控释片,口服吸收良好。但作用慢,不适宜用于支气管痉挛急性发作期的患者。

【剂型与规格】

每片 400mg,8 片/盒。

【用法】

常用剂量:口服每次 400mg,每天 1 次。

7. 氨赛玛(doxofylline injecfion):通用名为多索茶碱注射液。本品为一种支气管扩张剂,可直接作用于支气管,松弛支气管平滑肌。

【剂型与规格】

每支 100mg。

【用法】

成人 200mg,以 25% 葡萄糖注射液稀释至 40ml 缓慢静脉注射(20min 以上),每 12h 1 次;或 200mg 加入 5% 葡萄糖注射液或生理盐水 100ml 中,缓慢静脉滴注,每日 1 次。

8. 阿斯美(asmeton):本品主要成分为盐酸甲氧那明 12.5mg,那可丁 7mg,氨茶碱 25mg,马来酸氯苯那敏 2mg。其中盐酸甲氧那明可抑制支气管痉挛,缓解哮喘发作时的咳嗽;那可丁为外周性止咳药,可抑制咳嗽;氨茶碱可抑制支气管痉挛、抑制支气管黏膜肿胀;马来酸氯苯那敏具有抗组胺作用。本品配伍既有利于咳嗽,亦有利于排痰。适用于支气管哮喘和慢性喘息性支气管炎。

【剂型与规格】

60 粒/瓶。

【用法】

成人每次 2 粒,每天 3 次,饭后服用。

三、M 胆碱受体拮抗剂

M 胆碱受体拮抗剂主要作用是抑制胆碱能神经功能亢进,

从而起到解痉平喘作用。目前临床上常用的是阿托品的异丙基衍生物——异丙阿托品。适用于支气管哮喘、慢性阻塞性肺病及心动过缓。吸入给药不抑制支气管痉挛的迷走神经,吸入极低剂量,对气道即有局部作用而不引起全身副反应。但青光眼和前列腺肥大的患者禁用。少数可有口干、气管痒等不良反应。

1. 异丙托溴铵(ipratropium bromide):本品吸入后,5~10分钟起效。

【剂型与规格】

雾化吸入剂:0.25mg 例,每瓶 20ml,定量气雾剂:每喷0.02mg,每盒(200 喷)10ml。

【用法】

常用剂量:定量气雾吸入:每次 2 揿,每天 4 次。雾化吸入:2ml 爱喘乐+生理盐水配 3~4ml,每天 3~4 次。

2. 异丙东莨菪碱(isopropylseopolamine):为东莨菪碱的异丙基衍生物,其抗胆碱作用与东莨菪碱和溴化异丙阿托品相似。

【剂型与规格】

0.075% ~ 0.103%(w/w)。

【用法】

吸入:每次 3 喷,每天 2~3 次。

3. 可必特(combivent):为溴化异丙阿托品与沙丁胺醇的新型混合制剂。作用于交感和副交感神经。同时舒张大、中、小气道,延长作用时间。吸入后起效时间 5 分钟,维持作用时间 6 小时。

【剂型与规格】

气雾剂:每喷含沙丁胺醇 100μg+溴化异丙托品 21μg。

【用法】

常用剂量:吸入每次 2 喷,每天 4 次。

四、过敏介质阻释剂

其主要作用是稳定肺组织肥大细胞膜,抑制肥大细胞裂

解、脱颗粒,阻止过敏介质释放,抑制血小板活化因子所引起的
支气管痉挛及非特异性支气管高反应性。适用于预防支气管
哮喘发作,治疗过敏性鼻炎、过敏性皮炎及溃疡性结肠炎和直
肠炎。主要不良反应可有口干、咽喉干痒、胸部压迫感,用药初
期出现嗜睡、疲倦、头晕等反应,甚至诱发哮喘。用药期间,不
能突然停药,必须逐渐减量。孕妇慎用。

1. 色甘酸钠(sodium cromoglicate):吸入后 10~20 分钟达
峰值血浆浓度。

【剂型与规格】

粉雾剂胶囊:色甘酸钠粉+乳糖粉各 20mg。气雾剂:每喷
3.5mg,每瓶 14g。

【用法】

常用剂量:干粉吸入每次 20mg,每天 4 次,气雾吸入:每次
3.5~7mg,每天 3~4 次。

2. 酮替酚(ketotifen):本品有强大的 H_2 受体拮抗作用,口
服有效,作用持续时间长。

【剂型与规格】

每片 1mg。

【用法】

常用剂量:口服:每次 1mg,每天 2 次。

3. 曲尼司特胶囊(tranilast capsules):本品对 IgE 抗体所致
皮肤过敏反应和哮喘有显著抑制作用。给药 2~3 分钟达最高
血药浓度。

【剂型与规格】

每胶囊 0.1g。

【用法】

常用剂量:口服:每次 0.1g,每天 3 次。预防用药在好发季
节前半个月起服用。哮喘发作时用药需联合使用支气管舒张
剂或皮质激素,至 1~4 周后,其他药物减量,单用本品。1 个疗
程为 2~3 个月。也可用于过敏性鼻炎。

4. 噻拉米特(tiaramide):用于支气管哮喘,其疗效与色甘
酸钠相似。还有镇痛、抗炎、解热和拮抗前列腺素 F2a 的作用。

【剂型与规格】

每片 50mg。

【用法】

常用剂量:口服,每次 100mg,每天 4 次。

5. 奈多罗米(nedoeromil):为长期预防药物,有抗炎作用。

【剂型与规格】

气雾剂:每瓶 112mg 或 224mg。

【用法】

常用剂量:吸入,每次 2 喷,每天 2 次。

五、肾上腺皮质激素

其作用机制主要与抗炎作用、免疫抑制作用、增加机体对儿茶酚胺的反应性有关。此外,还与增加肺组织中 β 受体的密度,黏液溶解的作用有关。主要药物为糖皮质激素。这里主要介绍吸入型激素,此类药物一般在吸入一周后起效。适用于支气管哮喘患者(伴肺结核患者及孕妇慎用)。吸入药物后应漱口,否则可有口部白色念珠菌感染、声嘶等不良反应。对激素依赖性哮喘患者,改用吸入型激素时不能突然停止口服激素,需待垂体-肾上腺系统的完全复原后方停用口服激素。

1. 二丙酸倍氯米松气雾剂(beclomethasone dipropionate inhale):本品是一种强效局部用糖皮质激素。气雾吸入后,有 20% ~25% 到达肺部而被肺吸收,余被吞咽然后经肝脏迅速灭活。适用于慢性支气管哮喘患者。

【剂型与规格】

每剂气雾 50μg、200 剂气雾/瓶。另有粉剂吸入型。

【用法】

常用剂量:吸入,每次 2~4 揿(100~200μg),每天 2 次。

2. 二丙酸倍氯米松口腔吸入剂(beclomethasone dipropionateoral inhaltation)

【剂型与规格】

每喷 50μg、200 喷/瓶。

【用法】

常用剂量:吸入,每次 2 揿,每天 3 次。

3. 布地奈德气雾剂(budesonide aerosol inhaler):本品是一种非甾体化的糖皮质激素。较前者作用强。

【剂型与规格】

每喷 $50\mu g$、200 喷/瓶;每喷 $100\mu g$、200 喷/瓶。另有粉剂吸入型,老年人、幼儿吸入方便。

【用法】

常用剂量:吸入,每次 $200\sim800\mu g$,每天 $2\sim4$ 次。

4. 沙美特罗替卡松干粉准纳器(seretide),商品名舒利迭。本品内含长效 β_2 受体激动剂沙美特罗 $50\mu g$ 和肾上腺皮质激素丙酸氟替卡松 $250\mu g$。

【剂型与规格】

每支 60 泡,内含沙美特罗 $50\mu g$,丙酸氟替卡松 $250\mu g$。

【用法】

常用剂量:吸入,每次 1 泡,每天早晚各 1 次。

(熊盛道　马　静)

第七十七章 祛 痰 药

祛痰药可稀释痰液或液化痰液,使之容易咳出。按作用机制可分为 3 类:①恶心性祛痰药和刺激性祛痰药,如氯化铵、碘化钾等口服后可刺激胃黏膜,引起恶心,反射地促进呼吸道腺体分泌增加,使痰液稀释,易于咳出;②黏液溶解剂,如乙酰半胱氨酸可分解痰液的黏液成分,使痰液液化而易于咳出;③黏液调节剂,如溴己新和羧甲半氨酸,作用于支气管的黏液产生细胞,促其分泌黏滞性低的分泌物,使痰变稀,易于咳出。

1. 氯化铵(ammonium chloride):为恶心性祛痰药和刺激性祛痰药。同时有增加肾小管氯离子浓度,起利尿作用和酸化体液和尿液的作用。适用于呼吸道炎症时痰液黏稠不易咳出的病例,亦用于纠正碱血症和酸化尿液。剂量过大可有恶心、呕吐等胃肠道反应。

【剂型与规格】

每片 0.3g。

【用法】

常规剂量:口服每次 0.3~0.6g;每天 3 次。

2. 舍雷肽酶(serrapeptase):为舍雷肽酶制剂。具有很强的抗炎症、消肿胀和缓激肽分解功能及纤维蛋白块溶解功能。口服吸收良好,适用于急、慢性支气管炎、肺结核及麻醉后的排痰不畅者、鼻窦炎、乳腺炎、膀胱炎、智齿周围炎、齿槽脓肿等。可有皮疹、腹泻、恶心、呕吐,偶见鼻出血、血痰等不良反应。严重肝、肾功能障碍及凝血功能障碍者慎用。

【剂型与规格】

每片 5mg 或 10mg。

【用法】

常用剂量:口服每次 1~2 片,每天 3 次。

3. 溴己新(bromhexine):属黏液调节剂,溶解黏痰作用强。同时可促进呼吸道黏膜的纤毛运动。适用于慢性支气管炎、哮喘、支气管扩张等白色黏痰不易排出的患者。可有恶心、胃部不适等不良反应,减量或停药后可自行消失。胃溃疡患者慎用。

【剂型与规格】

每片 8mg,每支 4mg。

【用法】

常用剂量:口服每次 8~16mg,每天 3 次;雾化吸入:每次 4mg 加生理盐水。

4. 羧甲司坦(羧甲半胱氨酸)(carbocisteine):为黏痰溶解剂,并有促使支气管黏膜修复的作用。口服吸收好。适用于慢性支气管炎、支气管哮喘、支气管扩张、肺部感染、肺癌等疾病引起的痰液黏稠,术后咳痰困难等。偶有恶心、胃部不适、腹泻、头晕、皮疹及胃肠道出血等不良反应。

【剂型与规格】

每片 0.25g。

【用法】

常用剂量:口服每次 0.5g,每天 3 次。

5. 盐酸氨溴索(ambroxol hydrochlolride):可刺激呼吸道黏膜黏液腺分泌,促进痰液稀释和排出。又可分解黏痰中酸性糖蛋白纤维网状结构,使痰液溶解而易排出。适用于急性呼吸道感染伴痰液不易咳出者及慢性支气管炎、支气管扩张者等。少数患者有轻度胃肠道不适和过敏反应。妊娠头 3 个月妇女禁用。

【剂型与规格】

每片 30mg,溶液剂:1ml 含 ambroxol 3mg,每瓶 60ml。

【用法】

常用剂量:口服,片剂每次 30mg,每天 3 次;溶液剂每次

10ml,每天 3 次。

6. 卡立宁冲剂(kalining):为黏液调节剂。每包含羧甲半胱氨酸 500mg。同时对呼吸道黏膜有促进正常化作用,适用于急性和慢性呼吸道感染引起的黏痰和脓痰不易排出者。少数有胃肠道不适及过敏反应。严重心脏和肝脏功能不全,活动性消化性溃疡病慎用。

【剂型与规格】

冲剂:每包 500mg,10 包/盒。

【用法】

常用剂量:口服,每次 1 包,水冲服,每天 3 次。

7. N-乙酰半胱酸,N-acetylcysteine(富露施,fluimucil)

【剂型与规格】

100mg/pulv、200mg/pulv、600mg/pulv。

【用法】

常用剂量:口服:每次 200mg,每天 3 次。每次 600mg,每天 1 次。

8. 吉诺通(强力稀化黏素,gelomyrtol forte):本品主要成分为标准桃金娘油。通过其溶解黏液,使痰液易于排出,适用于慢性鼻窦炎和慢性支气管炎。

【剂型与规格】

每粒 120mg 或 300mg,每盒 10 粒。

【用法】

常用剂量:口服:每次 300mg,每天 3 次。

(熊盛道　马　静)

第七十八章 镇 咳 药

目前常用镇咳药可分为两大类。一类为中枢性镇咳药,其作用主要是抑制延脑咳嗽中枢,如可待因、喷托维林、氯哌司丁等。另一类为末梢镇咳药,其主要镇咳作用是通过抑制咳嗽反射弧中任何一个环节,如甘草合剂等。

(一)中枢性镇咳药

适用于各种原因引起的剧烈干咳。偶有恶心、头痛、头晕、倦睡、腹胀等不良反应,孕妇及哺乳期妇女慎用。

1. 可待因(codeine):止咳作用迅速而强大,口服吸收快而完全。长期应用可产生耐受性、成瘾性及便秘。

【剂型与规格】

片剂:每片 15mg 或 30mg;针剂:每支 15mg 或 30mg。

【用法】

常规剂量:口服:每次 15~30mg,必要时服;肌内注射:必要时每次 15mg 或 30mg。

2. 喷托维林(pentoxyverine)(咳必清):其镇咳作用约为可待因的 1/3,但无成瘾性。亦有局部麻醉作用。大剂量对支气管平滑肌有解痉作用。青光眼及心功能不全伴肺淤血的患者慎用。对咳嗽中枢有选择性抑制作用,多用于上呼吸道感染引起的无痰干咳和百日咳等。

【剂型与规格】

每片 25mg、0.145% 溶液、0.2% 溶液、0.25% 溶液。

【用法】

常规剂量:口服:片剂成人每次 25mg,每天 3 次;5 岁以上儿童,每次 6.25~12.5mg,每天 2~3 次;溶液:每次 10ml,每天

3次。

3. 萘磺酸左丙氧芬胶囊(levopropoxyphene napsylate capsules):为非成瘾性药。镇咳强度为可待因的1/5。

【剂型与规格】

每胶囊50mg。

【用法】

常用剂量:口服,每次100mg,每天3次。

4. 替培啶(tipepidine):无成瘾性。除镇咳外,还能够促进气管黏膜纤毛上皮运动,加速痰液清除。

【剂型与规格】

每片10mg或20mg。

【用法】

常用剂量:口服,每次20~40mg,每天3次。

5. 那可丁(noscapine):为阿片中的一种生物碱,能解除支气管痉挛。服用本品后药效可持续4小时。

【剂型与规格】

每片10mg、15mg、30mg。

【用法】

常用剂量:口服,每次15~30mg,每天3~4次。

6. 氢溴酸右美沙芬颗粒(dextromethorphan hydrobromidegranule)、氢溴酸右美沙芬糖浆(dextromethorphan hydrobromidesyrup)、氢溴酸右美沙芬片(dextromethorphan hyarobromidetablets)。

【剂型与规格】

胶囊:20mg;糖浆:0.3%(成人)、0.1%(儿童)。

【用法】

常用剂量:口服,每次20~40mg,每天3~4次。

7. 美酚伪麻片(compound dextromethorphan hydrobromidetablets):为氢溴酸右美沙芬、盐酸伪麻黄碱和愈创木酚甘油醚按比例制成。严重冠心病或严重高血压及有精神病史者禁用。

【剂型与规格】

混合片剂。

【用法】

常用剂量:口服,每次 1~2 片,每天 3 次。

8. 二氧丙嗪(双氧异丙嗪)(dioxopromethazine,prothanon):
除镇咳作用外,对组胺引起的哮喘有较强的预防作用。

【剂型与规格】

每片 5mg。

【用法】

常用剂量:口服,每次 5~10mg,每天 2~3 次。

9. 联邦止咳露(复方磷酸可待因溶液)(anticol cough syrup-
compound codeine phosphate solution):用于无痰干咳以及剧烈、
频繁的咳嗽。痰多黏稠不易咳出者不宜使用。

【剂型与规格】

溶液剂,100ml/vial。每 5ml 本品含磷酸可待因 5mg,盐酸
麻黄碱 4mg,氯化铵 110mg,氯苯那敏 1mg。

【用法】

成人口服:每次 10~15ml,每天 3 次。

10. 小儿联邦止咳露(愈酚待因口服液)(postassium
guaia—colsulfonate and codeine phosphats oral solution):本品主
要成分为磷酸可待因、盐酸异丙嗪、盐酸麻黄碱和愈创木酚磺
酸钾。用于缓解上呼吸道感染引起的咳嗽、咳痰、鼻塞、喘息、
发热等症状。早产儿和新生儿禁用,有下呼吸道疾病患者禁
用,2 岁以下儿童不推荐使用。

【剂型与规格】

溶液剂,60ml/vial。

【用法】

常用剂量:口服每次 5~10ml,每日 3 次。

11. 泰诺其口服液(复方可待因口服溶液)
(compoundcodeine phosphate oral solution):本品主要成分为磷
酸可待因、盐酸异丙嗪、盐酸麻黄碱和愈创木酚磺酸钾。用于

缓解上呼吸道感染以及感冒引起的咳嗽、咳痰、鼻塞、发热等症状。本品不宜过量服用。

【剂型与规格】

溶液剂,120ml/Vial。

【用法】

常用剂量:成人口服每次 10~15ml,每天 3 次;小儿口服每次 3~10ml,每天 3 次。

(二)非麻醉性中枢镇咳药

非麻醉性中枢镇咳药对中枢无抑制作用,无成瘾性,具有解痉和抗组胺作用,可缓解支气管痉挛。适用于感冒和急、慢性支气管炎及支气管扩张、肺结核等所引起的咳嗽。孕妇及哺乳期妇女慎用。可有口干、恶心、食欲缺乏及嗜睡等不良反应。

1. 氯哌斯汀(氯哌啶)(cloperastine,hustazo1):口服 20~30 分钟达血药峰值浓度,药效维持 3~4 小时。

【剂型与规格】

每片 5mg 或 10mg。

【用法】

常用剂量:口服,每次 10~30mg,每天 3 次。

2. 苯丙哌啉(benproperine,cofrel):服本药时应整片吞服,以免引起口腔麻木。

【剂型与规格】

每片 20mg。

【用法】

常用剂量:口服,每次 20~40mg,每天 3 次。

3. 依普拉酮(eprazinone):除镇咳作用外,兼有显著的祛痰作用及一定的抗组胺作用。

【剂型与规格】

每片 40mg。

【用法】

常用剂量:口服,每次 40~80mg,每天 3~4 次。

4. 奥普拉定(oxeladin):除镇咳以外,还有表面麻醉的作用。

【剂型与规格】

每片 20mg。

【用法】

常用剂量:口服,每次 10~20mg,每天 3~4 次。

(熊盛道　马　静)

第七十九章　中　成　药

1. 甘草流浸膏(extractum glycyrxhiza)：为黏膜保护性镇咳剂。常与其他镇咳、祛痰药制成复方制剂。适用于上呼吸道感染、急性支气管炎所致的咳嗽、咳痰。

【剂型与规格】

复方甘草合剂、复方甘草片。

【用法】

常用剂量：口服溶液每次 5～10ml，每天 3 次；片剂每次 2 片，每天 3 次，嚼碎服用或含服。

2. 止咳糖浆：其主要成分为氯化铵、甘草流浸膏、百部流浸膏、桔梗流浸膏、桑白皮流浸膏和盐酸麻黄素。共同作用起止咳、祛痰和平喘作用。适用于各种原因引起的咳嗽、多痰的患者。

【剂型与规格】

每瓶 100ml。

【用法】

常用剂量：口服每次 10ml，每天 3 次。

3. 枇杷止咳露：主要成分为枇杷叶流浸膏、氯化铵等。有止咳、祛痰的作用。适用于各种原因引起的咳嗽、多痰患者。

【剂型与规格】

每瓶 100ml。

【用法】

常用剂量：口服每次 10ml，每天 3 次。

4. 桔梗流浸膏：为恶心性祛痰药。有祛痰、止咳作用。适用于各种原因引起的咳嗽、多痰患者。

【剂型与规格】

流浸膏,每瓶 500ml。

【用法】

常用剂量:口服每次 10~20ml,每天 3 次。

5. 十味龙胆花颗粒:主要成分为龙胆花、杜鹃花、贝母等十种中药。有消炎、祛痰、止咳和平喘作用。适用于各种原因引起的咳嗽、多痰患者。

【剂型与规格】

每盒 10 小包。

【用法】

常用剂量:口服每次 1 小包,每天 3 次。

6. 克咳胶囊(止咳立效胶囊):主要成分为桔梗、苦杏仁、麻黄、罂粟壳、甘草等中药。有镇咳、平喘、祛痰作用。适用于各种原因所致的咳、痰、喘。

【剂型与规格】

胶囊 0.3g,12 粒/盒。

【用法】

常用剂量:口服每次 0.3~0.6g,每天 3 次。

7. 蛇胆川贝液:主要成分为蛇胆、川贝等中药。有清热、祛痰作用。用于各种原因所致的咳嗽、祛痰。

【剂型与规格】

5 支/盒。

【用法】

常用剂量:口服每次 1 支,每天 3 次。

8. 联邦止咳露:主要成分为桔梗、苦杏仁、可待因、甘草等中药。有镇咳、平喘、祛痰作用。适用于各种原因所致的咳、痰、喘。

【剂型与规格】

每瓶 100ml。

【用法】

常用剂量:口服每次 15ml,每天 3 次。

9. 清热消炎宁胶囊:主要成分为九节茶。主要作用清热解毒、消炎止痛、舒筋活络。用于流行性感冒、咽喉炎、肺炎、菌痢、急性胃肠炎、阑尾炎。

【剂型与规格】

每粒 0.5g,20 粒/盒。

【用法】

常用剂量:口服一次 2~4 粒,一日 3 次。

10. 复方鲜竹沥口服液:主要成分为鲜竹沥、鱼腥草、桔梗等。主要作用清热、化痰、止咳。用于痰热咳嗽。

【剂型与规格】

每瓶 100ml。

【用法】

常用剂量:口服一次 20ml,一日 2~3 次。

(熊盛道　马　静)

附 录

一、呼吸内科常用临床检验正常参考值

(一)血液学检查

1. 一般物理性质检查

比重:全血男 1.054~1.062g/ml

女 1.048~1.059g/ml

渗透压:胶体:(2.8±0.4)kPa[(21±3)mmHg]

晶体:(295±15)mmol/(L·H₂O)[mOsm/(kg·H₂O)]

红细胞沉降率:Westergren 法(长管法)

男 0~15mm/h

女 0~20mm/h

2. 红细胞及其他检查

红细胞计数:男(4.0~5.5)×10¹²/L

女(3.5~5.0)×10¹²/L

血细胞比容:男 0.40~0.50

女 0.37~0.48

红细胞平均指数:MVC 82~92fl

MCH 27~31pg

MCHC 320~360g/L(32%~36%)

网织红细胞计数:百分比 0.005~0.015

绝对值(24~84)×10⁹/L

3. 血红蛋白及其他检查

血红蛋白:男 120~160g/L

女 110~150g/L

游离血红蛋白:0~0.5g/L

结合珠蛋白:0.2~1.9g/L

高铁血红蛋白:0.3~1.3g/L

高铁血红蛋白还原率:>0.75

硫血红蛋白:非吸烟者 0~23g/L

吸烟者 21~42g/L

红细胞游离原卟啉:0.29~0.90μmol/L;16.3~49.9μg/dl

4. 白细胞检查

白细胞总数:$(4.0~10.0) \times 10^9$/L

白细胞分类计数:St 0.01~0.05

Sg 0.50~0.70

E 0.005~0.05

B 0~0.01

L 0.20~0.40

M 0.30~0.08

嗜酸粒细胞直接计数:$(50~300) \times 10^6$/L

5. 血小板及其他检查

血小板计数:$(100~300) \times 10^9$/L

血小板黏附试验:转动法 0.58~0.75

玻珠法 0.20~0.60

血小板凝集试验:ADP 诱聚 1min 0.40;5min 0.60

血小板第3因子测定:正常活动度>0.8

6. 止血与凝血功能检查

出血时间:Duke 法 1~3min

Ivy 法 1~6min

凝血时间:试管法 4~12min

玻片法 2~5min

血浆凝血酶原时间:Quick 一步法 11~14s 或较对照值延长不超过 3s

白陶土部分凝血活酶时间:(47 ± 7.1)s 或较对照值延长不超过 10s

血浆凝血酶时间:16~18s 或按较对照值不超过 3s

7. 血液流变学检查

血黏度:全血　高切:男(5.57±0.523)mPa·s

女(5.11±0.511)mPa·s

低切:男(8.95±1.443)mPa·s

女(8.02±1.005)mPa·s

血浆:(1.76±0.105)mPa·s

还原全血黏度:(16.13±2.11)mPa·s

(二)血液生物化学检查

1. 蛋白质测定

血清总蛋白:60~80g/L

血清白蛋白(A):35~55g/L

血清球蛋白(G):20~35g/L

A/G 比值:1.5~2.5:1

血清蛋白电泳:醋纤膜法A 0.05~0.61

α_1 0.04~0.05

α_2 0.06~0.09

β 0.09~0.12

γ 0.15~0.20

2. 氨基酸及其代谢产物测定

血尿素氮:3.2~7.0mmol/L(9~20mg/dl)

血肌酐:88~177μmol/L(1~2mg/dl)

血尿酸:全血 119~238μmol/L(2~4mg/dl)

血清 89~416μmol/L(1.5~7.0mg/dl)

血氨:Nessler 试剂显色法血清:6~35μmol/L;全血:47~ 65μmol/L

3. 糖类及代谢产物测定

血葡萄糖:邻甲苯胺法 3.9~5.6mmol/L

4. 脂类和载脂蛋白测定

血清总脂:4.5~7.0g/L

血清总胆固醇:2.8~6.0mmol/L(110~230mg/dl)

血清胆固醇酯:占总胆固醇的 60%~75%

血清三酰甘油:0.23~1.24mmol/L(20~110mg/dl)

血清游离脂肪酸:0.2~0.6mmol/L(mEq/L)

血清载脂蛋白 A_1(ApoA$_1$):(1.3±0.16)g/L

血清载脂蛋白 B(ApoB):(0.82±0.13)g/L

血清 ApoA$_1$/ApoB 比值:1.0~2.0

血清高密度脂蛋白胆固醇(HDL-C):男 0.78~2.2mmol/L
女 0.86~2.0mmol/L

血清低密度脂蛋白胆固醇(LDL-C):1.56~5.72mmol/L

5. 胆红素测定

血清总胆红素:1.7~17.1μmol/L(0.1~1.0mg/dl)

血清 1 分钟胆红素:0~3.42μmol/L(0~0.2mg/dl)

6. 无机元素和维生素测定

血清钾(K):4.1~5.6mmol/L

血清钠(Na):135~144mmol/L

血清钙(Ca):钙总量:2.2~2.7mmol/L;离子钙:1.1~1.4mmol/L

血清铁(Fe):9~27μmol/L;男 11~27μmol/L;女 8~23μmol/L

血清总铁结合力(TIBC):45~77μmol/L

血清未饱和铁结合力(UIBC):25.1~37.4μmol/L

血清转铁蛋白饱和度:0.35±0.15

血清氯化物(以 NaCl 计):98~106mmol/L(570~620mg/dl)

(以 Cl$^-$计):98~106mmol/L(347~376mg/dl)

二氧化碳结合力 22~32mmol/L

阴离子间隙(AG):8~16mmol/L

7. 酶类测定

血清谷丙转氨酶(ALT):Reitman 法 2~40U;生化分析仪 6~37U/L

血清谷草转氨酶(AST):Reitman 法 4~50U;生化分析仪 10~30IU/L

血清碱性磷酸酶(ALP):Bodansky 法 1.5~4.0U/dl;生化分析仪 36~92IU/dl

　　血清乳酸脱氢酶(LDH):Wrobleski 法 150~450U/ml

　　　　　　　　　　生化分析仪 109~193IU/L

　　血清磷酸肌酸激酶(CPK):无机磷法　0~200U/dl

　　　　　　　　　　生化分析仪 36~188IU/dl

　　血清腺苷脱氨酶(ADA):<25U/dl

　　血清 5′核苷酸酶(5′-NT):0.3~3.2U/dl

　　血清超氧化物歧化酶(SOD):444.2μg/(g·Hb)

　　血清淀粉酶(AMY):Somogyi 法 60~180U

　　淀粉酶肌酐清除率比率:<0.05

　　血胆碱酯酶(CHE)指示剂法1.1~1.9ΔpH/2h(全血)

　　　　　　　　　　　　0.44~0.88ΔpH/2h(血清)

　pH 计法 0.409~0.997ΔpH/h

　比色法　男 38~57U;女 34~53U

　血清胆碱酯酶活性:0.8~1.0(80%~100%)

　血清 β_2 微球蛋白(β2-MG):(1.73±0.29)μg/ml

　血清 α_1 抗胰蛋白酶:0.78~2.0g/L

(三)尿液检查

　比重:最大变动范围　1.003~1.030

　　　　一般变动范围　1.015~1.025

　晨尿　1.020 左右

　渗透压　最大变动范围　360~1400mmol/(L·H_2O)
[mOsm/(kg·H_2O)]

　　　　　一般变动范围　600~1000mmol/(L·H_2O)

　晨尿　800mmol/(L·H_2O)[mOsm/(kg·H_2O)]

　尿沉渣检查:红细胞　0~偶见/HP

　白细胞<5/HP

　上皮细胞　0~少量/HP

　透明管型　0~偶见/LP

　12h 尿沉渣计数(Addis 计数):白细胞<1 000 000

　　　　　　　　　　　　　红细胞<500 000

　　　　　　　　　　　　　管型<5000

　1h 尿细胞计数:白细胞　男<7×10^4;女<14×10^4

红细胞　男$<3\times10^4$;女$<4\times10^4$

尿位相差显微镜检查:肾小球源性血尿:畸形红细胞$>80\%$

非肾小球源性血尿:均一红细胞$>80\%$

中段尿培养菌落形成单位(CFU)杆菌:$>10^5$CFU 肯定为
感染

球菌:$>10^3$CFU 肯定为
感染

(四)尿液生物化学检查

尿葡萄糖:定性　阴性

定量　班氏法 $0.1\sim0.9$g/d

尿蛋白:定性　阴性

定量 150mg/d

尿白蛋白:定量(5.3 ± 3.3)mg/L(μg/ml)

尿圆盘电泳:SDS 法白蛋白微量区带

尿凝溶蛋白(Bence-Jones Protein):定性　阴性

尿血红蛋白:定性　阴性

尿乳糜试验:定性　阴性

尿含铁血黄素:Rous 试验　阴性

尿胆原:稀释试验$<1:20$

定量　$0\sim5.9\mu$mol/d($0\sim3.5$mg/d)

尿酮体试验:定性　阴性

尿胆红素试验:定性　阴性

尿苯丙酮酸试验:定性　阴性

尿妊娠试验:定性胶乳法　阴性

尿肌酐:男　$7\sim18$mmol/d($800\sim2000$mg/d)

女　$5.3\sim16$mmol/d($600\sim1800$mg/d)

尿尿酸:$2.4\sim5.9$mmol/d($400\sim1000$mg/d)

尿钾:$51\sim102$mmol/d(mEq/d)($2000\sim4000$mg/d)

尿钠:$130\sim261$mmol/d(mEq/d)($3000\sim5000$mg/d)

尿钙:$2.5\sim7.5$mmol/d($100\sim300$mg/d)($5.0\sim15.0$mEq/d)

尿淀粉酶:Somogyi 法 $80\sim300$U

尿 β_2 微球蛋白:$(0.08\pm0.07)\mu$g/ml

尿纤维蛋白降解产物:<1.25mg/L(μg/ml)

尿荧光抗体包裹细菌:阴性

(五)血清学及免疫学检查

1. 体液免疫检查

血清免疫球蛋白定量:IgG 6~16g/L(600~1600mg/dl)

　　　　　　　　　　 IgA 2.0~5.0g/L(200~500mg/dl)

　　　　　　　　　　 IgM 0.6~2.0g/L(60~200mg/dl)

　　　　　　　　　　 IgD 0.001~0.004g/L(0.1~0.4mg/dl)

　　　　　　　　　　 IgE 0.0001 ~ 0.0009g/L (0.01 ~

　　　　　　　　　　 0.09mg/dl)

血清补体定量:总补体(CH_{50})0.05~0.1U/L(50~100U/ml)

2. 细胞免疫检查

E 玫瑰花结形成率(E-RFT):0.40~0.70

EA 玫瑰花结形成率(EA-RFT):0.15~0.30(15%~30%)

EAC 玫瑰花结形成率(EAC-EFT):0.15~0.30(15%~30%)

T 淋巴细胞转化率(LTT):0.60~0.75(60%~75%)

白细胞黏附抑制试验:黏附细胞数为 40%~85%

　　　　　　　　　　 实验管与对照管相差不超过 30%

巨噬细胞吞噬指数:1.058±0.049

巨噬细胞白细胞激发试验(MIT):阴性

3. 自身抗体检查

血清类风湿因子(IgM-RF)　乳胶法≤1:20

血清抗核抗体(ANA)　间接免疫荧光法<1:5~1:10

4. 病原免疫学检查

血清甲肝抗原抗体:HAVAg 阴性

　　　　　　　　　 HAVAb IgG 阴性;IgM 阴性

血清乙肝抗原抗体:HbsAg ELISA 法阴性

反向血凝或免疫粘连法:<1:16

HBsAb 反向间接血凝法:0~1:4

HBeAg 免疫扩散法阴性

HBeAb 免疫扩散法阴性

HBcAg 固相放免法:试验管 CPM 数/对照管 CPM

数应<2:1

HbcAb 补体结合法阴性;免疫粘连血凝法阴性

DNA(HBV-DNA)阴性

DNA 多聚酶(DNAP)RIA 法:<25CPM

肝组织 HBsAg 及 HBcAg 检测:阴性

血清丙肝抗体:阴性

肝组织丙肝抗原(HCVAg)检测:阴性

肝组织丁肝抗原(HDVAg)检测:阴性

血清艾滋病抗体(HIVAb):ELISA 法阴性

血清伤寒凝集试验(Widal 反应):

伤寒"O"(0~1) 80;"H"(0~1):160

副伤寒 A"H"(0~1) 80;B"H"(0~1) 80;C"H"(0~1) 80

血清变形杆菌凝集试验(Weil-Felix 反应,WFR):

OX_{19}<1:25

OX_2<1:25

OX_m<1:25

血清布氏杆菌凝集试验(BAT):<1:40

血清抗链球菌溶血素"O"试验(ASO)<500U

血清抗链球菌激酶:<1:40

血清嗜异性凝集试验(HAT):1:64

血清冷凝集试验(CAT):<1:32

血清抗透明质酸酶:<1:2048

血清钩端螺旋体病凝集溶解试验:1~1:40

血清流行性乙型脑炎补体结合试验:阴性

血清流行性出血热抗体:总抗体阴性

IgM 抗体阴性

多肽特异性抗体阴性

梅毒血清学检测法(USR):阴性

血清血吸虫环卵膜沉淀试验(环卵试验)阴性

血清血吸虫尾蚴膜反应:阴性

血清血吸虫血凝试验:阴性

血清包囊虫补体结合试验:阴性

旋毛虫印斑试验:阴性

血疟原虫(MP):阴性

血微丝蚴:阴性

血黑热病原虫(利朵小体):阴性

血清鲎试验(TAL,LLT):阴性

血清酶联 TB(PPD 抗体):ELISA 法阴性

血清癌胚抗原(CEA):定性(ELISA)法阴性

定量提取法 $2.5 \sim 5\mu g/L$(ng/ml)

直接法 $10 \sim 15\mu g/L$(ng/ml)

血液甲胎蛋白(AFP,αFP):定性阴性

定量 RIA 法 $<25\mu g/L$(ng/ml)

结核菌素(OT)皮内试验:(1:10 000)阴性

双链酶(SD-SK)皮内试验:阴性

植物血凝素(PHA)皮内试验:阴性

二硝基氯苯(DNCB)斑贴试验:阴性

过敏原皮内试验:阴性

5. 其他

血清 C 反应蛋白(CRP):RIA 法　$0.68 \sim 8.20U/L$

血清转铁蛋白(If):RIA 法　$2.35 \sim 3.00g/L$

血清铜蓝蛋白(CP):$0.445 \sim 0.558g/L$(mg/ml) $100 \sim 300U/dl$

血清循环免疫复合物(CIC):放免标志^{125}CIq 沉淀百分率<0.25($<25\%$)

硝基四唑氮蓝试验(NBT):<0.10($<10\%$)

血清抗心肌磷脂抗体(IgA-ACA):阴性

(六)内分泌激素及其代谢产物检查

1. 甲状腺

血总甲状腺素(TT₄):$64 \sim 154nmol/L$($5 \sim 12\mu g/dl$)

血游离甲状腺素(FT₄):$25.5 \sim 38.5pmol/L$($2 \sim 3ng/dl$)

血总三碘甲状腺原氨酸(TT₃):$1.2 \sim 3.0nmol/L$($80 \sim 200ng/dl$)

血游离三碘甲状腺原氨酸(FT₃):$6.0 \sim 11.4pmol/L$

2. 肾上腺

血总皮质腺:8~9am   140~690nmol/L(5~25μg/dl)

3~4pm   80~330nmol/L(3~12μg/dl)

24h 尿游离皮质醇:55~275nmol/d(20~100mg/d)

24h 尿 17-羟类固醇:

男   13.8~41.4μmol/d(5~15mg/d)

女   11~28μmol/d(4~10mg/d)

24h 尿 17-酮类固醇:

男   34.7~69.3μmol/d(10~20mg/d)

女   17.3~52μmol/d(5~15mg/d)

24h 尿 17-生酮类固醇:

男   27.7~76.3μmol/d(8~22mg/d)

女   24.3~65.9μmol/d(7~19mg/d)

血邻苯二酚胺:<5.9nmol/L(<1μmol/L)

去甲肾上腺素:0.66~1.54μmol/d(0.12~0.28mg/L)

肾上腺素:0.11~0.44nmol/L(0.02~0.08μg/L)

24h 尿邻苯二酚胺(儿茶酚胺):

游离邻苯二酚胺:<590nmol/d(<100μg/d)

去甲肾上腺素:<7μmol/d(<1.3mg/d)

肾上腺素:<275nmol/d(<50μg/d)

24h 尿[3]甲苯[4]羟基苦杏仁酸:

定性阴性;

定量<40μmol/d(<8mg/d)

3. 胰腺

血胰岛素:空腹   35.8~143.5pmol/L(5~20mU/L)

血胰高糖素:空腹   0~43pmol/L(0~150pg/ml)

24h 尿胰高糖素:(2.4±1.0)mmol/d[(8.36±3.62)mg/d]

血胃泌素:空腹   15~105ng/L(pg/ml)

(七)粪便检查

常规镜检:细胞(上皮细胞或白细胞):0~偶见/LP

食物残渣及脂肪滴:偶见/LP

隐血(OB)试验:阴性

　　粪胆原:定性阴性

　　　　　定量 40~280mg/d

　　粪胆素:定性阳性

　　胆红素:定性阳性

　　蛋白质:定量极少

　　粪脂化学测定(平衡试验):定量<6g/d

（八）浆膜腔穿刺液检查

项目	漏出液	渗出液
外观	清,淡黄色	混浊,草黄色
比重	<1.018	>1.018
蛋白定性(Ri-valta试验)	阴性	阳性
蛋白定量	<25g/L	>25g/L
细胞计数	<100×10⁶L	>500×10⁶/L
分类	淋巴细胞或间皮细胞为主	结核性:淋巴细胞为主 化脓性:中性粒细胞为主 肿瘤性:红细胞为主
生化检查	葡萄糖 0.44~0.66mmol/L(80~120mg/dl)	明显降低
细菌	阴性	可阳性
LDH	<200U/L	>200U/L

（九）十二指肠引流液检查

项目	总胆管	胆囊	肝胆管	十二指肠
量(ml)	10~20	30~60	随时间而异	10~20
颜色	金黄	深褐	柠檬黄	灰白/淡黄
透明度		(加碱后透明)		
黏稠度	略稠	黏稠	略稠	稀薄
比重	1.007~1.012	1.016~1.032	1.007~1.010	—
pH	7.0	7.8	7.4	7.6

续表

项目	总胆管	胆囊	肝胆管	十二指肠
细胞	白细胞(0~20/HP) 上皮细胞(0~1/HP)			
胆固醇结晶	(无)			
寄生虫和细菌	(无)			
淀粉酶	>1200U/全标本			
胰蛋白酶	0.35~1.60			

(十)脑脊液检查

压力(侧卧位):40~50 滴/分,0.69~1.76kPa(70~180mmH$_2$O)

渗透压:292~297mmol/(L·H$_2$O)[mOsm/(kg·H$_2$O)]

外观:无色透明

比重:1.005~1.009

蛋白:定性 Pandy 试验阴性

定量 150~450mg/L(15~45mg/dl)

白细胞:总数 (0~8)×10^6/L(0~8/μl)

分类 以淋巴细胞为主

葡萄糖:0.3~0.4mmol/L(50~75mg/dl)

氧化物:(以 NaCl 计)120~130mmol/L(mEq/L)(700~760mg/dl)

(以 Cl$^-$计)120~130mmol/L(mEq/L)(425~460mg/dl)

色氨酸试验:阴性

钾(K$^+$):2.7~3.9mmol/L(mEq/L)

钠(Na$^+$):137~145mmol/L(mEq/L)

钙(Ca^{2+}):1~1.5mmol/L(2.1~3.0mEq/L)

镁(Mg^{2+}):1~1.2mmol/L(2.0~2.5mEq/L)

二氧化碳含量:20~24mmol/L(mEq/L)

pH:7.31~7.34

PCO_2:6~7kPa(45~49mmHg)

乳酸:1~2mmol/L(10~20mg/dl)

氨:15~47μmol/L(25~80μg/dl)

肌酐:44~168μmol/L(0.5~1.9mg/dl)

髓鞘碱性蛋白:<4μg/L

脑囊虫病间接血凝试验阴性

脑囊虫病酶联免疫吸附试验阴性

脑弓形虫病多聚酶链反应阴性

脑巨细胞病毒感染多聚酶链反应阴性

结核性脑膜炎生物素-亲和素酶联免疫吸附试验阴性

结核性脑膜炎多聚酶链反应阴性

印度墨汁染色检查真菌阴性

钩端螺旋体显微镜凝集试验阴性

钩端螺旋体补结合试验阴性

血吸虫病间接血凝试验阴性

本附录说明:由于临床检验的正常值,各实验室方法不同,数据也不同,临床上有疑问时应当询问各实验室的具体正常值,以免误解。

二、常用名词术语英文缩写及符号

ARDS:acute respiratory distress syndrome,急性呼吸窘迫综合征(以往称成人呼吸窘迫综合征)

COPD:chronic obstructive pulmonary disease,慢性阻塞性肺疾病

ILD:interstitial lung disease,间质性肺疾病

RV:residual volume,残气量

ERV:expiratory reserve volume,补呼气量

IRV:inspiratory reserve volume,补吸气量

IC:inspiratory capacity,深吸气量

IVC:inspiratory vital capacity,吸气肺活量

VC:vital capacity,肺活量

FRC:functional residual capacity,功能残气量

TLC:total lung capacity,肺总量

RV/TLC:残气量与肺总量之比值

CV:closing volume,闭合气量

CC:closing capacity,闭合总量

FVC:forced vital capacity,用力肺活量

FIVC:forced inspiratory vital capacity,用力吸气肺活量

FEV_1:forced expiratory volume in the first second,第 1 秒用力呼气量

DLco:肺一氧化碳弥散量

PC_{20}:支气管激发试验中导致肺功能指标降低 20% 所需的激发剂的浓度

PD_{20}:支气管激发试验中导致肺功能指标降低 20% 所需的激发剂的剂量

TI:吸气时间

TE:呼气时间

I:E(I/E):吸气时间与呼气时间的比率

f:呼吸频率

FiO_2:吸入氧浓度

VT:潮气量

PPV:positive pressure ventilation,正压通气

IPPV:intermittent positive pressure ventilation,间歇正压通气

CMV:controlled mechanical ventilation,控制机械通气

AMV:assisted mechanical ventilation,辅助机械通气

IMV:intermittent mandatory ventilation,间歇指令通气

SIMV:synchronized intermittent mandatory ventilation,同步间歇指令通气

HFV:high-frequency ventilation,高频通气

PSV:pressure support ventilation,压力支持通气

PCV:pressure controlled ventilation,压力控制通气

IRV:inverse ratio ventilation,反比率通气

PEEP:positive end-expiratory pressure,呼气末正压

CPAP:continuous positive airway pressure,持续气道正压

CPPV:continuous positive pressure ventilation,持续正压通气

BiPAP:双水平气道正压(通气)

PaO_2:动脉血氧分压

SaO_2:动脉血氧饱和度

CaO_2:动脉血氧含量

$PaCO_2$:动脉血二氧化碳分压

pH:pH 值,即氢离子深度的负对数值

$[H^+]$:氢离子浓度

SB:standard bicarbonate,标准碳酸氢盐

FEV_1/FVC:第 1 秒用力呼气量与用力肺活量之比值

FEFR:peak expiratory flow rate,峰值呼气流速

Vmax75%:肺容量相当于 75% FVC 时的呼气流速

Vmax50%:肺容量相当于 50% FVC 时的呼气流速

Vmax25%:肺容量相当于 25% FVC 时的呼气流速

MVV:maximal voluntary ventilation,最大自主通气量

VE:每分钟呼出气量

VI:每分钟吸入气量

VCO_2:CO_2 生成量

VO_2:氧耗量

VA:肺泡通气量

VD:死腔通气量

Paw:气道压

Pao:气道开口压

Ppl:胸腔内压

PA:肺泡压

PL:跨肺压

P(A-ao):肺泡与气道开口之压差

三、常用计算公式

1. 体表面积(m^2)= 0.0061×身高(cm)+0.0128×体重(kg)−0.1529

2. 心指数[L/(min·m^2)]= 心排血量(L/min)/体表面积(m^2)

3. 心搏量(ml)= 心排血量(L/min)×1000/心率(beat/min)

4. 心搏指数(ml/m^2)= 心搏量(ml)/体表面积(m^2)

5. 肺血管阻力(kPa·s/L)=[肺动脉平均压(kPa)−肺小动脉平均压(kPa)]×60/心排血量(L/min)

6. 肺血管总阻力(kPa·s/L)= 肺动脉平均压(kPa)×60/心输量(L/min)

7. 死腔率(%)= $\dfrac{PaCO_2 - PETCO_2}{PaCO_2}$

式中,$PaCO_2$:动脉血 CO_2 分压;$PETCO_2$:潮气末 CO_2 分压

8. 肺内分流率(%)= $\dfrac{0.0031 \times P(A-a)O_2}{5 + 0.0031 \times P(A-a)O_2}$

式中 $P(A-a)O_2$:肺泡−动脉血氧分压差(mmHg)。该式仅适宜于在吸纯氧时使用。

9. 肺泡−动脉血氧分压差[$P(A-a)O_2$]= 肺泡气氧分压(PAO_2)−动脉血氧分压(PaO_2):

式中,$PAO_2 = PiO_2 - PACO_2\left(FiO_2 + \dfrac{1 - FiO_2}{R}\right)$

PiO_2:吸入气氧分压,呼吸空气时为 0.21×(大气压−47)(mmHg);$PACO_2$:肺泡气 CO_2 分压,一般等于动脉血 CO_2 分压;FiO_2:吸入气氧浓度,呼吸空气时为 0.21;R:呼吸商,一般定为 0.80

10. 氧运输量(ml/min)= 心排血量(L/min)×动脉血氧含量(ml/L)

11. 氧摄取量(ml/min)= 心排血量(L/min)×动脉−混合静

脉血氧含量差(ml/L)

12. 阴离子间隙(mmol/L)=[Na^+]-([Cl^-]+[HCO_3^-])

(单位均为 mmol/L)

13. 呼吸性酸中毒或碱中毒机体代偿界限

慢性呼酸:Δ[HCO_3^-](mmol/L)=0.35×$\Delta PaCO_2$(mmHg)±4

急性呼酸:Δ[HCO_3^-](mmol/L)<3~4

慢性呼碱:Δ[HCO_3^-](mmol/L)=0.49×$\Delta PaCO_2$(mmHg)±1.72

急性呼碱:Δ[HCO_3^-](mmol/L)=0.2×$\Delta PaCO_2$(mmHg)±2.5

注:1mmHg=0.133kPa

(徐永健　曹　勇)